食管胃肠疾病
之
临床一线

主 编 ◎ 王 伟 潘 杰 孙 振

主 审 ◎ 廖 专 许树长 万 荣
胥 明 李晓波

副主编 ◎ 贺奇彬 王 剑 李 静

绘画师 ◎ 姜琳琳 卢水蓉

科学技术文献出版社
SCIENTIFIC AND TECHNICAL DOCUMENTATION PRESS
·北京·

图书在版编目（CIP）数据

食管胃肠疾病之临床一线/王伟，潘杰，孙振主编. —北京：科学技术文献出版社，2023.7
ISBN 978-7-5235-0091-0

Ⅰ.①食… Ⅱ.①王… ②潘… ③孙… Ⅲ.①食管疾病—诊疗 ②胃肠病—诊疗 Ⅳ.①R571 ②R573

中国国家版本馆 CIP 数据核字（2023）第 045161 号

食管胃肠疾病之临床一线

策划编辑：孔荣华　　　责任编辑：彭　玉　　　责任校对：张　微　　　责任出版：张志平

出　版　者　科学技术文献出版社
地　　　址　北京市复兴路 15 号　邮编　100038
编　务　部　(010) 58882938，58882087（传真）
发　行　部　(010) 58882868，58882870（传真）
邮　购　部　(010) 58882873
官 方 网 址　www.stdp.com.cn
发　行　者　科学技术文献出版社发行　全国各地新华书店经销
印　刷　者　北京地大彩印有限公司
版　　　次　2023 年 7 月第 1 版　2023 年 7 月第 1 次印刷
开　　　本　787×1092　1/16
字　　　数　512 千
印　　　张　23.75
书　　　号　ISBN 978-7-5235-0091-0
定　　　价　198.00 元

编 委 会

主　编　王　伟　潘　杰　孙　振
主　审　廖　专　许树长　万　荣　胥　明　李晓波
副主编　贺奇彬　王　剑　李　静
绘画师　姜琳琳　卢水蓉

编　委（按姓氏笔画为序）

杨长青　同济大学附属同济医院消化内科

杨格日乐　内蒙古医科大学研究生院

肖子理　复旦大学附属华东医院消化科

何承志　同济大学附属同济医院消化内科

余艳秋　南京市江宁医院消化科

邹文斌　海军军医大学第一附属医院（上海长海医院）消化科

张　玲　上海交通大学医学院附属瑞金医院消化科

张刚林　空军杭州特勤疗养中心疗养四区

张汝玲　上海市中医医院消化科

张雅婧　上海市中医医院消化科

陈虎博　海军军医大学第一附属医院（上海长海医院）消化科

陈建勇　江西省人民医院消化科

陈敬贤　上海交通大学医学院附属瑞金医院中医科

林　霞　中国人民解放军联勤保障部队第九〇〇医院消化内科

杭冬云　上海市浦东新区人民医院消化科

季大年　复旦大学附属华东医院消化内镜科

季洁茹　上海市浦东新区人民医院消化科

金颖莉　温州医科大学附属第二医院消化内科

周　蕙　上海市中医医院消化科

周郁芬　上海交通大学医学院附属瑞金医院北院消化科

赵　航　上海市中医医院消化科

赵玉洁　同济大学附属第十人民医院消化科

侯晓佳　同济大学附属第十人民医院消化科

姜春晖　海军军医大学第一附属医院（上海长海医院）消化科

胥　明　上海市浦东新区人民医院消化科

姚　瑶　上海市浦东新区人民医院消化科

贺奇彬　南京市江宁医院消化科

贺学强　中国人民解放军联勤保障部队第九二四医院消化科

袁伟燕　南通市第一人民医院消化科

袁宏伟　内蒙古医科大学附属医院病理科

顾志坚　上海中医药大学附属曙光医院消化医学部

钱　前　上海市中医医院消化科

徐桂芳　南京鼓楼医院消化内科

郭召平　上海市嘉定区中医医院脾胃病科

郭慧雯　　南京市江宁医院消化科
唐　亚　　中国人民解放军联勤保障部队第九二四医院
黄应文　　中国人民解放军联勤保障部队第九二四医院
常义忠　　同济大学附属同济医院消化内科
常云丽　　上海市浦东新区人民医院消化科
喻　晓　　上海中医药大学附属龙华医院脾胃病二科
曾丽妮　　柳州市人民医院消化内科
曾祥鹏　　中国人民解放军联勤保障部队第九〇〇医院消化内科
曾静慧　　中国人民解放军联勤保障部队第九〇〇医院消化科
蔡振寨　　温州医科大学附属第二医院消化科

∽ 主编简介 ∾

　　王伟　男，毕业于第二军医大学（现海军军医大学），博士后，副主任医师。2022 年 7 月自上海交通大学医学院附属瑞金医院胰腺中心转至上海交通大学医学院附属第一人民医院消化科。擅长胰腺疾病，包括重症胰腺炎、胰腺癌与其他复杂胰腺疾病、胆系及壶腹部疾病的诊疗；熟练掌握胃肠疾病的诊疗及救治。

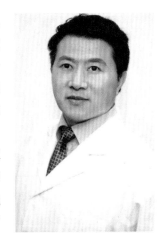

　　发表论文 47 篇（其中 SCI 收录论文 17 篇）。主持国家自然科学基金面上项目 1 项，主持和参与上海市及科技部课题 5 项。主编专著《慢性胰腺炎理论与实践 II》《胰胆线阵超声内镜影像病理图谱》《慢性胰腺炎理论与实践》《"胰"路有医》4 部。

　　国家自然科学基金通信评审专家，上海市科技专家库入库专家，上海市自然科学基金项目评审专家，世界内镜医师协会消化内镜协会理事及内镜临床诊疗质量评价专家委员会委员，中国医师协会胰腺病专业委员会慢性胰腺炎专业学组委员，中国抗癌协会胰腺癌专业委员会第一届青年委员会委员，中关村胰腺疾病诊疗技术创新联盟理事，中国 EUS 网专家组专家，上海市抗癌协会肿瘤营养支持与治疗专业委员会第一届委员。*American Journal of Gastroenterology* 等学术杂志 Editorial Board。

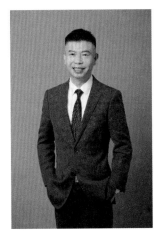

　　潘杰　温州市中心医院消化内科主任、内镜中心主任，主任医师。擅长消化道早癌和胆胰疾病的内镜诊治及 Hp 感染的临床和研究。在"重症急性胰腺炎的临床研究"领域开展的"内科综合治疗"疗效显著［黄博天，潘杰.内科综合治疗重症胰腺炎 33 例分析.中华消化杂志，1998，18（3），180.］，获得了温州市科学技术进步奖三等奖（1999 年）。

　　日本神户大学医学院附属医院、日本自治医科大学附属医院、美国哈佛大学附属 BIDMC 医院、亚特兰大 EMORY 医疗中心访问学者。现为温州市高层次人才特殊支持计划"温州名医"，温州市医学会消化内镜分会副主任委员，浙江省抗癌协会肿瘤内镜专业委员会副主任委员，温州市重点人群结直肠癌筛查项目办公室主任，浙江省医学会消化病学分会幽门螺杆菌学组副组长，中国幽门螺杆菌感染与胃癌防控办公室常务理事，国家消化道早癌防治中心联盟理事，中国抗癌协会肿瘤内镜学专业委员会委员，中国抗癌协会大肠癌专业委员会遗传学组委员，中国医师协会内镜医师分会消化内镜人工智能专业委员会委员，温州市医学会消化内镜分会超声内镜学组组长，温州市消化内镜质量控制中心常务副主任、益生菌联合实验室主任。

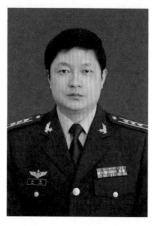

孙振　医学博士，博士后，副主任医师，空军杭州特勤疗养中心疗养四区中医科主任兼疗养科主任。曾任中国老年学和老年医学学会肿瘤康复分会委员、中国康复医学会中西医结合专业委员会康复科普学组委员、江苏省双创研究会医养融合专委会委员、江苏省社会工作协会心理健康工作委员会常务理事。师承全国名中医凌昌全教授，系统总结了凌昌全教授治疗肝癌、肺癌、胃癌、前列腺癌等恶性肿瘤的经验；主要从事中医、中西医结合临床工作，擅长中医药治疗肝癌、胃癌、失眠、风湿及类风湿免疫性疾病等疑难杂症，在中医亚健康综合调理、慢性病康复疗养方面也有丰富的经验。主持中国博士后科学基金面上项目、江苏省博士后基金、江苏省药学会、东部战区总医院、空军杭州特勤疗养中心等课题8项，参与完成"十一五"国家科技支撑计划"重大疑难疾病中医防治研究"项目等4项国家级、省部级科研课题的研究工作。发表学术论文30余篇，其中SCI收录论文5篇，参与编写《老年心血管疾病》《软组织训练伤早期诊断与无创疗法》《慢性胰腺炎理论与实践Ⅱ》等3部专著。

主审简介

廖专 男，1980 年出生，现任海军军医大学第一附属医院（上海长海医院）院长，消化内科主任医师，教授，博士研究生导师，国家消化系统疾病临床医学研究中心副主任，上海市胰腺疾病研究所副所长，兼任中华医学会消化内镜学会委员及胶囊内镜协作组组长、中国医师协会胰腺病专业委员会常务委员及慢性胰腺炎学组组长、上海市医学会消化内镜专科分会副主任委员等学术职务。主攻消化内镜新技术和慢性胰腺炎，在 *JAMA*、*JACC*、*Lancet Gastroenterology and Hepatology*、*Gastroenterology*、《中华消化内镜杂志》等发表论文 300 余篇（英文 150 余篇，被引 3000 余次，H 指数 28），研究成果被写入 30 余部国际指

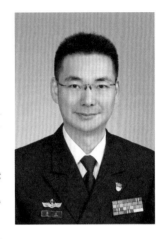

南；主编中英文专著 4 部，参与制定全国指南和共识 16 部，主持基金课题 30 余项，获发明专利 9 项、实用新型 22 项；先后入选"长江学者"特聘教授、国防科技卓越青年、国家优秀青年、青年长江学者、科技领军人才等国家级人才计划，获国家科技进步奖二等奖 2 次。

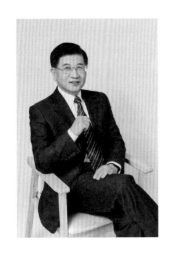

许树长 同济大学附属同济医院党委书记、消化内科主任医师，教授，博士（后）研究生导师，消化内镜学科带头人。先后在德国 Freiburg 大学 Loretto 医院消化内科及香港中文大学威尔斯（Wales）亲王医院消化内镜中心研修学习；致力于消化疾病、消化内镜的临床和相关基础研究，更是聚焦于胃肠动力障碍和功能性疾病的内科及内镜诊疗。

主持国家自然科学基金及省部级科研项目 10 余项；领衔研究的《精神应激相关的脑—肠互动异常性疾病中枢致敏机制研究》获得上海市医学科技奖二等奖；发表国内外论文 130 余篇；主编著作 4 部，参编著作 5 部，参译著作 1 部；获专利 12 项；参与多部消化系统疾病指南的编写与制定。

上海市五一劳动奖章、上海市医务工匠、上海市普陀区杰出人才获得者。任中华医学会消化内镜学分会委员、食管疾病协作组副组长、结直肠学组委员，中国医师协会内镜医师分会常务委员、消化内镜常务委员，上海市胃食管静脉曲张内镜诊治专委会主任委员，上海市消化内镜专业委员会副主任委员兼大肠学组组长，国家消化道早癌防治中心联盟成员单位首席专家，国家消化内镜质量控制专家组委员，国家自然科学基金项目评审专家。

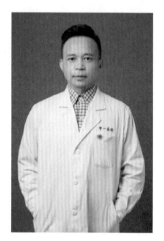

万荣 男，医学博士，主任医师，博士研究生导师。上海交通大学医学院附属第一人民医院消化科（北部）执行主任、大内科主任、内科教研室主任。上海交通大学副教授，南京医科大学、苏州大学客座教授，美国哥伦比亚大学医学中心、日本九州大学病院访问学者，上海市优秀学科带头人。入选上海市卫生系统"新百人计划"等。擅长消化内科疾病尤其是胆胰疾病的诊断与治疗及各种内镜诊疗技术。主持、参与和完成国家863计划重大项目子课题、国家自然科学基金面上项目（3项）、卫生部国家临床重点专科建设项目、上海市科学技术委员会重点项目、上海市自然科学基金等。发表医学专业论文30余篇，影响因子逾100。参编教材及学术著作6部。培养博士、硕士研究生20余人。

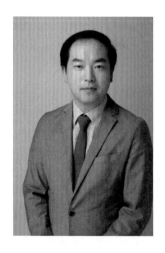

胥明 主任医师，硕士研究生导师。2007年毕业于上海第二医科大学（现上海交通大学医学院），医学博士，主任医师，硕士研究生导师。目前担任上海市浦东新区人民医院消化科主任。2009年作为访问学者在加拿大麦吉尔（McGill）大学医学院进修消化内科，2010年到香港中文大学威尔逊亲王医院研修。擅长消化系统危重症的诊治，如重症胰腺炎、消化道大出血、胆道休克、重症炎症性肠病等；精通各类内镜操作；熟练掌握经内镜逆行胆胰管成像（endoscopic retrograde cholangiopancreatography，ERCP）、内镜黏膜下剥离术（endoscopic submucosal dissection，ESD）、超声内镜检查术（endoscopic ultrasonography，EUS）、内镜下精准食管胃静脉曲张断流术（endoscopic selective varices devascularization，ESVD）、经皮内镜胃造口术（percutaneous endoscopic gastrostomy，PEG）、消化道支架置入等内镜下介入治疗。以第一负责人主持上海浦东新区卫生健康委员会科研项目（3项）、江西吉安市科委课题（1项）、江苏省自然科学基金（1项）、南京医科大学教育研究课题（2项），获得上海市科技进步奖三等奖。发表SCI收录论文9篇、中华系列文章

5 篇。参编专著 3 部。

现为上海市医学会消化系病专科分会胰腺学组委员、上海市医学会消化内镜分会第八届委员、上海市医学会食管和胃静脉曲张治疗专科分会第八届委员、上海市中西医结合学会消化内镜专业委员会委员、上海市抗癌协会消化内镜专业委员会委员、上海市老年学学会委员、中华消化心身联盟上海市委员会首届理事、上海市健康教育协会消化与健康专家委员会委员、上海浦东新区消化学会主任委员、上海浦东新区医学会内镜专业委员会委员、浦东新区中医药协会脾胃病专业委员会副主任委员。

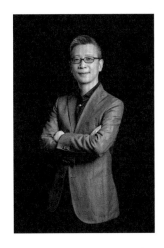

李晓波 副教授，主任医师，硕士研究生导师。现任上海交通大学医学院附属仁济医院消化科副主任、消化内镜中心主任，中国抗癌协会内镜专业委员会委员，中华医学会消化内镜学分会早癌协作组委员，上海市医学会消化内镜分会副主任委员和早癌协作组组长，亚太 NBI（窄带成像技术）培训组织（ANBIG2）培训师，*Journal of Digestive Diseases*、《中华消化内镜杂志》《胃肠病学杂志》编委。曾赴日本癌研有明医院和香港中文大学威尔逊亲王医院学习高级内镜技术。发表论文 139 篇，其中以第一/通讯作者（含共同）发表 SCI 收录论文 56 篇，累积影响因子 311.324。

连续举办 10 届（40 期）全国性 NBI 培训班。主持 5 届国家继续教育项目《胃肠道早癌的内镜诊断与治疗》。主编专著 5 部，包括国内第 1 本 NBI 专著《消化内镜窄带显像技术临床应用图谱》。

前 言

    作为一组常见病、多发病，食管胃肠疾病严重影响着国人的健康。近年来，随着胶囊内镜、激光共聚焦显微内镜、细胞内镜、超声内镜、人工智能技术等诸多技术的飞快进步，内镜黏膜切除术（endoscopic mucosal resection，EMR）、内镜黏膜下剥离术（endoscopic submucosal dissection，ESD）、隧道法内镜黏膜下肿物切除术（submucosal tunnel endoscopic resection，STER）、经口内镜食管下括约肌切开术（peroral endoscopic myotomy，POEM）等治疗方法在诸多医院迅速开展，一方面，消化道出血等临床急诊、食管胃肠息肉及早癌、炎症性肠病、肠易激综合征、慢性胃炎、消化性溃疡等诸多临床常见疾病很多得以有效诊疗；另一方面，临床医师迫切需要深入、规范学习食管胃肠疾病的诊疗，且存在诸多经验及不足需要总结、交流学习。同时，社区居民及非专业人士也有许多困惑、不解及急需科普之点。

    有感于此，我们有幸邀请到国内 68 家一线大型医疗中心的 82 个科室的 184 位前辈、知名专家学者、临床一线中青年才俊历时 12 个月的酝酿及反复修改、整理，编写完成《食管胃肠疾病之临床一线》《食管胃肠疾病之内镜诊疗》《食管胃肠疾病之早癌早诊》三部专著，对临床最新诊疗技术、常见病多发病进行了详细论述。

    《食管胃肠疾病之临床一线》由来自 29 家医疗中心的 35 个科室的 66 位一线专家学者、中青年才俊倾力撰写。全书分为"症状篇""炎症与功能篇"共 2 篇 21 个章节，就临床常见症状、良性或非肿瘤性疾病进行了系统讲解和演示。全书文字精炼、流畅、通俗易懂，160 余幅（复合）图片内容生动、丰富，更为本书增添了诸多灵气。

    全书既注重科普性和临床实用性，同时注重学术性及严谨性，是社区居民了解食管胃肠疾病的科普窗口，更是临床一线医师进阶的参考用书。适用于消化科、普外科医师阅读，同时也可供非专业人士及社区居民科普之用。

    非常感谢姜琳琳女士（510763272@qq.com）及编委卢水蓉医师为本书绘制了精美插图。

    本书著述中，正值新型冠状病毒肺炎疫情反复，非常感谢各位编委在抗击新型冠状病毒肺炎疫情的同时，牺牲个人本来就稀少的休息乃至吃饭时间，玉成书稿。同时，限于我们能力水平有限，书中粗疏不妥之处在所难免，恳请广大读者不吝批评指正。

编委会

2023 年 2 月 15 日于上海

目 录

第一篇　症　状

第一章 消化道出血

第一节 病因与临床表现

消化道出血（gastrointestinal bleeding，GIB）为消化系统常见病症，指从食管到肛门之间的消化道的出血。根据出血发生部位，分为上消化道出血（十二指肠悬韧带以近）、中消化道出血（十二指肠悬韧带至回盲瓣之间）、下消化道出血（回盲瓣以远）。

上消化道出血包括食管、胃十二指肠以及肝脏、胆道系统、胰腺病变引起的出血，胃空肠吻合术后的空肠病变引起的出血也属这一范围。中消化道出血是指空肠和回肠疾病引起的出血。下消化道出血包括结肠、直肠、肛门病变引起的出血。

大约有 5% 的消化道出血在经胃镜、结肠镜、胶囊内镜、小肠镜和影像学检查后仍未明确病因，治疗后仍持续出血或反复发作出血，称为不明原因消化道出血（obscure gastrointestinal bleeding，OGIB），多为小肠出血。

【病因】

上消化道出血的常见病因包括消化性溃疡、肝硬化门静脉高压食管静脉曲张破裂、胃十二指肠黏膜糜烂、反流性食管炎、食管贲门黏膜撕裂综合征［又称马洛里－魏斯综合征（Mallory-Weiss 综合征）］、胃恶性肿瘤。其他病因主要包括食管肿瘤、食管憩室、食管裂孔疝、食管理化损伤、胃黏膜下恒径动脉破裂出血［又称迪氏病（Dieulafoy disease）］、胃手术后病变（吻合口炎、吻合口溃疡、残胃炎、残胃癌）、胃间质瘤、胃平滑肌瘤、胃淋巴瘤、急性胃扩张或扭转、胃黏膜脱垂或套叠、十二指肠憩室炎、十二指肠克罗恩病、壶腹周围癌、肝癌、肝血管瘤、肝脓肿、胆管或胆囊结石、胆管或胆囊癌、胆道蛔虫病、胰腺肿瘤、急性胰腺炎并发脓肿等。

中消化道出血常见病因包括小肠肿瘤、小肠克罗恩病、小肠憩室［包括梅克尔憩室（Meckel diverticulum）］、迪氏病、血管畸形、应激性溃疡、非甾体抗炎药相关性溃疡、缺血性肠病等。少见病因包括淀粉样变性、肠道寄生虫感染、血管肠瘘、卡波西肉瘤、遗传性息肉综合征、过敏性紫癜、肠套叠、蓝色橡皮疱痣综合征等。

下消化道出血常见病因包括炎症性肠病、结肠良恶性肿瘤、结肠感染性疾病、缺血性肠病、结肠憩室病、结肠病变治疗术后出血、抗血小板及抗凝药物因素等。少见病因包括结肠血管畸形、放射性肠炎、迪氏病、直肠静脉曲张、孤立性直肠溃疡及肠道物理化学损伤等。

其他系统疾病也可引起消化道出血，主要包括以下三方面原因：①药物因素：非甾体抗炎药（nonsteroidal anti-inflammatory drug，NSAID）、抗血小板药物、抗凝药物、激素等；②血液系统疾病：过敏性紫癜、血友病、白血病、弥散性血管内凝血、恶性组织细胞增多症等；③其他：肝肾功能障碍、感染、败血症、结缔组织病、流行性出血热等。

【临床症状】

消化道出血主要表现为呕血、黑便和便血、失血性周围循环衰竭、肾功能损害、发热。

1. 呕血：指呕出物呈咖啡色或红色。当出血量少或血液在胃内停留时间较长时，红细胞破坏产生的血红蛋白和胃酸作用形成酸化正铁血红蛋白，呕吐物可呈咖啡色；当出血速度快、量多时可呕出暗红色或鲜红色物质，可有血凝块。

2. 黑便和便血：黑便表现为大便呈柏油样，原因是消化道出血后，红细胞在肠道内被破坏，血红蛋白中的铁可与肠道中的硫化氢结合形成硫化铁，将粪便染成黑色。便血则是大便呈鲜红色或暗红色，可与大便混合，或仅黏附于大便表面，或便后滴血。

3. 失血性周围循环衰竭：多由急性大量失血引起，表现为头晕、心悸、面色苍白、乏力、肢体冷感、晕厥。

4. 肾功能损害：多由急性大量失血未及时纠正导致肾脏缺血缺氧引起，表现为尿量减少、少尿甚至无尿。

5. 发热：消化道大量出血后，部分患者在 24 小时内出现低热，持续 3～5 天降至正常。发热原因可能与血液分解产物的吸收有关。

【体征】

少量失血无明显体征。急性大量失血可引起失血性周围循环衰竭，表现为贫血貌、心率加快、血压下降，严重者可出现休克状态。

【辅助检查】

一、实验室检查

1. 确定消化道出血的指标：胃液、呕吐物或粪隐血试验阳性是确定消化道出血的直接依据。

2. 失血性贫血指标：急性大量出血患者为正细胞正色素性贫血，但在急性出血早期，红细胞压积、红细胞计数、血红蛋白指标可无明显变化。在出血后，随着组织液逐步渗入血管内稀释血液，一般经 3~4 小时之后，才出现贫血。如果不再继续出血，出血后 24~72 小时血液可稀释到最大限度。慢性失血性贫血患者呈小细胞低色素性贫血，血清铁降低，短期内少量出血患者可无贫血。网织红细胞计数在出血后 24 小时内即可升高，出血停止后逐渐降至正常。

3. 肠源性氮质血症：肠源性氮质血症指在消化道大量出血后，血液中蛋白质的分解产物在肠道被吸收，导致血中尿素氮升高。一般情况下，在出血后几个小时，血尿素氮开始上升，24~48 小时达到高峰，多数不超过 14.3 mmol/L，如果没有继续出血，1~2 天后降至正常。

二、消化内镜检查

内镜检查是明确消化道出血病因诊断的关键，包括胃镜、结肠镜、胶囊内镜和小肠镜检查。

1. 胃镜：大部分上消化道出血经胃镜检查均能明确病因。在患者生命体征稳定的前提下，应在出血后 24 小时内进行胃镜检查，称为急诊胃镜检查，并根据情况同时行内镜下止血治疗。对于血液动力学不稳定的患者，出血后 6~24 小时行早期内镜检查可以降低 30 天内死亡率。对于血液动力学稳定的患者，出血后约 10 小时内胃镜检查与 24 小时内相比并不能改善 30 天内死亡率。

2. 结肠镜：对于胃镜检查不能确定出血原因的患者，需完善结肠镜检查明确是否存在下消化道出血，根据病情同时行镜下止血治疗。结肠镜检查时尽可能插入回肠末端，了解是否存在来自小肠的出血。对于活动性出血或者可能需要早期行内镜下止血的患者，可于 24~48 小时内行急诊结肠镜检查。

3. 胶囊内镜和小肠镜：胶囊内镜和小肠镜检查是明确小肠出血最重要的检查手段。急性出血期行胶囊内镜检查，会因视野不佳而影响观察，因此建议胶囊内镜的最佳使用时机为出血停止后 3 天，最长不应超过 2 周。胶囊内镜不适用于下列患者：消化道梗阻、小肠狭窄、小肠瘘管形成、小肠憩室、双小肠畸形、大量消化道出血、吞咽困难等。小肠镜检查能直接观察小肠腔内的病变，并可进行组织活检和内镜下治疗，但存在操作时间长、技术要求高、患者耐受性较差、部分患者不能完成全小肠检查、肠道出血及穿孔等问题。

三、数字减影血管造影（digital subtraction angiography，DSA）

对于活动性动脉出血，出血速度至少超过 0.5 mL/min，才能见到直接征象，即造影剂溢出到血管外，从而发现出血部位，同时可针对出血动脉进行注药和栓塞等治疗。对于无活动性出血或者出血速度减慢时，DSA 不能显示造影剂外溢，可根据血管扩张等间接征象对消化道出血进行定位、定性诊断。

四、小肠 CT 造影（computed tomography enterography，CTE）

CTE 通过口服肠道对比剂使肠腔充分扩张，采用静脉注射造影剂对腹腔行 CT 平扫及多期增强扫描。小肠 CTE 能准确反映肠壁、肠腔、肠腔外的系膜和血管、腹腔内实质脏器的异常情况，是诊断小肠疾病的有力工具。

五、计算机体层成像血管造影（computed tomography angiography，CTA）

CTA 对急性消化道出血的诊断价值较高，可诊断活动性出血（出血速率≥0.3 mL/min）。常规胃肠镜检查不能明确诊断时，可行腹腔肠系膜上动脉 CTA 检查，进一步明确出血部位和病因。

六、发射计算机断层显像（emission computed tomography，ECT）

ECT 通过核素 ^{99m}Tc 标记红细胞进行显像扫描，可观察到血管内有放射性核素标记的血液渗出至血管外。其不适合大出血，适用于出血速度在 $0.1 \sim 0.5$ mL/min 的慢性反复性出血，主要用于怀疑憩室出血及疑似小肠出血的患者。

七、消化道钡餐检查

该检查作用有限，对胃黏膜脱垂、食管裂孔疝的诊断优于一般胃镜检查，对小肠憩室和小肠粘连性病变的诊断有一定价值。

八、剖腹探查术

如果以上多种检查手段仍未能明确出血病因，建议行手术探查，若术中辅以内镜检查，有助于进一步明确诊断，提高疗效，减少并发症。

第二节　诊断

【确定消化道出血的依据】

结合出血表现（呕血、便血、黑便）、周围循环衰竭征象（心率加快、血压降低、休克）、辅助检查（粪隐血及呕吐物隐血阳性、血红蛋白降低、血尿素氮升高等），基本可明确消化道出血的诊断。

【鉴别诊断】

应避免将下列情况误诊为急性消化道出血：某些口腔、鼻咽部或呼吸道病变出血被吞入消化道；口服某些药物（如铁剂、铋剂、中药等）和食物（如动物血、动物肝脏、黑米等）可引起粪便发黑。需要仔细询问病史予以鉴别。

【出血部位的判定】

上消化道出血主要表现为呕血和黑便，具体症状受出血部位、出血量和出血速度影响。一般来说，幽门以下出血，常以黑便为主，但十二指肠出血量较多时，部分血液反流至胃内，亦可引起呕血。幽门以上出血可引起呕血，并伴有黑便，但出血量较少时也可不引起呕血。此外，部分上消化道出血仅表现为便血而无呕血及黑便，这种情况见于出血速度快、出血量大时，易与下消化道出血相混淆，可优先通过胃镜检查判断出血部位，也可根据医疗机构条件，通过留置胃管来判断出血部位。

中下消化道出血主要表现为便血，具体症状受到出血部位、出血量、出血速度和肠道运动功能的影响。小肠和近端结肠出血，主要表现为暗红色血便，但当出血量小、出血速度慢或肠道运动功能减弱，可表现为黑便。远端结肠出血主要表现为暗红色或鲜红色血便。排便后滴鲜血，主要见于肛管及直肠出血。

上述判读是多数情况，在临床实践中，还要根据具体情况加以甄别，以便进一步诊治。

【出血量的判定】

病情严重程度与失血量呈正相关，因此判断出血量的多寡对疾病的诊治起重要作用。因呕血、黑粪及血便与胃内容物及粪便、粪水混合，部分血液潴留在胃肠道内未排出，故难以完全根据呕血量、胃液引流量、黑便量、血便量判断出血量。临床上最有价值的是观察是否有外周循环血容量不足的表现，从而来判断失血量。

消化道出血通常分为隐性出血和显性出血。隐性出血指未发现肉眼可见的出血而粪隐血试验阳性，此时提示出血量大于 5 mL/d。显性出血指肉眼可见的出血，指黑便和便血。排柏油便时，提示上消化道出血量大于 50 mL/d；呕血时，提示胃内积血量已大于 250 mL。出血量小于 400 mL 时，一般不引起全身症状；短时间内出血量大于 400 mL 时，可引起心悸、头晕、乏力、胸闷等外周循环血容量不足的症状；短时间内出血量大于 1000 mL 时，可引起失血性休克症状（图 1 - 1）。

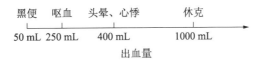

图 1 - 1 出血量与症状关系

出血后脉搏和血压的变化对判定出血量有着重要的作用。静息状态下，收缩压≤90 mmHg，或心率≥120 次/分，提示严重的血容量丢失。坐立位时心率较平卧位加快30 次/分或有明显头晕等症状提示血容量显著减少。休克指数（shock index，SI）是判断失血的重要指标。SI = 脉率/收缩压。SI = 0.5 表示血容量基本正常；SI = 1 为轻度休克，提示血容量丧失 20%~30%；SI >1.5 为严重休克，提示血容量丧失 30%~50%；SI >2 为重度休克，提示血容量丧失 >50%。

【活动性出血的判断】

若患者呕血、便血、黑便量减少，头晕、心悸、乏力好转，心率及血压稳定，尿量 >0.5 mL/（kg·h），常提示出血停止。判断是否存在活动性出血、了解再出血的危险因素，对决定治疗措施极有帮助。

活动性出血的判定征象：①反复呕血或频繁黑便，或经胃管或三腔二囊管引出咖啡色或红色胃内容物，或胃内抽出较多新鲜血。②肠鸣音活跃或亢进。③周围循环衰竭经充分输血补液后无明显改善，或稍稳定而后又再恶化。④血红蛋白、红细胞计数与红细胞压积持续下降，无造血功能障碍情况下网织红细胞计数持续增高。⑤补液量与尿量足够情况下，血尿素氮水平持续或再次增高。

一般来说，年龄超过 65 岁、合并重要器官疾病、休克、需要输血患者的再出血危险增高。对于肝硬化食管胃静脉曲张出血患者，肝功能 Child-Pugh 分级为 C 级、静脉曲张直径 > 2.0 cm 或伴红色征、血疱征以及门静脉血栓或癌栓是再出血的高危因素。

对于消化性溃疡出血，内镜检查时可根据溃疡基底特征对病变进行改良 Forrest 分级（图 1－2），判断患者发生再出血的风险（表 1－1）。大约 70% 消化性溃疡再出血的可能性低（溃疡基底部干净或呈平坦的色素斑），不需要内镜治疗。相反，伴有活动性出血和基底可见血管的溃疡，再出血风险高，需要内镜治疗。

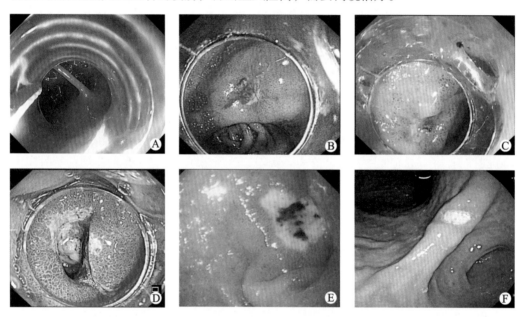

A. Ⅰa 级，喷射样出血；B. Ⅰb 级，活动性渗血；C. Ⅱa 级，血管裸露；D. Ⅱb 级，血凝块附着；E. Ⅱc 级，黑色基底；F. Ⅲ级，基底洁净。

图 1－2　Forrest 分级

表 1－1　改良 Forrest 分级与再出血风险

Forrest 分级	溃疡基底特征	再出血的概率（%）	内镜下治疗
Ⅰa	喷射样出血	55	需要
Ⅰb	活动性渗血	55	需要
Ⅱa	血管裸露	43	需要
Ⅱb	血凝块附着	22	酌情
Ⅱc	黑色基底	10	不需要
Ⅲ	基底洁净	5	不需要

【危险因素和预后评估】

临床上多采用预后评分体系来客观评估病情严重度，根据评分结果将疾病危险程度进行分级，指导后续治疗。这类评分系统主要包括 Blatchford 评分系统（表 1 - 2）、Rockall 评分系统（表 1 - 3）和 AIMS 65 评分系统（表 1 - 4）。Blatchford 评分系统指标包括收缩压、血尿素氮、血红蛋白、心率、黑便、晕厥、肝病、心力衰竭，主要用于预判哪些患者需要接受内镜检查、输血或手术等后续干预措施。Rockall 评分系统指标包括年龄、休克状况、伴发病、内镜诊断、内镜下出血征象，需要借助内镜下检查结果，主要用于评估患者的病死率。AIMS 65 评分系统简便易行，指标包括白蛋白、国际标准化比值（INR）、神志改变、收缩压、年龄，在预测住院病死率、收入 ICU 救治和住院时间方面具有优势。

表 1 - 2 Blatchford 评分系统

指标	分类	评分（分）
收缩压（mmHg）	100 ~ 109	1
	90 ~ 99	2
	< 90	3
血尿素氮（mmoL/L）	6.5 ~ 7.9	2
	8.0 ~ 9.9	3
	10.0 ~ 24.9	4
	≥ 25.0	6
血红蛋白（g/L）男	120 ~ 129	1
	100 ~ 119	3
	< 100	6
血红蛋白（g/L）女	100 ~ 119	1
	< 100	6
其他	心率 ≥ 100 次/分	1
	黑便	1
	晕厥	2
	肝病	2
	心力衰竭	2

注：取值范围为 0 ~ 23 分，积分 ≥ 6 分为中高危，< 6 分为低危。

表 1-3 Rockall 评分系统

项目	分类	评分（分）
年龄（岁）	<60	0
	60~79	1
	≥80	2
休克状况	无休克（收缩压>100 mmHg，心率<100 次/分）	0
	心动过速（收缩压>100 mmHg，心率>100 次/分）	1
	低血压（收缩压<100 mmHg，心率>100 次/分）	2
伴发病	无	0
	心力衰竭、缺血性心脏病或其他重要伴发病	2
	肾衰竭、肝功能衰竭和癌肿播散	3
内镜诊断	无病变，贲门黏膜撕裂综合征	0
	溃疡等其他病变	1
	上消化道恶性疾病	2
内镜下出血征象	无或有黑斑	0
	上消化道血液潴留，黏附血凝块，血管裸露或喷血	2

注：取值范围为 0~11 分，积分≥5 分为高危，3~4 分为中危，0~2 分为低危。

表 1-4 AIMS 65 评分系统

指标	分值（分）
白蛋白<30 g/L	1
INR>1.5	1
神志改变	1
收缩压≤90 mmHg	1
年龄>65 岁	1

注：取值范围为 0~5 分，低危组为 0~1 分，高危组为 2~5 分。

第三节 治疗方案

治疗原则为积极补充血容量，尽早明确出血原因，消除病因，预防再出血。对于大量出血者，迅速补充血容量、纠正贫血、抗休克是首要的治疗措施。在此基础上，采取积极的止血措施，主要包括药物止血、三腔二囊管压迫止血、内镜下治疗［见《食管胃肠疾病之内镜诊疗》第十五章］、介入和外科手术。

【一般治疗】

患者取卧位，保持呼吸道通畅，必要时行气管插管避免误吸，吸氧，活动性出血期间禁食。监测血压、心率、呼吸、体温、血氧饱和度、尿量，必要时行中心静脉压测定。

【液体复苏】

对于出血量大、血液动力学不稳定患者，立即建立至少两路较粗的静脉通道，尽早留置中心静脉导管，以备输血、补液、检测中心静脉压力以及指导液体输入量。根据失血量的多少在短时间内输入足量液体，纠正循环血容量的不足。注意及时调控补液速度及补液量，防止出现心功能不全、肺水肿、稀释性凝血功能障碍。常用液体包括生理盐水、平衡液（如乳酸钠林格液）、红细胞悬液等。

临床上，并非所有消化道出血合并贫血患者均需输注红细胞悬液，目前采取限制性输血治疗，不必要的输血对于改善预后并无帮助。对于血液动力学稳定患者，一般输血指征为血红蛋白 <70 g/L；但合并原有心血管疾病患者，输血指征则为血红蛋白 < 80 g/L。对于血液动力学不稳定患者，尽早输血，维持血红蛋白在 70 g/L 以上。对于急性冠脉综合征或病情稳定的冠状动脉疾病在接受心导管检查的患者，应维持血红蛋白在 80 g/L 以上。

血容量补足的指征有：①意识恢复；②四肢末端由湿冷转为温暖，由青紫转为红润；③中心静脉压改善，收缩压接近正常，脉压差大于 30 mmHg，脉搏由快弱转为正常有力，尿量 >0.5 mL/（kg·h）。

【药物治疗】

一、抑制胃酸分泌

在非静脉曲张性上消化道出血的发生中，胃酸起着非常重要的作用。当胃内 pH < 5.0 时，新形成的凝血块被迅速消化而不利于止血；当胃内 pH >6.0 时，血小板凝聚力增强，胃蛋白酶原难以转化为胃蛋白酶，使已形成的血凝块难以溶解。因此，有效抑制胃酸分泌，提高胃内 pH 值，对于止血起着关键作用。

常见的制酸剂包括质子泵抑制剂（proton pump inhibitor，PPI）和 H_2 受体拮抗剂（H_2-receptor antagonist，H_2RA）。常用的 PPI 针剂包括奥美拉唑、艾司奥美拉唑、艾普拉唑、泮托拉唑、兰索拉唑等。常用的 H_2RA 针剂包括法莫替丁、雷尼替丁等。对于急性上消化道出血，H_2RA 在起效速度和降低再出血发生率方面均不如 PPI，主要用于无条件使用 PPI 的患者。

对于非静脉曲张性上消化道出血，高危患者内镜下止血前后均需大剂量应用 PPI，以降低再出血风险、手术率和死亡率；低危患者常规剂量应用 PPI 即可。急性食管胃静脉曲张破裂出血情况下使用 PPI 并不会降低急性出血相关并发症的风险，但早期应用 PPI 可降低内镜治疗的需求。另外，在内镜下治疗曲张静脉后使用 PPI 可减轻术后并发症和术后再出血的风险。

二、血管活性药物

1. 生长抑素及其衍生物奥曲肽：该类药物可选择性地收缩内脏血管，减少门静脉及肝动脉的血流量，降低肝内血管阻力，主要用于控制门脉高压并食管—胃底静脉曲张破裂出血。对于消化性溃疡出血和中下消化道出血难以控制者，也可给予生长抑素或奥曲肽治疗，主要原理是通过抑制炎症反应，抑制血管形成，减少内脏血流量，改善血小板聚集，达到止血目的。

2. 血管加压素：该类药物可与分布在血管平滑肌上的特异性受体结合，使胞质内游离 Ca^{2+} 增多，从而收缩内脏血管，减少门静脉系统及侧支循环的血流量和压力，发挥止血作用。血管加压素可用于治疗门脉高压并食管—胃底静脉曲张破裂出血。禁忌证为高血压病、心律失常、冠脉供血不足、脑血管意外、缺血性腹痛。

3. 非选择性 β 受体阻滞剂（nonselective beta blocker，NSBB）：通过降低心输出量、收缩内脏血管，降低门静脉压力，可用于预防中重度食管胃静脉曲张的首次出血（一级预防）和再次出血（二级预防），而不宜用于急性出血期。建议 NSBB 与内镜下治疗联合应用，提高疗效。NSBB 治疗目标应使静息心率达 50 ~ 60 次/分或下降到基础心率的 75%。禁忌证为窦性心动过缓、心力衰竭、房室传导阻滞、支气管哮喘、慢性阻塞性肺疾病、低血压、外周血管病变、胰岛素依赖性糖尿病、急性出血期、肝功能 Child-Pugh 分级为 C 级。

三、抗生素的使用

肝硬化合并食管—胃底静脉曲张破裂出血的患者多抵抗力差，感染风险高，推荐短期使用抗生素，可减少感染，降低再出血率，利于出血控制，提高患者生存率。在抗生素选择方面，首选短期应用三代头孢类抗生素，其次也可选择短期（5 ~ 7 天）应用喹诺酮类抗生素，如莫西沙星、左氧氟沙星。

四、补充铁剂

慢性反复出血者大多存在不同程度的缺铁性贫血，口服或静脉给予铁剂治疗有助于维持血红蛋白的稳定，减少输血的频率。

五、抗炎及免疫抑制剂

对于炎症性肠病引起的消化道出血，5-氨基水杨酸制剂、糖皮质激素可通过抑制炎症反应，达到止血目的。

六、沙利度胺

沙利度胺具有抗血管生成作用，对血管扩张引起的小肠出血有效，其不良反应主要有疲劳、便秘、皮疹、眩晕、面部浮肿、周围神经病变、深静脉血栓等。另外，沙利度胺对胎儿有严重的致畸性，禁用于生育期女性。

七、抗幽门螺杆菌（Helicobacter pylori，Hp）治疗

Hp 感染是消化性溃疡的最主要因素，是胃癌发生的 I 类致癌源。对于合并 Hp 感染的消化道溃疡、早期胃癌内镜下治疗后、抗血栓药物所致的出血，应在出血停止后

尽早开始根除 Hp 治疗。

八、抗血栓药物

抗血栓药物包括抗血小板药物（阿司匹林、氯吡格雷、普拉格雷和替格瑞洛）、维生素 K 拮抗剂（华法林、醋硝香豆素）、直接口服抗凝剂（达比加群、利伐沙班、依度沙班、阿哌沙班）。这些药物会增加消化道溃疡和内镜操作后消化道出血的风险。目前，抗血栓药物在消化道出血后恢复使用的时机尚需进一步循证医学研究。考虑到长期中断抗血栓药物将显著增加心血管不良事件的发生风险，建议出血稳定后尽快启用抗栓治疗。

大多数指南建议消化道出血患者在内镜下止血后立即恢复抗血小板治疗。欧洲胃肠内镜学会（European Society of Gastrointestinal Endoscopy，ESGE）建议如下：①单用小剂量阿司匹林作为一级心血管预防时，应暂时中断，可在重新评估其临床适应证后恢复使用。②单用小剂量阿司匹林作为二级心血管预防时，不应中断；如中断，最好在 3~5 天内重新启用。③小剂量阿司匹林联合另一种抗血小板药物预防二级心血管事件时，不应中断阿司匹林；在可行的情况下中断的另一种抗血小板药物，最好在 5 天内重新启用。

对于急性消化道出血需要恢复抗凝治疗患者，如果存在血栓栓塞高风险，ESGE 推荐原来应用华法林患者使用低分子肝素进行桥接治疗，在出血得到控制后尽快恢复抗凝治疗，最好在停药后 7 天内重启华法林抗凝治疗。鉴于直接口服抗凝剂起效快，半衰期短，亚太地区胃肠病学协会（Asian Pacific Association of Gastroenterology，APAGE）指南推荐血栓栓塞高风险患者，如果肾功能正常，停药后 3 天内应尽快重新启用。

对于采用抗血小板药物治疗的患者，国内外指南一致推荐服用 PPI 预防消化道再次出血。研究显示，对于口服抗凝剂治疗的患者，如果存在消化道损伤高危因素或已有消化道损伤，常规给予 PPI 可降低消化道出血发生风险；如果不存在消化道损伤危险因素，联合 PPI 治疗则没有保护作用。

【三腔二囊管压迫止血】

三腔二囊管压迫止血用于食管—胃底静脉曲张破裂严重出血的急救治疗，止血效果确切，但再出血率较高，一般在药物治疗无效、无法行内镜治疗、无介入治疗的情况下使用。其原理是应用充气气囊对食管及胃底曲张的静脉进行压迫止血。并发症包括气管阻塞、吸入性肺炎及食管胃底黏膜受压坏死再出血等。

【介入和外科手术】

一、急性非食管—胃底静脉曲张性消化道出血

1. 介入治疗：对于内镜检查难以明确病因、内镜治疗效果欠佳、外科手术风险较大、血液动力学难以稳定的患者，可行 DSA 检查，有助于发现出血部位和病因，必要

时针对目标血管进行栓塞。

2. 外科治疗：注意患者是否具有手术指征，根据病情变化及时进行外科干预，以免耽搁治疗时机。外科手术指征：①经积极内科治疗，血液动力学不稳定，继续采取非手术治疗方案可能危及生命；②经药物、内镜和介入止血，出血仍不能控制；③不明原因的反复出血；④出血合并消化道穿孔、梗阻、腹膜炎、肠套叠者。

二、食管—胃底静脉曲张破裂出血

1. 介入治疗：主要包括经颈静脉肝内门腔内支架分流术（transjugular intrahepatic portosystemic stent-shunt，TIPSS）和经球囊导管阻塞下逆行静脉栓塞术（balloon-occluded retrograde transvenous obliteration，BRTO）。TIPSS 适应证：肝功能 Child-Pugh 分级为 A、B 级患者，药物及内镜治疗效果不佳；肝功能 Child-Pugh 分级为 B 级、C 级，无外科手术指征的高危再出血患者；外科手术后再出血。BRTO 适应证：胃底静脉曲张破裂大出血。

2. 外科治疗：外科手术适用于肝功能 Child-Pugh 分级为 A 级或 B 级、不宜行内镜或 TIPSS 治疗或治疗无效的食管—胃底静脉曲张破裂出血。手术方式主要包括断流术、分流术、断流和分流联合手术、肝移植。

第四节　护理

【病情观察】

（1）观察患者神志、血压、心率、血氧饱和度、尿量及中心静脉压的变化。

（2）观察患者有无面色苍白、头晕、心悸、冷汗，以及肢端温度变化、肠鸣音是否活跃，及时发现再出血的征兆。

（3）观察患者有无呕血、黑便，注意观察呕吐物和大便的颜色、性状及量。

【护理要点】

（1）消化道大出血时，应绝对卧床，头偏向一侧，以保持呼吸道通畅，防止窒息，给予保暖、吸氧、心电监护，监测生命体征的变化（图 1-3A，图 1-3B）。

（2）开放两条以上静脉通路，选择粗直的静脉，保持静脉通畅，快速补液扩容，遵医嘱抽血备血，必要时予加压输血输液。

（3）出血量大者，可予留置胃管，必要时使用负压吸引器，负压不易过大，可予半负压，观察出血是否停止，遵医嘱予以冰生理盐水加去甲肾上腺素或蛇毒血凝酶口服或胃管冲洗止血（图 1-3C），必要时行急诊内镜下止血。

（4）三腔二囊管的护理：对于肝硬化食管—胃底静脉曲张破裂出血患者，可使用三腔二囊管压迫止血。插管前向患者做好解释工作，告知插管的必要性及配合要点，仔细检查三腔二囊管，认真做好气囊的检测，确保气囊无漏气；检查完抽尽气囊内的气体，分别做好胃气囊和食管气囊的标注，用液体石蜡油充分润滑管道，先向鼻腔内滴入 3～5 滴液体石蜡油，然后协助医师进行插管，插至咽部，嘱患者做吞咽动作。

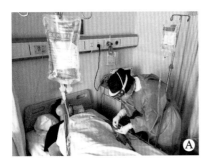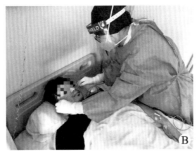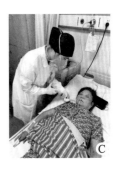

A. 输液；B. 吸氧；C. 胃管冲洗止血。

图 1-3 消化道出血护理

插管成功后先向胃气囊内注气 150～200 mL（囊内压力为 50～70 mmHg），如出血停止，则食管气囊无需再注入；如出血仍未停止，则再向食管气囊注气 100 mL（囊内压力为 40 mmHg）。注气完毕用血管钳夹闭管口，予接重量为 500 g 的生理盐水一瓶做垂直牵引，牵引角度为 30°，胃管端接负压引流，注意观察引流液的色、质、量，观察出血是否停止。

留置三腔二囊管期间应每 24 小时予气囊放气 15～30 分钟，以免食管胃底黏膜受压过久而致黏膜缺血坏死，放气时先放松牵引，再放食管气囊，最后放胃气囊。置管期间，每日向鼻腔内滴入 3～5 滴液体石蜡油，以保护鼻黏膜，每日做好鼻腔及口腔护理。

拔管：出血停止后，可放松牵引，观察 24 小时未再出血者，可予气囊放气，先放食管气囊再放胃气囊，继续观察 24 小时，未再出血可考虑拔管。拔管前口服液体石蜡油 20～30 mL，以缓慢、轻巧的动作拔管，气囊压迫一般以 72 小时为限。如出血未停止，可适当延长，也可以保留胃管做鼻饲管用。

（5）药物观察：肝硬化大出血时常生长抑素静脉滴注，应注意滴速宜慢，并注意观察患者有无面色潮红、恶心、呕吐、腹痛腹泻等不适；使用特利加压素时注意观察患者有无面色苍白、头痛；输血时注意观察有无寒战、发热、腰酸腰痛等不适。

（6）心理护理：患者一般都有紧张恐惧心理，应耐心细致做好解释及安慰，及时清除血迹及呕吐物，保持床单位清洁，以缓解患者及家属的紧张焦虑。

（7）安全护理：加强安全宣教，拉起床栏，嘱家属专人陪护，急性期绝对卧床，病情平稳后可在家属的搀扶下逐步下床，起床时动作宜慢，防止跌倒。

（8）饮食护理：急性大出血期间应禁食，消化性溃疡患者无呕血者可进食少量温冷流质，出血停止后改用易消化的半流质、软食，逐步过渡到正常饮食，以少量多餐为宜。肝硬化食管—胃底静脉曲张破裂出血者，出血期间严格禁食，出血停止后逐渐进食高维生素高热量流质、半流质、软食，避免进食粗糙坚硬食物，所有药物均需研碎后服用。

（常云丽　王　瑛　胥　明　王　伟）

参考文献

1. KAMBOJ A K, HOVERSTEN P, LEGGETT C L. Upper gastrointestinal bleeding: etiologies and management. Mayo Clin Proc, 2019, 94(4): 697 – 703.

2. GRALNEK I M, NEEMAN Z, STRATE L L. Acute lower gastrointestinal bleeding. N Engl J Med, 2017, 376(11): 1054 – 1063.

3. 葛均波, 徐永健, 王辰. 内科学. 9版. 北京: 人民卫生出版社, 2018.

4. 《中华内科杂志》编辑委员会, 《中华医学杂志》编辑委员会, 《中华消化杂志》编辑委员会, 等. 急性非静脉曲张性上消化道出血诊治指南（2018年, 杭州). 中华内科杂志, 2019, 58(3): 173 – 180.

5. TOKAR J L, HIGA J T. Acute gastrointestinal bleeding. Ann Intern Med, 2022, 175(2): ITC17 – ITC32.

6. BECK K R, SHERGILL A K. Colonoscopy in acute lower gastrointestinal bleeding: diagnosis, timing, and bowel preparation. gastrointest Endosc Clin N Am, 2018, 28(3): 379 – 390.

7. WILKINS T, WHEELER B, CARPENTER M. Upper gastrointestinal bleeding in adults: evaluation and management. Am Fam Physician, 2020, 101(5): 294 – 300.

8. FARRAR F C. Management of acute gastrointestinal bleed. Crit Care Nurs Clin North Am, 2018, 30(1): 55 – 66.

9. GRALNEK I M, STANLEY A J, MORRIS A J, et al. Endoscopic diagnosis and management of nonvariceal upper gastrointestinal hemorrhage (NVUGIH): European Society of Gastrointestinal Endoscopy (ESGE) guideline—update 2021. Endoscopy, 2021, 53(3): 300 – 332.

10. TRIANTAFYLLOU K, GKOLFAKIS P, GRALNEK I M, et al. Diagnosis and management of acute lower gastrointestinal bleeding: European Society of Gastrointestinal Endoscopy (ESGE) guideline. Endoscopy, 2021, 53(8): 850 – 868.

11. 中华医学会消化内镜学分会结直肠学组, 中国医师协会消化医师分会结直肠学组, 国家消化系统疾病临床医学研究中心. 下消化道出血诊治指南(2020). 中华消化内镜杂志, 2020, 37(10): 685 – 695.

12. 梁朝晖. CT小肠造影对不明原因消化道出血的诊断价值. 中国现代医学杂志, 2014, 24(11): 90 – 93.

13. 赵年, 李春华, 李德秀, 等. DSA以及栓塞术在治疗消化道出血中的临床价值分析. 中国CT和MRI杂志, 2016, 14(7): 100 – 102.

14. 王治国, 张国旭, 吴锐先. 不同采集方法对^{99m}Tc体内标记法显像检测消化道出血灶阳性率的影响. 临床军医杂志, 2012, 40(4): 928 – 930.

15. 刘运祥, 黄留业. 实用消化内镜治疗学. 北京: 人民卫生出版社, 2008.

16. 中华消化杂志编辑委员会. 小肠出血诊治专家共识意见（2018年, 南京). 中华消化杂志, 2018, 38(9): 577 – 582.

17. LAU J Y W, YU Y, TANG R S Y, et al. Timing of endoscopy for acute upper gastrointestinal bleeding. N Engl J Med, 2020, 382(14): 1299 – 1308.

18. LAURSEN S B, LEONTIADIS G I, STANLEY A J, et al. Relationship between timing of endoscopy and mortality in patients with peptic ulcer bleeding: a nationwide cohort study. Gastrointest Endosc, 2017, 85(5): 936 – 944.

19. 苏婕, 马晓燕, 马素兰. 应用休克指数预测上消化道出血患者失血量及指导急救与护理的临床意义. 东方药膳, 2021(1): 254.

20. 抗栓治疗消化道损伤防治专家组. 抗栓治疗消化道损伤防治中国专家建议. (2016·北京). 中华内科杂志, 2016, 55(7): 564 – 567.

21. 蚁楷宏, 谭学瑞. 抗栓治疗消化道损伤的中西医防治研究进展. 世界华人消化杂志, 2021, 29(19): 1089 – 1095.

22. 中华医学会肝病学分会, 中华医学会消化病学分会, 中华医学会内镜学分会. 肝硬化门静脉高压食管胃静脉曲张出血的防治指南. 临床肝胆病杂志, 2016, 32(2): 203 – 219.

23. 中华医学会消化病学分会, 中华医学会肝病学分会, 中华医学会内镜学分会. 肝硬化门静脉高压食管胃静脉曲张出血的防治共识 (2008, 杭州). 内科理论与实践, 2009, 4(2): 152 – 158.

第二章 急性腹痛

第一节 概述

腹痛在急诊工作中很常见。由于腹腔内脏器结构关系复杂，部分全身性疾病、功能性疾病及非腹腔器官疾病亦会导致腹痛症状，故易导致漏诊和误诊。这就给每位急诊科医师提出了更高的要求，应完善病史采集、体格检查及必要的辅助检查，并结合病理生理改变进行综合分析。临床上一般将腹痛按起病缓急、病程长短分为急性腹痛和慢性腹痛。

【病因】

急性腹痛常见原因包括如下。

1. 腹腔器官急性炎症：急性胃炎、急性肠炎、急性胰腺炎、急性出血坏死性肠炎、急性胆囊炎、急性阑尾炎等。

2. 空腔脏器阻塞或扩张：肠梗阻、肠套叠、胆道结石、胆道蛔虫症、泌尿系统结石等。

3. 脏器扭转或破裂：肠扭转、绞窄性肠梗阻、胃肠穿孔、肠系膜或大网膜扭转、黄体破裂、卵巢囊肿蒂扭转、肝破裂、脾破裂、异位妊娠破裂等。

4. 腹膜炎症：多由胃肠穿孔引起，少部分为自发性腹膜炎。

5. 腹腔内血管阻塞：缺血性肠病、腹主动脉瘤及门静脉血栓形成等。

6. 腹壁疾病：腹壁挫伤、脓肿及腹壁皮肤带状疱疹。

7. 胸腔疾病所致的腹部牵涉痛：大叶性肺炎、肺栓塞、心绞痛、心肌梗死、急性心包炎、胸膜炎、食管裂孔疝、胸椎结核。

8. 全身性疾病所致的腹痛：腹型过敏性紫癜、糖尿病酮症酸中毒、尿毒症、铅中毒、血卟啉病等。

【发病机制】

腹痛的机制可分为 3 种，即内脏性腹痛、躯体性腹痛和牵涉痛。

1. 内脏性腹痛：指腹腔内器官的痛觉信号由交感神经传入脊髓引起。其疼痛特点是：①疼痛部位不确切，接近腹中线；②疼痛感觉模糊，多为痉挛、不适、钝痛、灼痛；③常伴恶心、呕吐、出汗等其他自主神经兴奋症状。

2. 躯体性腹痛：来自腹膜壁层及腹壁的痛觉信号，经体神经传至脊神经根，反映到相应脊髓节段所支配的皮肤所引起。其特点是：①定位准确；②程度剧烈而持续；③可有局部腹肌强直；④腹痛可因咳嗽、体位变化而加重。

3. 牵涉痛：指内脏性疼痛牵涉到身体体表部位，即内脏痛觉信号传至相应脊髓节段，引起该节段支配的体表部位疼痛。特点是：①定位明确；②疼痛剧烈；③有压痛、肌紧张及感觉过敏等。

临床部分疾病的腹痛涉及多种机制，如急性阑尾炎早期疼痛在脐周或上腹部，常有恶心、呕吐，为内脏性疼痛；随着疾病的进展，持续而强烈的炎症刺激影响相应脊髓节段的躯体传入纤维，出现牵涉痛，疼痛转移至右下腹麦氏（McBurney）点；当炎症进一步发展波及腹膜壁层，则出现躯体性疼痛，程度剧烈，伴压痛、肌紧张及反跳痛。

【临床表现】

一、腹痛部位

一般腹痛部位多为病变所在部位。常见疾病及腹痛部位见表2-1。弥漫性或部位不定的疼痛见于急性弥漫性腹膜炎、机械性肠梗阻、急性出血坏死性肠炎、血卟啉病、铅中毒、腹型过敏性紫癜等。

表2-1　腹痛的部位

右上腹	中上腹	左上腹
胆总管结石	胃食管反流病	脾破裂
急性胆囊炎	食管炎	脾梗死
胆管炎	食管裂孔疝	胰腺炎
肝炎	胃炎	肺炎
肝淤血	胰腺炎	心肌梗死
肺炎	消化道溃疡（胃、十二指肠）	胃溃疡
心肌梗死	胃出口梗阻	肾盂肾炎
阑尾炎	胆总管结石	
肾盂肾炎	肠系膜上动脉综合征	
	心肌梗死	
	阑尾炎	
	主动脉瘤	
	主动脉夹层	

（续）

腹部正中
肠梗阻
胃肠炎
肠易激综合征
吸收不良
肠穿孔
腹膜炎
肠系膜缺血

右下腹	中下腹	左下腹
阑尾炎	子宫内膜异位症	憩室炎
盲肠炎	子宫内膜炎	输尿管绞痛
肠系膜淋巴结炎	盆腔炎症性疾病	肾盂肾炎
输尿管绞痛	异位妊娠	炎症性肠病
肾盂肾炎	卵巢囊肿破裂	盆腔炎症性疾病
炎症性肠病	膀胱膨胀	异位妊娠
憩室炎	膀胱炎	卵巢囊肿破裂
盆腔炎症性疾病	绞窄性疝	经期痛
异位妊娠		绞窄性疝
卵巢囊肿破裂		
经期痛		
绞窄性疝		

二、诱发因素

胆囊炎或胆石症发作前常有进油腻食物史；急性胰腺炎发作前常有酗酒和（或）暴饮暴食史；部分机械性肠梗阻多与腹部手术有关；腹部受暴力作用引起的剧痛并有休克者，可能是肝、脾破裂所致。

三、腹痛性质和程度

突发的中上腹剧烈刀割样痛或烧灼样痛，多为胃、十二指肠溃疡穿孔；中上腹持续性隐痛多为慢性胃炎或胃、十二指肠溃疡；上腹部持续性钝痛或刀割样疼痛呈阵发性加剧多为急性胰腺炎；持续性、广泛性剧烈腹痛伴腹壁肌紧张或板样强直，提示急性弥漫性腹膜炎。其中隐痛或钝痛多为内脏性疼痛，多由胃肠张力变化或轻度炎症引起，胀痛可能为实质脏器包膜牵张所致。胆石症或泌尿系统结石常为阵发性绞痛，疼痛剧烈，致使患者辗转不安；阵发性剑突下钻顶样疼痛是胆道蛔虫症的典型表现；绞痛多为空腔脏器痉挛、扩张或梗阻引起（表2-2）。

表2-2　3种绞痛鉴别表

疼痛类别	疼痛部位	其他特点
肠绞痛	多位于脐周围、下腹部	常伴有恶心、呕吐、腹泻、便秘、肠鸣音增强等
胆绞痛	位于右上腹，放射至右背与右肩胛	常有黄疸、发热，肝可触及或墨菲征（Murphy sign）阳性
肾绞痛	位于腰部并向下放射至腹股沟、生殖器及大腿内侧	常有尿频、尿急，尿含蛋白质、红细胞等

四、发作时间

餐后疼痛可能由于胆胰疾病、胃部肿瘤或消化不良所致；周期性、节律性上腹痛见于胃、十二指肠溃疡；子宫内膜异位症者腹痛与月经相关；卵泡破裂者腹痛发生在月经间期。

五、与体位的关系

某些体位可使腹痛加剧或减轻，如胃黏膜脱垂患者左侧卧位疼痛可减轻；十二指肠瘀滞症患者膝胸位或俯卧位可使腹痛及呕吐等症状缓解；胰腺癌患者仰卧位时疼痛明显，前倾位或俯卧位时减轻；反流性食管炎患者烧灼痛在躯体前屈时明显，直立位时减轻。

六、伴随症状

1. 伴发热、寒战：提示有炎症存在，见于急性胆道感染、胆囊炎、肝脓肿、腹腔脓肿，也可见于腹腔外感染性疾病。

2. 伴黄疸：可能与肝胆胰疾病有关。急性溶血性贫血也可出现腹痛与黄疸。

3. 伴休克同时有贫血：可能是腹腔脏器破裂（如肝、脾或异位妊娠破裂）；无贫血者则见于胃肠穿孔、绞窄性肠梗阻、肠扭转、重症急性胰腺炎等。腹腔外疾病如心肌梗死、大叶性肺炎也可有腹痛与休克，应特别警惕。

4. 伴呕吐、反酸：提示食管、胃肠病变，呕吐量大提示胃肠道梗阻；伴反酸、嗳气则提示胃、十二指肠溃疡或胃炎。

5. 伴腹泻：提示消化吸收障碍或肠道炎症、溃疡或肿瘤。

6. 伴血尿：可能为泌尿系疾病，如泌尿系结石。

【体格检查】

一、一般检查

评估患者的疼痛程度有助于鉴别诊断。腹膜炎可导致患者制动；肾绞痛可使患者强迫体位；新发黄疸伴有腹痛常提示胆道梗阻。

二、生命体征

体温升高常提示感染，重症患者需监测生命体征。

1. 腹部体检：应包括望诊、听诊、触诊和叩诊。望诊需检查腹部是否有手术瘢痕、膨隆、包块、静脉曲张（水母头样）、可见的蠕动、瘀斑［卡伦征（Cullen sign）、格雷·特纳征（Grey Turner sign）］及腹股沟肿块。

2. 触诊：检查是否存在触痛、反跳痛、肌卫、包块（主动脉瘤时可触及搏动）、器官增大、肋脊角触痛、胆囊炎时的墨菲征。

3. 叩诊：肝肾有无叩击痛、移动性浊音。

三、直肠检查

应常规进行，包括评估显性及隐性出血。

四、盆腔检查

对于有性行为的育龄女性应进行盆腔检查，应特别注意分泌物、子宫颈触痛、附件包块和囊肿。男性应进行睾丸检查。对所有下腹或腹股沟痛的患者均应检查是否有疝气。

【实验室及影像学检查】

针对不同的病情选择相应的检查项目，但是需要注意腹痛疾病的复杂性，仅靠病史及体检往往不能完整地做出诊断，尚需实验室及影像学证实及排除危及生命的诊断。

一、实验室检查

血常规、尿常规、粪便常规（含隐血试验），以及肝、肾、电解质、血糖、淀粉酶等化验检查。危重患者还需要完善血气分析、乳酸等检查。对可疑出血或可能进行外科治疗的患者应进行凝血检查、血型及交叉配血。所有育龄期妇女应进行妊娠检查。对怀疑脓毒症腹痛患者，需要完成血培养。

二、心电图

对于伴有心血管危险因素或生命体征不稳定的患者，下壁心肌梗死可导致腹痛，部分导致腹痛的病因同时可合并心肌缺血，严重者可致心肌梗死。

三、腹部平片

应拍摄胸部 X 线片及直立位的腹平片排除肺炎及膈下游离气体。腹平片可显示肠扩张、盲肠的直径或提示梗阻的气液平面。

四、超声

超声作为一种无创方法可用于怀疑妊娠女性腹痛的鉴别诊断，特别是对于肝胆系统疾病和泌尿系统疾病，同样有助于腹水穿刺，明确性质。

五、计算机断层扫描术（computer tomography，CT）

CT 被广泛用于腹痛的鉴别诊断，包括主动脉瘤、肠缺血、憩室炎、阑尾炎、肠梗阻、胰腺疾病、肾结石、肿瘤、腹腔内脓肿。对于怀疑血栓性疾病者，需要做 CT 增强扫描。

六、磁共振成像（magnetic resonance imaging，MRI）和磁共振胆胰管成像（magnetic resonance cholangiopancreatography，MRCP）

MRI 和 MRCP 有助于诊断肝胆管或胰腺疾病。磁共振动脉及静脉成像有助于诊断可疑血管疾病，更适合含碘造影剂过敏、肾功能不全及妊娠患者。

【鉴别诊断】

急诊科医师在诊断腹痛时往往会面临挑战。腹痛的鉴别诊断范围很广，从良性病到致命性疾病不等。其原因既包括内科疾病，也包括外科疾病；既包括腹内疾病，也包括腹外疾病。此外，相关的症状往往缺乏特异性，并且也经常出现常见疾病的非典型表现，这使得情况愈发复杂。按照导致急性腹痛的不同病因认真地鉴别诊断。

【治疗】

应在数分钟内决定患者腹痛为急症或低危的慢性病程。在诊断明确前慎用麻醉性镇痛药。对于重症患者，需行如下处理。

（1）建立静脉通道，吸氧：可采用两条大口径静脉管路或中心静脉置管，以备液体复苏及抢救。

（2）评估并维持内环境：支持治疗，包括根据容量状态进行水、电解质的调整。需特别注意老年患者或伴有充血性心力衰竭病史者。

（3）明确诊断前应禁食：若患者出现出血、梗阻、明显的恶心或呕吐时应留置胃管，观察引流液。对于生命体征不稳定的患者，应开始心电监护并留置导尿管监测尿量。

（4）尽快完善影像学检查，会诊。

（5）若有指征，尽早应用抗生素。

第二节 鉴别诊断

急诊病情复杂，患者提供的仅为症状，或早或晚，或典型或非典型，需考虑到疾病的动态变化，辅以重点询问病史、诊治过程，形成初步的诊断，从实验室和影像学方面验证初步诊断。需要注意部分疾病直接危及生命。常见导致腹痛的疾病鉴别要点如下。

【腹腔脏器的急性炎症】

一、阑尾炎

1. 病因：阑尾管腔被粪石阻塞，梗阻可导致腔内压力迅速增高，阑尾壁血运受阻，此时腔内细菌极易侵入黏膜，导致感染。

2. 临床特点：开始时出现腹部正中的疼痛，性质较钝。随后转移至右下腹，性质变为锐痛且活动时加重，伴恶心、食欲减退和发热。体检可发现右下腹压痛，这是阑尾炎常见的重要体征，但可随阑尾位置变异而改变，但压痛点始终固定在一个位置上。

腹膜刺激征，常提示阑尾炎已发展到化脓、坏疽或穿孔的阶段。出现右下腹包块，应考虑阑尾周围脓肿。

结肠充气试验、腰大肌试验、闭孔内肌试验均有助于诊断阑尾炎。阑尾位于盆腔或炎症已波及盆腔时，直肠右前壁有触痛，如有直肠膀胱隐窝处积脓，直肠前壁不仅有触痛且有饱满感或波动感。

实验室检查白细胞计数升高。CT 扫描可见阑尾壁增厚（>2 mm）、阑尾石等（图 2-1）。

3. 急诊处理流程：应尽早进行外科会诊。禁食，胃肠减压，补液维持容量及内环境，使用抗生素。稳定的患者或外科手术不能耐受患者，可考虑先行保守治疗，但最终仍有超过 40% 的患者需进行阑尾切除术。对于穿孔或局部脓肿的患者，可以先行抗生素治疗及穿刺引流，后行阑尾切除术。

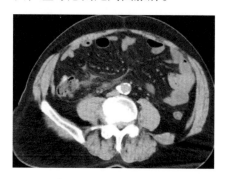

图 2-1　急性阑尾炎

男性，65 岁，转移性右下腹痛 3 天。实验室检查示白细胞计数（WBC）17.3 × 0⁹/L，中性粒细胞百分比 90%。查体示右下腹压痛(＋)。CT 示阑尾炎伴周围渗出

二、胆囊炎

1. 病因：急性胆囊炎主要为胆石病的并发症，通常发生于有症状性胆结石病史的患者，多因进食油腻食物或受凉而诱发，少数情况下也可发生于无胆结石的患者（非结石性胆囊炎）。

2. 临床特点：临床表现为持续性右上腹剧痛，间歇性加重，向右肩及右背部放射，伴有寒战、发热、恶心、呕吐等，有 40%～50% 的患者会出现皮肤黏膜黄染。

大多数患者有右上腹压痛与局部肌紧张，有 1/3 的患者可在右肋缘下触及肿大的胆囊，墨菲征阳性。

白细胞计数及中性粒细胞百分比增高；肝脏转氨酶、胆红素、碱性磷酸酶升高；B 超及 CT 检查可发现胆囊增大及结石（图 2-2）。

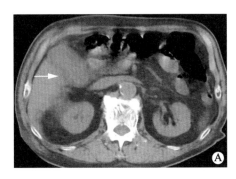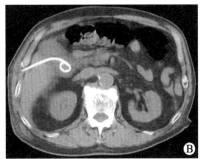

图 2-2 急性胆囊炎

女性，53 岁，腹痛伴恶心、呕吐 7 天。发病后患者于外院行抗生素治疗，疗效不佳。实验室检查示 WBC $19.3 \times 10^9/L$，中性粒细胞百分比 89%，谷丙转氨酶 213 IU/L，谷草转氨酶 136 IU/L，血淀粉酶正常。CT 示胆囊肿胀，周围渗出（A），胆囊穿刺引流后（B）

3. 急诊处理流程：初始支持治疗包括静脉输液、纠正电解质紊乱和控制疼痛。经验性给予抗生素治疗。

经充分的抗生素治疗和胆囊引流后仍有进展性症状和体征，疑似胆囊坏疽/坏死或胆囊穿孔或气肿性胆囊炎者，应急诊行胆囊切除术。

三、急性胆管炎

1. 病因：胆道梗阻的最常见原因包括胆道结石、胆道狭窄和梗阻。恶性梗阻可能由胆囊、胆管、壶腹部、十二指肠或胰腺内存在肿瘤导致。胆道良性狭窄可能为先天性或炎症性。胆道梗阻患者的急性胆管炎主要由细菌感染所致，细菌通常自十二指肠上行。

2. 临床特点：急性胆管炎的典型表现是发热、腹痛和黄疸（Charcot 三联征），不过只有 50%～75% 的急性胆管炎患者存在全部 3 种表现。重度（化脓性）胆管炎患者还可能出现低血压和神志改变（Reynolds 五联征）。低血压可能是老年患者或使用糖皮质激素者的唯一症状。急性胆管炎患者还可出现肝脓肿、脓毒症、多器官系统功能障碍和休克等并发症。

实验室检查通常显示白细胞计数升高且以中性粒细胞为主，以及胆汁淤积型肝功能检查异常，即血清碱性磷酸酶、γ-谷氨酰转酞酶（gamma-glutamyl transferase，GGT）及胆红素（主要为结合型胆红素）浓度升高。所有疑诊胆管炎的患者均应行血培养。

应行经腹超声检查，以评估是否存在胆总管扩张或结石，也可行腹部 CT 检查。视病情选择 MRCP、超声内镜检查术（endoscopic ultrasonography，EUS）等（图 2-3）。

3. 急诊处理流程：评估疾病严重程度。根据疾病的严重程度，予静脉补液及纠正相关电解质紊乱，并使用镇痛剂止痛。

留取血培养后经验性使用抗生素。根据病情选择合适的胆道引流时机和方法。病情稳定后，及时处理基础疾病。

四、急性胰腺炎

1. 病因：胆结石和高脂血症是急性胰腺炎最常见的原因。诱因常为饮酒、暴饮暴食等。

2. 临床特点：起病急，持续性中上腹或左上腹剧痛，并向左后腰部放射；疼痛在弯腰或起坐前倾时减轻，伴有发热、恶心、呕吐；少数出现黄疸；重症者出现呼吸及循环衰竭。体检发现上腹部压痛、反跳痛及局限性肌紧张，以左上腹部最为明显，可伴移动性浊音。实验室结果示血淀粉酶、脂肪酶升高，血糖增高，血钙下降。影像学CT检查可见胰腺肿大，胰周渗出。有时腹腔穿刺可抽出黄色或血性腹水，腹水淀粉酶增高等均有助于诊断。

临床上符合以下3项特征中的2项即可诊断：①与急性胰腺炎相符合的腹痛；②血清淀粉酶和（或）脂肪酶活性至少高于正常上限值3倍；③腹部影像学检查符合急性胰腺炎影像学改变。十二指肠穿孔、化脓性胆囊炎等急腹症也可伴有淀粉酶和脂肪酶升高，而高脂血症性胰腺炎可能导致"假性淀粉酶正常"。必须强调的是与急性胰腺炎相符合的腹痛，是指急性、突发、持续、剧烈的上腹部疼痛，可向背部放射；符合急性胰腺炎影像学改变是指CT或MRI呈急性胰腺炎典型影像学改变（胰腺水肿或胰周渗出积液）(图2-4)。

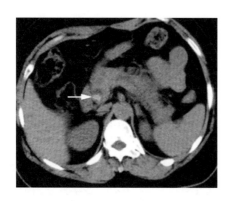

图2-3 急性胆管炎

女性，65岁，腹痛3天，伴寒战、高热。发病后于外院行抗生素治疗，疗效不佳。查体：心率140次/分，血压70/40 mmHg。巩膜黄染，神志淡漠，四肢湿冷。上腹压痛(+)。实验室检查示WBC 30.3×10⁹/L，中性粒细胞百分比5%，C反应蛋白(CRP) 267 mg/L，谷丙转氨酶45 IU/L，谷草转氨酶135 IU/L，总胆红素25 μmol/L，直接胆红素86 μmol/L，肌酐13 μmol/L，高敏肌钙蛋白307 pg/mL。血气结果提示代谢性酸中毒。CT示胆总管扩张，胆总管内结石

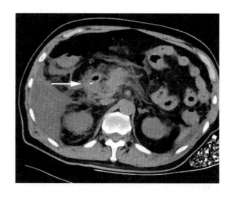

图2-4 急性胰腺炎（胆源性）

女性，56岁，上腹持续钝痛3天，伴腰背酸胀不适。查体：心率110次/分，血压147/6 mmHg。上腹压痛(+)。实验室检查示WBC 5.3×10⁹/L，中性粒细胞百分比87%，CRP 50 mg/L，总胆红素30.5 μmol/L，直接胆红素1.2 μmol/L，肌酐113 μmol/L，淀粉酶758 U/L。CT示胆总管内结石影，胰头渗出

3. 急诊处理流程：评估导致胰腺炎的病因及胰腺炎的严重程度。重症患者收入ICU 进行监护，行病因处理、液体复苏、止痛及营养支持治疗等。

重症患者易发生感染性胰腺坏死，合并腹腔出血及肠瘘等并发症，需临床鉴别。抗生素治疗无效或临床不稳定的感染性坏死患者可能需要手术清创。

五、细菌性肝脓肿

1. 病因：细菌性肝脓肿最常由下列情况导致：肠内容物漏入腹腔引起腹膜炎，感染随后经门静脉循环播散至肝脏；或胆道感染直接播散至肝脏；也可能在全身感染时由动脉血行播散引起。危险因素包括糖尿病、肝胆或胰腺疾病、肝移植和长期使用质子泵抑制剂。肺炎克雷伯杆菌和大肠埃希菌是最常见的病原体。

2. 临床特点：细菌性肝脓肿的典型临床表现是发热和腹痛。其他常见症状包括恶心、呕吐、厌食、体重减轻及不适。实验室可发现胆红素和（或）肝酶升高，CRP及降钙素原（procal citonin，PCT）升高。胸部影像学显示右侧横膈抬高、右侧肺底浸润或右侧胸腔积液（图 2-5）。

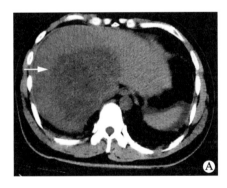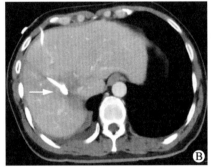

图 2-5　细菌性肝脓肿

男性，38 岁，发热，伴头晕、乏力 2 天。查体：心率 120 次/分，血压 150/95 mmHg，腹软，压痛（±），叩击痛（+），墨菲征阴性，移动性浊音（-）。实验室检查示 WBC 20.64×10^9/L，中性粒细胞百分比 90.3%，超敏 CRP 257.66 mg/L，血清淀粉样蛋白 A >200 mg/L，谷丙转氨酶 336 IU/L，谷草转氨酶 248 U/L，总胆红素 112 μmol/L，直接胆红素 66 μmol/L，肌酐 123 μmol/L。CT 示肝内混杂低密度影（A，CT 平扫）。穿刺引流后 1 周，可见病灶明显缩小，病灶内可见引流管（B，CT 增强扫描）。引流液培养结果提示肺炎克雷伯杆菌

3. 急诊处理流程：首先行液体复苏，血培养，经验性使用抗生素。抗生素方案要覆盖肺炎克雷伯杆菌、大肠杆菌。少数情况下需要覆盖阳性菌及真菌。

脓肿成熟液化较为完全时，行引流，建议行经皮穿刺置管引流，同时进行微生物培养。确定病原微生物后，根据药敏结果调整抗生素方案。抗生素治疗通常需持续4~6 周，具体取决于临床效果。治疗过程中，需要行积极的脏器支持，包括营养支持、血糖控制等。

六、中毒性巨结肠

1. 病因：炎症性肠病患者，伴有难辨梭状芽孢杆菌感染或其他感染性结肠炎、缺血性结肠炎、憩室炎、结肠肿瘤。

2. 临床特点：患者出现腹痛，伴有血便和腹胀。查体发现低血压、发热，以及腹部压痛、反跳痛及肌卫，严重者可出现脱水、意识状态改变。影像学发现结肠扩张>6 cm。应行粪便难辨梭菌毒素检测。

3. 急诊处理流程：禁食、胃肠减压，补液维持容量及内环境，予抗生素（包括应用甲硝唑或口服万古霉素）治疗。避免可能增加穿孔危险的胃肠动力抑制药及麻醉药。应尽早进行外科会诊，如果出现穿孔征象或保守治疗48小时后症状仍持续存在时应进行结肠切除术。

【腹腔脏器破裂、穿孔】

一、胃肠道穿孔

1. 病因：常见于消化道溃疡，也可并发于炎症性肠病、憩室炎、腹部手术史、创伤或近期进行过内镜操作。

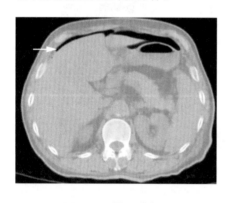

图2-6　胃肠道穿孔

男性，43岁，上腹部持续剧烈疼痛4小时，伴全腹痛、呕吐。既往餐后出现上腹部疼痛已2年，未正规治疗。查体：痛苦面容，板状腹，全腹压痛，肌紧张与反跳痛明显，以右上腹与中上腹为重，肝浊音界不清，肠鸣音微弱。血常规：血红蛋白122 g/L，WBC 15.0 × 10^9/L，中性粒细胞百分比90%。粪便常规：粪便隐血试验(++)。立位腹部平片：右膈下见到半月状的游离气体影。CT平扫：肝周及腹腔可见多发片状及点状游离气体影

2. 临床特点：疼痛绝大多数突然发生，根据炎症范围的不同，疼痛可能局限，也可能弥散。患者出现发热、反跳痛、肌紧张、腹强直、肠鸣音消失等征象提示腹膜炎。如果有消化性溃疡症状病史的患者突发严重的弥漫性腹痛，则应考虑到溃疡穿孔。

穿孔在老年患者中更为常见且更致命。延迟诊断24小时以上会使死亡率显著增加。直立位或左侧卧位的平片可显示游离气体。可疑为穿孔但平片未见游离气体，需行CT检查（图2-6）。对疑有胃肠道穿孔且诊断不清者可行腹腔穿刺。

3. 急诊处理流程：禁食补液，胃肠减压，使用抗生素，支持治疗，并请外科急会诊，行修补或者造瘘手术。

二、脾破裂

1. 病因：脾破裂多发生于脾脏肿大的基础之上，左上腹和（或）左侧胸部的创伤是其直接原因；也可继发于EB病毒感染、白血病等

疾病。

2. 临床特点：剧烈腹痛，从左上腹扩散至全腹，有时向左肩部放射。伴有恶心、呕吐、腹胀、心慌、出汗、面色苍白等失血性休克的症状。

体检全腹压痛、反跳痛、腹肌紧张，叩诊有移动性浊音。

血红细胞总数和血红蛋白降低；腹部 X 线检查见左侧膈肌抬高，运动受限；腹腔穿刺抽出不凝血液有助于诊断（图 2－7）。

3. 急诊处理流程

（1）血流动力学稳定且没有其他剖腹手术指征（如空腔脏器穿孔）的患者可以通过监测生命体征、连续的腹部检查和血红蛋白、红细胞比容（hematocrit，HCT）水平监测进行观察，行保守治疗。非手术治疗的患者：①必须收入 ICU 密切监测生命体征。②定时由专科医师检查患者。③详细认真地进行体格检查。④定期复查 CT。

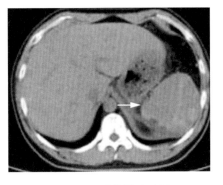

图 2－7　外伤性脾破裂

男性，32 岁，车祸伤后左上腹痛 6 小时。体检：心率 126 次/分，血压 100/50 mmHg，神志清楚，痛苦面容，被动体位。左侧胸有皮肤擦伤，无反常呼吸，左侧下胸部叩诊浊音。胸部挤压征（＋）。左下肺呼吸音低。腹部平坦，左侧腹肌紧张，以左上腹为甚。肝、脾、双肾未触及。叩诊移动性浊音阴性，肠鸣音存在。直肠指检直肠空虚，指套无血迹。血常规示 WBC 16.2×10^9/L，血红蛋白 108 g/L。CT 示脾脏饱满，其内可见混杂密度影，考虑脾挫裂伤，包膜下血肿可能

（2）对来院时已处于休克的患者，要积极抗休克，行术前准备，急诊手术。部分患者可进行选择性血管造影栓塞术止血。

【腹腔脏器阻塞、扭转及血管病变】

一、肠梗阻

1. 病因：包括嵌顿疝、粘连、狭窄（由放疗、缺血、炎症性肠病或其他原因所致）、肿瘤、肠扭转、肠套叠、外伤或血肿、胆石性肠梗阻及粪石。既往有梗阻病史、体重减轻、外伤或凝血功能障碍（血肿）。

2. 临床特点：常见症状有食欲减退、恶心、呕吐、腹痛、便秘或腹泻。

体格检查可见腹膨隆、肠鸣音消失或小肠梗阻时呈高调的"金属音"。直肠检查或腹部检查时可触及包块，可能出现嵌顿疝。如果患者出现发热或腹膜炎的征象，应考虑到肠穿孔、绞窄或坏死的可能。

腹部放射线检查有助于鉴别结肠梗阻和小肠梗阻。小肠梗阻时，腹平片可见腹部中间的气体影，结肠内气体消失，气液平面及梗阻近端的肠扩张。盲肠直径 >10 cm 时可能出现肠坏死及穿孔，应考虑行肠减压或外科干预。CT 诊断肠梗阻较腹部平片敏感性和特异性更高，且有助于诊断梗阻的病因（图 2－8）。

3. 急诊处理流程：针对不同肠梗阻病因应采取相对应的治疗，禁食、胃肠减压、

补液维持容量及内环境。

尽早进行外科会诊。出现绞窄性、坏死性、完全性或闭襻性肠梗阻时，应行急诊手术治疗。需要注意结肠假性梗阻是一种功能性的肠梗阻，需使用新斯的明治疗。

对于不完全性肠梗阻，可先行保守治疗，症状在 24 小时内无改善应考虑手术治疗。

二、腹主动脉瘤

1. 病因：最常见于 60 岁以上男性。有血管疾病病史、吸烟史，且有阳性家族史，易患腹主动脉瘤。

2. 临床特点：上腹部或腰部搏动性疼痛，在破裂后变为持续性疼痛，会引起致命的出血和严重、不稳定的低血压。疼痛可放射至背部、腹股沟或睾丸。血压最初可保持正常。

体格检查常可发现脐周搏动性包块及低血压。

B 超和 CT 有助于诊断。与正常主动脉相比，主动脉局灶性扩张至少 50%，直径大于 3 cm（图 2-9）。

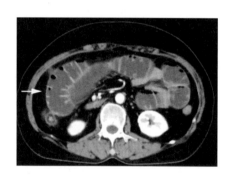

图 2-8　肠梗阻

男性，69 岁，腹痛 3 天，停止排气排便 1 天。

年前曾患"肺结核"，口服抗结核药物（具体药物不详）后痊愈。查体：体温 38.8 ℃，心率 110 次/分，血压 174/92 mmHg。腹部隆起，无腹壁静脉曲张，无胃肠型及蠕动波；腹壁柔软，肝、脾肋下未触及，脐周及右侧中下腹有压痛，肌卫及反跳痛（＋），未触及包块；移动性浊音阴性；肠鸣音亢进，可闻及气过水声。直肠指诊：指长范围内未触及异常，指套无染血。实验室检查示 WBC 23.0×10^9/L，中性粒细胞百分比 82.6%，超敏 CRP 212 mg/L，淀粉酶 58 U/L。CT 示结肠扩张

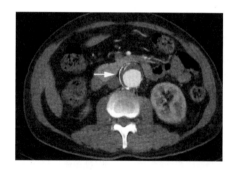

图 2-9　腹主动脉瘤

男性，80 岁，发现腹部搏动性包块 1 周，伴阵发性腹痛，有高血压、冠心病病史。查体：腹部平坦，无腹壁静脉曲张；腹壁柔软，肝脾肋下未触及；中腹部正中偏左侧触及一包块，有搏动性，呈梭形，约 4 cm×3 cm 大小，无压痛，移动度差，可触及震颤；腹部听诊可闻及收缩期杂音，移动性浊音阴性，肠鸣音正常。腹部 CT 增强扫描示腹主动脉及其分支斑块、壁钙化，腹主动脉瘤样扩张

3. 急诊处理流程：诊断明确后，对于高血压患者必须严格控制血压，并请外科会诊。

三、肠系膜缺血

1. **病因**：肠系膜缺血可分为 4 种类型：动脉栓塞（50%）、动脉血栓形成（15%）、非闭塞性肠系膜缺血（20%）及静脉血栓形成（15%）。

动脉栓塞病因常见冠心病、心力衰竭、心脏瓣膜病、房颤。

动脉血栓形成常见于全身动脉粥样硬化。

非闭塞性缺血见于低血流状态（如心力衰竭、休克、体外循环）及内脏血管收缩（如血管加压素）等。

静脉血栓形成见于高凝状态、炎症状态、创伤、心力衰竭等。

2. **临床特点**：典型表现为迅速发作重度脐周腹痛，且腹痛通常比体格检查提示的更严重。患者常出现恶心和呕吐。对于有相关危险因素的患者，如果突发腹痛但几乎没有腹部体征，应高度怀疑为肠系膜缺血。

腹痛骤然起病提示动脉栓塞可能，而逐渐起病可为静脉血栓形成，可行肠系膜血管造影或 CT 血管造影明确诊断（图 2 - 10）。

3. **急诊处理流程**：重点在于明确诊断，专科会诊。予以血管扩张剂或溶栓。外科行取栓术、血管重建或肠段切除。动脉栓塞或静脉血栓形成患者需使用华法林抗凝。非闭塞性缺血患者可予抗血小板治疗。

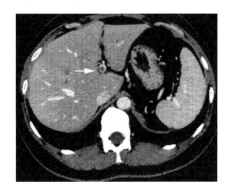

图 2 - 10 肠系膜静脉血栓形成；门静脉血栓形成；妊娠

女性，43 岁，上腹疼痛 7 天。查体：上腹压痛(＋)，无反跳痛，无肌卫。墨菲征阴性。双肾区无叩击痛。实验室检查：纤维蛋白原 3.6 g/L，纤维蛋白原降解产物 13.5 mg/L，D-二聚体 3.36 mg/L。妊娠试验(＋)。超声示门静脉左支低回声，考虑栓子形成。CT 增强扫描示门静脉左右分支、肠系膜静脉血栓形成

四、肾、输尿管结石

1. **病因**：包括全身代谢异常、尿路梗阻、感染、异物和生活环境、气候、水源和饮食习惯等。

2. **临床特点**：发病突然，常无任何前驱症状，表现为突发的一侧腰部或上腹部剧烈疼痛，如刀割样，绞痛同时沿输尿管走行放射至下腹部、大腿内侧和会阴部。

疼痛持续时间长短不一，可伴有频繁恶心、呕吐及排尿、排便感。

肾区及输尿管走行区域有压痛，但无反跳痛。

尿常规可见红细胞显著增加，伴有炎症时可见白细胞。

腹部 B 超检查可发现肾盂积水、输尿管扩张，结石的部位、大小以及其他相关病变等。CT 检查有助于鉴别诊断（图 2 - 11）。

3. **急诊处理流程**：治疗原则为首先对症治疗，其次病因治疗。对症治疗予以解痉

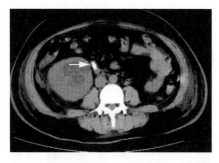

图 2-11　右输尿管结石

男性，38 岁，突发性右侧腰部阵发性绞痛 2 小时。查体：心率 97 次/分，血压 35/78 mmHg。腹肌紧张，右中上腹压痛，无反跳痛，墨菲征阴性。右肾区叩痛（+）。尿常规：红细胞（+++）；Cr 19 μmol/L。B 超：右输尿管内可见一约 1.0 cm×0.5 cm 大小强回声光团，后方伴声影，右肾盂扩张。CT：右输尿管内 1.0 cm×0.5 cm 大小高密度结石影，右肾盂扩张

止痛，酌情给予抗生素治疗。在肾绞痛症状缓解后，进一步完善检查，明确病因，针对病因进行治疗是解除肾绞痛的根本措施。病因治疗多需请泌尿外科医师会诊协助处理。

【胸部疾病】

一、心肌梗死

1. 病因：冠状动脉粥样硬化是急性心肌梗死的最常见病因。而既往心脏疾病、吸烟、糖尿病、血脂异常、超重或肥胖、不合理膳食、情绪激动、天气变化等均可能是急性心肌梗死发生的病因。常见的诱因有剧烈运动、过度疲劳、暴饮暴食、情绪波动、用力排便等。

2. 临床特点：疼痛常是最先出现的症状，疼痛部位和性质与心绞痛相同，但诱因多不明显，常于安静时发生，程度较重，持续时间可长达数小时，休息和含用硝酸甘油多不缓解。

患者常烦躁不安、出汗、恐惧，或有濒死感。部分患者疼痛可位于上腹部，或放射至颈部、咽部、颌部、肩背部、左臂、左手指侧，以及其他部位。少数患者无疼痛，一开始即表现为休克或急性心力衰竭，可有发热等全身症状，部分患者可伴有恶心、呕吐和腹胀等消化道症状。

心脏浊音界可正常或轻度至中度增大，可有各种心律失常。二尖瓣乳头肌功能失调或断裂的患者可出现心尖部粗糙的收缩期杂音或伴收缩中晚期喀喇音。早期血压可增高，多数患者血压降低，甚至休克。合并心力衰竭的患者可有新出现的肺部啰音或原有啰音增加。

应进行系列心电图及心脏标志物检测以区分不稳定型心绞痛、ST 段抬高心肌梗死（ST segment elevatian myocardial infarction，STEMI）和非 ST 段抬高心肌梗死（non-ST segment elevatian myocardial infarction，NSTEMI）。分型对治疗决策至关重要。发病数小时内可为正常或出现异常高大两支不对称的 T 波；数小时后 ST 段明显抬高，弓背向上；数小时至 2 日内出现病理性 Q 波。部分患者可表现为新出现的左束支传导阻滞。心肌损伤标志物包括肌钙蛋白、肌酸激酶同工酶（CK-MB）和肌红蛋白，其动态变化有助于心肌梗死的诊断（图 2-12）。

3. 急诊处理流程：吸氧，使用阿司匹林、硝酸酯类药物，转运至有条件行经皮冠脉介入术（percutane coronary intervention，PCI）医疗中心。予以抗血小板药物、抗心绞痛药物、抗凝药等。行再灌注治疗，包括溶栓。

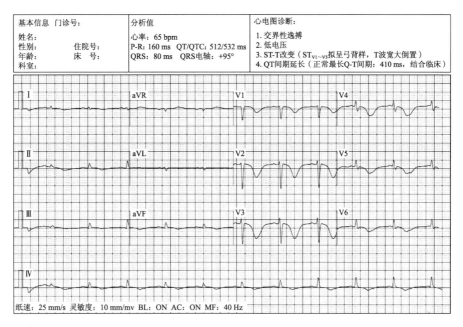

<table>
<tr><td>基本信息 门诊号：
姓名：
性别：　　住院号：
年龄：　　床　号：
科室：</td><td>分析值
心率：65 bpm
P-R：160 ms　QT/QTC：512/532 ms
QRS：80 ms　QRS电轴：+95°</td><td>心电图诊断：
1. 交界性逸搏
2. 低电压
3. ST-T改变（$ST_{V1\sim V3}$拟呈弓背样，T波宽大倒置）
4. QT间期延长（正常最长Q-T间期：410 ms，结合临床）</td></tr>
</table>

纸速：25 mm/s 灵敏度：10 mm/mv BL：ON AC：ON MF：40 Hz

图2-12　急性心肌梗死，心律失常（交界性逸搏）

男性，73岁。胸痛反复发作2年余，加重6小时。有高血压病史20年，自服"复方降压片"；有糖尿病病史，自行饮食控制，未曾服过降糖药；吸烟史50年，每日20支左右。查体：心率60次/分，血压75/50 mmHg。体型肥胖，痛苦面容。心律齐，心前区未闻及明显杂音。实验室检查示钾4.67 mmol/L，钠149 mmol/L，肌钙蛋白I 5.06 ng/L。心电图：交界性逸搏，低电压，ST-T改变（$ST_{V1\sim V3}$拟呈弓背样，T波宽大倒置），QT间期延长

二、妇产科疾病

（一）异位妊娠

1. **病因**：异位妊娠发病的危险因素包括盆腔炎症性疾病（pelvic inflammatory disease，PID）病史、既往输卵管妊娠、既往输卵管外科手术、输卵管发育不良或功能异常辅助生育技术、子宫内膜异位症病史及留置宫内节育器。

对于任何存在腹痛的育龄期女性，必须考虑到异位妊娠的可能，并对这类患者进行人绒毛膜促性腺激素（human chorionic gonadotropin，hCG）检测。

2. **临床特点**：典型的异位妊娠症状包括停经、腹痛和阴道出血三联征，但部分患者无阴道出血。破裂后通常出现腹部肌紧张、强直及低血压。

盆腔检查可能发现附件触痛、包块及子宫增大。血hCG明显升高及妇科经腹部超声或经阴道超声有助于诊断，误诊死亡率极高（图2-13）。

3. **急诊处理流程**：补充容量，维持循环。怀疑此病应尽快请妇产科会诊，必要时行手术治疗。

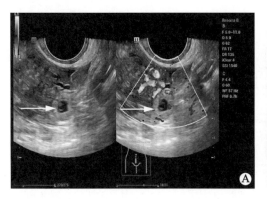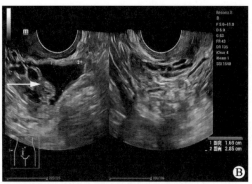

图2-13　右输卵管异位妊娠

女性，32 岁，停经 45 天，阴道不规则出血 6 天伴下腹痛 1 天。查体：心率 106 次/分，血压 90/40 mmHg，腹肌紧张，有压痛、反跳痛，移动性浊音（＋）。实验室检查：尿 hCG（＋）；血常规示 WBC 9.12×10⁹/L，血红蛋白 82 g/L。B 超：左卵巢大小 18 mm×26 mm，宫旁左侧左卵巢前上方见圆形囊实性包块，大小 15 mm×16 mm×15 mm，界清，中心部见孕囊，大小 7 mm×8 mm×8 mm，其内见卵黄囊，可见胎芽，可见原始心管搏动，道格拉斯陷窝（Douglas pouch）内可探及 17 mm×28 mm×30 mm 液性暗区

（二）卵巢扭转

1. 病因：分为原发性和继发性两类，原发性主要为卵巢韧带较长，继发性常见于卵巢的良性病变，如卵巢囊肿、畸胎瘤等。

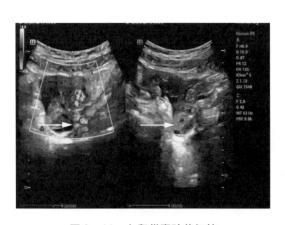

图2-14　左卵巢囊肿蒂扭转

女性，46 岁，运动后突发左下腹痛 1 天，加重 2 小时。查体：心率 76 次/分，血压 120/70 mmHg，腹肌紧张，有压痛、反跳痛，无移动性浊音（－）。实验室检查：尿 hCG（－）；血常规示 WBC 12.12×10⁹/L，血红蛋白 122 g/L。B 超：子宫正前方见椭圆形囊性肿物，壁薄，透声好，大小 85 mm×106 mm×107 mm，肿物左侧旁见条形低回声团块，大小 3 mm×40 mm×22 mm，团块内未见血流信号

2. 临床特点：绝经前女性（尤其是年龄＜30 岁者）突发严重的下腹部或盆腔锐痛，与受累卵巢同侧，可能放射至背部、胁腹、同侧腹股沟或大腿，可伴有恶心、呕吐。用力、运动或性交体位的突然改变可导致发作。孕期或诱导排卵时发生率增加。

疼痛通常固定，缺血坏死时疼痛加重，当扭转和恢复交替出现时可导致间歇性疼痛。右侧更易累及，可伴有发热。盆腔检查时受累侧可触及附件包块，有压痛。坏死后可导致腹膜炎和血流动力学不稳定。

实验室检查发现白细胞增多，即使 β-hCG 阳性也不能完全排除本病。经阴道超声有助于诊断（图2-14）。

3. 急诊处理流程：尽快妇科会诊，行急诊手术治疗。

（三）黄体破裂

1. 病因：在女性的月经周期中，卵巢正常排卵后黄体逐渐形成。在黄体形成过程中，其可能发生破裂而引起出血，导致腹腔内出血。

2. 临床特点：腹痛发生在月经周期后半期，为突发性，一侧下腹痛伴肛门坠胀感。部分患者有阴道流血，量如月经。当腹腔内出血量较多时，可出现休克症状。

盆腔检查示宫颈轻度举痛及摇摆痛，后穹隆有触痛，子宫正常大小，一侧附件区压痛。腹部检查一侧下腹压痛，内出血多时可有压痛、反跳痛、肌紧张及移动性浊音阳性。

后穹隆穿刺可抽出血液；B 型超声发现一侧附件呈低回声区，盆、腹腔内有无回声暗区或直肠子宫陷凹内积液；β-HCG 阴性。腹腔镜检查可确诊（图 2 – 15）。

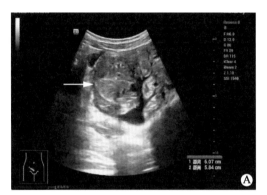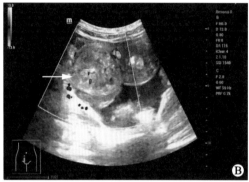

图 2 – 15　右卵巢黄体破裂出血

女性，38 岁，同房后突发左下腹痛 1 天。查体：心率 92 次/分，血压 130/76 mmHg，腹肌紧张，有压痛、反跳痛，无移动性浊音（±）。实验室检查：尿 hCG（－）；血常规示 WBC 12.12×10^9/L，血红蛋白 92 g/L。B 超：右附件区见 61 mm × 58 mm × 61 mm 混杂回声肿物，界清，中心部为大小 28 mm × 25 mm × 25 mm 囊性无回声区，内无回声。彩色多普勒血流成像（CDFI）：肿物内见条状血流信号；道格拉斯陷窝内可探及 30 mm × 75 mm 液性暗区，透声差；右附件混杂回声肿物

3. 急诊处理流程：根据出血量的多少可选择进行非手术治疗和手术治疗。若内出血较多的患者休克，应进行抗休克治疗，并及时行剖腹探查，修补或切除出血的黄体；若患者的生命体征平稳，内出血不多，可采用保守治疗，即卧床休息，给予止血药物，并用抗生素预防感染，密切观察病情变化。对部分患者，有条件的医院可采用腹腔镜手术进行止血。

（车在前　李国慧）

参考文献

1. KENT R N, JONATHAN P, Johns Hopkins Hospital Osler Medical Service. The Osler medical handbook. 2nd ed. United States：Philadelphia, Pa.：Saunders Elsevier, c2006.

第三章 慢性腹痛

腹痛在临床上十分常见，发病原因复杂，包含器质性疾病或功能性疾病、局部器官疾病或全身性疾病的局部表现，鉴别诊断是临床难点。根据起病缓急及病程长短，可分为急性腹痛和慢性腹痛，后者是指病程 >6 个月的腹痛，因为反复发作，往往影响患者生活和工作，因此及时准确的诊断对有效治疗及患者预后非常重要。

为了很好地诊断慢性腹痛，需要详细采集病史，知晓患者腹痛的部位、疼痛的性质、与体位的关系、有哪些伴随症状等，以及既往有无腹部手术史、有无糖尿病、心血管疾病等病史。

慢性腹痛按不同部位须考虑不同疾病可能（表3-1）。

表3-1 慢性腹痛与疾病

部位	疾病
慢性右上腹痛	① 肝病（包括原发性肝癌、慢性肝脓肿、慢性肝炎）； ② 慢性胆道疾病（包括慢性胆囊炎、胆囊结石、胆囊切除术后综合征、胆囊癌、胆道运动功能障碍等）； ③ 结肠肝曲恶性肿瘤； ④ 右肾、肾上腺疾病
慢性中上腹痛	① 食管下段、贲门疾病（包括食管裂孔疝、食管下段癌、胃食管反流病、贲门失迟缓症、贲门癌等）； ② 胃十二指肠疾病（包括消化性溃疡、慢性胃炎、胃癌、胃黏膜脱垂症、十二指肠癌、十二指肠憩室炎及其他少见的胃部疾病等）； ③ 肝左叶疾病（如原发性或继发性肝左叶恶性肿瘤、肝脓肿等）； ④ 胰腺疾病（胰腺癌、壶腹部癌、慢性胰腺炎等）； ⑤ 小肠疾病（包括空肠憩室炎、克罗恩病、小肠淋巴瘤等）； ⑥ 其他（肠系膜淋巴结核、腹主动脉瘤等）
慢性中下腹痛	① 盆腔疾病（慢性盆腔炎、子宫内膜异位症等）； ② 膀胱疾病（慢性膀胱炎、膀胱结石等）

（续）

部位	疾病
慢性两侧腰腹痛	① 肾下垂； ② 泌尿系统结石； ③ 慢性肾盂肾炎； ④ 升结肠/降结肠恶性肿瘤
慢性右下腹痛	① 阑尾疾病（如慢性阑尾炎）； ② 回肠疾病（克罗恩病、肠结核等）； ③ 回盲部恶性肿瘤； ④ 其他（白塞病、慢性右侧附件炎等）
慢性左上腹痛	① 胰尾疾病； ② 结肠脾曲恶性肿瘤； ③ 脾脏疾病（慢性脾脏周围炎、脾曲综合征等）
慢性左下腹痛	① 结肠疾病（溃疡性结肠炎、结肠癌、缺血性肠病等）； ② 盆腔疾病（慢性盆腔炎等）
弥漫性或部位不定	① 缺血性肠病； ② 代谢性疾病（尿毒症、卟啉病等）； ③ 结缔组织病

第一节　原发性肝癌

原发性肝癌是指发生于肝细胞或肝内胆管细胞的恶性肿瘤，绝大多数是肝细胞癌。

【病因】

目前认为，肝癌发病与病毒性肝炎、肝硬化、黄曲霉素等某些化学致癌物质有关。

【临床表现】

肝癌早期缺乏典型临床表现，一旦出现症状和体征，疾病多已进入中晚期。常见临床表现如下。

（1）肝区疼痛：是由于肿瘤迅速生长，使肝包膜张力增加所致，多为持续性钝痛、刺痛或胀痛。肿瘤坏死破裂引起腹腔内出血时表现为突发的右上腹剧痛。体格检查有时可触及肝脏肿大，质地坚硬，边缘不规则，表面凹凸不平，呈大小不等的结节或肿块。

（2）全身及消化道症状：主要表现为乏力纳差、消瘦等，部分患者可伴有恶心、呕吐、腹胀、发热等非特异性症状，不易引起注意。晚期则出现贫血、黄疸、腹水等。

（3）晚期发生肺脏、脑、骨骼等脏器转移者，可出现相应症状。

【辅助检查】

1. 甲胎蛋白（AFP）：血清 AFP≥400 μg/L，持续性升高并能排除肝炎活动、妊娠、生殖腺胚胎源性肿瘤等，即可考虑肝癌的诊断。临床上约 30% 肝癌患者 AFP 不升高，此时应检测 AFP 异质体，如为阳性，则有助于诊断。绝大多数胆管细胞癌患者 AFP 正常。AFP 低度升高者，应动态观察，并结合肝功能变化及 CT 或 MRI 等影像学检查综合分析判断。

2. 超声：可发现直径 1.0 cm 左右的微小癌，可作为高发人群中的普查工具。

3. CT：分辨率较高，诊断符合率高达 90% 以上。CT 动态扫描与动脉造影相结合的 CT 血管造影可提高微小肝癌的检出率。

4. MRI：对良、恶性肝内占位病变，特别与血管瘤的鉴别优于 CT，且可进行肝静脉、门静脉、下腔静脉和胆道重建成像，显示有无癌栓。

【诊断】

凡是中年以上特别是有慢性肝病史的患者，如有原因不明的肝区疼痛、消瘦、进行性肝脏增大，应及时做详细检查。超声等影像学检查和 AFP 有助于早期诊断。肝癌出现了典型症状，诊断并不困难，但往往已不是早期。

【鉴别诊断】

原发性肝癌主要应与肝硬化、继发性肝癌、肝良性占位相鉴别，同时应与肝毗邻器官，如右肾、结肠肝曲、胃等的肿瘤相鉴别。从临床角度看肝癌可以分为 AFP 阳性和 AFP 阴性两大类进行鉴别。

1. AFP 阳性肝癌鉴别

（1）妊娠妇女：可以有 AFP 增高，但一般不超过 400 μg/L，妊娠 16 周以后浓度逐渐降低，分娩后 1 个月可恢复正常。育龄期妇女需结合影像学检查帮助鉴别。

（2）慢性肝炎、肝硬化伴肝炎活动：常见 AFP 升高，多在 400 μg/L 以下。伴随明显肝功能异常而无肝内占位病灶。鉴别有困难者可结合超声与 CT 等影像学检查确诊。如动态观察 AFP 与 ALT 曲线，相随者为肝病活动，分离者为肝癌。AFP 异质体亦有助鉴别。

（3）胃癌肝转移：有肝转移的胃癌常见 AFP 升高，个别可大于 400 μg/L，如肝内存在大小相似的多个占位性病变则提示转移性肝癌。确诊有待胃内发现原发病灶。

（4）生殖系统肿瘤：为胚胎源性肿瘤，结合生殖系统检查可以鉴别。

2. AFP 阴性肝癌鉴别

AFP 阴性肝癌占总数 30%~40%。需鉴别的疾病比较多，主要概述如下。

（1）转移性肝癌：常有原发癌病史，以原发癌的症状为主要表现，常见结直肠癌，胃癌、胰腺癌亦多见，其次为肺癌和乳腺癌。多无肝病基础，肿瘤标志物 AFP 升高者较少；CEA、CA19-9、CA125 等对消化系统、肺、卵巢等器官癌肿的肝转移具有诊断价值。各种显像常示肝内有大小相仿、散在的多发占位。超声有时可见"牛眼征"，且多无肝硬化表现。肿瘤动脉血供常不如原发性肝癌多。

（2）肝海绵状血管瘤：一般无症状，肝脏质软，无肝病基础。直径 <2 cm 的血管瘤在超声检查时呈高回声，而小肝癌多呈低回声。直径 >2 cm 的血管瘤应做 CT 增强扫描。MRI 对血管瘤灵敏度很高，有其特征性表现，在 T1 加权图像中表现为低或等信号，T2 加权则为均匀的高亮信号，即所谓的"亮灯征"。

（3）局灶结节性增生（FNH）：为增生的肝实质构成的良性病变，其中纤维瘢痕含血管和放射状间隔。多无肝病背景，彩超常可见动脉血流，CT 增强后动脉相可见明显填充，与小肝癌较难鉴别，如无法确诊，仍宜手术。

（4）肝囊肿、肝脓肿：根据超声显像或 CT、MRI 等可助鉴别，必要时可行穿刺鉴别。

【治疗】

尽量争取早诊早治，采用以外科手术切除为主的综合治疗。常见治疗方法包括手术、介入、放疗、局部治疗和生物治疗。根据肿瘤病变的分期，可采取其中的 1 种或同时采用几种不同治疗方法进行综合治疗。

1. 手术切除：包括部分肝切除和肝移植。

（1）部分肝切除：是治疗肝癌首选和最有效的方法，多采用传统的开腹肝切除术，如果技术条件允许，也可有选择地采用经腹腔镜肝切除术。

（2）肝移植：可以获得较好的长期治疗效果。原则上选择肝功能 Child-Pugh 分级为 C 级的小肝癌病例行肝移植。

2. 肿瘤消融：通常在超声引导下经皮穿刺行微波、无水乙醇（PEI）注射、射频、冷冻等消融治疗，适应证是不宜手术或不需要手术的肝癌，也可在术中应用或用于治疗转移、复发灶。治疗简便、创伤小，有些患者可获得较好的治疗效果。

3. 经肝动脉化疗栓塞（TACE）：用于治疗不可切除的肝癌或作为肝癌切除术后的辅助治疗。常用药物为氟尿嘧啶、丝裂霉素、顺铂等，常用栓塞剂为碘化油。有些不能一期手术切除大肝癌，经 TACE 治疗后肿瘤缩小有可能获得手术切除机会。

4. 放射治疗：对一般情况较好，不伴有严重肝硬化，无黄疸、腹水，无脾功能亢进和食管静脉曲张，癌肿较局限，尚无远处转移而又不适于手术切除或手术后复发者，可采用放疗为主的综合治疗。

5. 全身药物治疗：包括生物和分子靶向药物及中医药治疗等。

以上各种治疗方法，多以综合应用效果为好。

第二节　慢性胆囊炎和胆囊结石

慢性胆囊炎是胆囊反复发作的炎症过程，超过 90% 的患者有胆囊结石，称为结石性胆囊炎；10%的患者胆囊无结石，称为非结石性胆囊炎。胆囊结石主要为胆固醇结石或以胆固醇为主的混合性结石和黑色素石，主要见于成年人，发病率在40岁后，随年龄增长，女性多于男性。

【病因】

胆囊结石的成因非常复杂，任何影响胆固醇、胆汁酸、磷脂浓度比例和造成胆汁淤滞的因素都能导致结石形成。结石性胆囊炎发作初期的炎症可能是结石直接损伤受压部位的胆囊黏膜引起，细菌感染是在胆汁淤滞的情况下出现。

主要致病原因包括：①胆囊管梗阻：胆囊结石移动至胆囊管附近时，可堵塞胆囊管或嵌顿于胆囊颈，嵌顿的结石直接损伤黏膜，以致胆汁排出受阻，胆汁滞留、浓缩。高浓度的胆汁酸盐具有细胞毒性，可引起细胞损害，加重黏膜的炎症、水肿甚至坏死。②细菌感染：致病菌多从胆道逆行进入胆囊或经血循环或淋巴途径进入胆囊，在胆汁流出不畅时造成感染。致病菌主要是革兰氏阴性杆菌，常合并厌氧菌感染。

【临床表现】

大多数胆囊结石患者可无症状，称为无症状胆囊结石。随着健康检查的普及，无症状胆囊结石的发现明显增多。胆囊结石的典型症状为胆绞痛，只在少数患者中出现，其他常见表现为急性或慢性胆囊炎。主要临床表现包括以下。

1. 胆绞痛：胆囊结石伴急性胆囊炎发作主要是右上腹部疼痛，开始时仅有上腹胀痛不适，逐渐发展至呈阵发性绞痛；夜间发作常见，饱餐、进食肥腻食物常诱发发作。疼痛可放射到右肩和背部，伴恶心、呕吐等消化道症状。如病情发展，疼痛可为持续性、阵发加剧。患者常有轻度至中度发热，如出现寒战、高热，表明病变严重，如胆囊坏疽、穿孔或胆囊积脓，或合并急性胆管炎。10%～20%的患者可出现轻度黄疸，可能是胆色素通过受损的胆囊黏膜进入血液循环，或邻近炎症引起Oddi括约肌痉挛所致。首次胆绞痛出现后，约70%的患者1年内会再发，随后发作频度会增加。

2. 上腹隐痛：多数患者仅在进食过多、吃肥腻食物、工作紧张或休息不好时感到上腹部或右上腹隐痛，或者有饱胀不适、嗳气、呃逆等，常被误诊为"胃病"。

3. 米里齐综合征（Mirizzi syndrome）：是特殊类型的胆囊结石，形成的解剖因素是胆囊管与肝总管伴行过长或者胆囊管与肝总管汇合位置过低，持续嵌顿于胆囊颈部的和较大的胆囊管结石压迫肝总管，引起肝总管狭窄；反复的炎症发作导致胆囊肝总管瘘管，胆囊管消失、结石部分或全部堵塞肝总管。临床特点是反复发作胆囊炎及胆管炎、明显的梗阻性黄疸。胆道影像学检查可见胆囊增大、肝总管扩张、胆总管正常。

【体格检查】

右上腹胆囊区域可有压痛，墨菲征阳性。有些患者可触及肿大胆囊并有触痛，如胆囊被大网膜包裹，则形成边界不清、固定压痛的肿块；炎症波及浆膜时可有腹肌紧张及反跳痛等局部腹膜刺激征；如发生坏疽、穿孔则出现全腹部压痛、反跳痛、肌紧张等弥漫性腹膜炎表现。

【辅助检查】

85% 的患者白细胞升高，在老年患者中可不升高。血清丙氨酸转移酶、碱性磷酸酶常升高，约 1/2 的患者血清胆红素升高，1/3 的患者血清淀粉酶升高。超声检查可见胆囊增大、囊壁增厚（>4 mm），囊内结石显示强回声，其后有声影，其对急性胆囊炎的诊断准确率高。CT 和 MRI 也可显示胆囊结石，均能协助诊断，但不作为常规检查。

【诊断与鉴别诊断】

有典型的胆绞痛临床表现，结合实验室和影像学检查，诊断一般无困难。影像学检查首选超声检查，其诊断胆囊结石的准确率接近 100%。

需要与以下疾病相鉴别。

1. 消化性溃疡： 反复发作的周期性、节律性、季节性上腹痛是其主要临床表现，胃溃疡多为餐后痛，十二指肠溃疡为空腹痛、半夜痛，胃镜检查可确定诊断。

2. 慢性胰腺炎： 腹痛多为反复上腹或偏左侧持续性疼痛，可向腰背部放射，可伴有糖尿病、脂肪泻等；影像学检查可见胰管扩张或狭窄，或呈串珠状，可有胰管结石、钙化。

3. 慢性高位阑尾炎： 高位阑尾炎常被误诊为胆囊炎，因两者之疼痛和腹壁压痛均可局限在右上腹。罗夫辛征（Rovsing sign）征（按压左下腹可引起阑尾部位的疼痛）有助于鉴别。

4. 右肾结石： 患者多伴有腰背痛，放射至会阴部，肾区有叩击痛，有肉眼血尿或显微镜下血尿，X 线腹部平片可显示阳性结石，B 超可见肾结石。

【治疗】

对于有症状和（或）并发症的胆囊结石，首选腹腔镜胆囊切除治疗，其具有恢复快、损伤小、疼痛轻等优点。病情复杂或没有腹腔镜条件也可行开腹胆囊切除。无症状的胆囊结石一般不需预防性手术治疗，可观察和随诊。下列情况应考虑行手术治疗：①结石数量多及直径≥2 cm；②胆囊壁钙化或瓷性胆囊；③伴有胆囊息肉≥1 cm；④胆囊壁增厚（>3 mm）即伴有慢性胆囊炎。

慢性胆囊炎急性发作时，须积极行抗感染、利胆、护肝等对症处理。

第三节　胆囊癌

胆囊癌是胆道最常见的恶性病变，90% 的患者发病年龄超过 50 岁，平均年龄为59.6 岁，女性发病为男性的 3~4 倍。国内统计胆囊癌约占肝外胆道癌的 25%，占胆道疾病的构成比为 0.4% ~ 3.8%。

【病因】

流行病学显示，70% 的患者与胆结石有关，是结石长期物理刺激胆囊的结果。结石至发生胆囊癌的时间为 10 ~ 15 年。此外，胆囊空肠吻合、完全钙化的"瓷化"胆囊、胆囊腺瘤、胆胰管结合部异常、溃疡性结肠炎等因素与胆囊癌的发生也可能有关。

【临床表现】

早期无特异性症状，如果患者有慢性胆囊炎或胆囊结石等基础疾病，可并发腹痛、恶心、呕吐，出现腹部压痛等，部分患者因胆囊切除标本病理检查意外发现胆囊癌。当肿瘤侵犯至浆膜或胆囊床，则出现定位症状，如右上腹痛，可放射至肩背部。胆囊管受阻时可触及肿大的胆囊。能触及右上腹肿物时往往已到晚期，常伴有腹胀、食欲差、体重减轻或消瘦、贫血、肝大，甚至出现黄疸、腹水、全身衰竭。少数肿瘤穿透浆膜，发生胆囊急性穿孔、腹膜炎，或慢性穿透至其他脏器形成内瘘，还可引起胆道出血、肝弥漫性转移引起肝衰竭等。

【辅助检查】

实验室检查：CEA、CA19-9、CA125 等均可以升高，其中以 CA19-9 较为敏感，但无特异性。

影像学检查：超声、CT 检查显示胆囊壁增厚不均匀，腔内有位置及形态固定的肿物，应考虑胆囊癌的可能。超声造影、CT 增强扫描或 MRI 显示胆囊肿块血供丰富，则胆囊癌的可能性更大。

【治疗】

首选手术切除，化学或放射治疗大多无效，手术切除的范围依据胆囊癌分期确定。

1. 单纯胆囊切除术：适用于 Nevin Ⅰ 期胆囊癌。这些病例几乎都是因胆囊结石、胆囊炎行胆囊切除后病理检查偶然被发现的。此期癌肿局限于胆囊黏膜层，不必再行手术。

2. 胆囊癌根治性切除术：适用于 Nevin Ⅱ、Ⅲ、Ⅳ 期胆囊癌。切除范围除胆囊外，还包括肝Ⅳb 段（方叶）和肝 Ⅴ 段切除或亚肝段切除，并须做胆囊引流区域淋巴结的清扫。

3. 胆囊癌扩大根治术：如肝右三叶切除，甚至肝 + 胰十二指肠切除，适应证为 Nevin Ⅲ、Ⅳ 期胆囊癌。临床上虽有手术成功的病例，但实际意义存在争论。

4. 不能切除胆囊癌的姑息性手术：包括肝管空肠 Roux-en-Y 吻合内引流术，经皮、肝穿刺或经内镜在胆管狭窄部位放置内支撑管引流术及胃空肠吻合术等，主要用于减轻或解除肿瘤引起的黄疸或十二指肠梗阻。

【预防】

总体上，胆囊癌手术后长期生存率依然很低，故重在预防其发生。对有症状的胆囊结石特别是结石直径 >3 cm 者及胆囊息肉单发、直径 >1 cm 或基底宽广者、腺瘤样息肉、"瓷化"胆囊，应积极行胆囊切除。

第四节　其他疾病

【胃癌】

胃癌是指原发于胃的上皮源性恶性肿瘤。在我国胃癌发病率仅次于肺癌，居第 2 位，死亡率排第 3 位。全球每年新发胃癌病例约 120 万，我国约占其中的 40%。我国早期胃癌占比很低，仅约为 20%，大多数发现时已是进展期，总体 5 年生存率不足50%。近年来随着胃镜检查的普及，早期胃癌比例逐年增高。

相关诊疗见《食管胃肠疾病之早癌早诊》第七章和第十一章，其鉴别诊断至少包括以下。

1. 胃良性溃疡：与胃癌相比较，胃良性溃疡一般病程较长，曾有典型溃疡疼痛反复发作史，抗酸剂治疗有效，多不伴有食欲减退。胃镜下可见黏膜基底平坦，有白色或黄白苔覆盖，周围黏膜水肿、充血，黏膜皱襞向溃疡集中，活检可助鉴别。

2. 胃淋巴瘤：占胃恶性肿瘤的 2%~7%。95% 以上的胃原发恶性淋巴瘤为非霍奇金淋巴瘤，常广泛浸润胃壁，形成一大片浅溃疡，以上腹部不适、胃肠道出血及腹部肿块为主要临床表现。

3. 胃肠道间质瘤：为间叶源性肿瘤，约占胃肿瘤的 3%，肿瘤膨胀性生长，可向黏膜下或浆膜下浸润形成球形或分叶状的肿块。瘤体小症状不明显，可有上腹不适或类似溃疡病的消化道症状；瘤体较大时可扪及腹部肿块，常有上消化道出血的表现。

4. 胃神经内分泌肿瘤（gastric neuroendocrine neoplasm，GNEN）：神经内分泌肿瘤是一组起源于肽能神经元和神经内分泌细胞的具有异质性的肿瘤，其诊断仍以组织学病理为金标准。免疫组织化学染色方法中突触素蛋白（synaptophysin，Syn）和嗜铬粒蛋白 A（chromogranin A，CgA）染色为诊断神经内分泌肿瘤的必检项目，并需根据核分裂象和 Ki-67 对神经内分泌肿瘤进行分级。

【结肠癌】

结肠癌是常见的发生于结肠部位的消化道恶性肿瘤，好发于直肠与乙状结肠交界处，以 40~50 岁年龄组发病率最高，男女之比为（2~3）:1。发病率居胃肠道肿瘤的第 3 位。结肠癌主要为腺癌、黏液腺癌、未分化癌，主要经淋巴转移，血行转移多见于肝脏，其次为肺、骨。

相关诊疗见《食管胃肠疾病之早癌早诊》第八章和第十二章，其鉴别诊断至少包括以下。

1. 溃疡性结肠炎：可出现腹痛、腹泻、黏液脓血便，伴有感染者可有发热等中毒症状，与结肠癌的症状相似，肠镜检查及活检可资鉴别。

2. 肠结核：在我国较常见，好发部位在回肠末端、盲肠及升结肠。常见症状有腹痛、腹胀、腹泻、便秘交替出现，部分患者可有低热、贫血、腹部肿块，与结肠癌症状相似。但肠结核患者全身症状更加明显，如午后低热或不规则发热、盗汗、消瘦乏力，需注意鉴别。

【消化性溃疡】

参见本书第十九章、第二十章和第二十一章。

【慢性胃炎】

参见本书第十一章和第十二章。

【炎症性肠病】

参见本书第十五章。

【胰腺癌、慢性胰腺炎及其他胰腺疾病】

腹痛隐匿，有时伴有腰背放射痛、腹泻、消瘦及糖尿病等，详见《慢性胰腺炎理论与实践》(龚彪、王伟主编)、《慢性胰腺炎理论与实践Ⅱ》(王伟主编)、《胰胆线阵超声内镜影像病理图谱（含视频)》(王伟主编)、《"胰"路有医》（沈柏用、王伟主编)等专著。

（袁伟燕）

参考文献

1. BESSON J M. The neurobiology of pain. Lancet, 1999, 353(9164): 1610 – 1615.

2. BENJAMIN I J. Andreoli and Carpenter's Cecil Essentials of Medicine. Philadelphia: Saunders, 2016: 372 – 375.

3. WALLANDER M A, JOHANSSON S, RUIGÓMEZ A, et al. Unspecified abdominal pain in primary care: the role of gastrointestinal morbidity. Int J Clin Pract, 2007, 61(10): 1663 – 1670.

4. YAMAMOTO W, KONO H, MAEKAWA M, et al. The relationship between abdominal pain regions and specific diseases: an epidemiologic approach to clinical practice. J Epidemiol, 1997, 7(1): 27 – 32.

第四章 急性腹泻

腹泻（diarrhea）至今仍缺乏统一定义。世界卫生组织（WHO）将腹泻定义为排便次数增多（≥3 次/日），并表现为粪便液体含量增加（含水量 >80%），出现水样便、稀烂便、黏液便、脓血便等，常由多种病原、多种因素引起。临床上根据病程，通常将腹泻分为急性和慢性腹泻两类。病程 <14 天者为急性腹泻（acute diarrhea），持续 1 个月以上者为慢性腹泻（chronic diarrhea），而病程在 14~30 天的腹泻称为迁延性腹泻（persistent diarrhea），目前通常认为仍属于急性腹泻范畴。

由感染导致的急性感染性腹泻作为一类国内外高流行性和高发病率的疾病，是国内和国外旅行人员就医的常见原因，严重影响生活质量。据美国疾病控制和预防中心估计，美国每年发生的数千万急性感染性腹泻病例，给卫生保健经济造成的损失超过1.5 亿美元；而我国感染性腹泻病的发病率也是一直居肠道传染病的首位，给国家和人民带来了严重的医疗负担和经济负担，仍然值得关注。本章节重点讲述急性腹泻。

【病因】

急性腹泻发病急，多为感染因素所致（80% 左右），包括病毒、细菌及其毒素、真菌、原虫、蠕虫等。非感染性因素引起的急性腹泻占比相对较少，为 20% 左右，包括各种中毒（食物、化学品）、药物反应、甲状腺危象、变态反应、缺血性肠炎、放疗等。

1. 肠道感染：常见的是由病毒（如诺如病毒和轮状病毒等）、细菌（如沙门氏菌、空肠弯曲菌和志贺氏菌等）以及其他病原体（如真菌、原虫、蠕虫等）感染所引起的急性肠炎。旅行者腹泻是指旅途中或旅行后发生的腹泻，多为肠产毒素性大肠埃希菌感染所致。此外，还有因抗菌药物使用引起的抗菌药物相关性腹泻（antibiotic-associated diarrhea，AAD）。

2. 急性中毒：常见的有机磷农药中毒，以及摄入有毒蘑菇、河豚、鱼胆等生物毒素及含砷、铅、汞、铬等重金属的食物或化学制剂引起的腹泻。

3. 其他：使用某些药物如泻药（如甘露醇、硫酸镁、聚乙二醇、乳果糖、大黄等）、化疗药物（如替吉奥、奥沙利铂及氟尿嘧啶）及新斯的明、利血平等；变态反应性肠炎、过敏性紫癜；某些内分泌疾病，如甲状腺危象、肾上腺皮质功能减退危象等；缺血性肠病如急性肠系膜动脉栓塞；继发于全身性感染性疾病时，如败血症、钩端螺旋体病等。

【发病机制】

正常人每日消化腺分泌的液体总量可达 6~8 L。如果以每日 7 L 计算，大概各自分泌情况如下：唾液（1 L）、胃液（2 L）、胰液（2 L）、胆汁（1 L）和肠液（1 L）；而正常人每日摄入的饮食含水量大约为 2 L。因此每日摄入的饮食和分泌到胃肠腔内的液体总量约为 9 L。而正常人每日从空肠吸收水分为 5~6 L，回肠约为 2 L，也就说是有 80%~90% 的液体被小肠吸收，到达回盲部时仅剩 1.5 L 左右。结肠又进一步吸收大部分水分，最终只剩下约 0.1 L 的液体到达直肠随粪便排出，即大约 99% 的液体被肠道吸收。如果小肠或结肠分泌增加或液体吸收减少，必然会导致粪便含水量增加，出现腹泻。根据病理生理机制，腹泻可分为渗透性腹泻、分泌性腹泻、渗出性腹泻、动力异常性腹泻四种。但临床上，腹泻的发生往往并非仅由单一机制引起，而是在多种机制共同参与、共同作用下发生。

1. 渗透性腹泻：是由于肠腔内存在大量高渗食物或药物，导致肠腔内渗透压升高，阻碍肠内水分与电解质的吸收，体液水分大量进入肠腔所致。临床特点是禁食后腹泻减轻或停止，常见于服入难以吸收的食物、食物不耐受及黏膜转运机制障碍导致的高渗性腹泻，如乳糖酶缺乏引起的腹泻及服用盐类泻剂如硫酸镁或甘露醇等引起的腹泻。

2. 分泌性腹泻：肠道黏膜分泌大量液体或吸收受抑，分泌、吸收失衡导致肠腔中水和电解质的净分泌增加而引起的腹泻。分泌性腹泻具有如下特点：①每日大便量 > 1 L（甚至可多达 10 L/d）；②大便为水样，无脓血；③粪便的 pH 多为中性或碱性；④禁食 48 小时后腹泻仍持续存在，大便量仍大于 500 mL/d。霍乱弧菌外毒素引起的大量水样腹泻即属于典型的分泌性腹泻。某些胃肠道内分泌肿瘤如胃泌素瘤、血管活性肠肽瘤所致的腹泻也属于分泌性腹泻。

3. 渗出性腹泻：肠黏膜发生炎症、溃疡等病变时，完整性受到破坏，渗出大量黏液、脓血到肠腔，导致腹泻，亦称为炎症性腹泻。渗出性腹泻的特点是粪便含有渗出液或血液成分，甚至血液。通常可分为感染性和非感染性两类，前者多见于细菌、病毒、寄生虫、真菌等病原体感染引起，如肠结核、阿米巴痢疾、细菌性痢疾；后者多见于自身疫性疾病、炎症性肠病、肿瘤、放疗等，如溃疡性结肠炎、克罗恩病、放射性肠炎等。

4. 动力异常性腹泻：由于肠道蠕动过快，肠内容物快速通过肠腔，肠内食糜与肠黏膜接触时间过短，水和电解质未能被充分吸收所致的腹泻。此类腹泻的特点是粪便多不成形或呈水样便，粪便无脓血液，常伴有肠鸣音亢进或阵发性腹痛。多与胃肠道受到寒冷刺激，促胃肠动力药物的使用，神经内分泌因子如甲状腺素、5-羟色胺、血管活性肠肽异常增多，以及肠道神经病变导致肠蠕动增快时，如甲状腺功能亢进、糖尿病、胃肠功能紊乱等。

【病原学分类】

急性腹泻多为感染因素所致。急性感染性腹泻的主要病因包括病毒、细菌和原虫感染。有研究发现，在发展中国家，急性腹泻的病原以肠道细菌和寄生虫为主，较病毒感染更常见，且发病高峰主要在夏季。而在发达国家，病毒感染是急性腹泻的主要原因，尤其在冬季。其中，病毒主要有轮状病毒、诺如病毒、腺病毒、星状病毒等，细菌主要有沙门菌属（Salmonella）、弯曲杆菌属（Campylobacter）、志贺菌属（Shigella）、肠产毒性大肠埃希菌（enterotoxigenic Escherichia coli）和艰难梭菌（Clostridium difficile）等，而原虫则主要有隐孢子虫（Cryptosporidium parvum）、贾第鞭毛虫属（Giardia）、环孢子虫（Cyclospora）和内阿米巴（Entamoebidae）等。

尽管目前我国仍属于发展中国家，但研究发现我国成人和儿童急性感染性腹泻均以病毒感染为主，尤其是诺如病毒（成人为常见）和轮状病毒（儿童为常见）。以下根据目前认识所常见的病原体对急性感染性腹泻进行病原学分类。

一、细菌感染

1. 致腹泻大肠埃希菌（diarrheagenic Escherichia coli.）：大肠埃希菌（Escherichia coli）是人和动物肠道中的正常菌群，但其中一些菌株携带的毒力基因具有致病性，能引起人类腹泻，称之为致腹泻大肠埃希菌。根据致病机制和细菌毒力，引起肠道感染的大肠埃希菌可分为 5 类。在不同国家分布也不一样，在发达国家中，肠出血性大肠埃希菌（enterohemorrhagic Escherichia coli，EHEC，包括 E. coli O157：H7）更为多见；在一些发展中国家甚至尚未发现肠侵袭性大肠埃希菌（enteroinvasive Escherichia coli，EIEC）和肠出血性大肠埃希菌，或者说流行率很低。

（1）肠产毒素性人肠埃希菌：是旅行者腹泻的重要病原菌，也是发展中国家婴幼儿腹泻的常见病原菌。起病急，有发热、恶心、呕吐及腹部绞痛，解黄水或清水样便，无脓血便，严重腹泻者亦可产生重度脱水。

（2）肠侵袭性大肠埃希菌：可导致黏液血便（痢疾样），常伴发热，症状与痢疾很难区分。

（3）肠出血性大肠埃希菌：能产生志贺样毒素（或称 Vero 毒素）等，故该菌又名产志贺氏毒素大肠埃希氏菌（Shiga toxin-producing Escherichia coli，STEC），或产 Vero 毒素大肠埃希菌。STEC 能引起血便、严重出血性肠炎。6%~8% 的患者并发溶血性尿毒综合征（hemolytic-uremic syndrome，HUS），还有部分患者并发血栓性血小板减少性紫癜（thrombotic thrombocytopenic purpura，TTP），目前已经证实与 O157：H7 血清型的产志贺氏毒素大肠埃希氏菌感染有关。

（4）肠致病性大肠埃希菌（enteropathogenic Escherichia coli，EPEC）：极少会引起成人腹泻，主要在 2 岁以下儿童中致病，是引起婴幼儿腹泻最常见的病原之一，且多表现为持续性腹泻。

（5）肠集聚性大肠埃希菌（enteroaggregative Escherichia coli，EAEC）：毒力基因编码蛋白介导集聚性黏附上皮细胞，阻碍肠道液体吸收，导致腹泻。

2. 弯曲杆菌：是人兽共患菌，通过未彻底煮熟的鸡肉、被交叉污染的蔬菜、牛奶和水传播。在发展中国家，弯曲杆菌无症状感染十分常见，是婴幼儿粪便中分离到的最多见的细菌，尤其在 2 岁及以下儿童中阳性率最高，与家畜和人居地过近有关。在发达国家，家禽是弯曲杆菌感染的重要传染源。弯曲杆菌感染后腹泻常为水样便，有时为痢疾样脓血便，部分患者会出现严重并发症，如吉兰 - 巴雷综合征（Guillain Barré syndrome，GBS）和肠易激综合征（irritable bowel syndrome，IBS）。大多数 GBS 患者能恢复，但肌无力症状并不都能完全缓解。

3. 志贺菌属：俗称痢疾杆菌，主要经粪 - 口途径传播，食物、水源、日常生活接触和苍蝇均可传播，感染主要与环境卫生条件和个人卫生习惯有关。志贺菌可分为 4 个血清群：A 群（痢疾志贺菌）、B 群（福氏志贺菌）、C 群（鲍氏志贺菌）和 D 群（宋内氏志贺菌）。志贺菌都能产生内毒素，内毒素是引起全身反应如发热、毒血症及休克的重要因素。我国以福氏志贺菌（B 群）和宋内氏志贺菌（D 群）占优势。

（1）A 群（痢疾志贺菌）的毒力最强，能产生志贺外毒素，其有肠毒性、神经毒性和细胞毒性，分别导致相应的临床症状。痢疾志贺菌是唯一类似肠出血性大肠杆菌、能产生志贺样毒素的血清型。此型也是与许多大规模疾病暴发相关的流行性血清型，可引起严重症状。患者病情常较重，病死率高达 10%，但现在该菌罕见。

（2）B 群（福氏志贺菌）在许多发展中国家流行，发达国家不常见，其感染后出现痢疾样症状，易转为慢性迁延性腹泻。

（3）C 群（鲍氏志贺菌）的临床资料较少，其感染主要集中于非洲和亚洲部分地区。

（4）发达国家以 D 群（宋内氏志贺菌）十分常见，其感染后病情通常较轻，多呈不典型发作，也可以导致机构内的暴发。

4. 霍乱弧菌（Vibrio cholerae）：有多种血清型，均是人类致病原。其中，O1 和 O139 血清型是能导致严重霍乱和大规模流行性暴发的两类血清型。霍乱弧菌通过污染水源和食物而引起霍乱。霍乱是一种肠道烈性传染病，在我国属于甲类传染病，常表现为无痛性剧烈腹泻，解大量"米泔水样便"，无臭味，无里急后重，在腹泻后常可出现呕吐，常无恶心，通常无发热。由于频繁腹泻和呕吐，丢失大量的水分和电解质，可引起内环境紊乱。因此，在症状出现后的 12 ~ 18 小时内，若未能及时给予足够的补液进行容量复苏，则会出现低血容量性休克和死亡。

5. 沙门菌：有 2 500 多个血清型，但可将其分为两大类：导致伤寒和肠热症的沙门菌和主要导致胃肠炎的沙门菌。

（1）伤寒类沙门菌主要定植于人体，如伤寒沙门菌或副伤寒沙门菌。其中，伤寒沙门菌仅能在人类中引发疾病，患者和携带者是伤寒的唯一传染源。患者摄入被伤寒类沙门菌污染的食物或水，会导致全身性症状，发热持续 3 周或以上，通常伴轻微腹泻或不伴腹泻。

（2）非伤寒沙门菌的范围要广泛得多，是人兽共患菌，最常见为肠炎沙门菌和鼠伤寒沙门菌，通过粪—口途径传播，传染源为被致病菌感染的人、家畜、宠物或其他动物。在我国，肠炎沙门菌是感染性腹泻最常见的细菌性病原，也是细菌性食物中毒暴发最常见的病原。沙门菌性胃肠炎时，表现为急性起病的恶心、呕吐和腹泻，多为水样泻，小部分病例表现为痢疾样腹泻。

6. 副溶血性弧菌（Vibrio parahaemolyticus）：是一种嗜盐细菌，广泛存在于海水中，偶尔亦存在于淡水中。带鱼、黄鱼、乌贼、梭子蟹等海产品带菌率极高，人由于进食含有该菌的食物可出现腹痛、腹泻、呕吐、失水、畏寒及发热等急性胃肠炎症状。腹泻多数为黄水样或黄糊便，部分患者的粪便可为脓血样或黏液血样，但很少有里急后重，在我国沿海地区夏秋季散发病例和暴发事件中较为常见。此菌嗜盐畏酸，对酸敏感，在普通食醋中 1~3 分钟即可灭活，对热的抵抗力较弱。

7. 气单胞菌属（Aeromonas）和类志贺邻单胞菌（Plesiomonas shigelloides）：均为革兰氏阴性杆菌，前者包括嗜水气单胞菌、豚鼠气单胞菌和温和气单胞菌等，广泛分布于淡水或河口（微咸）水域，而不是海洋环境中。研究发现，气单胞菌属与旅行者腹泻和接触淡水或微咸水后的腹泻相关。类志贺邻单胞菌可在进食生海鲜后引起腹泻。两者均较常见于气温较高的环境，通常多为水样泻，但较少数情况下也可出现脓血便。感染往往程度轻微且呈自限性，但也可发生重度和肠外感染。

8. 金黄色葡萄球菌（Staphylococcus aureus）：是常见的食源性致病菌之一，在乳类、肉类食物中极易繁殖，在剩饭菜中亦易生长。金黄色葡萄球菌在适当的条件下，能够产生肠毒素，此毒素对热的抵抗力很强，经加热煮沸 30 分钟仍能致病。人进食含有该菌的食物可引起食物中毒。

9. 蜡样芽孢杆菌（Bacillus cereus）：也是引起食物中毒的常见细菌，是一种条件致病菌，由于有芽孢的存在，因此比其他细菌更耐热。在自然界分布较广，污水、垃圾、土壤、人和动物的粪便、昆虫及食品等中均可检出。蜡样芽孢杆菌食物中毒有以突发恶心、呕吐为主和以腹痛、腹泻为主的两种类型的临床表现。呕吐型多与食用未冷藏的剩米饭或其制品有关；腹泻型多与加工处理不当的食物有关，食品种类较复杂，粮食、肉类、乳类食品均可引发。

10. 变形杆菌（Bacillus proteus）：为革兰氏阴性兼性厌氧杆菌，可分为普通变形杆菌（P. vulgaris）、奇异变形杆菌（P. mirabilis）、产黏变形杆菌（P. myxofaciens）和潘氏变形杆菌（P. penneri）4 种。前 3 种能引起食物中毒，广泛存在于水、土壤、腐败的有机物及人和家禽、家畜的肠道中。变形杆菌引起的急性胃肠炎表现为发热、恶心、呕吐、阵发性剧烈腹痛、腹泻。腹泻稀便和水样便，腹泻物有特殊臭味，1 日可多达 10 余次。病程一般为 1~2 天，部分患者可达 3~4 天。

11. 产气荚膜梭菌（Clostridium perfringens）：属厌氧菌。在发达国家和地区，产气荚膜梭菌是毒素介导的食源性水样泻的一个重要病因。在美国，产气荚膜梭菌被认为是食源性细菌感染的第二常见病因（仅次于非伤寒沙门菌属某些种）。A 型菌株产生的肠毒素可导致腹泻，C 型菌株产生的 β 毒素可引起坏死性肠炎。食源性感染往往与室温下较长时间存放的动物性食品烹饪或再次加热不充分，特别是畜肉、禽肉或肉汤类食品有关。产气荚膜梭菌也是部分抗菌药物相关性腹泻的病原菌之一。产气荚膜梭菌感染后需采取支持治疗（包括口服或静脉补液）以预防或治疗容量不足，但没有必要进行抗生素治疗，原因在于感染通常呈自限性。

12. 小肠结肠炎耶尔森菌（Yersinia enterocotitica）：广泛分布于自然界，能产生耐热性肠毒素。该菌在 4 ℃ 左右也能生长，因此曾有人将耶尔森菌感染称之为"冰箱病"。胃肠道耶尔森菌感染并不常见，当进食被该菌污染的食物，如未煮熟的猪肉、未经高温消毒的奶或被大便污染的水可引起肠炎。除腹泻外，部分患者还有咽炎，这可作为一个鉴别特征。

13. 李斯特菌（Listeria）：是一种需氧、兼性厌氧菌，在冷藏温度（4 ℃ ~ 10 ℃）下生长良好。单核细胞增生李斯特菌（Listeria monocytogenes）是唯一经常感染人类的李斯特菌。在免疫抑制者、新生儿、老年人及妊娠女性中主要导致侵袭性李斯特菌感染，包括中枢神经系统感染或血流感染。既往健康人偶尔也会感染，在摄入含有大量李斯特菌污染食物后，可出现李斯特菌感染的发热性胃肠炎。李斯特菌性胃肠炎的潜伏期明显短于侵袭性李斯特菌病。与其他原因引起的急性食源性感染性腹泻相似，李斯特菌性胃肠类常见症状包括发热、水样泻、恶心、呕吐、头痛及关节和肌肉疼痛，症状的典型持续时间 ≤2 天，患者通常可完全康复。

14. 艰难梭菌：是一种能形成芽孢、产毒素的革兰氏阳性厌氧菌，通常与近期抗生素使用相关，可导致艰难梭菌相关性腹泻（Clostridium difficile associated diarrhea，CDAD），其属于一种抗菌药物相关性腹泻。艰难梭菌在人正常肠道菌群遭到破坏后（通常与抗生素治疗有关），于肠道定植。艰难梭菌相关性腹泻是最常见的院内感染之一。

二、病毒感染

1. 诺如病毒和札幌病毒：属于人类杯状病毒科（human Caliciviridae，HuCVs），为无包膜单股正链 RNA 病毒。诺如病毒是胃肠炎暴发的最常见病因，影响所有年龄组人群。该病毒可以通过食品、水及患者呕吐物造成的气溶胶传播或人与人接触传播，感染剂量很低（约 10 个微粒），很容易引起聚集性发病，起病急，是成人病毒性腹泻最常见病原，也是家庭和社区范围内急性剧烈呕吐和腹泻暴发的原因。诺如病毒也是医院感染腹泻病的重要病原体，可引起院内暴发流行。儿童感染诺如病毒后以呕吐更为突出，常伴有腹痛、发热、乏力等，可有呼吸道症状，可伴脱水。该病为自限性疾病，自然病程为 3 ~ 7 天。札幌病毒主要影响婴幼儿，与诺如病毒感染相比，札幌病毒感染引起的胃肠炎症状与诺如病毒相似，但症状较轻，极个别病例可导致严重症状，所引起暴发疫情也没有诺如病毒广泛。

2. 轮状病毒：轮状病毒感染一直是全球 <5 岁儿童严重胃肠炎最常见的原因。轮状病毒最常感染 6 ~ 24 月龄儿童，发达和发展中国家几乎所有儿童均会被感染，也会感染成人，多见于成人腹泻病暴发时，轮状病毒感染性腹泻散发病例相对较少。研究发现全球范围内每年约有 1/3 的腹泻住院病例由轮状病毒感染所致。大多数年龄较大的儿童和成人血清轮状病毒抗体呈阳性，提示既往感染过或有免疫。轮状病毒常导致中等程度的胃肠炎，其腹泻的特点是起病急，呕吐常先于腹泻出现，腹泻频繁，常为比较典型的蛋花汤样的大便，可伴脱水和酸中毒，部分有发热和上呼吸道感染症状。轮状病毒感染为自限性疾病，自然病程多在 7 天左右。

3. 其他：导致成人腹泻的病毒还有腺病毒、星状病毒、巨细胞病毒和单纯疱疹病毒等。腺病毒感染最常导致呼吸系统疾病，在儿童患者中，这一病毒感染可导致胃肠炎，出现腹泻症状。巨细胞病毒和单纯疱疹病毒在少数情况下可导致结肠炎，免疫功能低下患者感染风险增高。

三、原虫感染

导致腹泻的原虫包括肠贾第鞭毛虫、隐孢子虫、溶组织内阿米巴和环孢子虫等，这些都是在发达国家不常见的感染原，主要见于旅行者腹泻，尤其是国际旅游前往某些地区后发生的迁延性腹泻患者。隐孢子虫和环孢子虫感染在发展中国家儿童中十分常见，通常无症状。在迁延性腹泻患者中，贾第虫属、隐孢子虫和溶组织内阿米巴是最常见的寄生虫病原体。

1. 肠贾第鞭毛虫：是蓝氏贾第鞭毛虫或十二指肠贾第虫的简称，是一种能够引起散发或流行性腹泻疾病的原虫类寄生虫。贾第虫病是水源性和食源性疾病、日托中心腹泻暴发及国际旅游者疾病的重要病因，感染多由不清洁的饮用水或不良卫生习惯导致。贾第鞭毛虫是旅行者腹泻的主要病原体之一。贾第虫病在卫生设施落后、水处理条件有限的地区尤其常见。据报道，在经济不发达的地区或国家，贾第虫病的患病率为 20%~40%，5 岁以下儿童的感染率最高；而在发达国家儿童中，肠贾第鞭毛虫感染率较低。世界范围内，贾第鞭毛虫是 5 岁以下儿童中腹泻病的第三大病原体，仅次于轮状病毒和隐孢子虫。贾第虫病现被列为世界危害人类健康的 10 种主要寄生虫病之一。贾第虫病临床表现的严重程度不一，急性贾第虫病通常在暴露后 7~14 日出现症状，若感染 1 周内出现急性胃肠道症状，则不太可能是贾第虫感染。急性症状通常持续 1~4 周，除腹泻外，腹部绞痛、腹胀感和大便恶臭也很常见。症状可持续数周，一些患者可发生慢性感染。

2. 隐孢子虫：是一种胞内寄生原虫，可导致所有种类的脊椎动物发生胃肠疾病。隐孢子虫病是一种水源性疾病。隐孢子虫病原体在水中以卵囊形式存在，进入体内的隐孢子虫会在小肠部位破囊，释出的子孢子侵入肠上皮细胞，其后的裂体增殖破坏肠绒毛结构，是致病的主要原因。在免疫功能正常的宿主，隐孢子虫感染性腹泻可引起大量脱水，但疾病多呈自限性（如果不进行治疗，通常在 10~14 日后恢复）。在免疫功能低下的宿主中病程可能更长且更严重，可导致严重吸收不良和体重减轻。

3. 溶组织内阿米巴：为肠阿米巴病（即阿米巴痢疾）的病原体。溶组织内阿米巴的生活史包括感染性包囊和增殖性滋养体两个阶段。滋养体是溶组织内阿米巴的致病形态，但其在外界自然环境中只能短时间存活。包囊是溶组织内阿米巴的感染形态，在外界潮湿环境中可存活并保持感染性数日至数月。摄入单个包囊足以致病，包囊通过胃进入小肠，在小肠脱囊形成滋养体，滋养体侵袭肠壁，穿过结肠黏膜屏障，导致组织破坏及肠分泌增多，引起肠阿米巴病。临床阿米巴病通常为亚急性起病，历时 1~3 周。症状轻重不一，从轻度腹泻到引起腹痛、腹泻和血便的重度痢疾均可见，甚至出现暴发性阿米巴结肠炎。急性暴发性坏死性阿米巴结肠炎可表现为危及生命的下消化道出血，不伴腹泻。滋养体可侵袭并穿入结肠的黏膜屏障，导致组织结构被破坏及肠分泌增多，从而可最终引起血性腹泻。

4. 环孢子虫：是一种寄生于肠道的球虫，人类为其唯一的天然宿主。大约90%的环孢子虫感染为食源性。含环孢子虫卵囊的粪便污染水、食物后可导致人际传播，多见于卫生习惯差和经济欠发达的国家或地区，也是旅行者腹泻常见的致病原。环孢子虫感染易发展为迁延性腹泻，其临床表现有以下两个特点：一是腹泻持续较久（可能平均超过3周）；二是腹泻伴有强烈的乏力不适。

5. 其他：等孢球虫属（isosporiasis）和微孢子虫（microsporidium）可使免疫功能正常的患者出现自限性水样泻。血吸虫、肠绦虫等寄生虫感染除引起其他多种症状外，也可引起急性腹泻。

【临床表现】

无论什么原因引起的腹泻及无论何种类型的腹泻，都会出现大便性状的改变，如大便次数的增多，粪便含水量增加，出现水样便、稀糊便、黏液便、血便（鲜血便或暗红色血便）、脓血便等。由于肠蠕动增加，还会出现消化道症状，如恶心、呕吐、腹痛、腹胀等。

尽管都表现为腹泻，但不同病原或不同个体的病情可轻重不一，病程和预后也差异甚大。部分感染性腹泻患者还会出现发热、乏力、倦怠等全身中毒症状。轻者为自限性过程，重者可因严重脱水、电解质紊乱、酸碱失衡、中毒、休克、脏器功能衰竭等危及生命。误食或进食有毒动植物或杀虫剂污染的食物导致的中毒以及服用某些化疗药物后，除呕吐、腹泻症状外，常还会有其他一些特异性的中毒表现，如口唇肢体麻木、肌肉颤动、出汗、头痛头晕等神经系统症状。

急性腹泻多由感染引起，由于病原体不同，起病潜伏期不一。通常细菌感染所致腹泻，从感染到腹泻症状出现，数小时至数天不等，而细菌毒素所致腹泻潜伏期较短，如金黄色葡萄球菌毒素和蜡样芽孢杆菌毒素致泻时间<6小时，甚至可短至1~2小时；病毒性胃肠炎的潜伏期16小时至72小时不等。急性贾第虫病通常在暴露后7~14日后才出现症状。

另外，根据感染肠道部位和病原体的不同，腹痛的部位和轻重及腹泻症状也有所不同，如病毒性腹泻、葡萄球菌食物中毒（细菌毒素所致）或沙门菌属肠炎，病原体多侵犯小肠。小肠感染性腹泻的特点是多为中上腹痛或脐周痛，严重者表现为剧烈的绞痛，局部可有压痛，但无反跳痛，肠鸣音活跃；排便前腹痛，便后腹痛可减轻或消失而有舒适感；粪便量多、呈稀水样便，一般无脓血，次数较多，量较大，可混有泡沫及未消化食物残渣，严重感染者为稀水血便。某些急性细菌性腹泻病可有特征性的腹痛、腹泻症状，如副溶血性弧菌感染表现为洗肉水样便。霍乱常为无痛性，先出现米泔水样便，后为水样便，如果病原体侵犯结肠或直肠，表现与小肠感染性腹泻有区别。结肠感染性腹泻的腹痛，常表现为下腹或左下腹部痛，一般肠鸣不明显，较小肠感染性腹泻显著增多，腹泻次数更频繁，粪便量少，多呈脓血便，有里急后重及下坠感，如志贺菌或溶组织内阿米巴病原体多侵犯结肠。细菌性痢疾多表现为黏液脓血便。

【辅助检查】

1. **粪便常规**: 方便快捷,是急性腹泻病因诊断时最基本也是最重要的方法。肉眼观察粪便是否为水样便、黏液便或脓血便等,通过粪便性状可大致判断腹泻的病因。显微镜高倍视野下如果发现红细胞、白细胞、脓细胞、吞噬细胞等常提示肠道感染。对于血性腹泻、迁延性腹泻及有免疫缺陷患者,通过显微镜检查还可发现虫卵、滋养体、包囊和卵囊等,是确诊肠阿米巴病、贾第虫病和隐孢子虫病的重要方法。必要时应连续检查数日以提高阳性概率。

2. **粪乳铁蛋白和粪钙卫蛋白检测**: 粪乳铁蛋白是粪便白细胞的标志物,为中性粒细胞颗粒中具有杀菌活性的单体糖蛋白,其检测是一种凝集试验。乳铁蛋白在粪便中含量升高,提示结肠炎性反应。钙卫蛋白是中性粒细胞和单核巨噬细胞中的一种钙锌结合蛋白,可在组织标本、体液和粪便中检测到,因而是有潜在价值的中性粒细胞活性标志物,是结肠炎性反应的重要指标,有助于鉴别炎性和非炎性腹泻。

3. **粪便细菌培养**: 粪培养阳性率低,一般不作为常规检验。但重度腹泻、血性腹泻、有炎症性肠病基础的患者及免疫抑制状态者应考虑尽早行粪便培养,可根据流行病学、临床表现、粪便性状和粪便常规检查结果,初步判断后再决定是否做细菌培养。例如,对疑似霍乱的患者,必须采集粪便标本培养检测霍乱弧菌;对发热、脓血便疑似痢疾的患者,应采集粪便标本分离病原体并做药物敏感试验,以进一步指导抗菌药物使用。

4. **其他病原学检测方法**: 如分子生物学诊断技术,包括酶免疫分析、直接免疫荧光分析、核酸扩增技术或分子序列分析检测等。目前基于聚合酶链反应(polymerase chain reaction,PCR)的基因诊断技术及宏基因组新一代测序技术(metagenomics next generation sequencing,mNGS)的应用已经比较普遍。分子生物学诊断技术的敏感性和特异性均较高,且等待出结果时间比其他病原学检查要明显减少,如检测粪便提取物中诸如病毒和轮状病毒的特异性基因片段。分子生物学诊断技术还可用于某些致泻病原体特异性毒力基因检测,但 mNGS 在急性感染性腹泻病中的应用也尚存在的一定问题,如肠道微生物背景菌多,真菌检出率低。因此,要结合病史、临床特征及传统的病原学检测结果和辅助检查等综合判断是定植菌、背景菌还是致病菌。

5. **对症检查**: 腹泻症状严重者可出现脱水、电解质紊乱、酸碱失衡、脓毒性休克、脏器功能衰竭,尚需及时完善动脉血气分析、血常规、CRP、PCT、血生化及血培养+药物敏感试验等检查。

6. **结肠镜检查**: 急性腹泻通常不需行结肠镜检查。但某些炎症性肠病急性发作时可行肠镜检查,可见到特征性浅表溃疡。考虑某些寄生虫感染引起的腹泻如贾第虫病,大便中不易检出病原体,需行肠黏膜活检。

【诊断及鉴别诊断】

病程 2 周以内,伴有大便次数增多和大便性状改变,即可诊断急性腹泻。病史对于急性腹泻的诊断很重要,如患者腹泻伴发热、有近期旅行史、局部地区腹泻流行等均提示为感染性腹泻；进食后较短时间即出现腹泻常提示食物中毒可能。另外，感染性腹泻的季节特征较明显，夏季多见细菌感染，秋季腹泻以诺如病毒和轮状病毒感染多见，冬春季节腹泻也以病毒感染为主。病原学检查有助于明确感染病原体。必须注意，对于部分严重腹泻患者，需根据脉血气分析、血生化等结果，评估有无脱水、酸碱失衡及电解质紊乱，有无脏器功能损害。

急性腹泻需与炎症性肠病、肠道易激综合征、过敏性肠炎、肠道恶性肿瘤等鉴别。炎症性肠病急性发作时尤其合并细菌感染时可出现发热、黏液血便或脓血便，此时须与细菌性痢疾鉴别。肠易激综合征为功能性胃肠疾病，常与精神紧张和情绪变化有关，临床表现为稀便、水样便或黏液便，无血性便或脓血便，易被误诊为感染性肠炎而导致抗菌药物滥用。部分患者在志贺菌、沙门菌和空肠弯曲菌感染后出现肠易激综合征症状，称之为感染后肠易激综合征。过敏性肠炎及某些化疗药物使用后可出现腹泻，为大量稀水样便，常无发热和里急后重，须与病毒性肠炎鉴别。肠出血性大肠埃希菌感染后能引起血便、严重出血性肠炎，须注意与缺血性肠炎、肠道恶性肿瘤、溶组织内阿米巴肠道感染等鉴别。

【治疗】

一、一般治疗及对症治疗

腹泻时一般无需禁食，可进流质或半流质饮食，如有严重呕吐可暂禁食。腹泻尤其是水样泻患者的理想饮食建议是以含盐的淀粉类流质或半流质饮食为主，少食多餐，一般不推荐高糖、高脂和高粗纤维食物，忌刺激性食物。部分患者因腹泻可能发生一过性乳糖酶缺乏，最好暂停牛奶及其他乳制品。对于呕吐、腹泻频繁，以及伴有高热等严重感染中毒症状患者，建议卧床休息，鼓励通过多饮水、果汁、运动饮料、汤等含有钾、钠等电解质及碳水成分的液体，以补充部分丢失的水分、电解质和能量。对于腹泻伴有呕吐或腹痛剧烈者，如考虑为痉挛性疼痛，可给予山莨菪碱或间苯三酚等解痉药物。慎用或禁用阿片类药物，因其能强烈抑制肠蠕动，促进肠道内毒素吸收而加重中毒症状，并有可能诱发中毒性巨结肠。阿片类药物镇痛效果明确，且部分可能会诱发胆道痉挛，使用后尤其须密切观察病情，以免掩盖合并器质性病变时的病情加重。

二、补液治疗

1. 口服补液疗法（oral rehydration therapy，ORT）：口服补液疗法与静脉补液同样有效，是预防和治疗轻、中度脱水的首选方法，并可作为重度脱水的辅助治疗。目前 WHO 推荐的口服补液盐（oral rethydration salt，ORS）配方为 2001 年在纽约发布的低渗透压配方：氯化钠 2.6 g，枸橼酸钠 2.9 g，氯化钾 1.5 g，葡萄糖 13.5 g，加水到 1000 mL 配成。此配方含 Na^+ 75 mmol/L，Cl^- 65 mmol/L，K^+ 20 mmol/L，柠檬酸盐 10 mmol/L，无水葡萄糖 75 mmol/L，总渗透压为 245 mOsm/L。与以前的标准 ORS 相比（WHO 以往推荐的标准 ORS 配方为：氯化钠 3.5 g，柠檬酸钠 2.9 g 或碳酸氢钠

2.5 g，氯化钾 1.5 g，蔗糖 40 g 或葡萄糖 20 g，加水至 1000 mL 配成。标准 ORS 中含 Na^+ 90 mmol/L，Cl^- 80 mmol/L，K^+ 20 mmol/L，HCO_3^- 30 mmol/L，无水葡萄糖 111 mmol/L，总渗透压为 311 mmol/L），目前低渗透压 ORS 中钠和葡萄糖浓度较低，能减少呕吐发生率，减少粪便量，也能降低高钠血症的发生率，并可以减少静脉补液量。目前低渗透压 ORS 配方被推荐用于任何年龄和包括霍乱在内的任何腹泻患者。

2. 静脉补液治疗：重症腹泻患者如果出现下述情况应尽早予静脉补液治疗：①呕吐频繁及由于多种原因饮水或进食障碍者；②明显腹胀、有麻痹性肠梗阻风险者；③腹泻严重、大量脱水出现循环衰竭者；④出现严重电解质紊乱和酸碱失衡者；⑤全身症状重，尤其是伴意识障碍者。

静脉补液总量、补充液体的成分、滴注持续时间即补液速度须结合患者病情决定，并须根据患者生命体征、尿量、脱水程度、实验室检查结果，如动脉血气分析、血生化，结合患者年龄、心功能等，综合评估病情。补液治疗一般应遵循"先快后慢、先盐后糖、先晶体后胶体、见尿补钾"的原则。静脉补液治疗开始后还须注意密切观察病情，再次评估，确定后续补液量和补液速度。

三、抗感染治疗

急性腹泻最常见的原因为感染因素，因此针对感染性腹泻病原体的抗感染治疗似乎很有必要。但一项荟萃分析并未显示成人出血性结肠炎患者因大肠埃希菌 O157：H7 进行抗菌治疗与随后发生溶血性尿毒综合征之间存在关联，抗菌药物似乎通过增加溶血性尿毒综合征的风险使由产志贺样毒素大肠埃希菌引起的肠道疾病复杂化。另有一项荟萃分析发现，对于非伤寒沙门氏菌菌株导致的肠道感染，抗生素治疗似乎并不会缩短免疫功能正常成年人的病程，而是延长了粪便中检测到沙门氏菌的时间。

对于抗感染药物使用有以下共识：①病毒是急性感染性腹泻病的主要病原，常为自限性，目前缺乏特效抗病毒药物，一般不用抗病毒药物，且不应使用抗菌药物。②急性水样泻患者，排除霍乱后，多为病毒性或产肠毒素性细菌感染所致，不应常规使用抗菌药物；③轻、中度腹泻患者一般不须使用抗菌药物。

以下情况，可考虑及时给予抗感染药物：①霍乱、痢疾、伤寒和副伤寒；②侵袭性肠阿米巴病；③弯曲菌病和非伤寒沙门菌病感染时出现持续性腹泻和痢疾样表现；④有症状的贾第虫病，出现体重下降、持续性腹泻、生长发育迟缓等；⑤黏液脓血便者，多为侵袭性细菌感染；⑥中毒症状重且不能完全用脱水解释者、免疫功能低下者、婴儿和老年人、有肝病和淋巴增生性疾病患者；⑦考虑存在持续的志贺菌、沙门菌、弯曲菌感染或原虫感染；⑧中、重度的旅行腹泻患者伴有发热和（或）血便，可先根据患者病情及当地药物敏感情况经验性予以抗感染药物。

不同病原体所使用抗感染药物不同。应用抗感染药物之前最好能先行留取粪便标本行常规检查及病原学检查或细菌培养，以便根据分离出的病原体及药物敏感试验结果选用和调整抗感染药物。若暂无培养和药物敏感试验结果，则应根据流行病学史和临床表现，经验性地推断可能的感染病原体。一旦取得药敏结果，则按照药物敏感试验结果调整用药。

对于旅行腹泻病例，多为肠产毒素性大肠埃希菌感染所致，其他细菌如气单胞菌属感染及肠贾第鞭毛虫、隐孢子虫、溶组织内阿米巴和环孢子虫等原虫感染也有可能，强烈建议使用抗微生物治疗。大量研究表明，及时有效抗感染治疗能明显缩短中重度旅行者腹泻的病程。

对于大肠埃希菌感染，环丙沙星或左氧氟沙星等氟喹诺酮类药物为首选，次选可考虑磺胺类药物。但鉴于目前细菌对喹诺酮类耐药情况越来越严重，磺胺类药物副作用相对较大，可以考虑使用阿奇霉素等大环内酯类药物。多西环素等四环素类药物也可用于成人急性腹泻治疗。

对于霍乱弧菌感染，可选环丙沙星或左氧氟沙星等氟喹诺酮类药物及多西环素等四环素类药物。对氟喹诺酮类药物耐药者，可以考虑使用阿奇霉素等大环内酯类药物。

对于志贺菌感染，一般首选环丙沙星或左氧氟沙星等氟喹诺酮类药物，头孢菌素等内酰胺酶类抗菌药物也可选用，其次可以考虑使用阿奇霉素等大环内酯类药物。

伤寒类沙门菌感染如伤寒和副伤寒，以及非伤寒类沙门菌感染时，经验性抗感染治疗药物首选第三代氟喹诺酮类药物，对于儿童和孕妇，首选第三代头孢类抗菌药物。

对于弯曲杆菌感染，由于大多数弯曲杆菌对氟喹诺酮有耐药性，建议使用大环内酯类药物如阿奇霉素进行治疗。尤其对去往东南亚地区等旅行腹泻病例，阿奇霉素被证明比环丙沙星更有效，这可能是因为该地区弯曲杆菌的高流行率有关。

耶尔森菌感染的轻症患者多为自限性，一般不必应用抗菌药物治疗，重症或并发败血症者可根据药物敏感试验选用氟喹诺酮类、磺胺类、氯霉素和氨基糖苷类抗生素等。

艰难梭菌感染（clostridium difficile infection，CDI）时，需停用原有抗菌药物，并给予甲硝唑或万古霉素。甲硝唑是轻中型CDI治疗的首选药物。对于重型CDI或甲硝唑治疗失败的患者应改为万古霉素治疗。合并肠梗阻、中毒性巨结肠的重症患者，建议增加万古霉素口服剂量，并联合甲硝唑或以万古霉素保留灌肠。

获得性免疫缺陷综合征（AIDS）相关性腹泻治疗应该及时早期足量应用抗菌药物，如头孢菌素及氟喹诺酮类药物。

白色念珠菌感染导致真菌性肠炎时，尽量停用原抗菌药物，并结合临床情况考虑是否给予制霉菌素或氟康唑类抗真菌药物。

寄生虫所致腹泻相对少见，但针对特定寄生虫感染导致腹泻，抗感染治疗证据充分，如甲硝唑、替硝唑、奥硝唑等硝基咪唑类药物及硝唑尼特可用于贾第鞭毛虫感染；甲硝唑或替硝唑等硝基咪唑类药物还用于溶组织内阿米巴感染。隐孢子虫感染主要见于免疫功能低下者，可予硝唑尼特、螺旋霉素等治疗。甲氧苄啶/磺胺甲噁唑可用于环孢子虫病或囊等孢子虫病。阿苯达唑可用于比氏肠胞微孢子虫感染，碘喹醇用于脆弱虫感染。

另外，对于细菌性腹泻的抗感染治疗还可口服利福昔明，其系利福霉素衍生物，是一种广谱抗菌药物，口服不被吸收，在肠道内能保持极高浓度，不良反应较少。其对革兰氏阴性菌中的大肠埃希菌、沙门菌属、志贺菌属、小肠结肠炎耶尔森菌、变形杆菌属、拟杆菌属等及革兰氏阳性需氧菌中的金黄色葡萄球菌、表皮葡萄球菌、粪链球菌和厌氧菌中的艰难梭菌等均有较高抗菌活性。

常用口服药物具体方案为：左氧氟沙星 500 mg，或氧氟沙星 400 mg，或环丙沙星 500 mg，1 次/日，口服，疗程为 3~5 日；复方磺胺甲噁唑的用法为甲氧苄啶 160 mg、磺胺甲基异噁唑 800 mg，每日分 2 次口服。阿奇霉素的推荐剂量为 250 mg 或 500 mg，1 次/日，连用 3~5 日。利福昔明的用法为 200 mg，3 次/日，连续 3~5 日。

艰难梭菌感染时可采用甲硝唑 400 mg，3 次/日，口服，疗程为 10~14 天，或万古霉素 125 mg，4 次/日，口服，症状无改善时两种药物可联用或改静脉用药。治疗肠阿米巴病时，甲硝唑用法用量基本相同。其他抗感染治疗药物及静脉用药的使用须结合相关临床指南或共识及药物说明书。

四、止泻治疗

1. 肠黏膜保护剂和吸附剂：有蒙脱石、果胶和活性炭等。以蒙脱石制剂为例，其有吸附肠道毒素和保护肠黏膜的作用，被证实在儿童和成人急性水样泻患者的临床使用中能缩短腹泻病程，减少腹泻次数和腹泻时间。蒙脱石制剂对消化道内的病毒、细菌及其产生的毒素包括气体有固定和抑制作用。此外，对消化道黏膜有很强的覆盖保护能力，通过与黏液糖蛋白相互结合，提高肠黏膜屏障对致损伤因子的防御能力，促进肠黏膜修复，还可减轻急性感染性腹泻病的症状，并缩短病程。但也有人认为黏膜吸附剂尽管对排便性状有改善，但对排便次数和治疗后腹泻持续时间作用有限。

2. 益生菌：被定义为活的微生物，必须表现出非致病性，在酸和胆汁中稳定，能黏附在目标组织上皮上，在胃肠道中持久存在，产生抗微生物物质，调节免疫系统。益生菌的作用机制包括"抗定植"，是一种阻止微生物附着或定植的屏障效应。肠道微生态失衡可能是急性感染性腹泻的诱因，也可以是结果。益生菌被认为是通过禁止病原体附着、增强免疫反应和帮助重建微生物群而起作用。临床常用的益生菌为含有地衣芽孢杆菌、乳酸菌、双歧杆菌、酪酸梭菌、肠球菌、布拉氏酵母菌制剂。由于益生菌为活菌制剂，应尽可能避免与抗菌药物同时使用。

3. 抑制肠道分泌和肠动力抑制剂：具有控制症状和减少排便率的药物为抗分泌和抗蠕动药物。

肠道分泌是导致某些形式的急性腹泻（包括旅行者腹泻）、水样腹泻的主要病理生理机制。抑制肠道分泌药物已被证明可以减少腹泻患者的排便次数。代表药物有次水杨酸铋（BSS）和消旋卡多曲。BSS 的水杨酸盐部分具有抗分泌、抗腹泻特性。消旋卡多曲是一种特异性脑啡肽酶抑制剂，可防止内源性抗分泌肽神经递质脑啡肽的降解，抑制环核苷酸分泌途径，减少水和电解质的过度分泌而不影响肠道运动。

用于治疗急性腹泻的肠动力抑制剂主要为洛哌丁胺和地芬诺酯。其中，最有效的药物是洛哌丁胺，其中枢鸦片作用较小。地芬诺酯含有阿托品，没有止泻作用并且可能产生令人反感的副作用。洛哌丁胺通过两种机制起作用，最重要的机制是产生肠道的节段性收缩，从而减慢液体的腔内运动并允许更大的吸收，次要作用机制为抑制钙调蛋白导致黏膜分泌减少。因此，洛哌丁胺的止泻作用机制是间接或直接抑制黏膜分泌和降低肠蠕动。用于治疗成人腹泻的洛哌丁胺的推荐剂量为：初始剂量为 4～8 mg/d，分次给药，根据需要调整剂量，最初 4 mg，随后是 2 mg，24 小时内不超过 16 mg，随后每日不超过 8 mg。洛哌丁胺的给药时间最好不超过 48 小时。其最有价值的用途是作为抗菌药物的组合药物，其中抗动力药物可迅速减少腹泻排便次数，而抗菌药物可治愈肠道感染。洛哌丁胺治疗急性腹泻的一个常见副作用是便秘，可用最低剂量的洛哌丁胺来减少便秘的发生。抗蠕动药物与肠道并发症有关，如肠道中毒性扩张或在炎症性细菌中使用时会延长疾病时间，因此，对于伴发热或明显腹痛等疑似炎性腹泻及血性腹泻的患者应避免使用。

五、中医药治疗

中医药作为我国传统医药的瑰宝，在腹泻治疗方面也起着极其重要的作用。中医治疗腹泻以运脾化湿为基本治则，针对不同病因辨证施治。实证以祛邪为主，虚证以扶正为主。中医药制剂治疗急性腹泻在我国应用广泛，如盐酸小檗碱（盐酸黄连素）、王氏保赤丸、健脾颗粒、附子理中丸等，对改善临床症状和缓解病情均有一定效果。

（刘　春）

参考文献

1. RIDDLE M S, DUPONT H L, CONNOR B A. ACG clinical guideline：diagnosis, treatment, and prevention of acute diarrheal infections in adults. Am J Gastroenterol, 2016, 111(5)：602－622.

2. SHANE A L, MODY R K, CRUMP J A, et al. 2017 infectious diseases society of america clinical practice guidelines for the diagnosis and management of infectious diarrhea. Clin Infect Dis, 2017, 65(12)：e45－e80.

3. FARTHING M, SALAM M A, LINDBERG G, et al. Acute diarrhea in adults and children：a global perspective. J Clin Gastroenterol, 2013, 47(1)：12－20.

4. 林果为，王吉耀，葛均波. 实用内科学. 15 版. 北京：人民卫生出版社，2017.

5. 李兰娟，任红. 传染病学. 9 版. 北京：人民卫生出版社，2018.

6. 缪晓辉，冉陆，张文宏，等. 成人急性感染性腹泻诊疗专家共识. 中华传染病杂志，2013，31(12)：705－714.

7. 缪晓辉. 对感染性腹泻的新认识. 中华传染病杂志，2006(4)：217－219.

8. 国家卫生健康委办公厅，国家中医药管理局办公室. 儿童急性感染性腹泻病诊疗规范. 全科医学临床与教育，2020，18 (11)：964－967.

第五章 慢性腹泻

腹泻指排便次数明显超过平时习惯（>3次/日），粪质稀薄，含水量增加（>85%），大便可伴有黏液、脓血或未消化的食物。慢性腹泻指病程>4周，或间歇期在2~4周内的复发性腹泻。慢性腹泻为多种胃肠道疾病的主要临床表现。在日益老龄化的今天，临床医师常常会面临慢性腹泻这一令人头疼的主诉。慢性腹泻定义为长于4周的腹泻，当患者主诉自己"腹泻"时，医师应仔细询问病史，确定排便的频率、程度及症状。有1%~5%的成年人受到慢性腹泻的困扰，绝大多数腹泻呈现出急性病程及自限性的特点，大约有10%的腹泻会超过两周，演变为慢性腹泻。持续性腹泻在治疗上更为困难，也有更高的病死率。常见的慢性腹泻的病因可大致划分为如下几个大类：胆汁酸性腹泻（bile acid diarrhea，BAD）、吸收不良综合征、肠易激综合征、炎症性肠病、显微镜结肠炎、感染性腹泻及药物性腹泻。

【胆汁酸性腹泻】

胆汁酸性腹泻本质上与过量胆汁酸进入结肠有关。在胆汁酸的作用下，过多的液体和电解质分泌到结肠，导致一系列症状，包括餐后水样腹泻、大便失禁和腹胀。BAD是慢性腹泻的常见原因之一，但其流行病学尚不明确。在腹泻型肠易激综合征患者中，约有30%患者的潜在病因为BAD。一些患者在胆囊切除术后出现此种类型的腹泻，在没有胆囊的情况下，更多未经浓缩的胆汁将直接持续性流入小肠，这可能会超出回肠末端的再吸收能力。一般情况下，胆囊切除术后BAD会在数周到数月的时间内得到缓解或改善，甚至症状基本消失。

一、病因

根据病因BAD可分为3个主要的亚型：一型BAD：发病机制主要是手术（小肠切除或短路）或炎症性肠病（如克罗恩病等）导致的回肠末端胆汁酸重吸收障碍。二型BAD：又名特发性BAD，此型患者无末端回肠组织学异常，其发病机制为回肠末端成纤维细胞生长因子19（fibroblast growth factor 19，FGF19）的生成减少。正常生理情况下，回肠末端上皮细胞内胆汁酸浓度的升高会促进FGF19的分泌，从而抑制肝脏胆汁酸的合成，构成负反馈调节，因而FGF19的生成减少会造成胆汁分泌的负反馈缺失。三型 BAD 的出现继发于一些情况和疾病，如胆囊切除术、放射性肠炎、慢性胰腺炎及乳糜泻等。

二、诊断标准

有末段回肠功能异常、切除病史及胆囊切除病史的患者需首先考虑一型和三型 BAD。排除器质性病变后，有餐后和晨间腹泻的患者需考虑二型 BAD。由于缺乏特异性的辅助检查，BAD 诊断的确立依靠胆汁酸螯合剂的经验性诊断性治疗。患者对诊断性治疗的反应可分为：完全缓解，腹泻完全缓解；部分缓解，肠蠕动次数及排便频率较基线水平减少；无临床改善，开始治疗后仍有持续性腹泻。对于一些已排除器质性病变的慢性腹泻患者，BAD 可纳入鉴别诊断考虑，结合相关病史及诊断性治疗来明确诊断。

BAD 相关实验室检查：BAD 缺乏简单易行的诊断性实验室检查，^{75}Se 牛磺酸试验（Selenium homotaurocholic acid test，SeHCAT）对于诊断 BAD 有较高的特异性及敏感性，但价格比较昂贵，且仅有部分三级医院开展了此项检查。患者口服 ^{75}Se 标记的牛磺酸胶囊，通过 γ 射线检测血液中的比例，<15% 则可诊断为 BAD。

三、治疗

一般情况下，患者先服用较低剂量的胆汁酸螯合剂（如每次口服 2 g，每日 1 次或 2 次），并根据症状改善的情况来逐步增加使用的量。一些医师在实践中发现，患者通常更喜欢药片配方（即考来替泊）而不是粉末（即考来烯胺）。

【肠道吸收不良综合征】

肠道吸收不良可由多种原因引起，包括管腔和刷状缘对肠内容物处理的缺陷、肠道上皮细胞吸收或转运到循环中的缺陷。慢性腹泻并不一定伴随吸收不良，但吸收不良常常是慢性腹泻的表现及主要原因。吸收不良患者的临床表现相似性可能很高，但其病因却可能不同，需要个体化治疗。因此，确立吸收不良的诊断仅仅是第一步，与之同等重要的是确定吸收不良背后的原因。

一、病因

1. 吸收不良定义：是指营养物质通过小肠黏膜细胞膜的运输受损。已经吸收入细胞后发生的阻碍营养物质转移到体循环的步骤缺陷很少见（如肠淋巴管扩张症和无 beta 脂蛋白血症）。

2. 吸收不良分类：①全局性吸收不良：由广泛的黏膜受累或吸收表面积减少的疾病引起。一般情况下，表现为大量营养素无法被充分吸收。②选择性吸收不良：由干扰单一营养素或有限营养素吸收的疾病引起，如恶性贫血为维生素 B_{12} 吸收缺陷导致。③原发性或先天性吸收不良：由小肠上皮细胞膜转运系统的先天性缺陷引起。④获得性吸收不良：由上皮吸收表面积的获得性缺陷（如克罗恩病、腹腔疾病或广泛外科切除或肠旁路手术后）引起。⑤胰腺疾病相关腹泻：在正常生理状况下，胰腺的外分泌功能与脂质等营养物质的吸收有着密切的关系。在胰腺疾病的情况下，如慢性胰腺炎及自身免疫性胰腺炎等累及胰腺的炎症，可因消化酶外分泌功能的降低，导致脂质吸收异常从而出现慢性腹泻。此外，糖尿病患者合并肠道病变时，由于自主神经损伤造成小肠动力异常，从而导致小肠的吸收能力受损，产生糖尿病相关腹泻，其多见于 1 型糖尿病。1 型糖尿病患者更易合并乳糜泻，且一些治疗药物如二甲双胍本身副作用也可导致腹泻，因此糖尿病患者的腹泻的鉴别诊断较为复杂。

二、临床表现

吸收不良的典型表现为慢性腹泻及粪便苍白、油腻、大量、恶臭，尽管摄入了足够的热量，体重却呈现与之不相符的下降。从临床症状来讲，即使是广泛的黏膜疾病所导致的吸收不良，大多数患者的胃肠道症状仍相对较轻。在某些情况下，厌食、腹胀和腹部不适可能是唯一的主诉。除非导致吸收不良的潜在原因是克罗恩病、肠淋巴瘤、慢性胰腺炎或假性肠梗阻，否则患者较少出现腹痛症状。与特定微量营养素缺乏相关的临床表现可能在某些患者中是最主要的临床表现。例如，缺铁性贫血或代谢性骨病可能是存在引起吸收不良腹腔疾病的唯一线索。进行性蛋白质 – 热量营养不良偶尔会导致严重的低蛋白血症，导致水肿、腹水和（或）胸腔积液。临床上显著程度的蛋白丢失性肠病在吸收不良中并不常见，但如果存在，可能会导致低蛋白血症。慢性胰腺炎的患者往往有反复急性胰腺炎的病史及相关的高危因素如长期饮酒病史，在症状上可有反复的脂肪泻。此外，吸收不良患者的家族史采集应尽量包括糖尿病、囊性纤维化、胰腺癌等。

三、实验室检查

贫血是吸收不良的常见后果，可能由蛋白质 – 热量营养不良或某些特定微量营养素（如铁、叶酸、维生素 B_{12} 和铜）缺乏引起。叶酸和铁的缺乏通常是由于近端小肠和（或）胃手术的弥漫性黏膜病变导致的吸收不良引起的，而铜的缺乏通常是由于减肥手术或过量补充锌的继发性结果。维生素 B_{12} 吸收不良可由小肠细菌过度生长、恶性贫血、慢性萎缩性胃炎、回肠切除或广泛回肠疾病引起。质子泵抑制剂和 H_2 受体阻滞剂会产生 B_{12} 吸收不良，长期使用会导致明显的营养缺乏。

慢性胰腺炎的患者可因为胰酶分泌不足、长期脂肪泻造成脂肪吸收不良的症状。脂肪吸收不良通常导致脂溶性维生素缺乏。在长时间的脂肪吸收不良中，也可能出现必需脂肪酸缺乏的生化证据，表现为三烯/四烯比值（triene/tetraene ratio，米德酸/花生四烯酸）异常或 α-亚油酸和亚麻酸的血浆浓度低于正常水平。然而，临床表现（如干性鳞片性皮炎、伤口愈合不良及婴儿和儿童生长迟缓、视力下降和周围神经病变）很少见。

严重的全身吸收不良状态可能导致血清钙、镁和锌浓度降低。在脂肪吸收不良的患者中，维生素 D 吸收不良及钙和镁的过度排泄（因为这些阳离子与肠腔中吸收不良的脂肪酸结合）都是导致血清钙、镁和锌浓度降低的原因。

镁在矿物质中是独一无二的，主要在远端小肠和结肠中被吸收。在失去大量远端小肠和结肠的患者中，即使在没有脂肪吸收不良的情况下，也可能出现镁消耗。外周血嗜酸性粒细胞增多可能提示嗜酸细胞性胃肠炎。

四、体格检查

吸收不良无特异性体检，可有肠蠕动亢进、消瘦等表现，当出现脂肪泻时可有大便腥臭等相关表现。对于胰腺炎的患者，查体可有中上腹压痛。胆源性胰腺炎时可有墨菲征阳性等胆囊炎查体表现。

五、影像学表现

根据不同病因，影像学表现各有不同，例如，小肠 CT 对克罗恩病等炎症性肠病中的狭窄及梗阻有较好的显示作用，也对乳糜泻等有协助诊断作用；慢性胰腺炎的临床诊断依赖于病史采集，CT、MRI 和超声内镜检查术（EUS）可提供较多的诊断信息，包括胰腺钙化及胰管扩张等。

六、内镜表现

根据不同病因不同，吸收不良的内镜各有不同，例如，炎症性肠病的内镜下表现参见本书第十五章；对于临床高度怀疑慢性胰腺炎但 CT 和 MRI 无法确立诊断的病例，EUS 能够提供更加敏感的诊断信息，如局灶及条索样高回声、胰腺呈分叶状、主胰管迂曲扩张、钙化灶等；其余病因往往无特异性内镜下表现。

七、诊断

对于不同营养物质的吸收不良，其诊断往往建立在对应营养物质的缺乏上。典型贫血为小细胞低色素贫血，其余对应指标包括贫血相关指标、白蛋白、叶酸等。

八、鉴别诊断

常见的导致吸收不良的原因可包括乳糖不耐受、慢性胰腺炎、乳糜泻、小肠细菌过度增殖等。乳糖摄入与症状之间的关联是乳糖不耐受的重要线索，而诊断本身需要氢呼气试验；慢性胰腺炎的患者常有长期饮酒史，腹部 CT、磁共振胰胆管成像（magnetic resonance cholangiopancreatography，MRCP）乃至 EUS 等影像学检查能够提供诊断依据，目前较少有医院开展直接的胰腺功能评估。乳糜泻为少见疾病，欧美较为常见，诊断依据包括血清学检查（tTG-IgA 水平）和十二指肠活检。小肠细菌过度生长（small intestinal bacterial overgrowth，SIBO）的诊断依赖于相关病史（肠粘连狭窄、小肠憩室等）及氢呼气试验。

九、治疗

针对病因进行治疗。

【腹泻型肠易激综合征】

腹泻型肠易激综合征（diarrhea-predominant irritable bowel syndrome，IBS-D）在慢

性腹泻中发病率较高，是临床上较为常见的一种疾病。

一、病因

IBS-D 病因和发病机制较为复杂，至今尚未完全阐明，可能与感染、胃肠动力学异常、精神心理因素、植物神经功能异常、食物、家庭和遗传因素等有关。

二、发病机制

约 30% IBS-D 患者在发病前曾有急性胃肠道感染史，包括细菌、病毒和寄生虫等，此类感染可造成肠道黏膜上皮屏障破坏、肠道通透性增高。小肠通透性的改变可致水、钠吸收减少而引起腹泻。病原体被清除后，仍可持续腹泻，从而逐渐发展成为 IBS-D。有些 IBS-D 患者胃肠动力异常表现为白天消化间期移行性复合运动（migrating motor complex，MMC）周期明显缩短；口－盲肠食物通过时间显著增快；乙状结肠－直肠肠壁张力降低，直肠节律性收缩增强；结肠高幅推进性收缩增多。有关脑－肠关系的研究表明，大脑与 IBS-D 有密切关系，表现为心理应激可诱发 IBS-D 症状，并可使结肠运动加快和小肠运动紊乱。部分 IBS-D 患者表现为植物神经功能异常，即 IBS-D 患者餐后迷走/交感神经活性比值显著升高，而迷走神经活性增高与慢性腹泻症状程度有关。部分 IBS-D 患者可由某些饮食诱发腹泻症状，如麦面类、谷类、奶制品、果糖、咖啡、酒精或某些产气的蔬菜。

三、临床表现

IBS-D 患者常排便急，粪便为糊状或稀水样，3～5 次/日，严重者可达 10 余次，可伴有黏液但无脓血。

四、体格检查

无明显体征，可在相应部位有轻度压痛。

五、影像学表现

无特异性表现。

六、内镜表现

无特异性表现。

七、诊断

根据罗马Ⅳ诊断标准，IBS 被定义为诊断前症状出现 6 个月以上，近 3 个月以来反复腹痛，每周至少有 1 天出现腹痛，并伴有以下 2 项或 2 项以上异常改变者：①与排便相关；②与排便频率改变相关；③与大便性状改变相关。IBS 分为腹泻型（IBS-D）、便秘型（IBS-C）、混合型（IBS-M）、不定型（IBS-U）4 个亚型。需排除器质性疾病，注意鉴别患者是否有以下报警症状：①老年患者，体重进行性下降或腹泻持续性加重；②大便呈黑便、脂肪泻或黏液血便；③有病理性肠鸣音或触诊有腹膜刺激症；④腹泻伴发热。

八、鉴别诊断

需与炎症性肠病、结直肠肿瘤、乳糖不耐受、小肠细菌过度生长、寄生虫感染等相鉴别。

九、治疗

主要采用对症治疗及积极寻找去除病因，包括饮食及精神因素、积极改善胃肠动力、解除肠管痉挛、减少肠内产气等。针对腹痛，临床上常用匹维溴铵，其是选择性作用于胃肠道平滑肌的钙通道阻滞剂，可缓解患者的痉挛性疼痛和腹泻症状，用法为50 mg、每日3次、口服。针对腹泻，临床上常用蒙脱石散，其是一种双八面体蒙脱石酸制剂，可通过吸附肠内水分达到治疗腹泻的目的，常规用法为3 g、每日3次。洛哌丁胺是作用于肠壁的阿片受体，可阻止乙酰胆碱和前列腺素的释放，抑制肠道平滑肌的收缩，减少肠蠕动，适用于腹泻较重者，常规用法为2 mg、每日3次。部分肠易激综合征患者有肠道菌群失调，纠正肠道菌群可缓解腹泻、腹胀症状，目前常用的药物有双歧杆菌、乳酸杆菌及酪酸梭菌等制剂，疗程通常为10～14天。对有明显精神心理因素患者，近年多采用副作用较小的脑内高选择性5-羟色胺选择性重摄取抑制剂，如氟西汀、舍曲林、帕罗西汀等。

【炎症性肠病】

炎症性肠病包括溃疡性结肠炎（ulcerative colitis，UC）和克罗恩病。慢性腹泻是炎症性肠病的常见临床表现。

一、病因

炎症性肠病的病因有环境因素（如饮食、吸烟、卫生条件等）、遗传因素（IBD患者一级亲属发病率显著高于普通人群）、感染因素（微生物在IBD发病中的作用一直受到重视，临床上见到细菌滞留易促发IBD发生）、免疫因素（肠道黏膜免疫系统在IBD的发生、发展和转归中发挥重要作用），可概括为环境因素作用于遗传易感者，在肠道菌丛的参与下，启动了肠道免疫及非免疫系统，最终导致免疫反应和炎症过程。

二、发病机制

炎症性肠病引起的慢性腹泻与肠道黏膜炎症所致的炎性渗出，肠黏膜对钠水的吸收障碍、通透性的改变及结肠运动功能失常有关。

三、临床表现

炎症性肠病起病缓慢，以腹痛、腹泻开始，逐渐加重，UC可有脓血便。多为间歇性发作，病程后期呈持续性，可伴发全身表现及肠外表现。大约 90% 的 UC 患者、70% 的克罗恩病患者会出现慢性腹泻。由于 UC 与 CD 病变部位、病变性质不同，腹泻的临床表现也不同。

UC 表现为直肠受累的弥漫性、浅表性炎症，呈反复慢性发作的黏液脓血便，粪便量少、次数多，便血多呈鲜红，伴有左下腹疼痛、里急后重、排便不尽感。UC 患者腹泻的次数、便血的程度与疾病的活动性和严重度成比例，仅 5%~10% 的患者表现为便秘伴黏液血便，多因病变仅累及直肠、发炎直肠顺应性降低、局部肠功能紊乱所致。

约 70% CD 累及末段回肠，约 30% 仅累及结肠。因此多数 CD 腹泻表现为粪便量多、次数少，肉眼血便不多见，伴以脐周或右下腹痛，少有里急后重感。腹泻、腹痛及体重下降构成 CD 三联征，多随疾病活动而间歇发作。因此，在克罗恩病疾病活动指数（Crohn's disease activity index，CDAI）中都以腹泻次数作为判断指标之一。但 CD 临床表现复杂，无腹泻不一定表示无疾病活动，如有腹部包块、脓肿、瘘管等改变即使无腹泻亦有 CDAI 增高。有 10%~15% IBD 患者的临床表现介于 UC 和 CD 之间，称未定型结肠炎，其慢性腹泻的表现亦可兼具二者特征。

四、体格检查

轻中型 UC 仅有左下腹轻度压痛，重型和暴发型常有明显压痛和鼓肠。CD 常有右下腹压痛，部分患者右下腹可触及腹部包块。若有腹肌紧张、反跳痛、肠鸣音减弱，应注意中毒性巨结肠、肠穿孔等并发症。

五、影像学表现

UC 所见 X 线征主要有黏膜粗乱、颗粒样改变，多发性浅溃疡，肠管缩短，结肠袋消失，肠壁变硬，可呈铅管状。重型或暴发型不宜做钡灌肠检查。CD 可见肠道炎性病变，以及黏膜皱襞粗乱、纵行性溃疡或裂沟、鹅卵石征、假息肉、多发性狭窄或肠壁僵硬、瘘管形成等 X 线征象，病变呈节段性分布。小肠三维重建 CT 能为 CD 的小肠累及情况提供信息。CD 患者在出现复杂内瘘时，MRI 可有"三叶草征"等特征性表现。

六、内镜表现

肠镜检查是最重要的手段之一。UC 病变呈连续性、弥漫性分布，从肛端直肠开始逆行向上扩展，内镜表现为溃疡浅，黏膜弥漫性充血水肿、颗粒状、脆性增加，黏膜上可见脓性分泌物附着，慢性病变可见假息肉及桥状黏膜；活检特征为固有膜全层弥漫性炎症，隐窝脓肿，隐窝结构明显异常，杯状细胞减少（图 5-1）。CD 内镜表现为纵行溃疡，鹅卵石样改变，病变间黏膜外观正常（非弥漫性）；活检特征为裂隙状溃疡，非干酪性肉芽肿，黏膜下层淋巴细胞聚集（图 5-2）。

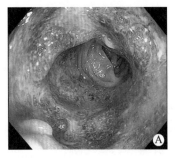
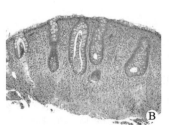
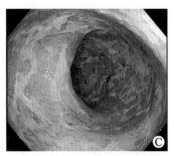

图 5-1　溃疡性结肠炎肠镜表现

男性，40 岁，反复脓液血便 1 年，结肠镜检查示直肠至降结肠散在溃疡，表面白苔，黏膜充血水肿明显（A），活检病理示隐窝脓肿（B），临床诊断溃疡性结肠炎、活动期、重度，治疗后复查肠镜见炎症较前好转（C）

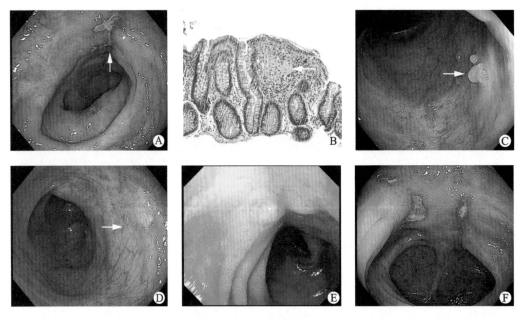

图 5-2　克罗恩病内镜表现

男性，25 岁，反复腹泻 3 年，病程反复。实验室检查示红细胞沉降率（ESR）升高，CRP 正常范围内，血白蛋白 3.9 g/dL，粪便钙卫蛋白升高明显，结肠镜检查示纵行溃疡（A），活检病理示非干酪样坏死（B），小肠镜示小肠溃疡形成，临床诊断为克罗恩病，治疗后复查肠镜见炎性假息肉（C）及瘢痕形成（D），患者自行停药后症状反复，复查肠镜示溃疡及瘢痕形成（E，F）

七、诊断

具有持续或反复发作腹泻和黏液脓血便、腹痛、里急后重，具有肠镜重要改变及黏膜活检组织学所见可诊断 UC。对慢性起病，反复发作性右下腹或脐周痛、腹泻、体重下降，特别是伴有肠梗阻、腹部包块、肠瘘等，肠镜可见典型表现，黏膜活检见非干酪性肉芽肿可诊断 CD。粪便钙卫蛋白对 CD 的诊断及病情监测有作用。

八、鉴别诊断

需与急性自限性结肠炎、阿米巴肠炎、血吸虫病、大肠癌、肠结核、小肠淋巴瘤等相鉴别。

九、治疗

一般治疗：强调休息、饮食和营养。

对症治疗：慎用解痉剂（如山莨菪碱）及止泻剂（如苯乙哌啶或洛哌丁胺），以免诱发中毒性巨结肠。

药物治疗：氨基水杨酸制剂（适用于轻、中度患者），糖皮质激素（适用于各型中－重度患者），免疫抑制剂（适用于对激素治疗无效或对激素依赖的患者），抗菌药物（主要有甲硝唑和喹诺酮类，对重症 UC 有继发感染者，应静脉予广谱抗生素积极抗菌治疗，合用甲硝唑对厌氧菌感染有效；对于 CD，甲硝唑对有肛周瘘管者疗效较好，喹诺酮类药物对瘘有效），生物制剂（对传统治疗无效的活动性患者有效）。

手术治疗：主要针对并发症，包括大出血、肠穿孔、肠梗阻、瘘管与腹腔脓肿等。

【显微镜下结肠炎】

显微镜下结肠炎（microscopic colitis，MC）是一类以慢性水样腹泻、结肠镜下表现正常或大致正常、并有特征性组织病理学表现的少见疾病，包括两个亚型，即胶原性结肠炎（collagenous colitis，CC）和淋巴细胞性结肠炎（lymphocytic colitis，LC）。

一、病因

MC 的病因有遗传易感基因（*HLA-DQ2*、*DQ1/3*、*HLA-DR3* 单体型、*TNFα*、基质金属蛋白酶-9 等位基因的变异），药物，胆汁酸吸收障碍，吸烟，自身免疫异常。

二、发病机制

研究显示，MC 与阿司匹林、非甾体抗炎药（nonsteroidal anti-inflammatory drug，NSAID）、兰索拉唑、奥美拉唑等有关。这些药物及其代谢产物可能通过其药理学作用或特异性的结肠黏膜过敏反应直接作用于结肠，也可通过改变胃肠道微生物的定植间接作用于结肠。CC 和 LC 患者常见胆汁酸吸收障碍，研究显示口服这些药物并结合胆汁酸可有效治疗 MC。MC 患者常合并类风湿性关节炎、甲状腺炎、乳糜泻等自身免疫性疾病。CC 和 LC 患者肠黏膜出现严重 $CD8^+$ T 淋巴细胞浸润，$CD4^+$ 和 $CD8^+$ T 淋巴细胞在固有层和上皮内活性增加，白细胞共同抗原和增殖细胞相关核抗原、有丝分裂表达增加。

三、临床表现

MC 好发于中老年人，以女性多见，常见腹痛、慢性反复发作的非出血性水样腹泻，每日 5 ~ 10 次不等，病程常大于 1 个月，可伴大便失禁、夜间腹泻及体重下降。

四、体格检查

无明显体征，相应部位可有轻度压痛。

五、影像学表现

无特异性表现。

六、内镜表现

肠镜可见正常或水肿的结肠黏膜。结肠镜下多部位黏膜组织活检是确定 MC 诊断的重要措施。MC 病变呈斑块状改变，分布于全结肠。全结肠多部位活检示右半结肠较左半结肠更易发生 MC 特征病理改变，乙状结肠以上部位活检诊断价值更大。

七、诊断

MC 的诊断主要依靠结肠镜和组织病理学检查，根据以下几点：①有使用质子泵抑制剂（proton pump inhibitor，PPI）或 NSAID 等药物史，停药后腹泻症状消失。②慢性非血性水样泻，可伴腹痛、疲劳、体重减轻等。③LC 特征性组织病理学表现为结肠黏膜上皮内淋巴细胞增多，伴随固有层炎性细胞浸润。CC 除结肠黏膜上皮内淋巴细胞增多和固有层慢性炎症外，特征性表现为结肠黏膜上皮下胶原带增厚。④药物激发试验阳性。⑤止泻剂、美沙拉嗪、糖皮质激素等治疗有效。

八、鉴别诊断

需与胆汁酸性腹泻、乳糜泻及乳糖不耐受性腹泻等其他疾病相鉴别。

九、治疗

初始治疗时停用导致 MC 的药物、加重腹泻的制剂，包括不耐受的食物。对于轻症 MC 患者，首选止泻药（如洛哌丁胺），可有效缓解症状。如果疗效不佳或出现中度症状，数周内应用水杨酸铋制剂有助临床缓解。明确胆汁酸吸收障碍的 MC 患者可使用消胆胺治疗。治疗 MC 重症最有效的药物是布地奈德。美沙拉嗪治疗 MC 应答率在 50% 左右，持续治疗 6 个月的效果更佳。对一些症状严重而布地奈德治疗无效的患者，可考虑使用免疫抑制剂或生物制剂进行试验性治疗。对药物治疗均无效的 MC 患者，可选择外科手术。

【慢性感染性腹泻】

感染性肠炎在世界范围内都是重要的问题。无论在发达国家及发展中国家，感染性因素在慢性腹泻的病因中都占据了主导地位，所涉及的病原体可能是病毒、细菌或寄生虫。尽管绝大多数肠道感染由病毒造成，仍然有 15% ~ 20% 的感染应当归因于细菌感染。在过去，有相当多的感染病原体未能被确认，随着检测手段及认知的进步，医学界对于这些病原体在疾病中的作用的认识越来越清晰。限于篇幅，本章节只涉及常见的可能造成慢性腹泻的病原体。

一、艰难梭菌

1. 发病机制：伪膜性肠炎所导致的腹泻常见于应用广谱抗生素后，且多出现于合并基础疾病的患者。致病菌的艰难梭菌属于严格厌氧的产孢子革兰氏阳性杆菌，正常状态下为消化道定植菌，其致病原因主要为广谱抗生素导致肠道菌群失调，大量增生的艰难梭菌产生毒素，由毒素造成症状，这属于毒素介导炎症性腹泻。艰难梭菌能产生两种毒素，即 Tcd A 和 Tcd B，其中 Tcd B 被认为是主要毒素。毒素通过受体介导胞吞进入细胞内，导致蛋白合成受阻及细胞程序性死亡，其中 NF-κB 和 MAP kinases 亦被激活，下游产生 IL-1β、TNFα 及 IL-8，造成炎症反应及分泌性腹泻。

2. 诊断标准：对于高危人群的不明原因腹泻，应考虑伪膜性肠炎的可能，明确诊断需要行粪便的毒素检测或产 Tcd B 毒素的基因检测，肠镜检查可有较为特征的白色伪膜样改变（图5-3）。此外，对于未开展相关检测的医院，可以通过停用造成伪膜性肠炎感染抗生素和诊断性治疗来判断。

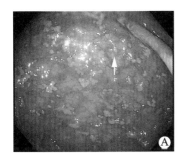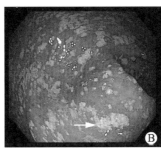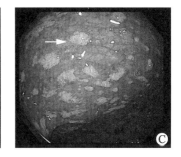

图5-3 伪膜性肠炎肠镜表现

男性，82岁，社区获得性肺炎入院，应用广谱抗生素后出现水样泻，结肠镜检查示结肠分布伪膜性肠炎，临床诊断为伪膜性肠炎，调整抗生素方案并行支持治疗，患者症状好转

3. 治疗方案：原则上怀疑伪膜性肠炎感染的患者应当给予接触隔离，医护人员做好严格的手卫生，条件允许时穿着隔离衣等，尽快停用可能造成伪膜性肠炎感染的抗生素，并且监控患者的出入液量、电解质平衡，以及行支持治疗，一般不建议使用抗肠动力药物。根据患者临床表现可分为非重症、重症和暴发型。非重症患者可考虑非达霉素或万古霉素口服，也可考虑静脉应用甲硝唑，当患者出现血液动力学异常、肠梗阻或巨结肠时考虑为暴发型，应考虑万古霉素与甲硝唑联合用药，并请外科会诊，评估手术的必要性。

二、弧菌科产气单胞菌属

1. 发病机制：弧菌科产气单胞菌属革兰氏阴性部分厌氧杆菌，在自然界广泛存在于水生生物及龟类等两栖爬行类生物消化道。人群中产气单胞菌属致病报道主要为个案报道，在热带及亚热带常见，在高纬度地区如捷克等的发病非常少见，且报道的患者有热带旅居史。弧菌科产气单胞菌属主要毒力因子为肠毒素，可造成肠道黏膜cAMP水平升高，从而导致分泌型腹泻。

2. 诊断标准： 弧菌科产气单胞菌属消化道感染的主要症状为腹泻、恶心、呕吐等，有病例报道曾描述为霍乱样腹泻，而台湾的1例病例报道为血性腹泻。在有基础疾病的患者中，该菌可造成菌血症及更严重的后果。

3. 治疗方案： 需根据具体种属及药敏结果调整用药，多数对甲氧苄啶-磺胺甲噁唑（TMP-SMX）、氟喹诺酮、第二代及第三代头孢菌素及氨基糖苷类抗生素敏感。

三、邻单胞菌属

1. 发病机制： 邻单胞菌属仅有单一菌种，即类志贺邻单胞菌（Plesiomonas shigelloides），属间性厌氧革兰氏阴性肠杆菌。危险因素包括不洁饮水、不洁鱼类及甲壳类饮食。疾病通常表现为自限性的发热，腹痛，恶心、呕吐，少数可导致菌血症及继发的器官功能障碍。绝大多数患者表现出自限性的特点，但在1份病例报道中，约有13%的患者病程超过了14天，且有部分患者表现出亚急性或慢性的病程。

2. 诊断标准： 主要由分离培养出病原体建立诊断，且能够为耐药性检测提供依据。

3. 治疗方案： 对于腹泻患者，包括口服及静脉补液在内的支持治疗是最重要的。抗生素应用可能缩短病程。绝大多数类志贺邻单胞菌株产β内酰胺酶，从而对氨苄西林等有耐药性，但大多数菌株对碳青霉烯类仍敏感，一些报道也指出氟喹诺酮耐药逐渐增多。

四、弯曲杆菌属

1. 发病机制： 弯曲杆菌属分空肠弯曲杆菌及大肠弯曲杆菌两种，为革兰氏阴性杆菌。感染源于进食不洁饮食，尤其是未完全烹饪的禽类制品，以及被污染的水源。该菌感染具有侵袭性，能侵入黏膜固有层并增殖，造成范围较广的肠道炎症，其中空肠弯曲杆菌被认为是最常见的导致细菌性腹泻的病原体，一般为自限性疾病，表现为急性病程，但在免疫缺陷患者中，如X-连锁无丙种球蛋白血症的患者，因其消化道黏膜缺乏IgA，故较易发生弯曲杆菌属导致的腹泻，且往往会出现感染较重、病程迁延的情况。值得注意的是，空肠弯曲杆菌被认为与自身免疫性周围神经炎、吉兰-巴雷综合征发病密切相关，目前认为病因与IL-4相关细胞因子轴相关。

2. 诊断标准： 不洁饮食病史在弯曲杆菌感染的诊断中较为重要，并不依赖于粪便培养，绝大部分患者为自限性病程。

3. 治疗方案： 临床上对于弯曲杆菌属引起的消化道炎症，首选大环内酯类及喹诺酮类抗生素，但当出现严重感染时，通常会选用氨基糖苷类抗生素。但一些新近的报道指出，在我国弯曲杆菌属对氨基糖苷类抗生素的耐药有增长的趋势，这可能源于畜牧业对相关抗生素的依赖。此外，在东南亚，诸如印度、泰国及印度尼西亚，文献报道氟喹诺酮类药物耐药率较高。有作者曾在个案报道中报道了免疫缺陷患者中出现大肠弯曲杆菌引起的肠道炎症，且对环丙沙星、阿奇霉素、四环素等抗生素多重耐药，口服庆大霉素在此类耐药患者中可能有较好的治疗效果。

五、贾第鞭毛虫

1. 发病机制：贾第鞭毛虫感染是最常见的原虫感染之一，经受污染的食物及水源传播，同时也能在介护设施及儿童相关设施中造成传播。临床表现从无症状感染到急性、慢性腹泻均可发生。

2. 诊断标准：诊断金标准为粪便中发现病原体的滋养体或包囊，病史采集同样非常重要。

3. 治疗方案：包括纠正脱水、电解质紊乱，新近的指南建议积极治疗以缩短病程，减少传播及减少并发症。首选治疗药物为甲硝唑、替硝唑及硝唑尼特。

六、阿米巴原虫属

1. 发病机制：阿米巴原虫属分为寄生于人或动物的内阿米巴和自由生活阿米巴两类，其中，主要引起腹泻的是溶组织阿米巴。一些报道指出每年约有 3000～5000 万例的有症状感染发生。该病在卫生状况较差的地区比较多见，估计每年有 4 万～7 万例死亡病例是侵袭性阿米巴导致的。在发达国家阿米巴大肠炎也可能通过性传播，日本在 2000 年至 2013 年间的回顾性研究表明男性同性恋人群的阿米巴肠炎发病率呈上升趋势。

2. 临床表现：临床症状方面，阿米巴所导致的肠炎通常为慢性病程，伴有反复的发作与宽解。在某些患者中，暴发型的发作可能进展得非常迅速，从而导致致命的并发症，如肠穿孔、腹膜炎及脓毒血症。一些报道指出，即使在医疗条件充分的地区，阿米巴肠炎穿孔一旦发生，死亡率也高达 50%，因此及早进行抗阿米巴治疗是改善预后的重要因素。在患者出现不明原因的严重肠炎时，二代测序能够较好地提供更多的信息。案例报道指出在人类免疫缺陷病毒感染患者中，阿米巴肠炎与巨细胞病毒肠炎可能共存，且更易产生并发症。在长期酗酒、糖尿病及类固醇激素应用等免疫状况较差的患者中，暴发性肠炎发生的概率更高。

3. 诊断标准：诊断工具包括粪便标本检查、粪便抗原检查、聚合酶链反应及结肠镜下活检，一般临床以粪便标本找虫卵及滋养体为主要诊断手段。聚合酶链反应能够区分具体种属，但价格相对昂贵。内镜检查并不是阿米巴肠道感染常规检查。在一个40 例患者的回顾性队列研究中，多数患者在盲肠有典型病灶，内镜下活检的病原发现率为 70%。

4. 治疗方案：对于溶组织阿米巴，治疗目的是消除侵袭的滋养体及肠道内的生物体。对于无症状患者，建议使用肠道内药物治疗，如巴龙霉素、双碘喹啉等。对于有症状患者，如腹泻、腹痛等，应当选用甲硝唑等静脉用药，有些专家建议续接口服药物治疗。对于暴发性肠炎、腹膜炎及中毒性巨结肠患者，建议经验性应用广谱抗生素以覆盖潜在的多重感染，尤其是革兰氏阴性肠杆菌的感染。中毒性巨结肠患者可能会从手术中获益。

七、隐孢子虫

1.发病机制：隐孢子虫为细胞内原虫寄生虫，主要寄生于哺乳类、爬行类、鸟类及鱼类，与贾第鞭毛虫同属常见的肠道寄生虫。隐孢子虫能生存于人类的消化道和呼吸道，在免疫正常的人群中通常为自限性腹泻，在免疫缺陷尤其是艾滋病（AIDS）患者中，能造成显著的消耗性腹泻及吸收不良的症状。

2.诊断标准：从检测手段上讲，隐孢子虫无法在体外培养，传统的检出方法为粪便标本找隐孢子虫卵囊。近年聚合酶链反应被认为是不差于传统染色的检出方法。

3.治疗方案：支持治疗对于大部分患者都是必须的。对于少数患者，可能出现"霍乱样腹泻"，每日失水量可能超过 10 L。对于这类患者，应当更加积极地予以补水治疗。对于 AIDS 患者而言，与治疗隐孢子虫病相比，更重要的是治疗 AIDS 及免疫重建。如若接受抗病毒治疗（ART，俗称"鸡尾酒疗法"）治疗期间腹泻症状持续存在，尽管证据水平一般，一些指南建议予硝唑尼特治疗。对于进展的 AIDS 患者及其他免疫缺陷情况，且每日腹泻 >10 L 的患者，建议联合用药，如硝唑尼特联合阿奇霉素。

八、环孢子虫

1.发病机制：环孢子虫为球虫类原虫，主要通过被污染的食物、水、土壤等传播，人类为唯一宿主，临床上通常表现为无症状感染，当有症状时，多为消化道症状，即恶心、呕吐、胀气、腹痛、低热以及水样泻。大部分的患者为自限性病程，但也有患者出现持续的腹泻，也有急性起病的黏液便、血便的报道。

2.诊断标准：传统诊断由粪便检出虫卵来确立，但近年也有聚合酶链反应的应用。

3.治疗方案：对于免疫健全的患者，口服甲氧苄啶－磺胺甲噁唑治疗能够充分根除病原体。对于免疫缺陷患者，尤其是 CD4$^+$T 淋巴细胞计数 <200/μL 的 AIDS 患者，一些指南建议在甲氧苄啶－磺胺甲噁唑清除疗法后，续接二级预防。

九、微孢子虫

1.发病机制：微孢子虫为胞内寄生微生物，临床上多在免疫缺陷患者及免疫抑制剂应用患者中发现，可累及消化道、肺、眼、肌肉等器官。对免疫健全的患者，一般表现为无症状感染，也可表现为自限性腹泻，在较少的情况下表现为慢性腹泻。对于免疫缺陷的患者，肠脑微孢子虫和比氏肠胞微孢子虫可导致慢性腹泻，尤其是在 CD4$^+$T 淋巴细胞计数 <100/μL 的 AIDS 患者中。然而近年来随着抗病毒鸡尾酒疗法的推广，微孢子虫造成的腹泻在 HIV 患者中显著减少了，只在那些严重免疫缺陷的患者中出现。

2.诊断标准：扫描透射电子显微镜寻找胞内病原体被认为是传统的诊断标准，但这一方法耗时较长且无法在临床上大规模使用。近年聚合酶链反应在敏感性和特异性上已经接近透射电子显微镜，且能够在诊断的同时精确到种属，因而具有较好的应用前景。

3. 治疗方案：阿苯达唑对大部分微孢子虫有效，但对毕氏肠胞微孢子虫效果较差。目前对于比氏肠胞微孢子虫的治疗尚未有共识，一些作者报道了静脉应用烟曲霉素治疗比氏肠胞微孢子虫的方案并取得了一些成效。一项临床研究指出烟曲霉素 60 mg/d 的剂量能够在 72% 的病例中清除比氏肠胞微孢子虫。在处于免疫抑制状态的患者中，烟曲霉素对比氏肠胞微孢子虫的治疗也取得了效果。

十、惠普尔病

1. 发病机制：惠普尔病（Whipple disease）最早于 1907 年被报道，病原体的惠普尔养障体（Tropheryma whipplei）属于革兰氏阳性杆菌，为放线菌属近亲。经典的惠普尔病包含四大主要症状：关节痛、低体重、腹泻、腹痛，其中消化道症状一般在关节症状后出现，表现为反复发作的腹泻和腹部绞痛，其中腹泻可为水样泻或脂样泻，也可有粪隐血阳性，在疾病后期可有显著的消耗症状。

2. 诊断标准：对于怀疑惠普尔病的消化道症状明显患者，胃十二指肠镜及小肠镜下活检对协助诊断有意义，如患者有其他部位的累及，相应部位的标本如滑膜液、淋巴结或脑脊液等也有诊断意义。针对病原体惠普尔养障体的检测有过碘酸希夫染色（periodicacid-schiff staining，PAS）、聚合酶链反应及免疫组化染色。

3. 治疗方案：惠普尔病需要较长疗程的抗生素治疗，一些指南针对中枢神经系统感染建议序贯用药，静脉选用能通过血脑屏障的第三代头孢，续接 12 个月的甲氧苄啶 – 磺胺甲噁唑维持治疗。

十一、白色念珠菌属（Candida albicans）

1. 发病机制：白色念珠菌感染引起的慢性腹泻仅有少数个案报道，且多见于恶性肿瘤、免疫缺陷或免疫抑制疗法患者。

2. 诊断标准：抽吸液及粪便标本中查出大量白色念珠菌及诊断性应用抗真菌疗法后临床反应较好是诊断的主要标准。然而无症状患者粪便标本中也可有白色念珠菌，故诊断还应充分结合临床表现。

3. 治疗方案：无症状患者通常不需要治疗，有症状者需根据药敏选择抗生素。

十二、小肠细菌过度生长

1. 发病机制：Bures 等报道了小肠细菌过度生长，认为手术使患者容易发生小肠细菌过度生长，原因包括胃酸减少（肠液低氯）、粘连导致的部分肠梗阻引起的蠕动减慢、盲端（端侧吻合）及回盲瓣切除。近端空肠肠液中正常细菌菌群数应小于 10^4/mL，而在小肠细菌过度生长情况下，细菌菌群数超过 10^5/mL。细菌过度生长可通过结合胆汁的解离、影响消化酶功能及损伤黏膜造成腹泻，然而小肠细菌过度生长目前的诊断方式的敏感性和特异性均不尽如人意。小肠抽吸液评估被认为是"最佳诊断"，但在临床操作上显然并不现实，而对应的葡萄糖氢呼气试验则需要更多的临床证据。

2. 诊断标准：小肠细菌过度生长的最常见的主诉是胀气，在疾病诊断上对应的呼气试验被认为是较好的非侵袭性诊断试验。

3. 治疗方案：以缓解症状为主。作为不被肠道吸收的抗生素，口服利福昔明对控制肠道微生物生长及缓解症状有帮助。

【药物性腹泻】

许多药物能够通过各种机制导致腹泻，在日益老龄化的今天，患者常常同时服用多种药物，这使得确定导致腹泻的药物更加困难。一般来说，临床医师应与患者充分沟通，整理目前用药的列表，以寻找潜在可能造成腹泻的药物，尤其注意症状出现的时间与新近加用的药物的关系。此外，在停药后腹泻症状的缓解乃至消失是确定药物导致腹泻的关键。

一、病因

超过 700 种药物被认为可造成腹泻，共占药物不良反应的 7%，临床上常见的造成腹泻的药物见表 5 - 1。药物不良反应造成腹泻机制主要可分为渗透压性腹泻、分泌性腹泻、动力性腹泻及炎症性腹泻，还有些药物造成腹泻的机制目前仍未阐明。此外，一些报道提出，当患者存在无论是心理还是经济上的潜在获益时，需要警惕通过缓泻剂"装病"的可能。

表 5 - 1　临床上常见的造成腹泻的药物

α-糖苷酶抑制剂（阿卡波糖）

双胍类药物（二甲双胍）

金诺芬

秋水仙碱

双醋瑞因

前列腺素

抗生素（四环素、大环内酯类）

化疗药物（包括一些靶向药物、酪氨酸激酶抑制剂等）

地高辛

免疫抑制剂

甲氧氯普胺

奥利司他

缓泻剂（乳果糖等）

5-羟色胺选择性重摄取抑制剂（西酞普兰、氟西汀）

二、发病机制

1. 渗透压性腹泻：当药物中含有高渗透压的成分时，水和离子会因渗透压从肠壁移动到肠腔内，从而形成腹泻。

对于此类腹泻，可以通过粪便渗透压差（stool osmotic gap）来进行测量和计算，当渗透压差 >100 mOsm/kg，应当考虑渗透压性腹泻。

粪便渗透压差 = 血浆渗透压(290 mOsm/kg) - 2 ×（粪便中的钠 + 钾）

例如，对肝性脑病患者，临床常使用口服乳果糖以减少肠道胺类物质的吸收，但患者用药后常会出现腹泻。

2. 分泌性腹泻：生理状况下肠道能够分泌肠液，并完成粪便中水分的重吸收，正常大肠通过钠钾泵重吸收钠并长期分泌钾离子。当药物与 cAMP、cGMP 或细胞内钙离子通道结合时，也造成腹泻，这些腹泻是通过减少电解质及营养物质的吸收，或者增加肠液的电解质分泌造成的。例如，地高辛会抑制钠钾 ATP 酶，从而抑制钠离子重吸收，造成肠腔内渗透压升高，从而经肠腔失水。

3. 动力性腹泻：一些药物能够通过改变肠道蠕动造成腹泻，其中比较著名的是大环内酯类抗生素，如红霉素能够促进肠道蠕动，造成腹泻症状。其他能够造成动力性腹泻的药物还包括伊立替康、胆碱酯酶抑制剂、秋水仙碱等。

4. 炎症性腹泻：一些药物如 NSAID 能够直接损伤肠黏膜，从而导致腹泻的发生。免疫抑制剂和化疗药物对肠道上皮细胞有毒性作用，同样也会造成肠黏膜炎症性的改变。

三、临床表现

药物性腹泻患者可表现为慢性腹泻，高龄患者症状可不典型。服用药物与腹泻之间具有关联性但并不特异，临床中应着重相关诊疗思维的培养。

四、体格检查

无特异性体格检查表现，患者可有脱水相关表现。

五、影像学表现

通常无特异性影像学表现。

六、内镜表现

可有长期腹泻引起的非特异性炎症。

七、诊断标准

用药与腹泻起病的时间相关性非常重要，临床医师也应对所开具的药物的副作用有比较充分的认识。

八、治疗方案

缓解症状，对于无法耐受腹泻的患者应考虑更换药物。

【小结】

当在临床上遇到慢性腹泻为主诉的患者时，详细询问病史能提供初步的诊断方向，腹泻的频率、程度、持续时间及症状等也能为初步诊断提供依据。大便的性状有提示作用，如脂肪泻的大便具有特殊腥臭，黏液脓血便往往提示溃疡性结肠炎，而乳糖不耐受的患者往往是水样泻，夜间或者禁食后仍然出现的腹泻往往为分泌性腹泻或炎性腹泻。腹泻前的不洁饮食、生食史及旅游史对感染性腹泻的病原体有提示作用，腹泻的性状对炎症性肠病的诊断有提示作用。患者年龄、基础疾病等也有一定的提示作用，如老年患者可能存在药物因素，免疫缺陷患者可能因少见病原体而腹泻，应用广谱抗生素的患者可能出现伪膜性肠炎，糖尿病的患者可能因自主神经功能受损而腹泻等。在临床工作中，医师需要通过采集病史、查体及实验室检查来确定是否有报警症状，如 50 岁以上新发腹泻、鲜血便或黑便、贫血、消瘦、腹痛加重或难以缓解、持续的发热，这些报警症状往往提示潜在的器质性病变。

查体方面，腹部查体及直肠指检能够为检查提供方向，克罗恩病患者可能因营养不良出现消瘦，溃疡性结肠炎患者可能合并强直性脊柱炎或银屑病。

实验室检查方面，血常规、电解质、粪便隐血能为急诊提供重要的信息，钙卫蛋白能为诊断炎症性肠病提供信息。当患者有相应病史时，寄生虫的检查及二代测序等能提供相应的诊断信息。影像学也能为炎症性肠病的诊断提供一定的思路，同时内镜检查在慢性腹泻的诊疗中也具有举足轻重的作用。

篇幅所限，尚有许多慢性腹泻的罕见病因未能一一罗列，在实际临床工作中，医师应根据患者的实际情况仔细问诊、查体，开具相应的实验室检查，开展诊疗工作。医学是一门不断进展的科学，希望本章节能为临床一线工作的同道提供帮助。

（肖子理　杭冬云　季大年　李正良）

参考文献

1. FINE K D, SCHILLER L R. AGA technical review on the evaluation and management of chronic diarrhea. Gastroenterology, 1999, 116(6): 1464 –1486.

2. VICTORA C G, HUTTLY S R, FUCHS S C, et al. International differences in clinical patterns of diarrhoeal deaths: a comparison of children from Brazil, Senegal, Bangladesh, and India. J Diarrhoeal Dis Res, 1993, 11(1): 25 –29.

3. LIMA A A, GUERRANT R L. Persistent diarrhea in children: epidemiology, risk factors, pathophysiology, nutritional impact, and management. Epidemiol Rev, 1992, 14: 222 –242.

4. FANI B, BERTANI L, PAGLIANITI I, et al. Pros and cons of the SeHCAT test in bile acid diarrhea: a more appropriate use of an old nuclear medicine technique. Gastroenterol Res Pract, 2018, 2018: 2097359.

5. DIMARINO A J. Therapy of digestive disorders: A companion to sleisenger and Fordtran's gastrointestinal and liver disease. Gastroenterology, 2000, 118(6): 1275 –1276.

6. SCHILLER L R. Evaluation of chronic diarrhea and irritable bowel syndrome with diarrhea in adults in the era of precision medicine. Am J Gastroenterol, 2018, 113(5): 660 –669.

7. BOLAND B S, EDELMAN S V, WOLOSIN J D. Gastrointestinal complications of diabetes. Endocrinol Metab Clin North Am, 2013, 42(4): 809 –832.

8. LYSY J, ISRAELI E, GOLDIN E. The prevalence of chronic diarrhea among diabetic patients. Am J Gastroenterol, 1999, 94(8): 2165 –2170.

9. CRONIN C C, SHANAHAN F. Insulin-dependent diabetes mellitus and coeliac disease. Lancet, 1997, 349(9058): 1096 – 1097.

10. PANES J, BOUHNIK Y, REINISCH W, et al. Imaging techniques for assessment of inflammatory bowel disease: joint ECCO and ESGAR evidence-based consensus guidelines. J Crohns Colitis, 2013, 7(7): 556 – 585.

11. GARDNER T B, LEVY M J. EUS diagnosis of chronic pancreatitis. Gastrointest Endosc, 2010, 71(7): 1280 – 1289.

12. 夏璐, 吴开春, 邹多武, 等. 慢性腹泻基层诊疗指南(2019 年). 中华全科医师杂志, 2020, 19(11): 10.

13. 李岩. 慢性腹泻与功能性肠病. 辽宁医学杂志, 2003, 17(4): 171 – 172.

14. ZHANG L, JIANG Y, LIU B, et al. Advances in the etiology of chronic diarrhea in adults. Chinese General Practice, 2019, 22(22): 2760 – 2765.

15. 杨宝峰. 药理学. 8 版. 药理学. 北京: 人民卫生出版社, 2013.

16. 欧阳钦. 慢性腹泻与炎症性肠病. 中国实用内科杂志, 2003, 23(10): 577 – 578.

17. 刘香, 郑长青. 炎症性肠病慢性腹泻的药物治疗. 实用药物与临床, 2005, 8(6): 3.

18. 贺茂银, 袁岸龙, 寇继光. 19 例显微镜结肠炎患者临床特点总结分析. 临床消化病杂志, 2021, 33(5): 4.

19. 任宏宇. 显微镜结肠炎. 医学新知, 2019, 29(1): 3.

20. KESZTHELYI D, JANSEN S V, SCHOUTEN G A, et al. Proton pump inhibitor use is associated with an increased risk for microscopic colitis: a case-control study. Aliment Pharmacol Ther, 2010, 32(9): 1124 – 1128.

21. PARDI D S. Diagnosis and management of microscopic Colitis. Am J Gastroenterol, 2017, 112(1): 78 – 85.

22. KOULAOUZIDIS A, YUNG D E, NEMETH A, et al. Macroscopic findings in collagenous colitis: a multi-center, retrospective, observational cohort study. Ann Gastroenterol, 2017, 30(3): 309 – 314.

23. MÜNCH A, IGNATOVA S, STRÖM M. Adalimumab in budesonide and methotrexate refractory collagenous colitis. Scand J Gastroenterol, 2012, 47(1): 59 – 63.

24. GRAVES N S. Acute gastroenteritis. Prim Care, 2013, 40(3): 727 – 741.

25. RAMANAN P, BRYSON A L, BINNICKER M J, et al. Syndromic panel-based testing in clinical microbiology. Clin Microbiol Rev, 2017, 31(1): e00024-17.

26. EDWARDS A N, KRALL E G, MCBRIDE S M. Strain-dependent rsta regulation of Clostridioides difficile toxin production and sporulation. J Bacteriol, 2020, 202(2): e00586-19.

27. KYNE L, FARRELL R J, KELLY C P. Clostridium difficile. Gastroenterol Clin North Am, 2001, 30(3): 753 – 777.

28. VOTH D E, BALLARD J D. Clostridium difficile toxins: mechanism of action and role in disease. Clin Microbiol Rev, 2005, 18(2): 247 – 263.

29. KELLY C P, LAMONT J T. Clostridium difficile—more difficult than ever. N Engl J Med, 2008, 359(18): 1932 – 1940.

30. HU M Y, KATCHAR K, KYNE L, et al. Prospective derivation and validation of a clinical prediction rule for recurrent Clostridium difficile infection. Gastroenterology, 2009, 136(4): 1206 – 1214.

31. MULLANE K M, MILLER M A, WEISS K, et al. Efficacy of fidaxomicin versus vancomycin as therapy for Clostridium difficile infection in individuals taking concomitant antibiotics for other concurrent infections. Clin Infect Dis, 2011, 53(5): 440 – 447.

32. BERBARI E F, KANJ S S, KOWALSKI T J, et al. 2015 Infectious Diseases Society of America (IDSA) clinical practice guidelines for the diagnosis and treatment of native vertebral osteomyelitis in adults. Clin Infect Dis, 2015, 61(6): e26 – 46.

33. SEDLÁČEK I, KREJČÍ E, ANDĚLOVÁ A, et al. Aeromonas hydrophila subsp. dhakensis—a causative agent of gastroenteritis imported into the Czech Republic. Ann Agric Environ Med, 2012, 19(3): 409 – 413.

34. CHOPRA A K, HOUSTON C W. Enterotoxins in Aeromonas-associated gastroenteritis. Microbes Infect, 1999, 1(13): 1129 – 1137.

35. GRIM C J, KOZLOVA E V, PONNUSAMY D, et al. Functional genomic characterization of virulence factors from necrotizing fasciitis-causing strains of Aeromonas hydrophila. Appl Environ Microbiol, 2014, 80(14): 4162 – 4183.

36. WU C J, TSAI P J, CHEN P L, et al. Aeromonas aquariorum septicemia and enterocolitis in a cirrhotic patient. Diagn Microbiol Infect Dis, 2012, 74(4): 406 – 408.

37. SHIN G W, YOU M J, CHO H S, et al. Severe sepsis due to Aeromonas aquariorum in a patient with liver cirrhosis. Jpn J Infect Dis, 2013, 66(6): 519 – 522.

38. MORINAGA Y, YANAGIHARA K, ARAKI N, et al. Clinical characteristics of seven patients with Aeromonas septicemia in a Japanese hospital. Tohoku J Exp Med, 2011, 225(2): 81 – 84.

39. MORINAGA Y, YANAGIHARA K, EUGENIN F L, et al. Identification error of Aeromonas aquariorum: a causative agent of septicemia. Diagn Microbiol Infect Dis, 2013, 76(1): 106 – 109.

40. JANDA J M, ABBOTT S L, MCIVER C J. Plesiomonas shigelloides revisited. Clin Microbiol Rev, 2016, 29(2): 349 – 374.

41. KAIN K C, KELLY M T. Clinical features, epidemiology, and treatment of Plesiomonas shigelloides diarrhea. J Clin Microbiol, 1989, 27(5): 998 – 1001.

42. VISITSUNTHORN N, KOMOLPIS P. Antimicrobial therapy in Plesiomonas shigelloides-associated diarrhea in Thai children. Southeast Asian J Trop Med Public Health, 1995, 26(1): 86 – 90.

43. KHAN A M, FARUQUE A S, HOSSAIN M S, et al. Plesiomonas shigelloides-associated diarrhoea in Bangladeshi children: a hospital-based surveillance study. J Trop Pediatr, 2004, 50(6): 354 – 356.

44. WINKELSTEIN J A, MARINO M C, LEDERMAN H M, et al. X-linked agammaglobulinemia: report on a United States registry of 201 patients. Medicine (Baltimore), 2006, 85(4): 193 – 202.

45. FREEMAN A F, HOLLAND S M. Persistent bacterial infections and primary immune disorders. Curr Opin Microbiol, 2007, 10(1): 70 – 75.

46. JANSSEN R, KROGFELT K A, CAWTHRAW S A, et al. Host-pathogen interactions in Campylobacter infections: the host perspective. Clin Microbiol Rev, 2008, 21(3): 505 – 518.

47. MALIK A, BRUDVIG J M, GADSDEN B J, et al. Campylobacter jejuni induces autoimmune peripheral neuropathy via Sialoadhesin and Interleukin-4 axes. Gut Microbes, 2022, 14(1): 2064706.

48. QIN S, WANG Y, ZHANG Q, et al. Identification of a novel genomic island conferring resistance to multiple aminoglycoside antibiotics in Campylobacter coli. Antimicrob Agents Chemother, 2012, 56(10): 5332 – 5339.

49. CHEN X, NAREN G W, WU C M, et al. Prevalence and antimicrobial resistance of campylobacter isolates in broilers from China. Vet Microbiol, 2010, 144(1/2): 133 – 139.

50. MUKHERJEE P, RAMAMURTHY T, MITRA U, et al. Emergence of high-level azithromycin resistance in Campylobacter jejuni isolates from pediatric diarrhea patients in Kolkata, India. Antimicrob Agents Chemother, 2014, 58(7): 4248.

51. SERICHANTALERGS O, DALSGAARD A, BODHIDATTA L, et al. Emerging fluoroquinolone and

macrolide resistance of Campylobacter jejuni and Campylobacter coli isolates and their serotypes in Thai children from 1991 to 2000. Epidemiol Infect, 2007, 135(8): 1299 – 306.

52. TJANIADI P, LESMANA M, SUBEKTI D, et al. Antimicrobial resistance of bacterial pathogens associated with diarrheal patients in Indonesia. Am J Trop Med Hyg, 2003, 68(6): 666 – 670.

53. LEUNG A K C, LEUNG A A M, WONG A H C, et al. Giardiasis: an overview. Recent Pat Inflamm Allergy Drug Discov, 2019, 13(2): 134 – 143.

54. STANLEY S L J R. Amoebiasis. Lancet, 2003, 361(9362): 1025 – 1034.

55. ISHIKANE M, ARIMA Y, KANAYAMA A, et al. Epidemiology of domestically acquired amebiasis in Japan, 2000—2013. Am J Trop Med Hyg, 2016, 94(5): 1008 – 1014.

56. ADAMS E B, MACLEOD I N. Invasive amebiasis. I. Amebic dysentery and its complications. Medicine (Baltimore), 1977, 56(4): 315 – 323.

57. OZDOGAN M, BAYKAL A, ARAN O. Amebic perforation of the colon: rare and frequently fatal complication. World J Surg, 2004, 28(9): 926 – 929.

58. TSAI H C, LEE S S, WANN S R, et al. Colon perforation with peritonitis in an acquired immunodeficiency syndrome patient due to cytomegalovirus and amoebic colitis. J Formos Med Assoc, 2005, 104(11): 839 – 842.

59. TAKAHASHI T, GAMBOA-DOMINGUEZ A, GOMEZ-MENDEZ T J, et al. Fulminant amebic colitis: analysis of 55 cases. Dis Colon Rectum, 1997, 40(11): 1362 – 1367.

60. SAIDIN S, OTHMAN N, NOORDIN R. Update on laboratory diagnosis of amoebiasis. Eur J Clin Microbiol Infect Dis, 2019, 38(1): 15 – 38.

61. HORIKI N, FURUKAWA K, KITADE T, et al. Endoscopic findings and lesion distribution in amebic colitis. J Infect Chemother, 2015, 21(6): 444 – 448.

62. HAQUE R, HUSTON C D, HUGHES M, et al. Amebiasis. N Engl J Med, 2003, 348(16): 1565 – 1573.

63. MISRA N P, GUPTA R C. A comparison of a short course of single daily dosage therapy of tinidazole with metronidazole in intestinal amoebiasis. J Int Med Res, 1977, 5(6): 434 – 437.

64. SINGH G, KUMAR S. Short course of single daily dosage treatment with tinidazole and metronidazole in intestinal amoebiasis: a comparative study. Curr Med Res Opin, 1977, 5(2): 157 – 160.

65. CHEN X M, KEITHLY J S, PAYA C V, et al. Cryptosporidiosis. N Engl J Med, 2002, 346(22): 1723 – 1731.

66. MORGAN U M, PALLANT L, DWYER B W, et al. Comparison of PCR and microscopy for detection of Cryptosporidium parvum in human fecal specimens: clinical trial. J Clin Microbiol, 1998, 36(4): 995 – 958.

67. GHARPURE R, PEREZ A, MILLER A D, et al. Cryptosporidiosis outbreaks—United States, 2009—2017. MMWR Morb Mortal Wkly Rep, 2019, 68(25): 568 – 572.

68. KOTLOFF K L, NASRIN D, BLACKWELDER W C, et al. The incidence, aetiology, and adverse clinical consequences of less severe diarrhoeal episodes among infants and children residing in low-income and middle-income countries: a 12-month case-control study as a follow-on to the Global Enteric Multicenter Study (GEMS). Lancet Glob Health, 2019, 7(5): e568 – e584.

69. SPARKS H, NAIR G, CASTELLANOS-GONZALEZ A, et al. Treatment of Cryptosporidium: what we know, gaps, and the way forward. Curr Trop Med Rep, 2015, 2(3): 181 – 187.

70. CARR A, MARRIOTT D, FIELD A, et al. Treatment of HIV- 1-associated microsporidiosis and cryptosporidiosis with combination antiretroviral therapy. Lancet, 1998, 351(9098): 256 – 261.

71. SÁNCHEZ-VEGA J T, CABRERA-FUENTES H A, ROMERO-OLMEDO A J, et al. Cyclospora

cayetanensis: this emerging protozoan pathogen in Mexico. Am J Trop Med Hyg, 2014, 90(2): 351 – 253.

72. HUANG P, WEBER J T, SOSIN D M, et al. The first reported outbreak of diarrheal illness associated with Cyclospora in the United States. Ann Intern Med, 1995, 123(6): 409 – 414.

73. HOGE C W, SHLIM D R, GHIMIRE M, et al. Placebo-controlled trial of co-trimoxazole for Cyclospora infections among travellers and foreign residents in Nepal. Lancet, 1995, 345(8951): 691 – 693.

74. QVARNSTROM Y, BENEDICT T, MARCET P L, et al. Molecular detection of Cyclospora cayetanensis in human stool specimens using UNEX-based DNA extraction and real-time PCR. Parasitology, 2018, 145(7): 865 – 870.

75. SHANE A L, MODY R K, CRUMP J A, et al. 2017 Infectious Diseases Society of America clinical practice guidelines for the diagnosis and management of infectious diarrhea. Clin Infect Dis, 2017, 65(12): 1963 – 1973.

76. PAPE J W, VERDIER R I, BONCY M, et al. Cyclospora infection in adults infected with HIV. Clinical manifestations, treatment, and prophylaxis. Ann Intern Med, 1994, 121(9): 654 – 657.

77. DIDIER E S, WEISS L M. Microsporidiosis: current status. Curr Opin Infect Dis, 2006, 19(5): 485 – 492.

78. WANKE C A, DEGIROLAMI P, FEDERMAN M. Enterocytozoon bieneusi infection and diarrheal disease in patients who were not infected with human immunodeficiency virus: case report and review. Clin Infect Dis, 1996, 23(4): 816 – 818.

79. GAINZARAIN J C, CANUT A, LOZANO M, et al. Detection of Enterocytozoon bieneusi in two human immunodeficiency virus-negative patients with chronic diarrhea by polymerase chain reaction in duodenal biopsy specimens and review. Clin Infect Dis, 1998, 27(2): 394 – 398.

80. RYAN E T, HILL D R, SOLOMON T, et al. Hunter's Tropical Medicine and Emerging Infectious Diseases. 10th ed. London: Elsevier, 2020: 825 – 831.

81. BOTTEREL F, MINOZZI C, VITTECOQ D, et al. Pulmonary localization of Enterocytozoon bieneusi in an AIDS patient: case report and review. J Clin Microbiol, 2002, 40(12): 4800 – 4801.

82. SAIGAL K, KHURANA S, SHARMA A, et al. Comparison of staining techniques and multiplex nested PCR for diagnosis of intestinal microsporidiosis. Diagn Microbiol Infect Dis, 2013, 77(3): 248 – 249.

83. VELÁSQUEZ J N, DI RISIO C, ETCHART C, et al. Multimethodological approach to gastrointestinal microsporidiosis in HIV-infected patients. Acta Parasitol, 2019, 64(3): 658 – 669.

84. POLLEY S D, BOADI S, WATSON J, et al. Detection and species identification of microsporidial infections using SYBR Green real-time PCR. J Med Microbiol, 2011, 60(Pt 4): 459 – 466.

85. MOLINA J M, GOGUEL J, SARFATI C, et al. Trial of oral fumagillin for the treatment of intestinal microsporidiosis in patients with HIV infection. ANRS 054 Study Group. Agence Nationale de Recherche sur le SIDA. AIDS, 2000, 14(10): 1341 – 1348.

86. MOLINA J M, TOURNEUR M, SARFATI C, et al. Fumagillin treatment of intestinal microsporidiosis. N Engl J Med, 2002, 346(25): 1963 – 1969.

87. CHAMPION L, DURRBACH A, LANG P, et al. Fumagillin for treatment of intestinal microsporidiosis in renal transplant recipients. Am J Transplant, 2010, 10(8): 1925 – 1930.

88. BUKREYEVA I, ANGOULVANT A, BENDIB I, et al. Enterocytozoon bieneusi Microsporidiosis in Stem Cell Transplant Recipients Treated with Fumagillin. Emerg Infect Dis, 2017, 23(6): 1039 – 1041.

89. WILSON K H, BLITCHINGTON R, FROTHINGHAM R, et al. Phylogeny of the Whipple's-disease-associated bacterium. Lancet, 1991, 338(8765): 474 – 475.

90. RELMAN D A, SCHMIDT T M, MACDERMOTT R P, et al. Identification of the uncultured bacillus of Whipple's disease. N Engl J Med, 1992, 327(5): 293 – 301.

91. DURAND D V, LECOMTE C, CATHÉBRAS P, et al. Whipple disease. Clinical review of 52 cases. The SNFMI research group on Whipple disease. Société Nationale Française de Médecine Interne. Medicine (Baltimore), 1997, 76(3): 170 – 184.

92. SCHNEIDER T, MOOS V, LODDENKEMPER C, et al. Whipple's disease: new aspects of pathogenesis and treatment. Lancet Infect Dis, 2008, 8(3): 179 – 190.

93. MOOS V, SCHNEIDER T. Changing paradigms in Whipple's disease and infection with Tropheryma whipplei. Eur J Clin Microbiol Infect Dis, 2011, 30(10): 1151 – 1158.

94. GÜNTHER U, MOOS V, OFFENMÜLLER G, et al. Gastrointestinal diagnosis of classical Whipple disease: clinical, endoscopic, and histopathologic features in 191 patients. Medicine (Baltimore), 2015, 94(15): e714.

95. FEURLE G E, JUNGA N S, MARTH T. Efficacy of ceftriaxone or meropenem as initial therapies in Whipple's disease. Gastroenterology, 2010, 138(2): 478 – 486.

96. SCHNIDER P J, REISINGER E C, BERGER T, et al. Treatment guidelines in central nervous system Whipple's disease. Ann Neurol, 1997, 41(4): 561 – 562.

97. FRIEDMAN M, RAMSAY D B, BORUM M L. An unusual case report of small bowel Candida overgrowth as a cause of diarrhea and review of the literature. Dig Dis Sci, 2007, 52(3): 679 – 680.

98. BURES J, CYRANY J, KOHOUTOVA D, et al. Small intestinal bacterial overgrowth syndrome. World J Gastroenterol, 2010, 16(24): 2978 – 2990.

99. PIMENTEL M, SAAD R J, LONG M D, et al. ACG clinical guideline: small intestinal bacterial overgrowth. Am J Gastroenterol, 2020, 115(2): 165 – 178.

100. GATTA L, SCARPIGNATO C. Systematic review with meta-analysis: rifaximin is effective and safe for the treatment of small intestine bacterial overgrowth. Aliment Pharmacol Ther, 2017, 45(5): 604 – 616.

101. MASSEY B T, WALD A. Small intestinal bacterial overgrowth syndrome: a guide for the appropriate use of breath testing. Dig Dis Sci, 2021, 66(2): 338 – 347.

102. PHILIP N A, AHMED N, PITCHUMONI C S. Spectrum of drug-induced chronic diarrhea. J Clin Gastroenterol, 2017, 51(2): 111 – 117

103. BURBURE N, LEBWOHL B, ARGUELLES-GRANDE C, et al. Olmesartan-associated sprue-like enteropathy: a systematic review with emphasis on histopathology. Hum Pathol, 2016, 50: 127 – 134.

104. KROSCHINSKY F, STÖLZEL F, VON BONIN S, et al. New drugs, new toxicities: severe side effects of modern targeted and immunotherapy of cancer and their management. Crit Care, 2017, 21(1): 89.

105. MAULONI P A, CAPUANI F, PAONE C, et al. An unusual cause of diarrhoea: case report and literature review of olmesartan-associated enteropathy. Eur J Gastroenterol Hepatol, 2021, 33(1S Suppl 1): e1060 – e1066.

106. SOTIROPOULOS C, SAKKA E, DIAMANTOPOULOU G, et al. Olmesartan-induced enteropathy: A report of an unusual cause of chronic diarrhea. Cureus, 2021, 13(8): e17004.

107. CHASSANY O, MICHAUX A, BERGMANN J F. Drug-induced diarrhoea. Drug Saf, 2000, 22(1): 53 – 72.

108. ABRAHAM B P, SELLIN J H. Drug-induced, factitious, & idiopathic diarrhoea. Best Pract Res Clin Gastroenterol, 2012, 26(5): 633 – 648.

109. FIELD M. Intestinal ion transport and the pathophysiology of diarrhea. J Clin Invest, 2003, 111(7): 931 – 943.

110. CSÁKY T Z, HARA Y. Inhibition of active intestinal sugar transport by digitalis. Am J Physiol, 1965, 209(3): 467 – 472.

第六章 慢性便秘

随着饮食习惯与结构的改变，加上精神心理等因素的影响，便秘已经严重影响现代很多人的生活质量。虽是如此，人们对便秘也未给予足够的重视。面对便秘，很多人都是抱着一种侥幸心理，总以为服用一些番泻叶、大黄之类的泻剂，便能解燃眉之急。然而对慢性便秘患者来说，烦恼就像粘在手上的牛皮糖，总也甩不掉，有些患者发展为顽固性、难治性便秘，甚至诱发结肠黑变病、结肠息肉等，增加癌变风险。因此，对于便秘应高度重视，及早预防，规范诊治。

【定义及流行病学】

便秘是指大便次数减少，一般每周少于 3 次，伴粪便干硬和（或）排便困难。排便困难包括排便费力、排出困难、排便不尽感、肛门直肠堵塞感、排便费时和需辅助排便等。慢性便秘的病程应至少为 6 个月。

便秘是临床常见症状，多长期持续存在，症状扰人，影响生活质量。随着饮食结构改变、生活节奏加快和社会心理因素影响，慢性便秘的患病率呈上升趋势。对社区人群进行的流行病学研究显示，我国成人慢性便秘患病率为 4%~10%，并随年龄增长而升高，70 岁以上人群慢性便秘的患病率达 23%，80 岁以上达 38%。女性慢性便秘患病率高于男性，男女患病率之比 1∶4.56~1∶1.22。

慢性便秘的危险因素除高龄和女性外，还包括经济状况、文化程度、生活方式、饮食习惯和精神心理因素等。研究结果显示，经济状况和文化程度与便秘的患病率呈负相关。慢性便秘患病率农村高于城市，与工作压力、精神心理因素（如焦虑、抑郁及不良生活习惯等）有关。女性、低体重指数（body mass index，BMI）、文化程度低、生活在人口密集区者更易发生便秘。低纤维素食物、液体摄入减少可增加慢性便秘发生的可能性。

便秘在阿尔茨海默病、肝性脑病及结直肠癌等疾病的发生、发展中可能发挥重要作用。有基础性疾病患者，如脑血管意外、急性心梗时，便秘可导致病情加重、发生意外，甚至有死亡的风险。部分便秘与肛肠疾病如肛裂、痔疮等有密切的关系。因此，慢性便秘患者生活质量下降，经济和社会负担加重。

【病因】

慢性便秘可由多种疾病引起，包括功能性疾病和器质性疾病，不少药物也可引起便秘（表6-1）。根据病因，慢性便秘又可进一步分为原发性便秘和继发性便秘，其中，功能性疾病所致的便秘属于原发性便秘，而器质性和药物性便秘统称为继发性便秘。在上述几种病因中，功能性疾病是临床慢性便秘最主要的病因。

表6-1　慢性便秘的病因及相关因素

病因	相关因素
功能性疾病	功能性便秘、功能性排便障碍、便秘型肠易激综合征
器质性疾病	① 肠道疾病（结肠肿瘤、憩室、肠腔狭窄或梗阻、巨结肠、结直肠术后、肠扭转、直肠膨出、直肠脱垂、痔、肛裂、肛周脓肿或瘘管、肛提肌综合征、痉挛性肛门直肠痛）； ② 内分泌和代谢系统疾病（严重脱水、糖尿病、甲状腺功能减退、甲状旁腺功能亢进、多发性内分泌肿瘤、重金属中毒、高钙血症、高或低镁血症、低钾血症、卟啉病、慢性肾病、尿毒症）； ③ 神经系统疾病（自主神经病变、脑血管疾病、认知障碍或痴呆、多发性硬化、帕金森病、脊髓损伤）； ④ 肌肉疾病（淀粉样变性、皮肤炎、硬皮病、系统性硬化病）
药物	抗抑郁药、抗癫痫药、抗组胺药、抗震颤麻痹药、抗精神病药、解痉药、钙拮抗剂、利尿剂、单胺氧化酶抑制剂、阿片类药物、拟交感神经药物、含铝或钙的抗酸剂、钙剂、铁剂、止泻药、非甾体抗炎药

1. 一般病因：不合理的饮食习惯、膳食纤维摄入不足是常见原因，如进食量少或食物缺乏纤维或水分不足，对结肠运动的刺激减少，从而导致便秘；不良排便习惯，如工作紧张、生活节奏过快、工作性质和时间变化、精神因素等打乱了正常的排便习惯。此外，长期抑制便意、不合理使用泻剂、环境或排便体位改变、妊娠、老年、营养障碍、长期卧床或制动也可导致便秘的发生。

2. 功能性疾病：功能性疾病所致便秘主要由结肠、直肠肛门的神经平滑肌功能失调所致，包括功能性便秘、功能性排便障碍和便秘型肠易激综合征等。根据病理生理改变，功能性疾病所致的便秘可分为正常传输型便秘（normal transit constipation，NTC）、慢传输型便秘（slow transit constipation，STC）、排便障碍型便秘和混合型便秘。正常传输型便秘是功能性便秘中较常见的亚型，患者结肠传输功能检测正常，但存在便秘症状。慢传输型便秘患者全结肠或结肠各段存在传输延迟，主要由结肠推进力不足所致，结肠动力降低，结肠推进性蠕动收缩活动减少，导致粪便通过结肠时间延长，表现为排便次数少、排便费力、粪便干结等症状，但不存在排便协调障碍。排便障碍型便秘主要是指患者在尝试排便的过程中盆底肌群存在矛盾收缩、松弛不全或肛门静息压增高，从而导致粪便排出障碍。慢性功能性便秘患者多存在多种病理生理改变，如超过半数的排便障碍型便秘患者同时存在结肠传输时间延长，超过2/3的慢传输型便秘患者存在排便协调障碍，从而导致混合型便秘的发生。

3. 器质性疾病：多种器质性疾病可导致便秘发生，在便秘诊治过程中应注意鉴别，如结直肠和盆底器质性疾病、中枢神经系统疾病、内分泌和代谢系统疾病等。

（1）直肠与肛门病变引起肛门括约肌痉挛、排便疼痛，造成惧怕排便，如痔疮、肛裂、肛周脓肿、溃疡、直肠炎等。

（2）局部病变导致排便无力：如大量腹水、膈肌麻痹、系统性硬化症、肌营养不良等。

（3）结肠完全或不完全性梗阻：如结肠良恶性肿瘤，克罗恩病，先天性巨结肠症，各种原因引起的肠粘连、肠扭转、肠套叠等。

（4）腹腔或盆腔内肿瘤压迫。

（5）全身性疾病使肠肌松弛、排便无力，如尿毒症、糖尿病、甲状腺功能低下、脑血管意外、脊髓病变、截瘫、多发性硬化、皮肌炎等。

此外，血卟啉病及铅中毒引起的肠肌痉挛亦可导致便秘。

4. 精神或心理障碍：如精神病、抑郁症、神经性厌食等。

5. 药物相关因素：如阿片制剂、精神类药物、抗惊厥药、抗胆碱能制剂、铁剂、钙通道阻滞剂等。

【发病机制】

人的排便过程主要依赖肠道动力、分泌、内脏感觉、盆底肌群和肠神经系统等协调完成。正常结肠运动以节段性和推进性蠕动收缩活动为特征。粪便向直肠肛门推进过程主要依赖结肠肌间神经丛、肠 Cajal 细胞和肠神经递质等共同作用下产生的结肠完整推进性蠕动收缩活动完成。粪便在直肠肛门排出过程主要依赖盆底肌群和肛门内外括约肌协调完成。

慢性功能性便秘在多种病理生理机制共同作用下发生的，包括肠道动力障碍、肠道分泌紊乱、内脏敏感性改变、盆底肌群功能障碍和肠神经系统功能紊乱等。根据病理生理改变，可将功能性便秘进一步分为正常传输型便秘（normal transit constipation，NTC）、慢传输型便秘（slow transit constipation，STC）、排便障碍型便秘和混合型便秘（详见本章节【病因】部分）。

【检查方法及评估】

一、询问病史

详细询问便秘的症状及病程、饮食习惯、胃肠道症状、伴随症状和疾病及用药情况，便秘症状特点（便次、便意、是否排便困难或不畅、有无大便不尽感、肛门下坠感及粪便性状），评估精神、心理状态，注意有无肿瘤预警症状，如便血、贫血、消瘦、发热、腹痛等。

二、一般检查

对慢性便秘患者的体格检查包括全身检查、腹部检查和肛门直肠指检。

腹部检查时要特别注意有无腹部压痛、腹部包块等。肛门直肠指检简便、易行，可了解有无肛门直肠肿物等器质性疾病，对评估肛门括约肌和耻骨直肠肌功能非常重要。

在进行直肠检查时，嘱患者取左侧卧位并将双髋屈曲呈90°。检查者应寻找有无直肠压痛、包块、狭窄及粪便。如果存在粪便，则应注意其质地。多数研究显示，肛门直肠指检可作为不协调性排便或需要肛门直肠压力测定检查的初筛指标。肛门直肠指检时嘱患者做用力排便的动作，正常情况下肛门口松弛，如手指被夹紧，提示可能存在肛门括约肌不协调收缩；对合并肛门直肠疼痛的患者，通过检查耻骨直肠肌触痛可以鉴别是肛提肌综合征还是非特异性功能性肛门直肠疼痛。

肛门直肠指检能同时了解直肠内有无粪便滞留及性状，肛管、直肠狭窄和直肠占位等，并可了解肛管括约肌、耻骨直肠肌的功能状况及有无直肠前突、直肠内脱垂等。血常规、粪便常规、粪便隐血试验是排除结直肠、肛门器质性病变的基础筛查，必要时需进行有关生化、激素水平和代谢方面的检查。对可疑肛门、结直肠病变者，应行肛门镜、结肠镜检查、钡灌肠或气钡造影等。

三、特殊检查

对慢性便秘患者，可酌情选择以下检查。

1. 胃肠传输试验（gastrointestinal transit test，GIT）：以检测结肠传输时间为主，方法包括不透X线标志物法、核素法、氢呼气法、胶囊内镜等，其中以不透X线标志物法在临床应用最为广泛。患者连续3天服用不同形状的标志物，并拍摄腹部X线片，根据标志物在肠道的分布情况，计算其在不同肠段的通过时间。简易法：一次顿服不透X线标志物（通常是20个），于48、72小时拍摄腹部X线片。若48小时70%的标志物在乙状结肠以上，则提示存在结肠慢传输；若80%标志物存留于乙状结肠和直肠，则提示功能性排便障碍的可能。因此，胃肠传输试验有助于慢传输型便秘的诊断（图6-1）。

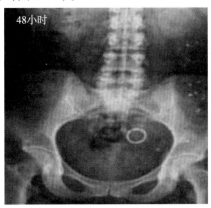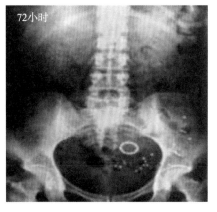

图6-1 结肠慢传输

女性，42岁，主诉大便不畅3年余，结肠镜检查未见异常。一次性顿服不透X线标志物20个，分别于48、72小时拍摄腹部X线片，48小时见70%的不透X线标志物在乙状结肠以上，提示存在结肠慢传输

2. **排粪造影**：造影前应排空粪便，用钡灌肠，以充盈至降结肠为准，并标记肛门。拍摄患者侧坐于特制排粪桶上的静息、提肛、力排、排出造影剂后的黏膜相。排粪造影是评估、模拟排便过程中直肠和盆底活动的影像学技术，通常采用增稠的钡糊，能同时观察直肠的形态结构异常（如直肠前突、直肠脱垂、肠疝、巨结肠等）和排出功能异常（如静息和力排时肛门直肠角变化、耻骨直肠肌痉挛、直肠排空等）。MRI 排粪造影能实时显示直肠肛门的运动和排空情况，同时能清晰显示耻骨直肠肌、肛提肌、肛门内括约肌，以及直肠和肛门周围的软组织，且无辐射。排粪造影也可用于排便障碍型，特别是怀疑有形态结构改变的慢性便秘的诊断。

3. **肛管直肠测压**：测定指标包括直肠压力、肛管静息压和肛管收缩压及肛门直肠抑制反射，还可测定直肠感觉功能和直肠顺应性，有助于评估肛管括约肌、直肠有无动力和感觉功能障碍，了解用力排便时肛门括约肌或盆底肌有无不协调性收缩，是否存在直肠压力上升不足，是否缺乏肛门直肠抑制反射和直肠感觉阈值。肛门直肠测压适用于以排便障碍为主要表现的慢性便秘患者。

4. **球囊逼出试验**：可作为排便障碍型便秘的初筛检查。球囊逼出试验可反映肛门直肠对球囊（可用水囊或气囊）的排出能力，健康者可在 1 ～ 2 分钟内排出球囊。该检查作为功能性排便障碍的筛查方法，简单、易行。但球囊逼出试验结果正常并不能完全排除盆底肌不协调收缩的可能。

5. **盆底肌电图检查**：可记录肛管肌电图的波幅和动作电位，判断有无肌源性病变。会阴部神经潜伏期测定能显示会阴部有无神经源性损伤。

【诊断】

便秘的诊断主要取决于症状，凡有排便困难费力、排便次数减少（每周 < 3 次）、粪便干结、量少，可诊断为便秘，时间 ≥ 6 个月为慢性便秘。慢性功能性便秘的诊断目前主要采用罗马Ⅳ诊断标准，具体如下。

（1）必须包括以下 2 项或 2 项以上：至少 25% 的排便感到费力；至少 25% 的排便为干球粪或硬粪；至少 25% 的排便有不尽感；至少 25% 的排便有肛门直肠梗阻感和（或）堵塞感；至少 25% 的排便需手法辅助，每周自发排便 < 3 次。

（2）不用泻药时很少出现稀便。

（3）不符合肠易激综合征的诊断标准。

根据罗马 Ⅳ 标准，功能性便秘与便秘型肠易激综合征属于同一疾病症状谱，两者都有便秘症状，诊断常会转换，最主要的区别是便秘型肠易激综合征存在与便秘相伴随的反复发作的腹痛、腹部不适，而这种腹痛、腹部不适症状则正是因内脏高敏感所致。因此，不同病理生理学改变的差异会导致不同症状表现，同时也奠定了不同病因慢性便秘诊治方面的差异。

根据便秘和相关症状轻重及其对生活影响的程度，可分为轻度、中度、重度。轻度指症状较轻，不影响日常生活，通过整体调整、短时间用药即可恢复正常排便。重度指便秘症状重且持续，严重影响工作、生活，需用药物治疗，不能停药或药物治疗无效。中度则介于两者之间。

【鉴别诊断】

大部分慢性便秘为功能性疾病所致，因此病因诊断时首先需要排除器质性疾病、代谢性疾病和药物因素导致的便秘。详细询问病史和进行体格检查可为慢性便秘的进一步诊断提供重要的信息，应特别注意全面询问便秘的症状、严重程度及患者对便秘症状的感受、便秘对患者生活质量的影响。不同的便秘症状群可提示不同的病理生理机制，便秘伴随症状可为鉴别诊断提供线索。患者合并的慢性基础疾病和用药史可能是导致和加重便秘的主要原因。同时要注意收集患者饮食结构、对疾病的认知程度和精神心理状态等情况。

对近期内出现便秘或伴随症状发生变化的患者，鉴别诊断尤为重要。对年龄 >40 岁、有报警征象者，如便血、粪便潜血阳性、贫血、消瘦、明显腹痛、腹部包块、有结直肠息肉史和结直肠肿瘤家族史，应进行必要的实验室、影像学和结肠镜检查，以明确便秘是否为器质性疾病所致。

【治疗】

便秘治疗的目的是缓解症状，恢复正常肠道动力和排便生理功能。应强调个体化的综合治疗，包括推荐合理的膳食结构，建立正确的排便习惯，调整患者的精神心理状态。对有明确病因者进行病因治疗，需长期应用通便药维持治疗者，应避免滥用泻药。外科手术应严格掌握适应证，并对手术疗效做出客观预测。

一、基础治疗

（1）增加膳食纤维和水的摄入、增加运动等生活方式调整是慢性便秘的基础治疗措施。膳食纤维对小肠中某些酶具有抗水解作用，且不会被结肠吸收，因此可留住肠腔水分并增加粪便体积。增加膳食纤维可改善便秘症状谱，包括排便频率、粪便性状、排便疼痛和结肠转运时间等。膳食纤维的摄入推荐量为 20 ~ 35 g/d，并推荐使用可溶性膳食纤维。水的摄入会增强膳食纤维的通便作用，推荐水的摄入量为 1.5 ~ 2.0 L/d。

（2）规律的体育运动可缩短肠道传输时间，利于通便。有氧运动如步行、骑车等对改善便秘有效。除运动受限者外，便秘患者参与其他运动项目的频次和程度无严格限制，一般推荐运动量为 30 ~ 60 min/d，至少 2 次/周。适当增加运动量可能对日常运动较少者或老年便秘患者更有效。

（3）建立良好的排便习惯。晨起的起立反射可促进结肠运动，有助于产生便意，建议便秘患者在晨起和餐后 2 小时内尝试排便，每次排便时间不宜过长（<10 分钟/次）。如厕排便时需集中注意力，避免受与排便无关的因素干扰，养成良好的排便习惯。推荐便秘患者采取蹲位排便姿势，可缩短排便时间，改善排便费力，提高排便满意度。

二、药物治疗

便秘的治疗药物包括容积性泻药、渗透性泻药、刺激性泻药等，并可合用促动力药物、微生态制剂等。

1. 容积性泻药： 该类药物通过结合水、增加粪便含水量、软化粪便、增加粪便体积而起到通便作用，用于轻、中度便秘。代表药物有欧车前、聚卡波非钙、麦麸等。

2. 渗透性泻药： 该类药物人体不吸收，通过营造肠腔高渗环境保留粪便水分，增加粪便体积，刺激肠道蠕动，可用于轻、中度便秘。具体包括乳果糖、聚乙二醇4000散、硫酸镁等。聚乙二醇4000散严重不良反应罕见，已被国际多项指南和共识推荐用于慢性便秘患者的长期治疗。乳果糖在结肠中可被代谢为乳酸和乙酸，促进生理性细菌生长，同时这些相对分子质量较低的有机酸可增加肠腔内渗透压，从而改善慢性便秘患者的排便频率和粪便性状。

3. 刺激性泻药： 该类药物作用于肠道神经，可增加肠道动力、刺激肠黏膜分泌，具体包括酚酞片、比沙可啶、匹可硫酸钠、蒽醌类泻药和蓖麻油等。长期使用刺激性泻剂易出现药物依赖、吸收不良和电解质紊乱，还可损害患者的肠神经系统而导致结肠动力减弱，甚至引起结肠黑变病。

结肠黑变病又称结肠黑色素沉着病，是结肠黏膜固有层内巨噬细胞含有脂褐素样物质的一种黏膜色素沉着性病变，是一种良性、非炎症性、可逆性病变，发病率为0.06%~5.9%。长期应用蒽醌类泻药是目前公认的引起结肠黑变病的主要原因，便秘患者长期服用的中草药是蒽醌类泻药的主要来源，如番泻叶、芦荟、大黄及含其成分的中成药等。蒽醌类泻药到达大肠后被吸收转化为其活性形式，破坏上皮细胞，导致细胞凋亡，凋亡细胞被巨噬细胞吞噬，并通过基底膜小孔移行到黏膜固有层，形成色素沉着，当大量凋亡细胞被吞噬后，最终形成结肠黑变病。目前市场上存在大量含有大黄类药物的减肥胶囊、排毒养颜胶囊、芦荟胶囊等，盲目减肥或美容的年轻女性长期服用后，大肠亦会有色素沉积，发生黑变（图6-2）。长期应用蒽醌类泻药不仅可导致结肠黑变病，还可能增加罹患大肠癌的风险。因此，便秘患者切不可盲目用药，建议作为补救措施，短期、间断使用刺激性泻剂。

4. 鸟苷酸环化酶激动剂： 代表药物为利那洛肽，其可改善慢性便秘患者的腹痛、便秘等症状，主要在胃肠道中代谢，其代谢产物极少被吸收进入血液循环，也不会抑制常见药物转运体和代谢酶，因此几乎不会与其他药物相互作用或干扰其他药物的吸收和代谢。

5. 高选择性5-羟色胺4(5-HT₄)受体激动剂： 可缩短结肠传输时间，增加患者排便次数，代表药物有普芦卡必利、西沙比利等。此类药物是一种高选择性和高亲和力的5-羟色胺受体激动剂，与肠肌间神经丛5-羟色胺受体结合后，可增加胆碱能神经递质的释放，刺激结肠产生高幅推进性收缩波，使不伴有肛门直肠功能障碍的便秘患者胃排空、小肠传输和结肠传输加快。普芦卡必利可用于常规泻药无法改善便秘症状的患者，当服用普芦卡必利4周仍无疗效时，需重新评估患者的病情和是否继续服用该药。

6. 氯离子通道活化剂： 可以促进肠上皮分泌，增加患者自发排便次数，代表药物为鲁比前列酮。氯离子通道活化剂选择性激活位于肠上皮细胞顶膜的2型氯离子通道，促进肠上皮细胞的氯离子分泌入肠腔，肠液分泌增加可疏松粪便，从而加快排便频率，改变粪便性状，减轻排便费力感，缓解排便的总体症状。

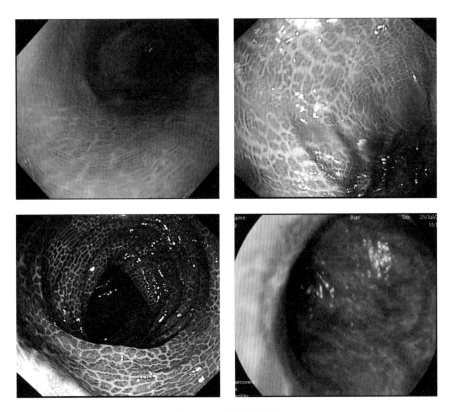

图6-2 结肠黑变病

女性，62岁，主诉大便不畅20余年，长期服用芦荟胶囊通便，结肠镜检查见肠黏膜有程度和范围不等的色素沉着，表现为虎皮花斑样、蛇皮样、网格状或颗粒样改变

7.润滑性泻药：该类药物可软化粪便、润滑肠壁，供粪便干结、嵌塞患者临时使用，尤其适用于排便障碍型便秘及粪便干结、粪便嵌塞的老年患者，具体包括甘油灌肠剂（如开塞露）、液状石蜡、多库酯钠等。

8.微生态制剂：微生态制剂虽不是治疗慢性便秘的一线药物，但可调节肠道菌群失衡，促进肠道蠕动和胃肠动力恢复，被越来越多的研究者推荐为慢性便秘的长期辅助用药。微生态制剂可分为益生菌、益生元和合生元3类。粪菌移植治疗也属于广义的肠道微生态治疗。常用于治疗慢性便秘的益生菌包括双歧杆菌属和乳酸杆菌属等。应用微生态制剂调节肠道菌群可以部分缓解便秘症状，国外指南和共识意见推荐将其作为慢性便秘患者的治疗选择之一，但具体治疗机制尚不明确。

9.中医药：中药、针灸和按摩推拿治疗慢性便秘在临床上表现出一定的疗效，但是仍需要大样本和更高质量的研究进一步证实。

10.心理治疗：中重度便秘患者常有焦虑甚至抑郁等心理障碍，应予认知治疗，消除患者紧张或抑郁等情绪。对于严重心理障碍的患者可给予抗焦虑抑郁药物治疗。

便秘经过4~8周的基础治疗无效，可酌情选用相应药物治疗，可根据病情轻重及便秘类型选择药物。轻、中度便秘患者，可选用容积性或渗透性泻药，必要时联合使用；重度便秘患者经容积性和渗透性药物治疗无效时，可联合选用促动力药或促分泌药。慢传输型便秘表现为大便次数减少、缺乏便意，可选用容积性、渗透性、促动力泻药，必要时联合用药。排便障碍型便秘主要表现为排便费力、粪便干结、排便不尽感，生物反馈是此型便秘的主要治疗措施，也可适当使用渗透性、容积性泻药。便秘型肠易激综合征应注重心理治疗，可选用渗透性泻药。

三、生物反馈治疗

生物反馈疗法属行为调节疗法，在患者模拟排便时，腹壁电极和肛直肠压力感受器可感知并向患者显示其腹壁、直肠、肛管肌肉用力的状态，患者借此自我调节并纠正不协调排便的用力方式，训练患者协调腹部和盆底肌肉，从而恢复正常的排便模式。生物反馈治疗是排便障碍型便秘患者的首选治疗方法，可改善功能性排便障碍患者的排便次数、盆底功能失调、球囊逼出时间、结肠转运时间，疗效优于饮食、运动、泻剂等治疗方法。

四、骶神经刺激

骶神经刺激又称为骶神经调控，是神经调控治疗方法之一，可用于常规内科治疗无效的难治性便秘。骶神经刺激治疗慢性便秘的确切机制尚在探讨中，但多数研究认为骶神经刺激能够调节迷走神经和躯体神经的传入神经，改善肠道感觉和运动功能，影响盆底器官和低位肠段（主要影响左半横结肠、降结肠和直肠肛管），促进排便。此外，穴位电针、直肠和（或）结肠电刺激、胫神经刺激、腹部体表电刺激等神经调控治疗均可能改善便秘症状，但需完善更多的循证证据，目前可作为便秘的补充治疗方法。

五、手术治疗

对于难治性便秘患者建议转至有条件的医院，重新进行结直肠肛门形态学、功能检查，必要时行多学科会诊。难治性便秘经内科综合治疗无效、符合手术指征者可考虑手术治疗。术前要重新全面评估，明确与便秘相关的形态学改变，严格掌握手术指征。当肠道有多种形态学异常同时存在时，手术在治疗主要病变的同时还应治疗合并的病变，降低手术并发症和复发的风险。针对内科综合治疗效果差的慢传输型便秘患者，手术方式有全结肠切除回直肠吻合术、结肠次全切除术、结肠旷置术、回肠造口术等。排便障碍型便秘常有多种解剖异常，其手术指征复杂，术式多样且手术疗效也不尽相同，尚无统一标准。

我国大多数慢性便秘者是在基层医疗机构接受诊治，根据病情严重程度进行三级分级诊治，既能正确诊断、合理有效治疗，又可减少不必要的检查、降低诊治费用（图6-3）。

一级诊治：适用于多数轻中度慢性便秘患者。首先应详细了解病史（特别注意用药史），体格检查，行肛门直肠指诊、粪便常规及粪便隐血试验。若患者年龄>40岁、有报警征象，可进行血生化及结肠镜等检查以排除器质性疾病。强调生活方式调整、认知治疗，慎用引起便秘的药物。根据患者便秘特点选用容积性泻药、渗透性泻药、促动力药等，疗程为 2~4 周。若治疗无效，可考虑加大剂量或联合用药。

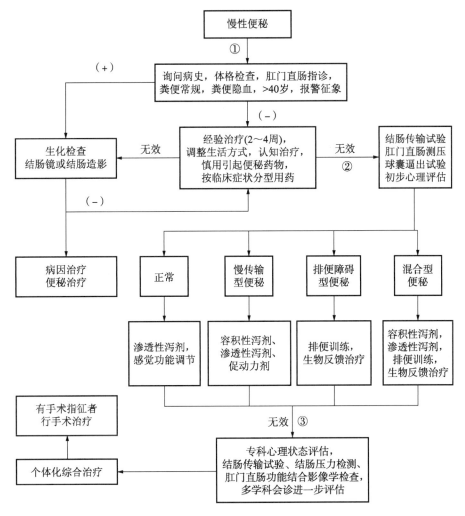

①、②、③分别代表一级、二级、三级诊治。

图 6-3　慢性便秘三级诊治流程图

二级诊治：主要对象是经验性治疗无效患者。可酌情选择行结肠传输试验、肛门直肠测压和（或）球囊逼出试验，并初步评估心理状况，确定便秘类型后进一步选择治疗方案。排便障碍型便秘患者可先进行生物反馈治疗，无效时可加用泻剂。

三级诊治：主要对象是二级诊治无效的患者，应对患者进行重新评估，注意患者是否已经改变不合理的生活方式和排便习惯、有无特殊原因引起的便秘，并注意患者的依从性、治疗是否规范、有无精神心理障碍等。这些患者多是经过多种治疗而疗效不满意的难治性便秘患者，需进一步行结肠和肛门直肠形态学、功能学检查，必要时行多学科包括心理科会诊，以确定合理的个体化综合治疗方案。对于仍无效的患者，需评估手术风险和患者获益，严格掌握适应证，慎重选择手术治疗。

（常义忠　何承志　杨长青）

参考文献

1. PARE P, FERRAZZI S, THOMPSON W G, et al. An epidemiological survey of constipation in canada: definitions, rates, demographics, and predictors of health care seeking. Am J Gastroenterol, 2001, 96(11): 3130 - 3137.

2. LONG Y, HUANG Z, DENG Y, et al. Prevalence and risk factors for functional bowel disorders in South China: a population based study using the rome III criteria. Neurogastroenterol Motil, 2017, 29(1).

3. 熊理守, 陈旻湖, 陈惠新, 等. 广东省社区人群慢性便秘的流行病学研究. 中华消化杂志, 2004, 24(8): 488 - 491.

4. 柯美云, 王英凯. 老年人慢性便秘的流行病学和研究进展. 实用老年医学, 2010, 24(2): 92 - 94.

5. WALD A, SCARPIGNATO C, KAMM M A, et al. The burden of constipation on quality of life: results of a multinational survey. Aliment Pharmacol Ther, 2007, 26(2): 227 - 236.

6. MOHAGHEGH SHALMANI H, SOORI H, KHOSHKROOD MANSOORI B, et al. Direct and indirect medical costs of functional constipation: a population-based study. Int J Colorectal Dis, 2011, 26(4): 515 - 522.

7. BLACK C J, FORD A C. Chronic idiopathic constipation in adults: epidemiology, pathophysiology, diagnosis and clinical management. Med J Aust, 2018, 209(2): 86 - 91.

8. BHARUCHA A E, PEMBERTON J H, LOCKE G R 3rd. American Gastroenterological Association technical review on constipation. Gastroenterology, 2013, 144(1): 218 - 238.

9. NULLENS S, NELSEN T, CAMILLERI M, et al. Regional colon transit in patients with dys-synergic defaecation or slow transit in patients with constipation. Gut, 2012, 61(8): 1132 - 1139.

10. ANDROMANAKOS N P, PINIS S I, KOSTAKIS A I. Chronic severe constipation: current pathophysiological aspects, new diagnostic approaches, and therapeutic options. Eur J Gastroenterol Hepatol, 2015, 27(3): 204 - 214.

11. SKARDOON G R, KHERA A J, EMMANUEL A V, et al. Review article: dyssynergic defaecation and biofeedback therapy in the pathophysiology and management of functional constipation. Aliment Pharmacol Ther, 2017, 46(4): 410 - 423.

12. American Gastroenterological Association, BHARUCHA A E, DORN S D, et al. American Gastroenterological Association medical position statement on constipation. Gastroenterology, 2013, 144(1): 211 - 217.

13. CAMILLERI M, BHARUCHA A E, DI LORENZO C, et al. American Neurogastroenterology and Motility Society consensus statement on intraluminal measurement of gastrointestinal and colonic motility in clinical practice. Neurogastroenterol Motil, 2008, 20(12): 1269 - 1282.

14. RAO S S, PATCHARATRAKUL T. Diagnosis and treatment of dyssynergic defecation. J Neurogastroenterol Motil, 2016, 22(3): 423 - 435.

15. RAO S S, WELCHER K D, LEISTIKOW J S. Obstructive defecation: a failure of rectoanal coordination. Am J Gastroenterol, 1998, 93(7): 1042 - 1050.

16. WONG R K, PALSSON O S, TURNER M J, et al. Inability of the Rome III criteria to distinguish functional constipation from constipation-subtype irritable bowel syndrome. Am J Gastroenterol, 2010,

105(10)：2228 – 2234.

17. SHEKHAR C, MONAGHAN P J, MORRIS J, et al. Rome III functional constipation and irritable bowel syndrome with constipation are similar disorders within a spectrum of sensitization, regulated by serotonin. Gastroenterology, 2013, 145(4)：749 – 757.

18. MEARIN F, LACY B E, CHANG L, et al. Bowel disorders. Gastroenterology, 2016：S0016-5085(16) 00222-5.

19. XIONG L, GONG X, SIAH K T, et al. Rome foundation Asian working team report：Real world treatment experience of Asian patients with functional bowel disorders. J Gastroenterol Hepatol, 2017, 32(8)：1450 – 1456.

20. 严蕴霞. 肛门直肠指诊 662 例临床分析. 社区医学杂志, 2012, 10(22)：29 – 31.

21. 中华医学会消化病学分会胃肠动力学组, 中华医学会外科学分会结直肠肛门外科学组. 中国慢性便秘诊治指南(2013 年, 武汉). 中华消化杂志, 2013, 33(5)：291 – 297.

22. 中华医学会消化病学分会胃肠动力学组, 中华医学会消化病学分会功能性胃肠病协作组. 中国慢性便秘专家共识意见(2019, 广州). 中华消化杂志, 2019, 39(9)：577 – 598.

23. 罗金燕, 王学勤, 戴菲, 等. 慢传输型便秘结肠动力学研究. 中华消化杂志, 2002, 22(2)：117 – 119.

24. 赵松, 刘宝华, 付涛, 等. 结肠传输试验在慢传输型便秘诊断中的应用. 第三军医大学学报, 2013, 35(21)：2289 – 2291.

25. 德罗斯曼. 罗马Ⅳ：功能性胃肠病. 方秀才, 侯晓华, 译. 4 版. 北京：科学出版社, 2016：200 – 219.

26. SHAH E D, FARIDA J D, MENEES S, et al. Examining balloon expulsion testing as an office-based, screening test for dyssynergic defecation：a systematic review and meta-analysis. Am J Gastroenterol, 2018, 113(11)：1613 – 1620.

27. BORDEIANOU L, SAVITT L, DURSUN A. Measurements of pelvic floor dyssynergia：which test result matters? Dis Colon Rectum, 2011, 54(1)：60 – 65.

28. LEE Y Y, ERDOGAN A, YU S, et al. Anorectal manometry in defecatory disorders：a comparative analysis of high-resolution pressure topography and waveform manometry. J Neurogastroenterol Motil, 2018, 24(3)：460 – 468.

29. PARK K S, CHOI S C, PARK M I, et al. Practical treatments for constipation in Korea. Korean J Intern Med, 2012, 27(3)：262 – 270.

30. LINDBERG G, HAMID S S, MALFERTHEINER P, et al. World Gastroenterology Organisation global guideline：constipation—a global perspective. J Clin Gastroenterol, 2011, 45(6)：483 – 487.

31. TACK J, MÜLLER-LISSNER S, STANGHELLINI V, et al. Diagnosis and treatment of chronic constipation—a European perspective. Neurogastroenterol Motil, 2011, 23(8)：697 – 710.

32. FATHALLAH N, BOUCHARD D, DE PARADES V. Les règles hygiéno-diététiques dans la constipation chronique de l'adulte：du fantasme à la réalité…［Diet and lifestyle rules in chronic constipation in adults：From fantasy to reality…］. Presse Med, 2017, 46(1)：23 – 30.

33. 中国医师协会肛肠医师分会. 便秘外科诊治指南(2017). 中华胃肠外科杂志, 2017, 20(3)：241 – 243.

34. BOVE A, BELLINI M, BATTAGLIA E, et al. Consensus statement AIGO/SICCR diagnosis and treatment of chronic constipation and obstructed defecation (part II：treatment). World J Gastroenterol, 2012, 18(36)：4994 – 5013.

35. SHIN J E, JUNG H K, LEE T H, et al. Guidelines for the diagnosis and treatment of chronic functional constipation in Korea, 2015 revised edition. J Neurogastroenterol Motil, 2016, 22(3)：383 – 411.

36. FORD A C, SUARES N C. Effect of laxatives and pharmacological therapies in chronic idiopathic constipation：systematic review and meta-analysis. Gut, 2011, 60(2)：209 – 218.

37. BLACKETT J W, ROSENBERG R, MAHADEV S, et al. Adenoma detection is increased in the setting of Melanosis Coli. J Clin Gastroenterol, 2018, 52(4): 313 - 318.

38. BLACKSHAW L A, BRIERLEY S M. Emerging receptor target in the pharmacotherapy of irritable bowel syndrome with constipation. Expert Rev Gastroenterol Hepatol, 2013, 7(5 Suppl 1): 15 - 19.

39. YIANNAKOU Y, PIESSEVAUX H, BOUCHOUCHA M, et al. A randomized, double-blind, placebo-controlled, phase 3 trial to evaluate the efficacy, safety, and tolerability of prucalopride in men with chronic constipation. Am J Gastroenterol, 2015, 110(5): 741 - 748.

40. 邹多武, 柯美云, 袁耀宗, 等. 普芦卡必利治疗慢性便秘的中国多中心随机、双盲、安慰剂对照临床研究. 中华消化杂志, 2012, 32(12): 847 - 851.

41. KHALIF I L, QUIGLEY E M, KONOVITCH E A, et al. Alterations in the colonic flora and intestinal permeability and evidence of immune activation in chronic constipation. Dig Liver Dis, 2005, 37(11): 838 - 849.

42. 毕洪玲, 张桂兰, 何嬬. 便秘患者肠菌群的调查. 临床军医杂志, 2003, 31(3): 82 - 84.

43. WOODWARD S, NORTON C, CHIARELLI P. Biofeedback for treatment of chronic idiopathic constipation in adults. Cochrane Database Syst Rev, 2014, (3): CD008486.

44. RAO S S, VALESTIN J, BROWN C K, et al. Long-term efficacy of biofeedback therapy for dyssynergic defecation: randomized controlled trial. Am J Gastroenterol, 2010, 105(4): 890 - 896.

45. MATZEL K E, LUX P, HEUER S, et al. Sacral nerve stimulation for faecal incontinence: long-term outcome. Colorectal Dis, 2009, 11(6): 636 - 641.

46. HOSSEINZADEH S T, POORSAADATI S, RADKANI B, et al. Psychological disorders in patients with chronic constipation. Gastroenterol Hepatol Bed Bench, 2011, 4(3): 159 - 163.

47. DING W, JIANG J, FENG X, et al. Novel surgery for refractory mixed constipation: Jinling procedure—technical notes and early outcome. Arch Med Sci, 2014, 10(6): 1129 - 1134.

48. DROSSMAN D A, HASLER W L. Rome IV-functional gi disorders: disorders of gut-brain interaction. Gastroenterology, 2016, 150(6): 1257 - 1261.

49. GWEE K A, GHOSHAL U C, GONLACHANVIT S, et al. Primary care management of chronic constipation in Asia: the ANMA chronic constipation tool. J Neurogastroenterol Motil, 2013, 19(2): 149 - 160.

50. 刘宝华. 慢传输型便秘手术方式及其对疗效影响. 中国实用外科杂志, 2013(11): 986 - 989.

51. 魏东, 蔡建, 赵艇, 等. 回盲部保留长度对腹腔镜结肠次全切除逆蠕动盲肠直肠吻合术疗效的影响. 中华胃肠外科杂志, 2015(5): 454 - 458.

52. 代全武, 喻家菊, 兰明银, 等. 结肠旷置术治疗顽固性慢传输型便秘. 中华胃肠外科杂志, 2003, 6(6): 394 - 396.

53. 魏东, 张远耀, 蔡建, 等. 结肠旷置逆蠕动盲直肠吻合术治疗老年慢传输型便秘. 实用医药杂志, 2009, 26(10): 7 - 9.

54. 彭波, 吴磊, 江从庆, 等. 结肠慢传输型便秘的外科治疗. 腹部外科, 2009, 22(6): 374 - 375.

55. 骆元斌, 顾立萍, 黄小玲, 等. 蒽醌类中药致结肠黑变病发病机制探讨. 中国中西医结合消化杂志, 2014, 22(2): 78 - 79.

56. 高峰玉, 钱家鸣. 结肠黑变病致病因素的分析. 中华消化杂志, 2001, 21(5): 306.

57. 张玲, 高峰. 结肠黑变病新进展. 胃肠病学和肝病学杂志, 2015, 24(3): 257 - 259.

58. HUANG Y N, GUO X, WANG F J. Present status and advancement of melanosis coli. World Chin J Digestol, 2005, 13(24): 2862 - 2865.

59. 中国便秘联谊会, 中国医师协会肛肠分会, 中国民族医药学会肛肠分会, 等. 2017 版便秘的分度与临床策略专家共识. 中华胃肠外科杂志, 2018, 21(3): 345 - 346.

第二篇　炎症与功能

第七章　食管炎

第一节　巴雷特食管

巴雷特食管（Barrett esophagus）是指食管下段出现柱状上皮化生，替代了食管原有复层鳞状上皮的一种病理现象，又称巴雷特溃疡、慢性食管溃疡和炎症综合征。长度大于 3 cm 的称为长节段 BE（long segment Barrett esophagus，LSBE），短于此长度标准的即为短节段 BE（short segment Barrett esophagus，SSBE）。为避免胃食管交界处正常柱状上皮被误诊为 SSBE，将其定义为内镜下呈现食管外观异常（内衬柱状上皮）小于 3 cm，活检有肠化生。短节段 BE 和贲门肠上皮化生，在 BE 诊断中仍然存在争议。一般认为，BE 是严重的食管黏膜损伤所导致的疾病。部分胃食管反流病患者可发展为 BE，但机制尚不明确。目前该病发生的最主要原因被认为是慢性胃酸暴露，患者伴有或不伴有胃食管反流症状。因 BE 与食管腺癌的发生密切相关，为食管癌前病变之一，近年在临床上受到广泛重视。

【流行病学】

因大多数 BE 无症状，故其确切发病率难以统计，而 BE 确诊需要内镜检查和组织学评估。自 20 世纪 70 年代以来，BE 的发病率显著增加，这可能是由于内镜诊疗的普遍使用、内镜下活检及对短柱状上皮节段 BE 关注的增加。来自荷兰的数据表明，BE 的发病率已从 1997 年的 10 万人/年中的 14.3 增加到了 23。BE 的内镜检出率为 0.3%~2%，在因胃食管反流症状而行内镜检查的患者中发现率为 8%~20%，其结果差异较大是因为不同的研究中 BE 的诊断标准不尽相同。在美国肠化生是诊断 BE 的先决条件；在英国和欧洲，单纯胃型化生可诊断 BE。美国的一份资料报道，临床（内镜及活检）发现的 BE 为 22.6 例/10 万人，经尸检得出的 BE 患病率为 376 例/10 万人，后者约高 17 倍，说明可能人群中大部分 BE 患者死前未被发现。在不同年龄、性别、种族、症状群体中，BE 发现率存在差异。BE 多见于中老年人，平均发病年龄为 55 岁，也可发生于青少年和儿童，西方学者认为在儿童期还有一发病高峰。男性患者明显多于女性，男女之比为（2~4）:1。BE 于中年白种人男性多见，在黑种人和亚洲人中较少见，但近年随生活方式的改变，其发病率亦在上升。BE 危险因素包括频繁和长期的食管炎复发、吸烟、男性、年龄增长和中心性肥胖。

【病因及发病机制】

BE 是一种由严重的食管黏膜损伤引起的获得性疾病，其发展需要食管黏膜的损伤因素，并伴有上皮修复的异常环境。流行病学数据表明，一旦损伤发生，BE 迅速发展，之后病变长度却几乎没有变化。

BE 与严重的胃食管出血明显相关。与无 BE 的糜烂性和非糜烂性胃食管反流病（gastroesophageal reflux disease，GERD）患者相比，24 小时 pH 监测提示 BE 患者通常有更大的食道酸暴露。BE 患者酸暴露的增加可能与裂孔疝有关，比对照组或单纯的食管炎患者酸暴露时间更长。此外，与没有 BE 的 GERD 患者相比，BE 患者的基础食管下括约肌压力较低，十二指肠内容物的反流也增加。短节段 BE 患者病理生理异常与之类似。食管 pH 监测研究表明，BE 黏膜的长度与食管酸暴露时间存在相关性。

BE 的特征是柱状上皮化生，这是对慢性炎症的一种保护性反应，化生组织比正常的食管鳞状内皮更能抵抗酸和胆汁反流的有害影响。其途径可能是正常的鳞状上皮去分化为柱状上皮，也可能是通过刺激来自食管上皮细胞的基底层或食管黏膜下腺体的导管干细胞。动物研究也有提示，来自骨髓的多潜能干细胞可能是食道柱状化生的另一个潜在来源。

肠特异性转录因子 CDX1 和 CDX2 促进肠上皮细胞的柱状细胞分化途径，在 BE 中异位表达，目前被认为是 BE 上皮细胞的肠道表型所必需的。此外，CDX1 和 CDX2 均可通过酸性和胆盐脉冲诱导。另一个可能参与肠上皮化生途径的肠相关转录因子是骨形态发生蛋白 4（BMP-4），该蛋白在食管组织、BE 及其所在的基质中增加。用 BMP-4 处理食管鳞状细胞系，使细胞角蛋白的表达谱从鳞状表型特征转变为柱状表型。综上结果，胃十二指肠液反流首先损害食道黏膜层，从而使基底层和黏膜下导管干细胞暴露于反流物，在有害刺激下产生炎症反应，进而导致干细胞中 *Cdx* 基因的表达、BMP-4 激活，从而诱导这些干细胞的子代沿肠系分化而不是鳞状谱系分化。以上途径可作为 BE 形成的一个过程模式。

【临床表现】

BE 患者在临床症状上很难与 GERD 患者区分。最常见的症状为反酸、烧心，其次为胸骨后疼痛和上腹痛，主要由反流性食管炎及其伴随病变引起，近 40% 的 BE 患者并无症状。如 GERD 患者在年龄较早出现反流症状，反流症状持续时间增加，夜间反流症状严重程度增加，就容易导致 BE。BE 出现后，患者对食管酸灌注的敏感性反而下降。因此 BE 患者可在出现食管狭窄时，表现为吞咽困难的突出症状；而胃食管反流症状发生率却低于无 BE 的 GERD 患者。有些患者早期有烧心症状，经一段长时间的无症状期，直至并发症发生后才出现症状，可能是由于柱状上皮对消化液的刺激不如鳞状上皮敏感。吞咽困难如果是食管痉挛所致可以缓解，如为溃疡瘢痕狭窄、慢性食管炎引起管壁纤维化或发生于 BE 腺癌所致的吞咽困难则为进行性的。

BE 可并发出血及穿孔，均少见。1/3 的病例有慢性缺铁性贫血，少数情况下巴雷特溃疡致食管下段穿孔可形成纵隔脓肿或食管瘘，从而引起相应症状，如穿入呼吸道可引起慢性咳嗽、呛咳或咯血。BE 患者发生腺癌的临床表现与食管鳞状上皮癌相似。

【诊断】

由于癌变风险的存在，准确诊断 BE 具有重要意义。患者应接受定期监测，进行内镜检查。内镜下最重要特征是鳞柱状上皮交界（SCJ）向食管胃连接部（EGJ）的口侧移位。BE 诊断既要包括内镜下诊断也包括病理诊断。

BE 的诊断标准：①内镜下可见食管鳞状上皮与胃柱状上皮的交界线（齿状线或 Z 线或 SCJ）相对于胃食管结合部上移≥1 cm，病理证实食管下段正常的复层鳞状上皮被化生的柱状上皮替代，可伴有或不伴有肠上皮化生。

诊断 BE 首先要确定食管胃结合部，内镜下以食管下段栅状血管的下端，或近端胃体皱襞为界。其次，诊断 BE 还需要判断鳞柱状上皮交界，即食管下端鳞状上皮与胃柱状上皮交界构成的齿状线结构，亦称为 Z 线。正常情况下，SCJ 应与 EGJ 一致；当发生 BE 时，齿状线上移，即发生了胃食管结合部与鳞柱状上皮交界的分离。

广义的概念包括食管的胃上皮化生或异位及柱状上皮化生。为与食管下段的贲门黏膜柱状上皮区分，曾规定病变范围在胃食管连接处 3 cm 以上（即所谓的 3 cm 法则）。

近年来的概念倾向于指内镜下发现并被病理组织学证实在食管与胃黏膜交界的连接线以上出现的任何长度的原有鳞状上皮被柱状上皮所取代情况。

更严格的定义是指 GEJ 以上原有鳞状上皮被含杯状细胞的特殊柱状上皮替代情况。这些新的定义包容了短节段 BE，后者特别将与癌变关系密切的肠上皮化生定义为 BE，提出了 BE 属于癌前病变的概念，而将胃黏膜异位和胃上皮化生排除在 BE 之外。

【内镜检查】

内镜检测 BE 的敏感性为 82%~90%，特异性为 81%。短节段 BE 面积很小，位于齿状线附近时内镜下常易漏诊。BE 的内镜诊断准确率为 55%，而短节段 BE 仅为 25%。

一、白光内镜

BE 在内镜下的典型表现为食管下段粉红或白色的光滑鳞状上皮中出现柱状上皮区，呈天鹅绒样红色斑块，常较正常胃黏膜更红，亦可光滑或可呈结节状，与鳞状上皮分界明显（图 7-1A）；黏膜多见充血水肿，可伴有糜烂，甚至形成"打洞样"深溃疡，其底部覆有炎性坏死物构成的假膜，与胃溃疡的特点相似。据报道 BE 患者中约40%发生食管狭窄，多见于鳞柱状上皮交界处，常较短，程度轻重不等，也可沿食管纵轴走行。早期狭窄仅为黏膜炎症所致，经药物治疗可缓解，但常复发，复发时若因BE的扩大出现齿状线上移，狭窄的位置也可向近端移动。一旦黏膜下层受累，出现纤维增生，则狭窄变为不可逆。发生于柱状上皮节段中的狭窄常由溃疡瘢痕或并发腺癌引起。病变后期食管呈高度狭窄，内镜不易通过。

传统的白光内镜通过光反射原理发现黏膜表面异常结构，与荧光内镜相比，其对比度相对较低且无组织结构特异性发现。最近出现的高分辨率白光内镜大大提高了视野清晰度且能获得细胞水平的分辨率。

二、色素内镜

色素内镜指在白光内镜的基础上使用染色剂，以便发现黏膜表面的微小病灶。亚甲蓝可选择性地扩散到小肠和结肠上皮的细胞质中，灵敏度为49%～51%，特异度为48%～85%。一项荟萃分析发现，与随机活检相比，亚甲蓝染色内镜在检测肠上皮化生、高级别异型增生或早期癌症方面无明显差异。

醋酸染色内镜是另一种色素内镜方法，耐受性好且价格低廉。有报道显示，醋酸染色内镜的灵敏度为96%，特异度为81%，能使活检阳性率上升6.5倍；也有其他研究表明，醋酸增强内镜可提高图像质量，但不增加不典型增生或腺癌的检出率。

三、窄带成像技术

窄带成像技术（narrow-band imaging，NBI）是一项新技术，能使组织毛细血管、上皮下血管及黏膜表面形态等的视野得到改善。微小的黏膜不规则改变常常意味着不典型增生的存在。有研究显示，NBI发现BE的灵敏度为47%～100%，特异度为72%～100%。一项包含502名患者的Meta分析显示，NBI发现高度不典型增生的灵敏度和特异度分别为91%和95%，发现巴雷特食管的灵敏度和特异度分别为91%和85%。与白光内镜相比，NBI发现巴雷特食管可能并无明显优势，但后者能减少活检数目。NBI观察可使食管化生黏膜与食管鳞状上皮和胃柱状上皮的分界更加明显（图7-1B）。

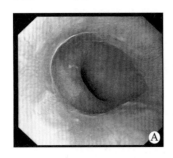 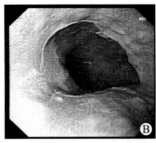 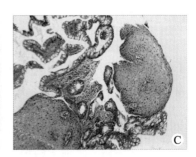

A. 白光下表现；B. NBI下观察，见化生上皮与正常食管和胃黏膜的清晰分界线；C. 内镜病理见柱状上皮。

图7-1 巴雷特食管舌型

四、自体荧光成像技术

自体荧光成像技术（autofluorescence imaging，AFI）是一种广域成像技术，可快速检查胃肠道黏膜的大表面积，以发现小区域的不典型增生或癌症，其原理是正常的组织、化生的组织和异常增生的组织具有不同的肉眼可见的自身荧光颜色，涉及用短波长的光照射感兴趣的组织，导致内源性物质荧光载体的激发。通过蓝光激发自体荧光团，使鳞状上皮及 BE 显像为绿色，增生组织则显像为洋红色。有研究显示，技术改良的 AFI 对于高度不典型增生及食管癌的发现率较普通白光内镜高 44%。

另有 Meta 分析显示，AFI 对于 BE 的发现率较普通白光内镜高 2%，可能有助于发现接受过消融或手术治疗的高危患者的残留病灶。

五、内镜三维成像技术

内镜三维成像技术（ETMI）是白光内镜、NBI 及 AFI 的结合，假阳性率较高。有前瞻性研究表明，ETMI 发现不典型增生的能力与白光内镜无显著差异，因此，其临床意义仍待进一步考证。此外，荧光内镜也是新近研发的新技术，但尚缺乏相关研究。

六、光学相干断层扫描

光学相干断层扫描利用红外光产生体内黏膜组织的高分辨率图像。目前该技术在很大程度上局限于"触摸和图像"技术，还不能快速进行大面积采样，开发大面积图像采集能力的尝试仍处于早期阶段。迄今为止的数据表明，目前系统的准确性不足以满足临床应用。

【内镜分型】

内镜医师在诊断 BE 时要应用 Prague CM 分型描述化生改变的范围。"C"代表全周型化生黏膜的长度，"M"代表非全周的化生黏膜的最大长度。如 C2-M4 表示食管全周柱状上皮长度为 2 cm，非全周的柱状上皮最大长度为 4 cm；C0-M4 则表示无全周型柱状上皮化生，化生柱状上皮黏膜呈舌状伸展，长度为 4 cm。

一、按化生的柱状上皮长度分型

1. 长节段 BE：化生的柱状上皮累及食管全周且长度≥3 cm（图 7-2A）。
2. 短节段 BE：化生的柱状上皮未累及食管全周或虽累及全周但长度＜3 cm（图 7-2B）。
3. 超短节段 BE（USSBE）：指巴雷特黏膜长度不满 1 cm 的形态改变（图 7-2C）。

二、按内镜下形态分型：全周型、舌型及岛型

1. 全周型：红色黏膜由胃向食管延伸，累及全周，与胃黏膜无明显界限，不伴食管炎或狭窄时多单纯表现为齿状线上移，但形状不规则，呈波浪状或指状，不对称或

有中断，BE 黏膜内有时可见鳞状上皮岛（图 7-2A）。

2. 舌型：齿状线局限性舌形向上突出，红色黏膜呈半岛状。舌型 BE 若长度很短内镜下常不易被发现（图 7-1A）。

3. 岛型：齿状线以上出现 1 处或多处斑片状红色黏膜，与齿状线不相连。岛型 BE 与胃黏膜异位的表现有时极为相似（图 7-2D），后者为食管鳞状上皮中存在的直径常小于 1 cm 的红色孤立胃黏膜岛，与周围的黏膜分界清楚，半数为多发，但位置较 BE 为高，常位于环咽肌附近，活检为正常胃底或胃窦型黏膜（图 7-3）。

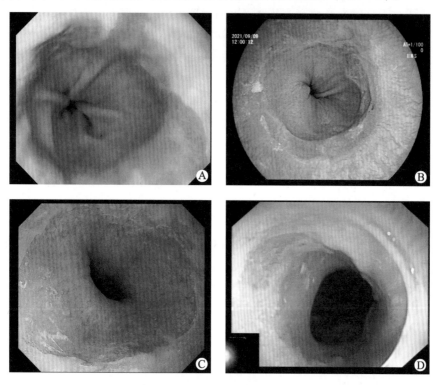

A. 长节段；B. 短节段；C. 超短节段；D. 岛型。

图 7-2 巴雷特食管内镜分型

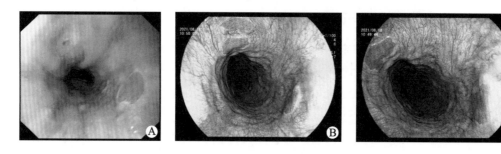

图 7-3 胃黏膜异位

女性，35 岁，因"餐后上腹部饱胀感 2 个月"来院，胃镜检查发现距门齿 16~18 cm 食管上段见多发橘红色黏膜岛；白光下观察见境界清晰，局部无水肿及黏膜缺损；NBI 观察见黏膜血管纹理清晰，腺管结构规整

【活体组织病理检查】

BE 的确诊要靠组织学检查发现柱状上皮（短节段 BE 需见杯状细胞），内镜检查时活检甚为重要（图 7-1C）。

一、活检取材

取材部位应正确，位置不当可导致 BE 的假阳性或假阴性诊断。通常活检取材应在肉眼所见化生区域内，区域不清时在胃食管交界水平至鳞柱状上皮交界线之间。但内镜下准确确定胃食管交界常较困难，解剖标志（如腹膜折返或食管壁内肌束不同等）在临床上是无用的。齿状线（即鳞柱状上皮交界线）与食管下括约肌（lower esophageal sphincter，LES）之间并不一定吻合，尤其是全周型 BE 时齿状线明显上移，食管下段炎症可致齿状线模糊不清，均不能表示胃食管的真正交界。目前多以胃黏膜皱襞消失处之上数毫米至 1 cm 为胃食管交界标志。另外，在胃 His 角水平有一条横行黏膜皱襞，为胃食管的肌肉交界在腔内的表现，也可表示胃食管交界。

为明确有无肠化及异型增生（上皮内瘤变），西雅图协议推荐白光胃镜下，使用大活检钳随机对 BE 病灶纵向每间隔 2 cm 的四壁分别活检 1 块，舌型病变每 2 cm 最少活检 1 块，并建议患者每 2~5 年进行复查。

由于 80% 食管腺癌发生在 BE 基础上，而 BE 黏膜瘤变的过程被认为是一个逐步发展的过程，从无异型增生（上皮内瘤变）到低级别异型增生（低级别上皮内瘤变），到高级别异型增生（高级别上皮内瘤变），最后发展为食管腺癌。

因此，BE 在组织病理学上可分为：①无异型增生（上皮内瘤变）BE（NDBE）；②不确定异型增生（不确定上皮内瘤变）BE（IGD）；③低级别异型增生（低级别上皮内瘤变）BE（LGD）；④高级别异型增生（高级别上皮内瘤变）BE（HGD）；⑤黏膜内癌（IMC）。

有研究显示，伴肠上皮化生的 BE 癌变风险比无肠上皮化生者高 3 倍以上。内镜诊断长度≥1 cm BE 的可靠系数为 0.72，而诊断长度 <1 cm 者的可靠系数为 0.22。因此，在诊断 BE 时一定要标注病变长度及是否有肠上皮化生和异型增生（上皮内瘤变）。

二、病理染色

活检标本除行常规 HE 染色外，还应行阿尔辛蓝黏液组化染色，以提高肠腺化生的检出率。病理检查不易区分短节段 BE 与贲门肠化生，近来有报道应用胞质结构蛋白标志物 CK7 和 CK20 免疫组化染色来进行鉴别，发现在 94% 的食管腺癌和 100% 的长节段 BE 标本中可以测到浅表腺体 CK20 染色。浅表和深层腺体 CK7 浓染，称为巴雷特 CK7/20 图型，而胃贲门肠化生或胃癌患者中则不能见到这种表现，但此 CK 染色法还有待证实。

三、染色法检查

若 BE 病灶无法确定时，可从内镜活检孔向可疑病变区喷洒染料进行染色检查。2%~2.5% 鲁氏碘液可将鳞状上皮染成棕黑色，柱状上皮区不着色，而 1%~2% 亚甲蓝或靛卡红则只在肠化上皮区染色，在这些特定部位取活检可提高肠化生上皮的检出率。

【内镜监测】

BE 发生食管腺癌的危险性较普通人群明显得高，其预后主要取决于癌变的早期诊断和及时治疗。研究发现在进行内镜监测的 BE 患者中，食管腺癌的诊断较未进行内镜监测者更早，5 年生存率也较后者高得多，因此主张对 BE 患者进行内镜监测，即定期内镜随访、多点活检组织病理学检查。异型增生是 BE 癌变的先兆，但异型增生无特征性的内镜征象，确定常需依靠活检组织学，在 BE 区域内多象限小间隔活检很重要，必要时可使用大活检钳。食管刷检细胞学检查 BE 癌变阳性率较高，可结合应用。近来有报道内镜荧光法可增加活检检测 BE 异型增生的阳性率，患者服 5-氨基乙酰丙酸（5-ALA）后，因异型增生的上皮可积聚原卟啉，经内镜导入的蓝色光照射可诱发出红色荧光，在此处活检与随意活检相比更易取得有异型增生病变的标本，可能对改善 BE 患者的监测效果有一定价值。

因内镜监测有一定痛苦且费用昂贵，有必要确定 BE 患者的高危性，对肠上皮型长节段 BE，尤伴有轻度异型增生者应每 3~6 个月内镜复查 1 次，若连续两次内镜监测未再发现异型增生或异型增生无进展，则可延长复查间隔至 1~2 年，而中、重度异型增生者应缩短复查间隔至 1~2 个月。

【EUS】

超声内镜检查能清楚显示食管壁及其周围组织的结构和层次，对食管肿瘤的定性和分期具有重要作用，但对 BE 及异型增生的诊断作用还有待于进一步研究。文献报道 EUS 下 BE 患者的食管壁较对照组厚。Adrain 等以黏膜的第 2 层低回声层比第 1 层高回声层更厚为诊断 BE 的标准，发现所有 BE 及对照组均可正确诊断，但异型增生患者不能被鉴别出，说明目前 EUS 技术还不能很好地预测 BE 黏膜内肿瘤的发生。

【鉴别诊断】

胃黏膜异位症：①无症状或吞咽不适；②内镜检查示食管上段橘红色黏膜；③病理活检示胃底腺体含泌酸细胞。

内镜下典型病变是在食管上段出现边界清楚的椭圆形或圆形橘红色黏膜，与周围食管黏膜分界清楚，少数病例可出现息肉型或隆起型病变。活检病理检查可发现胃底腺体，部分尚可见幽门腺体。可能发生部位是全食管，好发部位是食管入口处及食管胃连结处上方。胃黏膜异位症与 BE 的主要鉴别特征是 BE 有鳞柱状上皮交界上移、栅栏状血管和肠化。内镜取材部位在上移的 Z 线远侧端和食管胃连接部之间取材发现有杯状细胞的肠化上皮，可诊断为肠化型 BE；若无杯状细胞而仅为贲门上皮或胃底腺上皮，则可诊断"食管炎伴贲门腺或胃底腺化生"，或胃黏膜异位。

【辅助检查】

一、X 线检查

食管吞钡透视检查是普遍应用的方法，可见到食管裂孔疝、钡剂反流的表现，但对 BE 上皮本身的诊断率较低。BE 上皮的绒毛结构可在气钡双重造影下表现为食管下段黏膜呈网格状或颗粒状改变，但敏感性和特异性均不强。巴雷特溃疡通常位于食管后壁，呈深的纵长形火山口状，直径多大于 1 cm，轮廓清晰，边缘规则而平。

二、食管测压和食管 pH 及胆汁监测

BE 多存在食管运动功能障碍和食管廓清能力低下、食管酸及十二指肠内容物反流增加的测压表现，其食管下括约肌压力较一般的反流患者低。因此对患者食管内压力及 pH 进行监测，对提示 BE 的存在有一定参考意义。一般认为食管下括约肌压力低于 1.33 kPa 为功能不全。Ranson 等经试验测定正常人食管下括约肌压力为（2.6±7）kPa，而在广泛性 BE 患者中为（0.97±3.46）kPa，显著低于正常对照组。当内镜不能确定食管下段边界时，还可在测压指导下进行活检。

三、黏膜电位差测定

柱状上皮的黏膜电位差（>-25 mV）明显高于正常鳞状上皮黏膜电位差[（-15±5）mV]，据此可识别巴雷特黏膜，但因食管炎症、溃疡或腺癌时电位差与 BE 有较大重叠，目前应用较少。

四、放射性核素扫描

锝（Tc）能被胃黏膜上皮浓聚，静脉注射后，若 BE 化生上皮为胃型上皮，在食管内可探及同位素的出现，但因肠上皮型 BE 此检查呈阴性，目前应用亦较少。

【并发症】

BE 可发生严重的并发症，良性并发症包括反流性食管炎、食管狭窄、溃疡、穿孔、出血和吸入性肺炎等。

一、溃疡

BE 引起溃疡的发病率为 2%~54%，食管柱状上皮受酸性消化液腐蚀后可发生溃疡，出现类似胃溃疡的症状，疼痛可放射至背部，并可引起穿孔、出血、浸润、溃疡，愈合后发生狭窄，出现下咽不畅的症状，甚至可穿透主动脉导致大出血而迅速致死。

巴雷特溃疡的病理分型有两种，最常见的为发生于鳞状上皮段的浅表性溃疡，与

因反流性食管炎引起的溃疡相似；另一种少见的为发生于柱状上皮段的深大溃疡，与消化性溃疡相似。

二、狭窄

食管狭窄是 BE 最常见的并发症，发生率为 15%～100%，狭窄部位多于食管中上段的鳞柱状上皮交界处，而胃食管反流引起的狭窄多位于食管下段。

三、恶变

BE 中癌肿的发生率不甚确切，长期反流物进入 BE 可能起恶变作用。但有研究认为巴雷特食管病患者即使施行抗反流手术亦不能使这些柱状上皮消退，亦不降低恶变的危险性。

BE 的柱状上皮区内可以发生异型增生，程度可自低度到高度，有时低度异型增生不易与正常柱状上皮区别，高度异型增生与原位癌有时难予区别，并可进展至浸润癌。这些恶变的肿瘤系腺癌。

需要指出的是，内镜发现贲门腺癌伴有良性柱状上皮和柱状上皮异型增生同腺癌是有区别的。BE 的异型增生是癌前期状况已被公认。

四、胃肠道出血

胃肠道出血可表现为呕血或便血，并伴有缺铁性贫血，发生率约为 45%，其出血来源于食管炎和食管溃疡。

【治疗】

BE 治疗原则包括治疗基础病 - 胃食管反流病，减轻症状，逆转柱状上皮化生，降低 BE 癌变风险。目前治疗胃食管反流病的药物及手术，还没有能够使 BE 化生完全逆转的。主要治疗措施有以下。

一、改变生活方式及药物治疗

与反流性食管炎相似，改变生活方式包括体位方法、减肥、避免饱餐及进食一些引起反流的食物和药物等，可减轻症状，减少反流的发生。药物治疗适应证为有反流症状或内镜下有食管炎或糜烂、溃疡表现的良性 BE 患者。常用药物有抑酸剂及促动力药。症状较轻者可单用 H_2 受体阻滞剂；症状较重或改善不明显者可加量或改用质子泵抑制剂，亦可一开始即选用质子泵抑制剂，症状控制后逐渐减量或改用低效药物。加用胆汁吸附剂（如铝碳酸镁）减少十二指肠胃食管反流可能对 BE 有益。促动力药、黏膜保护剂、平滑肌瞬时松弛抑制剂等，对控制症状和治疗食管反流也有一定疗效，适用于症状或食管炎反复的患者的维持治疗。

二、内镜介入治疗

内镜治疗目的是消除 BE 上皮（尤其伴异型增生者），恢复正常鳞状上皮。内镜下有各种黏膜消融技术，包括热消融、光动力学疗法（photodynamic therapy，PDT）和内镜下黏膜切除术（EMR）。黏膜消融治疗的理论是在酸性降低的环境下，使化生上皮再损伤，正常鳞状上皮再生，从而降低或消除食管癌的风险。内镜下消融治疗越来越多被应用于临床，可分为热消融、化学消融和机械消融三大类，热消融又包括多极电凝术（MPEC）、氩等离子体凝固（APC）和激光（KTP、YAG等）。其中电凝法及热探头治疗是经活检钳道送入电凝电极或热探头，将电极/探头接触BE黏膜后接通高频交流电源，电流/热量通过组织致其发热而坏死。据报道多极电凝法较单极电凝效果好。

1. 热消融技术：BE的热消融可以通过多种技术完成，包括激光、多极电凝、加热探针、氩等离子体凝固、射频消融和冷冻治疗。随机对照试验比较了多种热消融技术，结果提示氩等离子体凝固和多极电凝内镜下完成的消融和组织学消融程度并不一致，大体上病变组织不完全消退和新的鳞状上皮下的肠上皮化生使这些技术难以长期推广应用。目前最有前景的热技术是射频消融术和冷冻疗法。

2. 射频消蚀：射频消融术涉及使用双极电极应用大功率射频能量，从而使组织在消融后快速加热到约0.5 mm的深度。射频消融术已被应用于有异型增生和无异型增生的BE。研究显示，69%的患者可完全消除肠上皮化生，没有任何残留。在追加治疗患者中，局灶射频消融后进行的为期30个月的长期随访显示，97%的患者在30个月时肠上皮化生完全消除。消融术后所产生的症状均可在术后4天内消失。

3. 冷冻疗法：冷冻疗法会冻结肠道黏膜，从而诱导细胞死亡。目前有两种技术：二氧化碳和液氮。迄今为止，这两种方法的数据尚有限。一项应用液氮治疗的随访结果显示，97%的患者完全根除了高级别瘤变，87%完全根除了所有异型增生，57%完全根除了肠上皮化生，3%的患者病理有隐藏的鳞状上皮下肠上皮化生，小于3%患者出现相关不良事件。当前需要解决的问题包括对最佳剂量学、技术的不确定性，被研究的患者数量有限，短期随访及缺乏对二氧化碳与液氮基技术的比较。此外，喷雾冷冻剂固有的不均匀应用，对控制损伤深度方面也值得关注。

4. 光动力学疗法：光动力学疗法是化学消融方法，其基本原理为先静脉注射光敏剂，如血紫质等使其定位于食管的化生或异型增生或腺癌上皮，通过非热力的光化学反应而使局部组织坏死脱落，在无酸的环境内由鳞状上皮修复；其缺点是可引起皮肤光过敏反应。最近有报道应用特异性强的无皮肤光敏的5-氨基乙酰丙酸治疗伴有异型增生或黏膜内癌的病例，可使不典型增生100%消失，黏膜内癌治愈率为72%。PDT是一种光敏药物集中在肿瘤组织中的过程，该药物被针对异常组织的适当波长的激光激活，产生一种细胞毒性物质即单线态氧，然后选择性地损害肿瘤组织。BE的PDT涉及多种不同的药物，包括孔菲钠、血卟啉衍生物和5-氨基乙酰丙酸。

三、内镜下黏膜切除术

EMR是高级别不典型增生或黏膜内癌患者的一种治疗选择，属于机械消融。与食管切除标本相比，EMR可获得BE上皮肿瘤的准确的组织学分期。EMR标本的阴性切缘与手术时无残留疾病密切相关，但黏膜下受累及却与手术时残留病变和淋巴结转移相关。BE 患者术后短间隔、长期随访，有助于发现残留性病变或异时性病变。异时性病变定义为完全局部缓解后的高级别上皮性瘤变或早期癌症，可以采用重复 EMR 治疗，其发生风险最高达 21%。环周 EMR 的目标是完全切除 BE 节段，提高完全消除率，并发症包括出血、穿孔和食管狭窄，有约 50% 的研究人群需要狭窄扩张治疗，仍有 1.8% 的异时性病变复发率。

总而言之，EMR 的优势在于避免了治疗时内镜表象和病理边界的不一致，其缺点是仍需要持续和高频率的细致监测及有潜在病变黏膜残留的风险。环周 EMR 和内镜黏膜下剥离术（ESD）技术正在不断发展，但他们显然在技术上要求很高，并且伴随较高的狭窄发生率，因为癌变风险没有完全消除，仍然需要细致的长期随访。

四、联合治疗

现在有研究表明，EMR + 射频消融术完全消融 BE 是可行的。一项欧洲多中心经验显示，23 例患者接受了可见病变的 EMR，然后对剩余的 BE 节段进行射频消融，发现 95% 和 88% 的患者分别根除了肿瘤和肠上皮化生，且 EMR + 射频消融的并发症发生率远低于环周 EMR。

【手术治疗】

对内科正规治疗后症状或食管炎仍不缓解或易复发者应行抗反流手术，近年运用腹腔镜行抗反流手术逐渐增多，可降低费用及手术风险。外科手术适应证：①BE 伴严重的症状性反流，内科治疗无效者；②食管狭窄经扩张治疗无效者；③难治性溃疡；④重度异型增生或癌变者。手术方式有多种，一般选择 Nissen 胃底折叠术，对重度异型增生或癌变者宜作食管切除术。

抗反流手术的治疗效果目前尚存在争议，一些学者认为，虽然抗反流手术能够缓解反流症状，使溃疡愈合和改善狭窄，但不能逆转 BE 上皮，更不能逆转异型增生进展为腺癌；但另有学者报道，经腹或腹腔镜下抗反流手术不仅可缓解症状，而且可稳定柱状上皮覆盖范围，控制异型增生的发展，甚至可使异型柱状上皮逆转为鳞状上皮，降低 BE 癌变的危险。

【化学预防治疗】

化学预防治疗可以被定义为药物干预，目标是预防癌症或治疗可识别的癌前病变。多种化学预防药物已被提出用于 BE 患者，包括质子泵抑制剂（proton pump inhibitor，PPI）、非甾体抗炎药、塞来昔布、冻干黑树莓、抗氧化剂、绿茶、类维甲酸、熊去氧胆酸、他汀类药物和姜黄素。

目前最受关注的是非甾体抗炎药。观察性研究表明，包括阿司匹林在内的非甾体抗炎药可能通过抑制前列腺素 E_2 和 COX-1 和 COX-2 酶的产生，对食管癌发挥预防作用。动物研究还表明，选择性和非选择性 COX 抑制剂均可降低实验性诱导的 BE 中食管癌的发展。参与 BE 反流相关癌变的一个可能机制是酸和胆盐诱导的 COX-2 激活和高水平的前列腺素 E_2 产生。一项系统综述表明，越经常使用非甾体抗炎药，保护作用越大。

【疾病发展和转归】

BE 是一个缓慢发展的过程，在疾病进展的过程中加以干预可以延缓进程、改善结局，及早干预有助于预防出现严重并发症。

（周　薏　赵　航）

第二节　霉菌性食管炎

食管霉菌感染并不少见，是食管感染性疾病中最常见的类别之一。除在艾滋病患者的食管感染中发现较多以外，在老年患者、免疫功能低下或体质衰弱的患者中也非常多见。部分患者可同时感染多种病原体。霉菌性食管炎的病原菌以念珠菌最多见，其中最常见的是白色念珠菌，其次是热带念珠菌和克鲁斯念珠菌。其他少见的有放线菌、毛霉菌、组织胞浆菌、曲霉菌、隐球菌及一些植物真菌等。

【病因】

念珠菌感染是最常见的病因。念珠菌存在于正常人皮肤、口腔、肛门、阴道中，消化道念珠菌检出率高达占50%。通常情况下，存在于自然界和人体组织的念珠菌并不致病，但机体状况发生改变，如免疫功能减低或免疫缺陷状态、大量使用激素或免疫抑制剂治疗、长期使用广谱抗生素等情况下，宿主和微生物之间的动态平衡发生紊乱，增加了机体对病菌的易感性，机会性致病菌过度生长并侵犯食管等器官引起感染。

【临床表现】

食管霉菌感染的患者多以上消化道症状为主，包括胸骨后疼痛、吞咽困难、进食梗阻感、厌食、恶心、呕吐及由此导致的纳差、消瘦，发生穿孔时可出现上消化道出血等，另有部分患者无明显症状。其临床表现与内镜下病变严重程度并不一致。

【辅助检查】

一、血常规

可见中性粒细胞减少，但不具有特异性。

二、血清学试验测定

念珠菌凝集滴度升高，高于1∶160，在已感染者血清中抗原及其抗体滴度升高。

三、X 线检查

食管 X 线钡餐提示食管蠕动减弱或痉挛，黏膜弥漫性不规则、毛糙或溃疡，合并溃疡或瘢痕者，可见龛影和食管腔狭窄。

四、内镜检查

食管霉菌感染在内镜下有独特表现，结合病原学检查可以确诊霉菌性食管炎。其内镜下表现为食管黏膜水肿、充血、糜烂、浅溃疡，触之易出血，表面有散在的白色或黄色厚伪膜附着，冲水时不易剥脱，大小及程度不等（图7-4A，图7-4B）。用活检钳拨开后，可见其下黏膜糜烂、易出血。严重者黏膜见大片豆腐渣样污秽斑块、广泛出血，溃疡或黏膜完全剥脱。Kodsi等把内镜下真菌性食管炎表现分为4级：Ⅰ级，少数散在隆起白斑，直径小于2mm，伴充血，无水肿或溃疡；Ⅱ级，多个隆起白斑，直径大于2mm，伴充血，无水肿或溃疡；Ⅲ级，融合的线状或结节样隆起斑块，伴充血和溃疡；Ⅳ级，Ⅲ级表现加黏膜易脆，有时伴管腔狭窄（图7-4C，7-4D）。

五、病原菌检查

念珠菌是一种胃肠道共生菌，活检见真菌菌丝侵入上皮方可确诊，内镜下刷检涂片可见真菌菌丝和芽孢（图7-4E，图7-4F）。

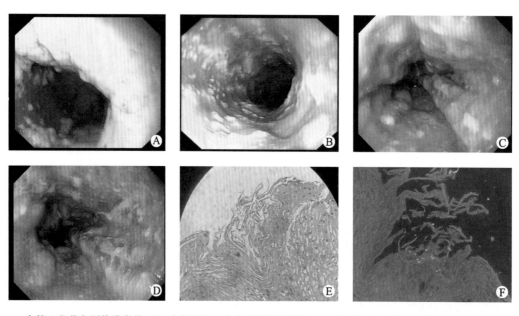

A. 食管上段黄色厚伪膜附着；B. 食管下段白色点状苔状物附着；C. 食管下段条状白色伪膜附着伴黏膜充血、糜烂；D. NBI观察食管下段条状白色苔状附着物；E. 食管中段活检病理见真菌菌丝；F. 食管中段活检标本真菌菌丝特殊染色。

图7-4　霉菌性食管炎

【诊断和鉴别诊断】

根据患者病情基础，结合实验室、影像学、内镜和病理检查结果可做出诊断，其中内镜和病原学检查是确诊的最直接依据，主要需与反流性食管炎、食管急性物理损伤、药物性食管炎、疱疹性食管炎、细菌性食管炎等具有类似内镜表现的疾病进行鉴别。部分患者服用硫糖铝等药物，也可见食管白色物质附着，需注意鉴别。食管黏膜表面糜烂、污物附着，还需与放射线损伤、食管肿瘤等进行鉴别。

【治疗】

霉菌性食管炎应防治结合，特别应预防医源性因素所致的感染，严格掌握抗生素、激素使用的适应证，以减少该病的发生，同时针对慢性基础疾病积极治疗，纠正营养不良，增强免疫力，改善机体机能状况。

指南推荐真菌性食管炎的一线治疗为全身抗真菌治疗，首选用药为氟康唑，每日 200~400 mg（3~6 mg/kg），1 次/日，疗程为 14~21 天。此外，抗真菌药物还有酮康唑、制霉菌素、两性霉素 B、伊曲康唑等，其中最常用为制霉菌素，其有抑菌和杀菌的作用，肠道吸收很少，不会引起菌群失调，治疗用量为 50 万~100 万单位，4 次/日，口服。如患者不能耐受口服给药或免疫功能明显低下，可选用两性霉素 B 静脉给药。

（张雅婧 钱 前）

第三节 嗜酸细胞性食管炎

嗜酸细胞性食管炎（eosinophilic esophagitis，EoE）是一种以食管壁全层嗜酸性粒细胞浸润为特征的炎症性疾病，在 1995 年由 Kelly 等首次报道。临床表现主要有吞咽困难、胸骨后疼痛、食管狭窄、食物梗阻及反流样症状等。EoE 与变态反应关系密切，病理可见特征性的食管黏膜嗜酸性粒细胞浸润。

嗜酸细胞性食管炎和嗜酸细胞性胃肠炎被称为胃肠道嗜酸性炎症，可发生于原发性嗜酸细胞性胃肠道疾病或继发于其他疾病。原发性嗜酸细胞性胃肠道疾病作为影响所有年龄段人群的疾病，最突出特点是明显的嗜酸性细胞浸润，其还包括食物蛋白诱导小肠结肠炎和嗜酸性粒细胞性直肠炎，为儿童特有的诊断。这类疾病的病因还不清楚，但都与过敏有很强的关联，而且大部分对营养调节治疗有效。胃肠道嗜酸性粒细胞浸润也出现在炎症性肠病、自身免疫性疾病、药物反应、感染、高嗜酸性粒细胞增多综合征、肿瘤和实体器官移植后，需要与原发性嗜酸性粒细胞性疾病相鉴别。

【流行病学】

EoE 是全球性疾病，不同年龄段均可发病，儿童及青壮年好发，男性多于女性，男女比例为（3~4）:1，白种人及发达国家的发病率较高。与过敏性疾病一样，EoE 的患病率在不同地区和不同季节也有显著差异。在过去 10 年左右的时间里，世界范围内 EoE 诊断急剧增加，可能是诊断能力提高和过敏性疾病发病增加的共同结果。根据一项回顾性研究，1995 年至 2004 年，澳大利亚儿童 EoE 的发病率从 0.05/10000 增加到 0.89/10000。在美国东北部，费城儿童医院在 4 年期间观察到的发病率增加了 2 倍；在美国中西部，据报告 EoE 的患病率增加了 4 倍。流行病学资料显示，患病高峰在35～39岁，45岁之后呈下降趋势。国内目前尚缺乏大规模临床研究，暂无完善的流行病学资料。超过50%的患者合并有其他变态反应性疾病，如哮喘、湿疹或过敏性鼻炎。

【发病机制】

1. 嗜酸性粒细胞和胃肠道：嗜酸性粒细胞是一种双叶有核粒细胞，从髓系祖细胞分化为其成熟的形式，含有明亮的双折射阳离子颗粒，对酸性染料伊红具有高亲和力，其主要在造血特异性转录因子GATA-1、GATA-2、PU. I和c/EBP（增强子结合蛋白家族）的影响下成熟。细胞因子、白细胞介素-3（IL-3）、IL-5和粒细胞－巨噬细胞集落刺激因子（GM-CSF）对其进一步的发展有强烈影响，特别是IL-5，在嗜酸性粒细胞的分化和从骨髓释放到外周循环中发挥作用，占粒细胞池的2%～4%，而循环半衰期仅为8～12小时。随后嗜酸性粒细胞进入常驻组织，主要是胃肠道、胸腺、造血器官和乳腺。在胃肠道中，嗜酸性粒细胞存活约为1周，最终发生凋亡。

嗜酸性粒细胞大部分时间存于组织中，而不是循环中。胃肠道是造血器官以外嗜酸性粒细胞在健康状态下驻留的主要器官。在胃肠道中，嗜酸性粒细胞分布不均匀，在盲肠、升结肠和阑尾中浓度最高。食管上皮是独特的，在非炎症条件下没有嗜酸性粒细胞。嗜酸性粒细胞通常存在于胃肠道的固有层中，一系列刺激和促炎因子可介导嗜酸性炎症。

2. 炎症基础：在嗜酸细胞性胃肠道炎症的情况下，抗原暴露刺激嗜酸性粒细胞的合成、移动、黏附、渗出和运输到损伤部位。嗜酸性粒细胞招募到胃肠道节段受不同的途径调节，涉及细胞黏附受体家族——整合素。研究表明，嗜酸性粒细胞进入小肠和大肠的运动分别受α4β7-整合素和β2-整合素通路的调控。嗜酸性粒细胞作为抗原提呈细胞，也通过特异性的嗜酸性粒细胞来源的颗粒蛋白影响炎症过程。这些颗粒蛋白包括嗜酸性粒细胞阳离子蛋白（ECP）、嗜酸性粒细胞来源神经毒素（EDN）、嗜酸性粒细胞过氧化物酶（EPO）和主要碱性蛋白（MBP），其对人肠上皮具有细胞毒性，还具有抗病毒和核糖核酸酶活性，可触发肥大细胞脱颗粒及细胞释放炎性细胞因子，如IL-1、IL-3、IL-4、IL-5、IL-13、GM-CSF、肿瘤坏死因子-α（TNF-α）、转化生长因子（TGF），以及趋化因子如嗜酸性粒细胞趋化因子（Eotaxin-1），RANTES（活化调节正常T细胞表达和分泌），脂质介质（白三烯、血小板活化因子），神经介质（P物质、血管活性物质），肠多肽，神经生长因子。

3. 过敏激发：过敏原暴露的途径与病变的定位相关，口服或胃内过敏原暴露不会引发嗜酸性粒细胞性食管炎。实验发现反复暴露于空气过敏原刺激的小鼠，除肺嗜酸性粒细胞增多外，还会诱发显著的嗜酸性粒细胞性食管炎，但不会引起胃或小肠的嗜酸性炎症。人类嗜酸细胞性食管炎的致敏作用可能通过呼吸道发生，随后暴露于口腔的过敏原导致超敏反应和食管嗜酸性粒细胞浸润。辅助T细胞2（Th2）过敏反应在肺和食道之间建立联系机制，产生一系列细胞的因子，其中IL-5是最针对嗜酸性粒细胞的，可诱导嗜酸性粒细胞生长、分化、激活、生存，并增强对化学引诱剂响应，如嗜酸性粒细胞趋化因子-1、嗜酸性粒细胞趋化因子-2和嗜酸性粒细胞趋化因子-3（嗜酸性粒细胞选择性趋化因子结构上区别于其他保守的半胱氨酸）。IL-5、IL-13和嗜酸性粒细胞趋化因子在这种疾病中发挥了重要作用。在 IL-5 缺陷小鼠中，过敏原诱导的 EoE 反应被弱化，在没有嗜酸性粒细胞趋化因子的情况下，其被减弱。此外，IL-5 的缺失减少了口腔过敏原致敏后引起的食管嗜酸性粒细胞增多。

4. 遗传基础：遗传因素也在 EoE 发病中发挥作用，与健康者相比，一些 EoE 患者具有独特的基因组转录本，其中包括编码嗜酸性粒细胞趋化因子-3 的基因表达增加。同时 CCL26 基因单核苷酸多态性（SNPs）及包括胸腺基质淋巴细胞生成素（TSLP）在内的 5q22 染色体的变异，与 EoE 的遗传易感性密切相关。

【内镜特点及病理特征】

嗜酸性粒细胞性食管炎在内镜下可观察到一些特征性表现，包括沟状、垂直线、环状、颗粒样、绉纱状外观和白色渗出物，也可以表现为纵行沟或轮状沟，如黏膜表面呈颗粒样，须同食管乳头状瘤或糖原性棘皮病相鉴别。随着病情进展，若出现食管纤维化，可出现管腔狭窄。即使年轻患者，也可能发生食管管腔变小且顺应性下降，这时食管黏膜沟槽和黏膜剪切张力升高，在扩张时尤为明显。食管表面观察到斑点状病灶或渗出物，如从白色渗出物或斑点区域进行活检，嗜酸性密度明显高于没有这些病变的区域。沿着食管的长径进行多次食管活检，容易获得满意的取样。嗜酸性粒细胞性食管炎的嗜酸性粒细胞浸润集中于食管上皮细胞，而不是固有层。食管鳞状上皮通常没有嗜酸性粒细胞，疾病病理情况下才导致嗜酸性粒细胞浸润食管上皮。病理组织学平均嗜酸性粒细胞密度 ≥15 个/高倍视野（HPF）。与反流性食管炎相比较，EoE 在近端食管可能比远端食管更明显。其他典型的组织学特征包括嗜酸性粒细胞脱颗粒、嗜酸性粒细胞脓肿、基底层明显增生。

【临床表现】

EoE 临床症状与反流性食管炎有相似性。个人和家族病史应作为临床表现关注点，包括有关食物和环境抗原的不良反应的信息，表现为胃肠道、呼吸系统（如哮喘）或皮肤（如湿疹）反应。与反流性食管炎相比较，EoE 对抗反流药物治疗和手术治疗反应较差。

儿童患者表现为反流性食管炎样症状、进食不佳和腹痛，青少年和成人患者呈现梗阻性表现，如吞咽困难或食物哽咽，伴有或不伴有狭窄。病情程度一方面与患者年龄、食管受累部位和组织层的深度有关，另一方面与食管结构性梗阻和运动障碍程度不完全匹配。

EoE 作为一种慢性疾病，具有消涨起伏的周期。在 8 年随访中发现儿童 EoE 患者有 80% 的复发率，在成人患者中症状复发和接受长期治疗有同样的比例。慢性 EoE 患者的食管壁脆弱，易发生内镜检查相关的自发性穿孔。

内镜下表现参见本书第十九章。

【诊断】

EoE 的诊断必须经食管活检，所有疑诊患者均应在食管近端、中段和远端各取 2 ~ 4

块活检标本。目前公认的 EoE 诊断标准为：①食管功能紊乱相关的临床表现；②病理镜检显示食管以嗜酸性粒细胞为主的炎症，其特征是嗜酸性粒细胞 ≥15 个/HPF；③黏膜嗜酸性粒细胞增多局限于食管，质子泵抑制剂治疗后持续存在；④除外食管嗜酸性粒细胞增多的继发原因；⑤治疗（饮食剔除、局部皮质激素）有效支持诊断，但非必需。

【鉴别诊断】

1. 胃食管反流病：症状与 EoE 类似，但抗反流药物治疗反应较好。内镜病理提示 GERD 在食管下段更明显。

2. 寄生虫感染：侵袭性蠕虫感染常导致组织和外周嗜酸性粒细胞增多，如钩虫（犬钩虫）、针虫（蛭肠虫）、圆钩虫、蓝氏贾第鞭毛虫、旋毛虫、蛔虫、毛虫和血吸虫等。

3. 医源性因素：如药物过敏，可能导致肠道嗜酸性粒细胞增多的药物包括卡马西平、他克莫司、依那普利和干扰素-α 等。

4. 炎症性肠病：与原发性嗜酸细胞性肠病相比，炎症性肠病是一种继发性嗜酸细胞性肠病。其中，克罗恩病和溃疡性结肠炎患者的外周血和炎症组织中嗜酸性粒细胞可能升高。嗜酸性粒细胞也是 IBD 中炎症浸润的主要成分之一。溃疡性结肠炎是一种 Th2 相关疾病，并伴有 IL-5 的过量产生。克罗恩病由 Th1 型细胞因子介导，同时 TNF-α 在包括嗜酸性粒细胞的多种细胞系中表达，血清嗜酸性粒细胞趋化因子水平升高。

【治疗】

EoE 治疗措施包括特殊饮食、糖皮质激素和化学药物和对梗阻食管扩张治疗。

一、饮食

EoE 与食物过敏强烈相关，从饮食中剔除过敏原可显著改善 EoE 的症状和组织学改变，包括寡抗原饮食，选用不太可能是食物过敏原的食物（如西兰花、苹果、玉米、甘薯、橄榄油、盐、糖、羊肉），去除常见的有可能是食物过敏原的食物（小麦、牛奶、大豆、鸡蛋、花生、坚果、鱼和贝类）。

二、糖皮质激素

糖皮质激素是诱导缓解的一线治疗药物，作用机制包括抑制嗜酸性粒细胞生长因子、IL-3、IL-5 和 GM-CSF。使用剂量强的松 1~2 mg/（kg·d），第 4 周时临床和组织学可改善，约一半患者在 1 年的随访中保持良好。长期使用糖皮质激素可能引起严重的副作用，包括水电解质紊乱、葡萄糖不耐受、库欣综合征、生长迟缓、骨质疏松、垂体和肾上腺皮质低反应性、白内障和各种感染。局部应用氟替卡松为治疗 EoE 疗效和耐受性方面的一个重要进展，是一种相对安全的全身糖皮质激素替代品。吞咽氟替卡松在诱导 EoE 的组织学缓解（eos/hpf≤1）方面更有效，在年轻患者、非过敏性 EoE 和食管近端患者中效果更为显著。氟替卡松的建议剂量儿童为 440~880 μg/d，青少年和成人为 880~1760 μg/d，分 2~4 次给药。与氟替卡松相关的副作用包括食管念珠菌病、疱疹性食管炎和鼻出血。局部应用布地奈德也是一种有效的治疗选择，10 岁以下儿童每日 1 mg，10 岁及以上儿童每日 2 mg。

三、化学药物治疗

1. 肥大细胞抑制剂：口服氯甘酸二钠和酮替芬作为 EoE 治疗方法，有部分报道可改善外周和组织嗜酸性粒细胞增多。色甘酸钠，口服剂量为 200 mg，每日 4 次；酮替芬，剂量为 2~4 mg/d，应用 1~4 个月。

2. 白三烯受体拮抗剂：孟鲁司特可选择性、竞争性地拮抗支气管平滑肌细胞和嗜酸性粒细胞上表达的白三烯受体 Cys-LT1，阻断白三烯 D4（LTD4），其为一种特异性的嗜酸性粒细胞趋化剂，初始剂量为每日 100 mg（维持剂量为每日 20~40 mg，持续几个月），可改善外周血嗜酸性粒细胞增多和症状，被美国 FDA 批准用于 1 岁及以上哮喘和变应性鼻炎的儿童。

3. 抗 IL-5 治疗：美泊利珠单抗是一种针对 IL-5 的人源化单克隆抗体，有临床试验记录了其降低外周嗜酸性粒细胞计数和使 EoE 临床获益，静脉注射抗 IL-5 治疗 3 周，降低了外周嗜酸性粒细胞增多，并改善了患者临床和生活质量，尤其是组织嗜酸性粒细胞增多下降了 10 倍，呕吐和吞咽困难显著改善。

4. 抗 IgE 治疗：人源化抗 IgE 单克隆抗体奥马利珠单抗是治疗变应性鼻炎的有效方法。研究发现其通过改善外周和组织嗜酸性粒细胞增多、血清 IgE 和症状评分对胃肠道嗜酸性炎症有积极作用。

5. 其他新治疗方法：随着对嗜酸性粒细胞在原发性嗜酸细胞性胃肠道疼痛中作用的理解不断深入，针对嗜酸性粒细胞的新药物作用的研究仍在继续。这些药物包括针对嗜酸性粒细胞选择性黏附分子的抗 CCR3 抗体、一种单克隆的嗜酸性粒细胞趋化因子抗休（CAT-213）和增强嗜酸性粒细胞凋亡的治疗药物。

四、食管扩张和手术

食管狭窄的扩张是食管梗阻患者缓解症状的基本治疗方法。在局部或口服类固醇治疗后应谨慎地进行扩张，以减少并发症的风险。大部分患者扩张后症状缓解，部分患者需要反复扩张。大多数患者在扩张后出现胸痛，食管穿孔少见。对于症状持续或复发患者，需要密切随访和其他辅助医疗措施。

（张汝玲　赵　航）

第四节　放射性食管炎

食管是纵隔内对电离辐射最敏感的结构之一，放射性食管炎（radiation esophagitis，RE）于 20 世纪 50 年代中期被首次描述，一般出现在食管癌、肺癌及纵隔等胸部恶性肿瘤放疗后，发生在 90 天以内的称为急性放射性食管炎，发生在 90 天以后的称为后期放射性食管炎，是肿瘤放疗的剂量限制性毒性之一，其主要的临床症状包括吞咽疼痛、吞咽困难和胸部不适（或胸骨后疼痛）等，病程一般呈自限性。重度放射性食管炎主要表现为食管溃疡、狭窄和穿孔等并发症，在接受单纯放疗时发生率并不高，在诱导化疗后放疗患者中发生率稍高，在接受同步放化疗的患者中发生率最高，为15%～25%。重度放射性食管炎可能需要住院，接受侵入性检查（如内窥镜）及手术干预（如经皮内镜胃造瘘管）等，不仅会严重影响患者的生活质量，还会影响放疗效果，导致治疗中断。文献报道，0.4%～1%的患者死于放射性食管炎导致的气管食管瘘或食管穿孔。对放射性食管炎的有效预防及正确的、及时的诊治可能直接影响肿瘤的治疗效果及患者生存率。

【病因】

当放疗剂量达30 Gy时，可引起食管神经及肌肉的损伤，导致食管蠕动减弱。目前食管癌、肺癌的放疗剂量多在50～70 Gy，绝大部分患者会发生不同程度的放射性食管炎。食管损伤的严重程度呈放疗剂量依赖性。另外，可能影响本病的发生率和严重程度的因素为年龄，是否合并化疗，是否使用加速超分割放疗方案，食管受照射范围，吸烟，腹部手术或腹膜炎病史，有反流、溃疡、胃炎病史，酪氨酸激酶抑制剂摄入量，血管损伤或闭塞病史（糖尿病、高血压、心血管、结缔组织和血管疾病），某些DNA损伤修复综合征，如尼梅亨断裂综合征，共济失调毛细血管扩张症、戈林综合征、范科尼贫血等。但针对食管癌放疗后出现放射性食管炎的患者，病灶的坏死、继发感染及梗阻所致的食物滞留可能也对其发生和转归造成影响。

【发病机制】

射线导致放射性食管炎的机制目前尚未完全明确，比较认可的观点是，在放射线损伤的急性期（放疗90天以内），射线不仅直接损伤靶器官，且有多种细胞炎性因子的参与。大量研究标明，γ放射线将食管组织中的水分子大量分解成羟自由基，羟自由基性质活跃，可导致组织严重损伤。另外，食管炎患者的食管壁内一氧化氮（NO）含量明显增加，且大量研究表明NO的浓度与食管炎的严重程度呈正相关。近期研究揭示，干扰素-α（IFN-α）和树突状细胞（pDCs）在放射性食管炎的病理生理学中也发挥着促炎作用。其他如白介素-1、肿瘤坏死因子-α、干扰素-γ等细胞炎性因子，在食管损伤初期即可出现较照射前10倍以上表达，这些细胞因子促进中性粒细胞释放和巨噬细胞活化，加剧炎症反应，引起DNA损伤断裂、细胞凋亡等，导致食管肌间神经丛（肠肌神经丛）受损，从而引起动力障碍。对于晚期放射性食管炎患者，血管、结缔组织会发生迟发性改变，食管黏膜上皮萎缩，组织纤维化，局部瘢痕形成，从而出现食管狭窄，重者完全梗阻。

【临床表现】

急性放射性食管炎症状通常在放疗后第2周或第3周出现，持续至放疗结束后1～3周。最初表现为吞咽哽噎感，随后出现吞咽疼痛，再慢慢演变为与吞咽动作无关的持续性胸骨后疼痛，甚至无法吞咽，上述症状多会随着上皮修复而缓解。食管的损伤可以在放疗结束后继续进展，典型的延迟食管损伤是在放疗结束 3～8 个月后发展为食管狭窄从而出现吞咽困难。严重者可出现呛咳、胸部剧痛、呼吸困难和恶心、呕吐等症状，此时应警惕食管穿孔、食管气管瘘等严重并发症。食管气管瘘早期表现为胸背剧烈疼痛、发热和白细胞计数升高，上消化道钡餐造影可见明显的穿孔征象。需要指出的是，由于近年来放疗技术的进步，尤其是调强适形放射治疗（IMRT）的普及，在靶区勾画及放疗计划的制定中就提前注意了食管等危及器官的保护及个体化的治疗等，使目前食管发生严重不良反应的情况已经并不常见，且有一部分严重并发症实际为肿瘤（多为食管肿瘤）本身进展所致。

【实验室检查】

血常规常提示白细胞计数、中性粒细胞百分比、中性粒细胞绝对值可出现一定程度的升高，在放射性损伤较重、合并感染或发生食管气管瘘时增高明显。

【诊断】

主要依据是食管区有受照射及放疗史、临床表现及食管造影及内镜、病理学等其他辅助检查。

【症状分级】

临床常用肿瘤放射治疗协作组（RTOG）发布的 RTOG 分级和美国卫生及公共服务部于 2017 年 11 月发布的常见不良事件评价标准（Common Terminology Criteria for Adverse Events，CTCAE），见表 7 - 1。

表 7 - 1　RTOG 分级和 CTCAE 分级

分级	RTOG 分级	CTCAE 分级
0 级	无症状	无症状
1 级	轻度吞咽困难或吞咽疼痛，可能需要局部麻醉剂、非麻醉类镇痛药或软食	无症状或轻微症状，仅诊断所见，无需治疗
2 级	中度吞咽困难或吞咽疼痛，可能需要麻醉剂或半流质/流质饮食	需局部或非侵入性治疗，日常活动部分受限
3 级	严重吞咽困难或吞咽疼痛，伴有脱水或体重减轻（体重较治疗前减少 15%），需鼻饲管、静脉营养支持	症状严重，但不立即危及生命，需住院或致住院时间延长，致残，限制生活自理
4 级	完全性梗阻、溃疡、穿孔或瘘	危及生命，需紧急治疗
5 级	死亡	死亡

【影像学表现】

数字化食管造影具有直接、无创的优势，放疗开始后第2～第3周可见食管受照射区域钡剂通过受阻，皱襞增粗且呈不规则改变，甚至出现大小不等的毛刺等。晚期病例中可看到狭窄形成表现。对于食管气管瘘患者，食管X线造影检查不应作为首选。

【内镜表现】

内镜分期及病理表现如下。

1. 坏死期：射线照射后48小时内出现鳞状上皮基底细胞凋亡小体出现和有丝分裂减少，上皮和基底细胞均出现异型性，腺体数目减少或分泌物阻塞导致腺体肿胀，黏膜下层大量炎性细胞浸润，以中性粒细胞为主，更严重时可见肌层、浆膜层炎性细胞浸润、血管扩张、上皮细胞脱落。此期一般维持1个月，黏膜表现为充血、水肿、糜烂和溃疡。

2. 枯萎期：放疗3～4周后炎性改变逐渐消退，坏死组织脱落，食管壁变薄，黏膜变得平滑，可发生慢性炎症，观察到上皮再生，黏膜下结缔组织增生，此期食管易出血、穿孔。

3. 再生期：放疗数月后残存基底细胞开始再生，向上移行，表层出现新生上皮覆盖，肌层出现成纤维细胞浸润，逐渐出现纤维化。CT可见纵隔淋巴结病变引起的外压及特征性的狭窄、瘘道。

联合放化疗的患者更易出现溃疡和狭窄。内镜表现为溃疡和糜烂的部分患者无或仅有轻微临床症状，故症状分级并不能准确反映黏膜损伤程度，因此内镜检查更适用于评估放射性食管炎引起的黏膜损伤程度，且因具保护作用的鳞状上皮脱落和放化疗导致免疫抑制状态，易并发机会性感染，所以内镜检查更容易直观排除感染或肿瘤。而机会性感染如念珠菌感染患者的镜下表现可能更加复杂。

【内镜评分】

Kuwahata于1980年提出了放射性食管炎的kuwahata's内镜分级系统，然而该分级系统未考虑倒穿孔和瘘管形成情况，也未对溃疡和出血程度进行评估。新创建的FARE内镜分级系统涵盖内容更全面，更利于对放疗剂量的调整（表7-2）。

表7-2　放射性食管炎的kuwahata's和FARE内镜分级系统

kuwahata's 内镜分级		FARE 内镜分级	
0级	正常食管黏膜	1级	正常黏膜或黏膜红斑
1级	黏膜红斑	2级	黏膜糜烂，接触性出血
2级	黏膜糜烂、脱落	3级	黏膜浅溃疡，轻微自发性出血
3级	黏膜溃疡，出血，狭窄	4级	黏膜深溃疡，广泛自发性出血，完全梗阻型狭窄

【鉴别诊断】

一、巨细胞病毒（cytomegalovirus，CMV）感染

CMV 感染在放疗或联合化疗的免疫抑制肿瘤患者中可能发生，内镜下表现为红斑、糜烂、界限清楚的溃疡，并可能伴有炎性渗出。组织学上，CMV 感染的上皮细胞和基底细胞出现核大和细胞体积增大，且颗粒状的细胞质中出现空泡，这与受辐射细胞的细胞质空泡化表现相似；但 CMV 感染的鳞状上皮不受影响，且核包涵体往往脱离核膜，免疫组织化学染色有利于鉴别诊断。

二、食管癌

放射导致的良性溃疡与癌性溃疡鉴别困难。良性溃疡胸痛程度常比较剧烈；癌性溃疡胸痛程度一般较轻，与 X 线片表现常不相符。辐射诱导的鳞状上皮也会出现增大的多形核、染色不均、有丝分裂异常等表现，可能被误诊为鳞状上皮不典型增生或癌变，但辐射后的细胞核增大同时伴胞质增多，故核浆比正常。在无法判定时，重复活检可能有所帮助。

三、化脓性食管炎

化脓性食管炎以异物所致机械损伤最为常见。细菌在食管壁繁殖，引起局部炎性渗出、不同程度的组织坏死及脓液形成，也可呈较为广泛的蜂窝织炎，导致穿孔、窦道形成等。标志性的内镜表现为假膜形成。

四、食管结核

食管结核患者一般多有乏力、低热、血沉增快等结核中毒症状及其他器官结核，特别是肺结核的先驱症状。特征性的症状为胸痛和吞咽困难，内镜下可表现为溃疡型、隆起型、外压狭窄型、窦道型，其中溃疡型表现为溃疡底平坦伴颗粒状增生，结合活检病理，必要时行 EUS 或超声内镜引导细针穿刺获得病理学依据后可诊断。

五、真菌性食管炎

临床症状多不典型，常见吞咽疼痛、吞咽困难、上腹不适、胸骨后疼痛和烧灼感。念珠菌性食管炎可发生严重出血、上皮脱落、穿孔等。内镜下可见食管黏膜表面散在白色或黄白色的点状、斑片状伪膜和豆渣样物，伴黏膜充血水肿或糜烂，甚至溃疡，黏膜质脆易出血。

六、食管克罗恩病

临床症状以吞咽困难或吞咽痛、胸骨后疼痛、食欲减退为主，病程较长，起病较缓。内镜下可见黏膜充血水肿、糜烂溃疡，假性息肉形成或铺路石样改变，管腔僵硬、狭窄和梗阻等改变为主，瘘管较少见，病变呈多种形态并存，多累及食管中、下

段，呈节段性、跳跃式分布。组织病理学表现为黏膜下层非干酪样肉芽肿性炎症。

【治疗】

多数患者表现为吞咽疼痛，进食困难的症状较前加重。多数患者为 1～2 级反应，但三维适形放疗和（或）合并化疗后副反应较单一放疗时有明显增加，因此需要及时处理。放射性食管炎多数情况下不需要用镇痛药，特别是局部有溃疡或穿孔前的征象时，可能会因镇痛药物的作用发生穿孔，多发生在放疗剂量为 20～40 Gy 时，主要原因是食管黏膜的充血水肿、渗出及糜烂。处理：①消除患者误认为病情加重的思想负担，解释其原因；②轻者观察，重者则予输液。适当予以少量激素和抗生素治疗，可获得较好的效果。

【并发症】

一、食管溃疡

食管溃疡的形成与是否合并化疗、肿瘤长度和腔内照射剂量的大小有关。禁食和抗感染等治疗放射所致的良性溃疡导致的疼痛效果较好。线状溃疡和环状溃疡结局有显著区别。蠕动功能不好的患者可以加用促动力药，如甲氧氯普胺。弥漫性食管痉挛的治疗包括硝酸盐、钙离子通道阻滞剂和抗胆碱能药物。国内一项针对放射性保护剂表没食子儿茶素没食子酸酯（EGCG）对放射性食管炎的治疗和预防作用的随机对照研究显示，EGCG 能有效缓解晚期肺癌的急性放射性食管炎，且无明显副作用，预防性应用 EGCG 比治疗性应用稍有优势。另一项研究观察到复方蟾酥口服液（cVBOL）用于放疗后的大鼠，可减轻食管病变处的组织学严重程度，降低碱性成纤维细胞生长因子（BFGF）和转化生长因子-β_1（TGF-β_1）的表达，并降低包括 TNF-α、IL-6 和 IL-10 在内的炎性细胞因子的血清水平，有效预防放射性食管炎。

二、食管狭窄

放疗后食管狭窄的发生与照射剂量有明显相关性，放疗剂量越高，食管纤维化程度越重。放疗期间食管局部水肿，可能出现梗阻加重，表现为唾液增多和进食困难。需完善胃镜检查排除肿瘤复发后，才考虑放疗纤维化造成的良性狭窄。当临床症状达到 RTOG 1 级时，应予以低酸、温和饮食，避免进食咖啡、热饮、辛辣食物、柑橘或番茄及其制品。此外，餐前口服 1:1:1 的利多卡因及氢氧化铝 – 碳酸镁、苯海拉明混合制剂有利于吞咽，质子泵抑制剂、碳酸钠和调整饮食可缓解食管下括约肌张力降低导致的胃食管反流症状，并防止白色念珠菌感染。当临床症状达到 RTOG 2 级时，需给予更强的口服镇痛药物（氨酚羟考酮、吗啡和长效阿片类制剂等），并保证充足的营养，口服营养制剂，鼻饲管或胃造瘘留置，必要时予以静脉营养支持，有助于保证水电解质平衡、能量摄入和改善贫血。

放疗后需扩张治疗的食管狭窄发生率约 3%。针对食管良性狭窄，内镜下扩张治疗是我国食管狭窄内镜下防治共识意见推荐的一线治疗方法。术中采用 CO_2 气体，扩张器可选用探条或者球囊，建议采用导丝引导的扩张器（探条或球囊）或者内镜直视下可控的扩张器（球囊）以提高治疗安全性。扩张器直径大小需根据术前、术中对狭窄处直径的评估，一次治疗中扩张不应超过 3 次，重复治疗的频率取决于食管狭窄程度和症状复发的快慢，通常需 1~2 周重复扩张治疗。国外指南推荐将直径为 15 mm 的扩张器可以轻松通过作为扩张终点。美敦力公司生产了一种新型食管扩张器 EsoFLIP，其将阻抗求积技术集成到扩张器球囊中，能够通过控制容积膨胀在直径 10~30 mm 的范围内扩张，同时在扩张过程中可在无需透视的情况下提供实时可视化和客观测量，在放疗及其他原因导致的食管狭窄治疗方面具有优势。小型试点和回顾性研究证明了 EsoFLIP 的可行性和安全性，但需要更大规模的研究来了解其对临床结果的影响。目前的共识意见不推荐将支架置入作为食管良性狭窄的一线治疗。根据一篇支架置入治疗难治性食管良性狭窄的 Meta 分析，支架移位的发生率为 28.6%，不良事件的发生率为 20.6%。

针对难治性食管良性狭窄，内镜下扩张术或切开术联合局部注射激素法可延长治疗后症状缓解时间，减少复发和再扩张次数，但远期疗效尚需进一步研究。柴宁莉等创新性使用体外自助式扩张球囊治疗及预防食管大面积 ESD 术后狭窄的患者，证实有效，且可由患者自行在家操作，饮食及日常生活基本不受到影响，被共识推荐用于难治性食管良性狭窄。内镜下支架置入等方法目前亦少量被应用于临床，但现有证据提示支架治疗难治性食管狭窄的长期效果有限。另外，国内外学者也在探索如组织移植技术、组织工程技术及新型生物材料等新的治疗方法。

对于食管恶性狭窄患者，推荐采用内镜下可膨式部分覆膜或全覆膜金属支架置入来缓解进食困难，提高患者生活质量。可膨式支架置入可以维持更长的症状缓解且食管穿孔风险低。

三、食管穿孔

食管穿孔是食管癌放疗的严重并发症，主要发生于食管癌放疗期间或放疗后。由于食管在接受一定照射剂量后正常组织修复能力降低，易合并感染，组织修复速度和肿瘤的消退速度无法匹配，导致退缩性穿孔。放疗后食管穿孔分为癌性穿孔和非癌性穿孔，其中非癌性穿孔占比为 20%~30%，预后明显好于癌性穿孔。国外一项对 322 例食管癌放疗的研究发现，食管穿孔发生率为 5.6%，病死率为 10%~40%。多因素分析显示，年龄 <60 岁、T4 期肿瘤、淋巴结结外侵犯并累及食管、再程放疗和等效生物剂量 >100 Gy 是食管穿孔的独立危险因素。

对于放疗前食管造影显示有毛刺、龛影等穿孔征象时，建议行抗感染治疗，同时加强营养，每次进食后饮清水冲刷食管，避免食物残留，亦可口服庆大霉素。放疗期间，建议每周行食管造影，一旦发现穿孔应停止放化疗，同时禁食水，并予以静脉抗炎、抑酸、置鼻饲管或胃造瘘、补充蛋白等。

对于非癌性穿孔、食管纵隔瘘孔较小的患者，在后期静脉抗炎有效、营养改善的情况下，穿孔可能愈合，愈合后可继续放疗。对于无法观察到的颈部食管穿孔，可单独进行引流。

手术治疗既可切除病灶，又可恢复消化道连续性，还可清除胸腔内的污染源，从而明显延长患者生存期，提高生活质量。穿孔时间是最为重要的预后影响因素，穿孔发生在 <24 小时者，应积极开胸行一期修补裂口，彻底冲洗引流；穿孔时间 >24 小时者，术后死亡率显著增加，不建议行手术治疗。对于恶性肿瘤、终末期良性食管疾病或无法修复的广泛食管损伤的患者，应进行食管切除术，还要综合考虑穿孔后食管壁炎症水肿及纵隔、胸腔内感染程度等情况，严格把握手术适应证，慎重选择患者，正确选择手术术式。最常见的术后并发症包括持续性食管瘘、纵隔炎、脓胸、瘘管形成、食管狭窄、肺炎、脓肿和败血症。对于不宜或拒绝手术修补瘘口的食管穿孔患者，可采取胃肠造瘘保守治疗。

内镜下支架置入、夹闭治疗，可用于部分病例。对于 ≤1 cm 的穿孔，可使用 TTS 夹（through the scope clips）闭合。OTSC 夹（over the scope clips）具有更大的组织抓取力，缝合能力与外科吻合器相似，可用于控制非静脉曲张出血或胃肠道穿孔。一项对 1517 例胃肠道难治性疾病使用 OTSC 治疗的回顾研究显示，只有 9 例需要进一步手术治疗（0.59%）。内镜下支架置入术可用于密封大于 2 cm 的穿孔，因为现有内镜夹的翼展无法闭合更大的创面。目前有几种类型的支架可用，即自膨胀金属支架（SEM）、自膨胀塑料支架（SEP）和生物可降解支架。覆膜金属支架置入可作为治疗食管恶性狭窄合并气管食管瘘患者的首选方法，食管瘘口封闭的成功率达 70% ~ 100%。SEP 通常比 SEM 便宜，但在一些研究中，发生移位、食物嵌塞和穿孔等并发症概率高达 10%。生物可降解支架在 11 ~ 12 周后就会分解，无需二次取出。

四、营养不良

进行营养状态评估，选择个体化营养支持方案。根据食管癌放疗肠内营养专家共识，进行肠内营养支持的主要适应证有：体重指数（body mass index，BMI）< 18.5 kg/m^2；1 个月体重下降 5% 以上；摄食量少于正常需要量的 60% 且持续 3 ~ 5 天以上；患者主观整体评分（PG-SGA）≥4 分。营养不良的治疗模式主要包括营养教育、肠内营养和肠外营养，建议优先使用肠内营养。符合肠内营养支持情况之一或预计放疗期间有较大营养风险的患者，建议在放疗前 1 ~ 2 周即开始接受营养治疗（鼻饲或胃造瘘，胃造瘘不适用于可手术患者），一般推荐能量供给量为 25 ~ 30 kcal/(kg·d)，并持续到放化疗后 1 ~ 2 周，可适当延长。一项美国的随机双盲对照研究显示，谷氨酰胺对胸部恶性肿瘤患者急性放射性食管炎的严重程度、体重减轻、头颈部特异性症状改善无关。

【小结】

干细胞移植治疗放射性食管损伤是目前的研究热点。目前，间充质干细胞（mesenchymal stem cell，MSC）的研究最为深入，应用最为广泛。一定程度上，通过静脉输注外源性 MSC 表现出归巢、增殖和形成集落的特点，进而可对包括放射性食管炎在内的多种食管黏膜损伤进行修复。干细胞的归巢是基于损伤部位某些因子的释放，这些因子与干细胞表面的受体结合，使干细胞成为许多治疗剂的载体。Epperly 等用 30 Gy 的辐射模拟辐射诱发的食管损伤模型，将 MSC 静脉输注到模型小鼠体内后，发现细胞迁移到食管病变处，分化为食管鳞状上皮细胞，降低了损伤程度，加快了黏膜修复进程，提高了小鼠的整体存活率。牙髓干细胞（dental pulp stem cell，DPSC）是一种用于修复牙周组织的 MSC，其分离和收集是高度非侵入性的且廉价。国内一项研究，将 DPSC 培养并移植到放射性[125]I 粒子在体内诱导的急性放射性食管损伤大鼠体内，结果表明，体外扩增的 DPSC 可以作为食管病变的宿主，增殖并转分化为食管干细胞，修复受损的食管组织，对急性放射性食管损伤有治疗作用。尽管目前临床试验很少，但干细胞在放射性食管炎治疗中的前景非常光明。

（姚　瑶　王　剑）

参考文献

1. SHARMA P, SAMPLINER R. Barrett's esophagus and esophageal adenocarcinoma. Second Edition. Blackwell Publishing Ltd, 2006.

2. ELURI S, SHAHEEN N J. Barrett's esophagus：diagnosis and management. Gastrointest Endosc, 2017, 85(5)：889 - 903.

3. SHAHEEN N J, FALK G W, IYER P G, et al. ACG clinical guideline：diagnosis and management of Barrett's esophagus. Am J Gastroenterol, 2016, 111(1)：30 - 50.

4. IYER P G, KAUL V. Barrett Esophagus. Mayo Clin Proc, 2019, 94(9)：1888 - 1901.

5. 陈旻湖, 杨云生, 唐承薇. 消化病学. 北京：人民卫生出版社, 2019.

6. KLIEMANN D A, PASQUALOTTO A C, FALAVIGNA M, et al. Candida esophagitis：species distribution and risk factors for infection. Rev Inst Med Trop Sao Paulo, 2008, 50(5)：261 - 263.

7. PATEL N C, CAICEDO R A. Esophageal infections：an update. Curr Opin Pediatr, 2015, 27(5)：642 - 648.

8. FELDMAN M, FRIEDMAN L S, BRANDT L J. Sleisenger and Fordtran's Gastrointestinal and Liver Disease. Philadelphia：Saunders elsevier, 2010.

9. DELLON E S, HIRANO I. Epidemiology and natural history of eosinophilic esophagitis. Gastroenterology, 2018, 154(2)：319 - 332.

10. FURUTA G T, KATZKA D A. Eosinophilic esophagitis. N Engl J Med, 2015, 373(17)：1640 - 1648.

11. HASATANI K, TAMAMURA H, YAMAMOTO K, et al. Efficacy of endoscopic evaluation of acute radiation esophagitis during chemoradiotherapy with proton beam therapy boost for esophageal cancer. Digestion, 2020, 101(4)：366 - 374.

12. WERNER-WASIK M. Treatment-related esophagitis. Semin Oncol, 2005, 32(2 Suppl 3)：S60 - 66.

13. KITAMURA H, TANIGAWA T, KUZUMOTO T, et al. Interferon-α exerts proinflammatory properties in experimental radiation-induced esophagitis：Possible involvement of plasmacytoid dendritic cells. Life Sci, 2022, 289：120215.

第八章 胃食管反流病及贲门失驰缓症

第一节 胃食管反流病

胃食管反流病（gastroesophageal reflux disease，GERD）是胃内容物反流入食管或进入食管或食管外组织（包括咽部、支气管等）引起一系列症状的胃肠动力障碍疾病，可分为非糜烂性反流病（non-erosive reflux disease，NERD）及反流性食管炎，巴雷特食管及食管腺癌被认为是其主要并发症。GERD 在世界范围内发病率为 8%～33%，近几十年来在亚洲人群中越来越普遍，严重影响患者的生活质量。

【病因及发病机制】

GERD 是由食管下括约肌（lower esophageal sphincter，LES）功能障碍引起的胃食管动力障碍性疾病，最终由各种胃内容物，如胃酸、胃蛋白酶、胰酶等反流导致食管及食管外组织功能性和（或）器质性损伤。

1. LES 结构与功能异常：LES 结构受损被认为是导致本病的主要原因，常见因素包括贲门失弛缓症术后、食管裂孔疝、长期腹内压或胃内压增高。除此以外，某些激素（如缩胆囊素、胰高血糖素、血管活性肠肽），食物（如高脂肪、巧克力），药物（如钙通道阻滞剂、地西泮）等均可引起 LES 功能障碍或一过性松弛延长。在上述情况下，当食管黏膜受到反流物刺激时，可导致 GERD。

2. 食管清除作用降低：常见于导致食管蠕动异常和唾液分泌减少的疾病，如干燥综合征等。食管裂孔疝时，部分胃经膈食管裂孔进入胸腔，不仅改变 LES 结构，还降低食管对反流物的清除作用，从而导致 GERD。

3. 食管黏膜屏障功能降低：长期饮酒、吸烟、刺激性食物、药物或免疫引导的自身损伤可使食管内膜抵御反流物损害的能力降低。

4. 食管高敏感：部分患者在没有过度食管反流情况下，也出现烧心、疼痛等症状。对 GERD 患者和健康患者行食管气囊扩张试验，发现 GERD 患者较健康人对食管扩张的感受阈值明显下降，提示患者存在食管高敏感。

【临床表现】

一、食管症状

1. 典型症状：反流和烧心是本病最常见和典型的症状。烧心是最常见的 GERD 症状，主观描述为胸骨下烧灼感从上腹部向上到胸骨后甚至颈部；反流是指胃十二指肠内容物在无恶心和不用力的情况下向上涌入咽部或口腔的感觉，伴有酸味或苦味。上诉两种典型症状可同时发生，也可单独发生。常发生于餐后 1 小时内，卧位、弯腰或腹内压增高时可加重，部分患者也可发生于夜间睡眠时。GERD 的症状是非特异性的，与心肺、食管旁等邻近器官疾病重叠时常常被忽略。

2. 非典型症状：胸痛由反流物刺激食管引起，发生在胸骨后，严重时表现为剧烈刺痛，可放射至心前区、后背、肩部、颈部、耳后，有时酷似心绞痛，伴或不伴反流和烧心。GERD 是非心源性胸痛的常见病因之一，对于不伴典型反流和烧心的胸痛患者，应先排除心脏疾病后再进行 GERD 的评估。吞咽困难或胸骨后异物感可能是由于食管痉挛或功能紊乱所致，呈间歇性，进食固体或液体食物均可发生，少数患者吞咽困难是由食管狭窄引起，呈持续或进行性加重。

二、食管外症状

食管外症状指一些症状和疾病是由胃食管反流到相应组织器官所引起的，在 GERD 得到有效治疗后，这些症状和疾病随之缓解甚至消失。

1. 呼吸道症状：主要表现有呛咳、咳嗽、咳痰、憋气、气短、喘息等，可导致慢性咳嗽、反复肺部感染、哮喘样发作、肺大疱、慢性阻塞性肺病、肺间质纤维化、肺心病等。

2. 耳鼻喉症状：主要表现有咽部异物感、喉部发痒、喉部发紧、声音嘶哑、频繁清嗓等，喉镜下可见咽喉炎表现，如咽后壁淋巴滤泡增生、声带充血水肿、溃疡、息肉和结节形成等，称为"反流性喉炎"。少部分患者可有鼻塞、流涕、打喷嚏、耳痒、耳鸣、耳聋，双眼可有酸胀、发痒、干涩、视物模糊、视力减退等。

3. 口腔症状：主要表现有口腔溃疡、口苦、口臭、牙釉质破坏、龋齿、舌灼热感等。

4. 其他：临床中亦有部分患者，表现为心慌、胸闷、周身烦热等循环系统或神经系统症状。

由于目前没有明确的客观证据可以证实 GERD 是引起食道外症状的原因，故建议对于有 GERD 食管外表现但无典型症状的患者在质子泵抑制剂（proton pump inhibitor, PPI）治疗前进行反流监测；对于既有食道外症状又有典型 GERD 症状的患者，进行为期 8~12 周的每日 2 次 PPI 的诊断性治疗，阳性结果有助于诊断 GERD。

三、并发症

1. 上消化道出血：食管黏膜糜烂及溃疡可导致呕血和（或）黑便。

2. 食管狭窄：食管炎反复发作引起纤维组织增生，最终导致瘢痕狭窄。

3. 巴雷特食管及食管腺癌：亚太地区患病率为 0.06% ~ 0.62%，其中巴雷特食管有恶变为腺癌的倾向。

【辅助检查】

一、胃镜

对于有 GERD 症状并有吞咽困难、体重减轻、出血、呕吐、贫血等报警症状的患者，应尽快进行内镜检查。内镜诊断 GERD 特异度高，但灵敏度低。反流性食管炎和巴雷特食管的内镜表现对 GERD 的诊断具有特异性。常规食管活检对于 GERD 的诊断价值不大，但结合活检与其他原因引起的食管炎（如嗜酸细胞性食管炎）和其他食管病变（如食管癌等）有明确鉴别意义。需要注意的是，若于服用 PPI 期间进行胃镜检查可能掩盖病灶，至少应停用 2 周，病情允许情况下可停用 PPI 至 4 周再进行检查。

1. 反流性食管炎：内镜下反流性食管炎分级（洛杉矶分级法，LA）是最广泛应用的评分系统，其内镜下表现及临床意义见表 8 - 1 和图 8 - 1。

表 8 - 1　反流性食管炎的内镜洛杉矶分级法

洛杉矶分级法	胃镜下表现	临床指导意义
A 级	1 个或 1 个以上黏膜破损，长径 <5 mm	因不能与正常组织明确区分，故不足以证明 GERD 诊断
B 级	1 个或 1 个以上黏膜破损，长径 >5 mm，但没有融合病变	合并有典型 GERD 症状或 PPI 试验阳性，可诊断 GERD
C 级	黏膜破损有融合，但是 <75% 的食管周径	可诊断 GERD
D 级	黏膜破损有融合，至少达到 75% 的食管周径	可诊断 GERD

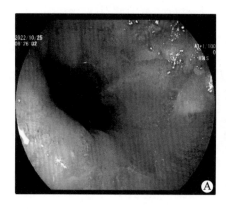
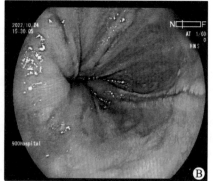

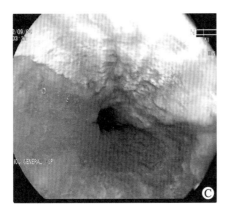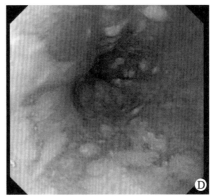

A. LA-A 级食管黏膜多处破损，长径均 < 5 mm；B. LA-B 级食管黏膜多处破损长径 > 5 mm，未见融合；
C. LA-C 级食管黏膜破损融合但 < 75% 的食管周径；D. LA-D 级食管黏膜破损融合且 ≥75% 的食管周径。

图 8 − 1　食管炎的内镜洛杉矶分级法

2. 巴雷特食管：正常食管黏膜为复层鳞状上皮，胃镜下呈均匀粉红色，当其被化生的柱状上皮替代后呈橘红色，多位于胃食管连接处的齿状线近端，当环形、舌形或岛状病变 > 1 cm 时，称为巴雷特食管。病变长度 < 3 cm，称为短节段巴雷特食管（图 8 − 2），我国以此类型多见，癌变率较低；病变长度 ≥3 cm，称为长节段巴雷特食管（图 8 − 2），癌变率较高，且长节段巴雷特食管可明确诊断为 GERD。

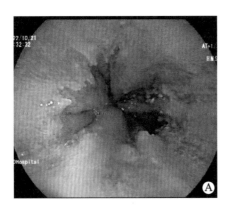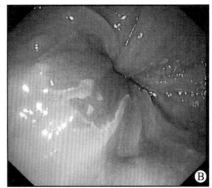

A. 短节段巴雷特食管；B. 长节段巴雷特食管。

图 8 − 2　巴雷特食管

二、动态反流监测

动态反流监测包括 24 小时食管 pH 监测及食管 pH-阻抗监测（又称 MII-pH 监测），适用于内镜检查正常、症状不典型和（或）抗反流手术前的患者。一般建议在 PPI 停药 7 天后进行。PPI 治疗期间行动态反流监测可用于评估 PPI 疗效。

1. 24 小时食管 pH 监测：目前包括导管监测及胶囊监测，对于依从性较低或者需要更长监测时间的患者可使用 Bravo 胶囊。Bravo 胶囊可直接置于食管上而不需要导管留置，可提高患者检测时的舒适度及依从性，且监测更长时间（48 小时甚至 96 小时）。监测指标包括食管酸暴露情况、DeMeester 评分和症状 - 反流相关性评价参数。

（1）食管酸暴露情况：酸暴露时间百分比（acid exposure time，AET）是评估食管酸暴露情况最常采用的指标，该指标是指 pH 值 <4 的总时间占总监测时间的百分比。AET 的正常参考值 <4%，当 AET≥4% 时考虑存在病理性酸暴露，提示 GERD 诊断。西方国家在 2018 年里昂共识中提出 AET >6% 可为 GERD 诊断提供确切证据，而 AET <4% 则可排除 GERD。

（2）DeMeester 评分：是由总 AET、立位 AET、卧位 AET、酸反流次数、长酸反流次数、最长反流时间 6 个食管酸暴露参数组成的综合评分。DeMeester 评分≥14.72 分提示食管存在病理性酸暴露。

（3）症状 - 反流相关性评价参数：症状 - 反流相关性评价参数包括症状指数（symptom index，SI）和症状相关概率（symptom associated probability，SAP）。SI 是酸反流相关症状发生次数与总症状发生次数的百分比，SI≥50% 为阳性，提示患者症状与酸反流可能相关。SAP 采用包含症状和酸反流的四格表卡方检验来计算，SAP >95% 为阳性，提示症状与酸反流相关的可能性大。

2. MII-pH 监测：相比单纯 pH 值监测，MII-pH 监测可以提供更多信息，如非酸反流，反流物的性状（液体、气体或混合），反流高度，反流速度，反流物清除时间的情况，目前被认为是检测反流最为敏感的诊断方法。若患者使用 PPI 后症状仍难以控制，建议进一步完善本检查，其常用参数包括以下：

（1）食管酸暴露情况：亦使用 AET 作为监测指标，但是 MII-pH 监测得出的 AET 值通常低于单纯 pH 值监测的结果，故针对食管酸暴露情况，单纯 24 小时食管 pH 监测结果更为准确。

（2）总反流次数：指所有类型反流事件的发生次数总和。总反流次数 <40 次可排除 GERD 的可能，总反流次数 >80 次为支持 GERD 的辅助诊断证据。然而，总反流次数不能很好地预测治疗效果，不能单独用于诊断 GERD。

（3）症状 - 反流相关性评价参数：与单纯食管 pH 监测相同，MII-pH 监测也采用 SI 与 SAP 评价症状 - 反流相关性，但 MII-pH 监测需报告症状分别与总反流、酸反流、弱酸反流和弱碱反流的关联性，从而指导下一步的治疗。

（4）反流后吞咽诱导的蠕动波（PSPW）指数：PSPW 指反流事件结束后 30 秒内发生的吞咽事件。反流诱发的食管原发蠕动可以促进唾液对食管远端酸化的中和。PSPW 指数指伴有 PSPW 的反流次数占总反流次数的百分比，可反映食管的化学清除能力。健康人的 PSPW 指数 >61%，低 PSPW 指数可作为存在病理性反流的辅助证据，并可预测患者对抑酸治疗的反应。

（5）夜间平均基线阻抗（mean nocturnal baseline impedance，MNBI）：食管基线阻抗值可以反映食管黏膜的完整性和通透性。健康人的 MNBI >2291 Ω，低 MNBI 可作为诊断病理性反流的辅助证据，且可预测患者对抑酸治疗的反应。

（6）嗳气情况：对于以嗳气为主诉的患者，应汇报嗳气总次数、胃上嗳气次数和胃内嗳气次数。

三、高分辨率食管测压

高分辨率食管测压（high resolution manometry，HRM）是目前食管动力障碍疾病诊断的主要方法，当 LES 压力过低或食管动力障碍时可伴随严重的 GERD 症状。对于临床中 PPI 试验无反应或者 pH-阻抗监测与症状不相符的患者，完善 HRM 评估食管运动情况可协助诊断 GERD，但不能单独用于诊断 GERD。

另外，HRM 在评估内镜抗反流手术的患者中尤其重要。贲门失弛缓症患者可能会出现烧心和反胃，常常被误认为是 GERD 症状，而因这种误诊进行的抗反流手术可能会导致毁灭性的吞咽困难。因此，在进行任何抗反流治疗之前，都应进行 HRM。

四、食管造影

食管造影对诊断 GERD 的敏感性不高，对于不愿意或不能耐受胃镜检查者，该检查有助于排除食管癌等其他食管疾病。

【诊断】

目前为止，GERD 的诊断仍是症状表现、食管黏膜内镜评估、反流监测和基础治疗反应相结合的综合诊断，以上不能单独作出结论性诊断。晚期反流性食管炎（C-D级）、长节段巴雷特黏膜（≥3 cm）、消化性狭窄以及动态 pH 或 pH-阻抗监测远端食道酸暴露时间（AET）>6% 被认为是有力证据。

对于有典型反流和烧心症状的患者，可拟诊为 GERD，用 PPI 试验性治疗（如奥美拉唑每次 20 mg，每日 2 次，连用 7~14 天），症状明显缓解者，则为 PPI 试验阳性，支持 GERD 诊断；症状不缓解，则为 PPI 试验阴性，可能由抑酸不充分、存在胃酸以外诱发因素或非 GERD 所致。具体诊断思路见图 8-3。

由于 GERD 分为反流性食管炎和非糜烂性反流病，对于 PPI 试验反应差或具有报警症状（吞咽困难、吞咽疼痛、出血、不明原因消瘦）的患者建议进一步完善胃镜及24 小时 pH 监测。反流性食管炎诊断较简单：①有典型反流和（或）烧心症状；②胃镜下发现典型黏膜破损。非糜烂性反流病的诊断相对复杂，主要依赖症状及排他性诊断：①有典型的反流和（或）烧心症状；②胃镜检查未见黏膜破损及其他器质性病变；③排除可引起反流、烧心症状的其他疾病。根据 24 小时 pH 监测结果，非糜烂性反流病可分为 2 种亚型：①食管有异常酸暴露；②有典型症状而食管无异常酸暴露，推测系食管高敏感所致。

【鉴别诊断】

GERD 需与其他食管病变（如感染性食管炎、嗜酸性粒细胞性食管炎、药物性食管炎、贲门失弛缓症和食管癌等），消化性溃疡，胆道疾病等相鉴别。GERD 引起的胸痛应与心源性胸痛及其他原因引起的非心源性胸痛进行鉴别。GERD 还应注意与功能性疾病，如功能性烧心、功能性消化不良等鉴别。

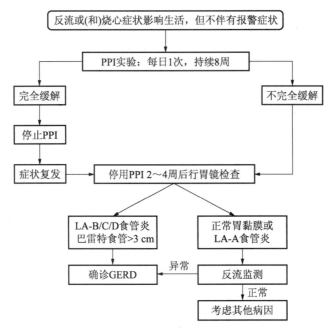

图 8-3　GERD 诊断思路

【治疗】

一、改变饮食和生活方式

建议抬高床头，超重患者减肥，戒烟戒酒，避免深夜用餐和睡前零食，饭前和饭后保持直立，以及停止可能加剧反流症状的食物，如咖啡、巧克力、碳酸饮料、辛辣食物、酸性食物及高脂肪含量的食物，尽量减少右侧卧位。

二、药物治疗

1. 抑酸药：由于 GERD 常见直接损伤因素为胃酸及胃蛋白酶，抑制胃酸药物成为基础治疗药物。

（1）PPI：抑酸作用强，疗效确切，是治疗 GERD 的首选药物，通常疗程为 8~12 周，常见不良反应包括头痛、腹痛、恶心、呕吐、腹泻、便秘和胀气，多在停药后缓解。治疗建议如下：①非糜烂性反流病患者选择按需或间歇治疗；②对于需要 PPI 维持治疗的患者，应以可有效控制 GERD 症状并维持反流性食管炎愈合的最低剂量给药；③对于有并发症的患者，包括重度反流性食管炎（LA C 或 D 级）和巴雷特食管，应长期给予 PPI 治疗以维持黏膜愈合；④对于没有反流性食管炎或巴雷特食管的患者，若停用 PPI 治疗后仍有症状，可考虑按需治疗，仅在出现症状时服用 PPI，在症状缓解时停用。

（2）钾离子竞争性酸阻滞剂（potassium competitive acid blocker, P-CAB）：P-CAB 是全新机制的新一代抑酸药物，通过竞争性阻断 H^+-K^+-ATP 酶中钾离子的活性，发挥抑制酸分泌作用，具有起效快、抑酸作用持久且可逆的特点。

（3）组胺 H_2 受体拮抗剂（H_2 receptor antagonist，H_2RA）：对 PPI 治疗反应不完全、伴有持续夜间症状且有客观证据显示夜间酸反流的患者，可在睡前增加 H_2RA 以控制夜间胃内 pH 值。

2. 促动力药：可作为辅助用药，通过增加 LES 压力改善食管蠕动功能，促进胃排空从而减少胃十二指肠内容物反流并缩短其在食管的暴露时间。

三、手术治疗

抗反流手术疗效与 PPI 相当，但术后可能出现并发症。因此，对于 PPI 反应良好但需长期维持治疗的患者，可根据患者的意愿来决定是否进行抗反流手术，常见术式包括胃底折叠术、磁环下括约肌增强术。

第二节　贲门失弛缓症

贲门失弛缓症（achalasia，AC）是以食道蠕动异常和食管下括约肌不能舒张为主要特征的原发性食管动力障碍性疾病。AC 的发病率曾被认为很低，约为 1/10 万人 ~ 3/10 万人，儿童的发病率更低，为 0.11/10 万人。任何年龄都可发病，但其发病患者群主要集中于 20 ~ 40 岁的中青年，男女发病率无明显差异。

【病因和发病机制】

目前关于 AC 病因及发病机制尚未完全探明，有研究表明自身免疫、病毒感染、遗传因素等引发一系列事件，导致肌间神经丛抑制性神经元的选择性丧失，以致乙酰胆碱、一氧化氮等神经递质的产出失衡，导致括约肌和邻近食管的兴奋性及抑制性调控失衡，使 LES 松弛功能障碍、食管蠕动减弱、食管远端过度收缩。

【临床表现】

贲门失弛缓症患者的症状多种多样，常见的症状包括吞咽困难、呃逆、胸痛、体重下降等。吞咽困难是该病最主要也是最常见的症状，最常见于进食后，呈进行性加重。大多数患者早期也可以表现为烧心、反酸、胸骨后不适等胃食管反流症状，而这些往往会误导临床医师的判断。因患者 LES 松弛障碍，使得食物在食管内潴留。随着患者进食量增多，潴留的食物越来越多，反流加重，出现呕吐、烧心等症状，甚至于空腹或睡眠时也出现反流症状，同时可出现食管扩张，此时反流物易被误吸进入呼吸道，引起咳嗽、哮喘、声嘶，甚至可引发肺炎。胸骨后疼痛多于进食后出现，可向肩胛区及胸背部放射。病程较长者可引起营养不良、体质量下降等症状，同时可诱发食管癌或猝死，严重影响患者生活。

对于下列患者，应怀疑贲门失弛缓症：①进食固体和液体时吞咽困难；②试验性应用 PPI 治疗后烧心未缓解；③上消化道内镜显示食物滞留于食管内；④内镜通过食管胃连接部时的阻力异常增大。

【诊断】

目前临床上常用的 AC 诊断方法包括内镜检查、食管钡餐造影检查、食管测压等。而患者表现出典型的症状及食管测压、钡餐 X 线摄影或上消化道内镜检查中的 1 项或多项提示贲门失弛缓可明确诊断。食管测压法用于评估食管压力，目前已成为诊断 AC 的金标准和分型标准，包括传统采用气液灌注系统进行食管测压法及现在较为常用的为高分辨率食管测压（HRM），其已经逐渐取代了传统的食管测压法。同时另一项新技术——内镜下功能性腔内成像探针（endolumenal functional lumen imaging probe，EndoFlip）技术越来越成熟。

一、传统测压法

采用传统测压法时，对贲门失弛缓症有诊断意义的表现为远端 2/3 段食管无蠕动和 LES 松弛不完全。LES 静息压升高提示贲门失弛缓症的诊断，但不是必要条件，也不具有诊断意义。

二、高分辨率食管测压

高分辨率食管测压已经逐渐取代了传统的食管测压法，增加了压力传感器的数量，使间距缩短，能够完整描述从食管上括约肌到食管下括约肌的食管运动功能。相较于传统的食管测压法，HRM 具有更准确、更少误诊及漏诊等优势，同时可早期发现内镜或食管钡餐检查无明显改变者或临床表现不典型者。根据食管体收缩的 HRM 测压模式提出了一种新的分类——即所谓的芝加哥分类。该分类将 AC 分为 3 种亚型：Ⅰ型，经典型，LES 松弛受损，缺乏蠕动，食管压力正常（食管内压力 < 30 mmHg）；Ⅱ型，变异型，LES 松弛功能受损，缺乏蠕动，食管压力增高（食管内压力 > 30 mmHg）；Ⅲ型，痉挛型，LES 松弛受损，缺乏蠕动，>20% 的吞咽伴有食管远端痉挛性收缩。相关研究发现，Ⅲ型 AC 患者胸痛更常见，生存期也最短。其中，无论采用哪种治疗方式，Ⅱ型疗效最好，Ⅰ型其次，Ⅲ型最差。因此，术前行食管测压对术后疗效及患者预后具有重要意义。

三、食管钡餐造影

提示贲门失弛缓症的食管钡餐造影表现：食管扩张，对于晚期或终末期贲门失弛缓症患者，食管可能表现为显著扩张（巨食管）、成角和迂曲，呈"S"形；LES 持续收缩引起胃食管结合部狭窄，呈"鸟嘴样"；食管无蠕动；钡剂排空延迟。然而，食管吞钡造影对贲门失弛缓症并不敏感，因为在多达 1/3 的患者中其可能会被解读为正常，可观察到一些患者的食管体存在无意义的痉挛性收缩。

四、消化内镜

1. 上消化道内镜及 EUS（图 8-4）：上消化道内镜可显示扩张的食管内含有残余物（有时量较大），食管扩张有时可见收缩环。EUS 显示的贲门失弛缓症表现包括

LES 处及整个食管平滑肌部分的环形肌层增厚。虽然尚未确定超声内镜鉴别贲门失弛缓症与假性贲门失弛缓症的准确性，但其有助于发现远端食管肿瘤和贲门肿瘤。

2. **内镜下功能性腔内成像探针技术**：主要用于食管胃连接处，其由围绕具有阻抗电极导管的可扩张袋组成的装置构成，用于测量空腔器官及组织的横截面积和括约肌的张力功能。EndoFlip 装置相比 HRM 的优势在于术中可实时评价 LES 的扩张容量和直径，并且可以根据研究结果及时调整治疗方案。测压法显示远端 2/3 段食管无蠕动且 LES 不完全松弛（HRM 显示中位综合松弛压即 IRP 升高），即可诊断为贲门失弛缓症。对于存在贲门失弛缓症典型症状（固体或液体吞咽困难和非酸性未消化食物或唾液反流）但测压结果不明确的患者，食管钡餐造影显示无蠕动、食管扩张、食管胃结合部狭窄和排空不良支持该诊断。需要通过内镜评估来排除胃食管结合部癌症导致的假性贲门失弛缓症。

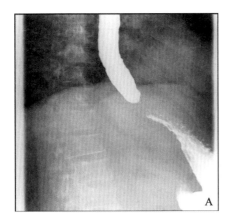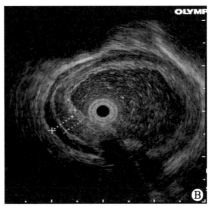

A. 食管下括约肌持续收缩引起胃食管结合部狭窄；B. EUS 下见食管环形肌肉增厚。

图 8-4　上消化道内镜及 EUS

【鉴别诊断】

1. **胃食管反流病**：在 GERD 患者中，反流的食物通常因含有胃酸而有酸味。而在贲门失弛缓症患者中，反流的食物和唾液来自食管，因而无酸味。食管测压法可诊断贲门失弛缓症。与贲门失弛缓症中特征性的 LES 不完全松弛和蠕动消失不同，GERD 患者在食管测压法中通常显示出非特异性表现，包括无效食管运动和 LES 低压。

2. **假性贲门失弛缓症**：恶性肿瘤可通过直接侵犯食管神经丛（如食管胃结合部腺癌）或通过释放破坏食管功能的尚不明确的体液因子（作为副肿瘤综合征的一部分）引起假性贲门失弛缓症。除胃癌外，其他可引起这种综合征的肿瘤包括食管癌、肺癌、淋巴瘤和胰腺癌。假性贲门失弛缓症患者的测压结果可与贲门失弛缓症患者相同，但可通过上消化道内镜和超声内镜来区分。

3. **其他食管动力障碍**：弥漫性（远端）食管痉挛患者和 jackhammer 食管（胡桃夹食管）患者也可能表现为进食固体和液体时吞咽困难。食管测压法可以区分贲门失弛缓症与这些食管动力障碍，在后一类疾病中 LES 松弛功能（即 IRP）正常。

【治疗】

AC 的病因及发病机制尚不明确，现有治疗方法有多种（图 8 − 5），但是并不能从源头上根治，所有治疗都是姑息性的，主要目的是通过给予能够诱导 LES 松弛的药物（肉毒杆菌毒素注射）或通过内镜（球囊扩张术或经口内镜下肌切开术机械破坏括约肌完整性来减轻胃食管连接部位的阻塞）或手术减轻患者症状并改善他们的生活质量。

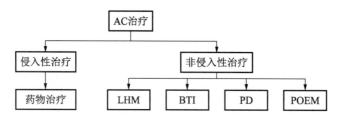

LHM：Heller 肌切开术；BTI：肉毒杆菌毒素注射；PD：内镜下气囊扩张术；POEM：经口内镜食管下括约肌切开术。

图 8 − 5　贲门失弛缓症治疗方式

自 HRM 被引入以来，AC 可以按芝加哥分类细分为 3 种不同临床亚型，而这种分型也使得临床医师能够依据 AC 的不同临床亚型，从而选择更有效的治疗方式。目前大多临床研究表明：Ⅰ 型和 Ⅱ 型 AC 对 POEM、LHM 和 PD 的反应良好，Ⅲ 型 AC 对 POEM 或 LHM 的反应优于 PD，但 Ⅲ 型 AC 在食管中段和远端具有痉挛性收缩，这降低了 LES 的压力及受影响的痉挛段的压力。POEM 因为可以获得食管体肌的整个长度，可以进行更长的肌切开术，相比于 LHM，可取得更高的成功率。但由于 POEM 仍在不断发展，并非所有医疗机构均具备经验丰富的内镜操作医师，LHM 和 PD 仍是基层医疗中心的一线治疗选择。但随着 POEM 技术的普及，其在 AS 的治疗优势日渐显著，而这也需要所有内镜医师学习及掌握这项技术。

Venezuela 于 1980 年提出一种在内镜下使用针刀及电切刀切开 LES 治疗 AC 的方法。随着微创思想逐渐普及、技术不断进步，出现了关于经自然腔道内镜手术的研究，其可通过黏膜下隧道技术经食管壁进入纵隔进行胸腔镜手术或淋巴结活检，成为 POEM 的起源。Inoue 等于 2008 年首次报道了 1 例特殊的治疗 AC 的内镜技术，并命名为 POEM。该手术于食管中段切开食管黏膜，使用 ESD 技术建立黏膜下隧道，于隧道内黏膜开口下 3 cm 处向肛侧切开环形肌，最狭窄处行全层肌切开，切开长度 7 cm，患者术后吞咽困难改善明显。POEM 于 2009 年首次被日本以外的医疗中心采用，并迅速在亚洲、欧洲及北美洲等国家被用于治疗 AC，且因其稳定的短期、中期疗效及低侵入性，自首次报道以来便受到广泛关注。我国开展 POEM 治疗 AC 虽然起步较晚，但发展至今已成为应用 POEM 最多的国家，目前国际上有近半数在我国完成。

AC 的发病机制仍存在一定争议，仍需进一步研究以提供更加明确、有效的针对性治疗，预防疾病的发生，阻止疾病的进展。目前的治疗方案各有利弊，药物疗法疗效较差，传统的球囊扩张术及支架置入术长期疗效不尽人意，LHM 作为标准术式创伤大、并发症多。而 POEM 作为一项新兴的治疗技术虽然具有微创、安全、有效等特点，但是对操作医师的技术要求较高。临床医师对于 AC 的治疗仍任重道远。

（曾祥鹏　林　霞　曾静慧）

参考文献

1. KATZ P O, DUNBAR K B, SCHNOLL-SUSSMAN F H, et al. ACG clinical guideline for the diagnosis and management of gastroesophageal reflux disease. Am J Gastroenterol, 2022, 117(1): 27 – 56.

2. 中华医学会消化病学分会. 2020 年中国胃食管反流病专家共识. 中华消化杂志, 2020, 40(10): 649 – 663.

3. GYAWALI C P, KAHRILAS P J, SAVARINO E, et al. Modern diagnosis of GERD: the Lyon Consensus. Gut, 2018, 67(7): 1351 – 1362.

4. LUNDELL L R, DENT J, BENNETT J R, et al. Endoscopic assessment of oesophagitis: clinical and functional correlates and further validation of the Los Angeles classification. Gut, 1999, 45(2): 172 – 180.

5. JAMIESON J R, STEIN H J, DEMEESTER T R, et al. Ambulatory 24-h esophageal pH monitoring: normal values, optimal thresholds, specificity, sensitivity, and reproducibility. Am J Gastroenterol, 1992, 87(9): 1102 – 1111.

6. SHAY S, TUTUIAN R, SIFRIM D, et al. Twenty-four hour ambulatory simultaneous impedance and pH monitoring: a multicenter report of normal values from 60 healthy volunteers. Am J Gastroenterol, 2004, 99(6): 1037 – 1043.

7. GYAWALI C P, FASS R. Management of gastroesophageal reflux disease. Gastroenterology, 2018, 154(2): 302 – 318.

8. 中华医学会消化病学分会胃肠动力学组, 大中华区消化动力联盟. 食管动态反流监测临床操作指南(成人). 中华消化杂志, 2021, 41(3): 149 – 158.

9. 刘晓彤, 赵威, 陈鑫, 等. 贲门失弛缓症的诊断及治疗. 中华内科杂志, 2022, 61(2): 214 – 218.

10. 内镜治疗专家协作组. 经口内镜下肌切开术治疗贲门失弛缓症专家共识. 中华胃肠外科杂志, 2012, 15(11): 1197 – 1200.

11. 王社论, 袁群, 王宗烨, 等. 内镜下注射 A 型肉毒毒素治疗贲门失弛缓症. 中华消化内镜杂志, 2000, 17(6): 330 – 332.

12. 张宏博, 李彩宁, 金浩宇, 等. 经内镜球囊扩张治疗贲门失弛缓症. 中华消化内镜杂志, 2001, 18(3): 155 – 157.

13. 李柯蓓, 施瑞华. 贲门失弛缓症的治疗进展. 世界华人消化杂志, 2009, 17(23): 2333 – 2337.

14. 周平红, 李全林, 姚礼庆. 开展经口内镜下肌切开术治疗贲门失弛缓症的要点. 中华消化内镜杂志, 2012, 29(11): 601 – 603.

15. 晋弘, 张莉莉, 郑忠青, 等. 经口内镜下肌切开术治疗贲门失弛缓症术后 3 年疗效评估. 中华消化杂志, 2015, 35(4): 217 – 220.

第九章 食管胃肠动力障碍性疾病

第一节 西医认识

动力障碍性疾病是指因动力紊乱引起的以各种消化道症状为临床表现的疾病，可以是消化系统本身的动力障碍性疾病，如贲门失弛缓症、弥漫性食管痉挛、胃食管反流病和慢传输型便秘，也可以是消化系统以外的疾病累及消化系统所致，如糖尿病胃轻瘫和结缔组织病导致的胃肠动力障碍等。

随着科学技术的不断发展，动力障碍性疾病的诊断手段也逐步丰富和先进，既往主要依赖 X 线诊断、胃电图、胃排空、水灌注压力测定、pH 值监测、放射性核素闪烁扫描、肠道通过时间等，现可进行高分辨率压力测定、pH 阻抗监测、无线 pH 胶囊、食管黏膜阻抗、动力胶囊、磁共振、EndoFLIP 等检测方法，亦可将几种技术联合应用，如超声、测压、放射技术联合应用研究吞咽障碍等。

食管胃肠动力障碍性疾病比较繁杂，有些概念晦涩难懂，有些比较少见，本节就临床上相对多见的几个疾病做一粗略介绍。

【食管动力障碍性疾病】

食管动力障碍性疾病包括原发性、继发性及非特异性。原发性是指只影响一个器官，即食管，如贲门失弛缓症、弥漫性食管痉挛、胡桃夹食管、无效食管运动。继发性是指全身疾病累及食管引起的，如硬皮病。非特异性则指与吞咽困难、胸痛等症状有关，但其动力异常尚未达典型的原发性食管动力障碍的诊断。

一、胃食管反流病

胃食管反流病（gastroesophageal reflux disease，GERD）是临床常见疾病，其即可归属于食管动力障碍性疾病，也可归属于酸相关疾病。西方国家 GERD 发病率比较高，但我国近年来 GERD 呈增加趋势。危险因素包括吸烟、肥胖、年龄、饮酒、非甾体抗炎药、阿司匹林、抗胆碱能药物、社会因素、心身疾病、遗传因素等，其中较为公认的危险因素是吸烟和肥胖。GERD 的典型症状是烧心和反流，但其可引起很多食管外症状（如咳嗽、咽痛、哮喘、声音嘶哑等），有时仅有食管外症状，不易识别。这些症状常常反复发作，夜间症状明显的，还会影响睡眠，严重影响生活质量。生活中一些饮食习惯可能会诱发症状发作，如高脂肪和高热量的食物、过量饮酒、过饱、浓茶、睡前两小时吃东西等。此外，肥胖特别是腹型肥胖会使得患病率增加。

烧心是指胸骨后或剑突下烧灼感，由于是胃和（或）十二指肠内的东西反流至食管甚至口腔，因此这种感觉常常由胸骨下段向上延伸，"感觉胸骨后火辣辣的"。反流是指胃内容物在无恶心和不用力的情况下涌入咽部或口腔的感觉，如果只有胃酸反流，则称之为反酸。这些胃内的东西本来不应该向上逆行到食管甚至口腔，一般是由于抗反流屏障功能减弱、贲门（连接食管和胃的部位，像一个阀门，有食团到达时会放松，然后关闭防止胃内容物反流）松弛、胃内或腹内压增高等。虽然烧心和反流是GERD 的典型症状，医师可以根据这些典型症状做个初步判断，也可以通过试验性诊断治疗来帮助判断。但是这些症状并非 GERD 所特有，其他疾病甚至是一些器质性疾病也可以出现这些症状，而我国上消化道肿瘤发病率较高，因此要考虑内镜、pH 监测等检查帮助诊断和排除其他疾病。食管压力测定（图 9－1）一方面有助于除外其他动力障碍性疾病，另一方面可检测是否存在食管体部运动异常和抗反流屏障功能如何等，还有助于制定个体治疗方案，对内镜和外科治疗方案的制定非常有帮助。24 小时pH 监测及 pH 阻抗监测可为反流提供客观证据，分析症状与反流之间的关系等。GERD的治疗以药物治疗为主，其中质子泵抑制剂和钾离子竞争性酸阻滞剂为首选治疗方法。该病为慢性疾病，很多需要维持治疗，可根据具体情况进行按需治疗和长期治疗。此外，还可通过抗酸剂快速缓解反流症状，联合促动力药物、中医中药、内镜治疗和外科手术等。值得注意的是，对于反复发作、治疗效果不佳的，除优化治疗外，还应进行相应检查进一步排除其他病因。

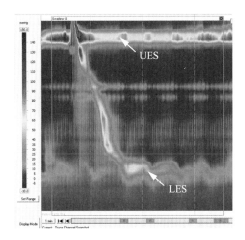

UES：食管上括约肌；LES：食管下括约肌。

图 9－1　食管测压结果

二、贲门失弛缓症

贲门失弛缓症是一种原发性食管动力障碍性疾病，由于食管下括约肌松弛不良及食管蠕动缺失导致食物潴留。简单地说，胃食管连接的地方像个"阀门"，吃下去的食物包括水，到了这个"阀门"，就会打开，使得这些食物顺利进入胃内。而贲门失弛缓症时，这个"阀门"功能逐步失灵，开始时可能吃馒头这种固体食物时感觉吞咽困难，可能同时喝些热水会好一些。随着病情发展，逐步到只能吃粥，甚至到喝水都成问题。临床上可表现为吞咽困难、反流、胸痛、咳嗽、呕吐、吸入性肺炎及体重减轻等。高分辨率压力测定是诊断贲门失弛缓症的金标准，食管造影、胃镜检查、CT等是有效的辅助检查手段，并利于与其他疾病的鉴别。在治疗上，目前无证据表明药物能持续有效改善贲门失弛缓症的症状。一线治疗方案为经口内镜下肌切开术，其治疗的中长期疗效与腹腔镜 Heller 肌切开术一致（图 9-2）。值得注意的是，治疗后应注意定期随访。

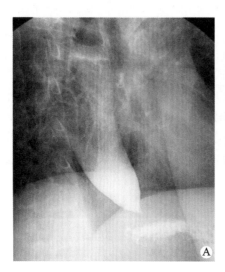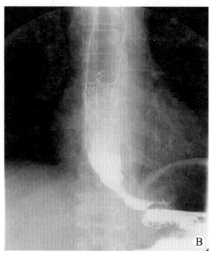

图 9-2　贲门失弛缓水溶性造影剂检查

POEM 术前，食管下段呈"鸟嘴样"改变（A）；POEM 术后，食管下段管腔略狭窄，碘水通过稍受阻（B）

三、其他原发性食管动力障碍性疾病

食管原发性动力障碍性疾病很多，如弥漫性食管痉挛，是以食管蠕动协调性异常为动力特征的食管运动障碍疾病，亦称远段食管痉挛。临床上以慢性间歇性胸痛和吞咽困难为主要症状。此外，还有胃食管连接处出口梗阻、食管失收缩、高收缩食管、无效食管动力和片段蠕动等。这些食管动力障碍性疾病均在食管压力测定上会有相应异常改变。

【胃肠动力障碍性疾病】

一、胃轻瘫

胃轻瘫多见于女性，以非机械梗阻性胃排空延迟为主要特征，主要表现为早饱、进食后饱胀、恶心、呕吐等。胃轻瘫可分为原发性胃轻瘫（主要指原因不明的特发性胃轻瘫）和继发性胃轻瘫。继发性胃轻瘫常见病因包括糖尿病和手术后（包括胃旁路手术、胃底折叠术和迷走神经切断术等胸腹手术），其他病因包括药物（如抗生素、抗心律失常药物、阿片类药物和解痉药物等），神经系统疾病（如帕金森病、淀粉样变性和自主神经功能紊乱）和结缔组织病（如硬皮病和系统性红斑狼疮）等。目前胃轻瘫的临床治疗以改善症状和针对病因治疗为目标，主要包括饮食调整、药物治疗和非药物性治疗等。对于糖尿病性胃轻瘫，控制血糖是最重要的。

二、慢性假性肠梗阻

假性肠梗阻是指肠道动力异常导致肠道内容物排空障碍，而无肠道机械性梗阻证据的一类肠道疾病，分为急性假性肠梗阻和慢性假性肠梗阻。慢性假性肠梗阻是指一组由肠道神经肌肉病变所致的以肠道动力障碍为特征的疾病，临床表现与机械性肠梗阻相似，根据有无原发疾病可分为特发性（原发性）与继发性两类。继发性假性肠梗阻可继发于帕金森病、进行性肌萎缩、甲状腺功能减退及手术等，某些药物也可导致继发性假性肠梗阻。特发性慢性假性肠梗阻指无其他器质性、系统性、代谢性疾病，原发于肠道的假性肠梗阻。反复肠梗阻但无机械性肠梗阻的证据是慢性假性肠梗阻的典型临床表现。常见症状为腹痛、腹胀，其次是恶心、呕吐，也可表现为便秘、腹泻。目前尚缺乏统一的慢性假性肠梗阻诊断标准和流程，诊断主要依靠患者的病史特点、临床表现以及实验室和影像学检查，属于排他性诊断。特发性慢性假性肠梗阻的治疗原则为避免不必要的外科手术，以非手术治疗为主，具体包括胃肠减压、维持水电解质平衡、营养支持、恢复消化道运动功能和防治感染，从而提高患者的生活质量。继发性慢性假性肠梗阻要积极治疗原发疾病，再予以营养支持和促动力药物等治疗，必要时行手术治疗。

总之，胃肠运动功能是消化道最重要的功能之一。临床疾病中，并非只有大家熟知的各种肿瘤、消化性溃疡、慢性萎缩性胃炎、胃息肉和肠息肉等，还有很多动力障碍性疾病，有时需要动力方面的相关检查。

第二节　中医认识

【功能性烧心（食管瘅）】

功能性烧心（functional heartburn，FH）是指以发作性胸骨后烧灼感为主要症状的食管功能紊乱性疾病，且不能用胃食管反流病来解释，内镜及食管病理检查正常，无异常酸暴露，经质子泵抑制剂治疗后效果不佳的一类疾病。研究表明，部分难治性胃食管反流病患者存在 FH 情况，常常导致患者症状不见好转，反复就诊，严重影响生活质量等。但目前对于 FH 的发病机制尚不明确，治疗手段多为经验性治疗，仍需要更多更全面的临床诊治研究。而中药及针灸在 FH 的治疗方面则存在一定优势。

功能性烧心无相应的传统中医病名，其病位在食管，病症表现为烧灼感，与胃食管反流病类似，因此中医病名和诊治可参考胃食管反流病。

一、病因病机

感受外邪、寒热客胃，情志不遂、思虑太过，饮食不节、烟酒无度，素罹胆病、胆邪犯胃等为主要病因。气机郁滞、胃气上逆是其基本病机。

二、证候特点

1. 肝胃郁热证：烧心，胸骨后和（或）胃脘灼痛，脘腹胀满，嗳气，易怒，易饥，舌红，苔黄，脉弦。

2. 胆热犯胃证：烧心，胸痛和（或）背痛，嗳气，脘肋胀痛，嘈杂易饥，口苦咽干，心烦失眠，舌红，苔黄腻，脉弦滑（要点：在肝胃郁热证基础上多了口苦咽干、心烦失眠的精神情绪症状）。

3. 瘀血阻络证：烧心，胸骨后灼痛或刺痛，胃脘隐痛，背痛，嗳气，舌紫暗或有瘀斑，脉涩（要点：舌苔脉象是与肝胃郁热的重要区别）（图9-3）。

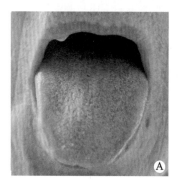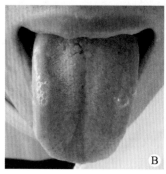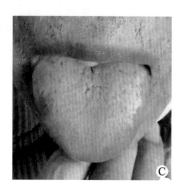

图9-3 薄黄苔和黄腻苔、淡红舌和紫暗舌的比较

苔薄黄，舌淡红（A）；苔黄腻，舌淡红（B）；苔黄白腻，舌紫暗，有瘀斑（C）。小贴士：舌苔是舌背上的一层苔状物，包括苔质和苔色两方面的变化。苔质需要注意分辨薄与厚、润与燥、腻与腐、有无剥脱。苔色可大体分为白苔、黄苔、灰黑苔，程度又有不同

三、治法方药

1. 肝胃郁热证

治法：疏肝泄热，和胃降逆。

推荐方剂：柴胡疏肝散（《景岳全书》）合左金丸（《丹溪心法》）。

组成：柴胡15g、枳壳10g、白芍（炒）10g、川芎10g、陈皮9g、香附6g、黄连6g、吴茱萸1g、甘草6g。

加减：烧心重者，加珍珠母、玉竹。

成药：开胸顺气丸、达立通颗粒、越鞠丸、疏肝和胃丸。

2. 胆热犯胃证

治法：清化胆热，降气和胃。

推荐方剂：小柴胡汤（《医方集解》）合温胆汤（《备急千金要方》）。

组成：柴胡15g、黄芩9g、人参9g、甘草6g、半夏6g、生姜9g、大枣9g、竹茹15g、枳实9g、陈皮9g、茯苓15g。

加减：口苦呕恶重者，加焦山栀、香附、龙胆草；津伤口干甚者，加沙参、麦冬、石斛。

成药：胆胃康胶囊。

3. 瘀血阻络证

治法：活血化瘀，行气止痛。

推荐方药：血府逐瘀汤（《医林改错》）。

组成：桃仁 12 g、红花 5 g、当归 10 g、赤芍 10 g、川芎 10 g、生地黄 10 g、桔梗 6 g、柴胡 9 g、枳壳 6 g、牛膝 9 g、甘草 6 g。

加减：胸痛明显者，加制没药、三七粉、全瓜蒌；瘀热互结甚者，加牡丹皮、郁金。

成药：胃康胶囊。

四、外治

针灸：实证用内关、足三里、中脘；虚证用脾俞、胃俞、肾俞、膻中、曲池、合谷、太冲、天枢、关元、三阴交等，以泻法和平补平泻为主（图 9 - 4）。

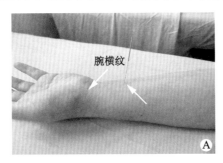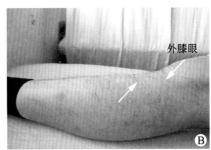

图 9 - 4　内关穴和足三里针灸穴位

内关在前臂掌侧腕横纹上 2 寸（三指宽）(A)；足三里在外膝眼下 3 寸（四指宽）(B)

【癔球症（梅核气）】

癔球症是指患者在咽喉部有非疼痛性团块感或异物感，而实际上并没有东西阻塞咽喉部，这种感觉常发生于两餐之间，可呈持续性或间断性发作，且无吞咽困难或疼痛。本病具有难治性、易复发和多种症状重叠等特点。

癔球症中医称之为"梅核气"，属于中医"郁证"范畴。梅核气一词首见于宋代《南阳活人书》："梅核气……塞咽喉，如梅核絮样，咯不出，咽不下。"而早在汉代《金匮要略·妇人杂病脉证并治》中就有"妇人咽中如有炙脔，半夏厚朴汤主之"的记载，对该病症状及治疗进行了阐述。

一、病因病机

情志因素是该病的主要致病因素，同时与机体本身的状况有密切的关系。其主要病机为气机郁滞、脏腑功能失调。

二、证候特点

1. 痰气交阻证：咽中不适，如有物梗阻，咯之不出，咽之不下，苔白腻，脉弦滑。

2. 痰热内扰证：除主症外，兼见呕恶，口苦，舌苔黄腻。

3. 气郁化火证：除主症外，兼见胸中窒闷，胁痛，心烦易怒，舌质红，苔黄，脉弦数（图9-5）。

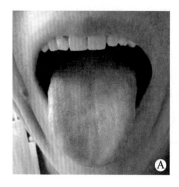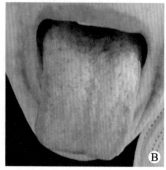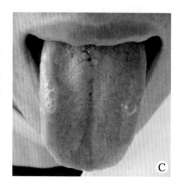

图9-5 薄白苔、白腻苔和黄腻苔的比较

舌淡红，苔薄白（A）；舌淡红，苔白腻（B）；舌淡红，苔黄腻（C）。小贴士：①舌质颗粒细腻致密，融合成片，中间厚周边薄，紧贴于舌面，刮之不去，称为腻苔。腻苔多为湿浊、痰饮、食积的表现。②白苔主要提示表证或（和）寒证；黄苔主要提示热证或（和）里证

三、治法方药

1. 痰气交阻证

治法：化痰散结，行气导滞。

推荐方剂：半夏厚朴汤（《金匮要略》）。

组成：半夏12 g、厚朴9 g、茯苓12 g、紫苏叶6 g、生姜9 g。

加减：气郁较甚者，加香附、郁金；胁肋疼痛者，加延胡索、川楝子；咽痛者，加玄参、桔梗；心烦失眠者，加栀子、黄芩。

成药：越鞠丸。

2. 痰热内扰证

治法：理气化痰，清胆和胃。

推荐方剂：温胆汤（《三因极一病证方论》）。

组成：半夏9 g、竹茹9 g、枳实9 g、陈皮12 g、茯苓6 g、甘草6 g。

加减：心神不宁、虚烦不眠者，加酸枣仁、远志、菖蒲；口苦心烦者，加黄连。

3. 气郁化火证

治法：清肝泻火，疏肝解郁。

推荐方剂：加味逍遥散（《内科摘要》）。

组成：牡丹皮6 g、山栀子6 g、当归12 g、芍药12 g、茯苓12 g、白术12 g、柴胡12 g、甘草6 g。

加减：肝郁气滞重者，加香附、郁金、川芎；脾胃气滞者，加陈皮、枳壳；肝血瘀滞者，加丹参、桃仁。

成药：加味逍遥丸。

四、外治

有研究表明，针灸或经皮穴位电刺激天突穴和少商穴可能是一种有效的治疗方法。

【功能性消化不良（胃痞、胃脘痛）】

功能性消化不良（functional dyspepsia，FD）是指具有餐后饱胀不适、早饱感、上腹痛、上腹烧灼感中的一项或多项的症状，而不能用器质性、系统性或代谢性疾病等来解释产生症状原因的疾病，是临床常见病和多发病，发病率较高，严重影响了我国人民的身体健康和生活质量。

根据罗马Ⅳ诊断标准对 FD 亚型的划分，可将上腹痛综合征定义为中医的"胃脘痛"，餐后饱胀不适综合征定义为中医的"胃痞"。

一、病因病机

本病多为感受外邪、饮食不节、情志失调、劳倦过度、先天禀赋不足等多种因素共同作用的结果。脾虚气滞、胃失和降为 FD 的基本病机，贯穿于疾病的始终。

二、证候特点

1. 脾虚气滞证：胃脘痞闷或胀痛，纳呆，嗳气，疲乏，便溏，舌淡，苔薄白，脉细弦。

2. 肝胃不和证：胃脘胀满或疼痛，两胁胀满，每因情志不畅而发作或加重，心烦，嗳气频作，善叹息，舌淡红，苔薄白，脉弦。

3. 脾胃湿热证：脘腹痞满或疼痛，口干或口苦，口丁不欲饮，纳呆，恶心或呕吐，小便短黄，舌红，苔黄厚腻，脉滑。

4. 脾胃虚寒证：胃脘隐痛或痞满，喜温喜按，泛吐清水，食少或纳呆，疲乏，手足不温，便溏，舌淡，苔白，脉细弱。

5. 寒热错杂证：胃脘痞满或疼痛，遇冷加重，口干或口苦，纳呆，嘈杂，恶心或呕吐，肠鸣，便溏，舌淡，苔黄，脉弦细滑（图9-6）。

三、治法方药

1. 脾虚气滞证

治法：健脾和胃，理气消胀。

推荐方剂：香砂六君子汤（《古今名医方论》）。

组成：党参10 g、白术15 g、茯苓10 g、半夏6 g、陈皮10 g、木香6 g、砂仁3 g、炙甘草5 g。

加减：胸膈痞满、饱胀不适明显者，加枳壳、大腹皮、厚朴等；食欲不振者，加焦三仙、鸡内金、莱菔子。

成药：香砂六君丸、枳术宽中胶囊、香砂平胃颗粒、养胃颗粒。

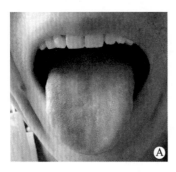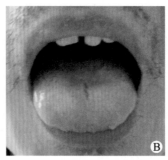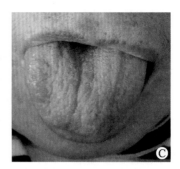

图9-6　苔润、苔滑和苔燥的比较

苔（润）薄白，舌淡红（A）；苔滑，舌淡红，有裂纹（B）；苔黄质燥，舌淡红质老（C）。小贴士：干湿适中为苔润，提示体内津液未伤；舌面水分过多，伸舌欲滴为苔滑，提示有湿或主寒；扪之无津，甚至干裂为苔燥，提示体内津液已伤

2．肝胃不和证

治法：理气解郁，和胃降逆。

推荐方剂：柴胡疏肝散（《医学统旨》）。

组成：柴胡10g、陈皮10g、川芎10g、香附10g、枳壳10g、芍药10g、炙甘草5g。

加减：嗳气频作者，加半夏、旋覆花、降香等；胁肋痛甚，舌有瘀点者，加郁金、乌药等；肝郁化火，口苦舌红者，加栀子、黄芩、川楝子等；胁痛口干明显，舌红少苔者，加珍珠母、牡丹皮等。

成药：达立通颗粒、气滞胃痛颗粒、胃苏颗粒、金胃泰胶囊、荜铃胃痛颗粒。

3．脾胃湿热证

治法：清热化湿，理气和中。

推荐方剂：连朴饮（《霍乱论》）。

组成：川连6g、制厚朴10g、石菖蒲15g、制半夏6g、香豉15g、焦栀子9g、芦根30g。

加减：上腹烧灼感明显者，加浙贝母、乌贼骨、煅瓦楞子等；胃痛明显者，加延胡索、白芷、白芍等；便秘或大便不畅者，加瓜蒌、枳实、牛膝。

成药：三九胃泰颗粒、胃肠安丸。

4．脾胃虚寒证

治法：健脾和胃，温中散寒。

推荐方剂：理中丸（《伤寒论》）。

组成：理中汤：干姜10g、党参15g、炒白术15g、炙甘草6g。

加减：上腹痛明显者，加延胡索、荜茇、蒲黄等；脘腹胀满明显者，加枳壳、香橼、佛手等；纳呆明显者，加焦三仙、莱菔子、鸡内金等；嗳气呕吐者，加吴茱萸、生姜等；反酸明显者，加乌贼骨、浙贝母。

成药：附子理中丸、温胃舒胶囊、虚寒胃痛颗粒。

5. 寒热错杂证

治法：辛开苦降，和胃开痞。

推荐方剂：半夏泻心汤（《伤寒论》）。

药物：半夏 9 g、黄芩 9 g、黄连 3 g、党参 15 g、干姜 9 g、炙甘草 6 g、大枣 15 g等。

加减：口舌生疮者，加连翘、栀子、牡丹皮等；腹泻便溏者，加炒白术、草豆蔻、白扁豆等；畏寒怕冷，加附子、肉桂等；痞满较重者，加枳实、佛手。

成药：荆花胃康胶囊。

四、外治

1. 针灸：主穴中脘、足三里、胃俞、内关；脾胃虚寒者，加气海、关元；肝气犯胃者，加太冲；饮食停滞者，加下脘、梁门；气滞血瘀者，加膈俞（图9-7）。

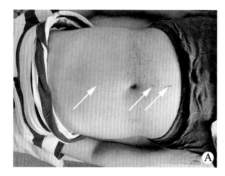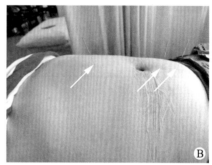

图9-7 中脘、气海和关元针灸穴位

俯视图（A）；侧视图（B）。从左至右依次为：中脘，在上腹部前正中线上，脐上4寸；气海，在下腹部前正中线上，脐下1.5寸；关元在下腹部前正中线上，脐下3寸

2. 中药热熨法：食盐、吴茱萸、麦麸等炒热，装入布袋中，热熨痛处，适用于脾胃虚寒（弱）证。

【肠易激综合征、功能性腹泻、功能性便秘（泄泻、便秘）】

肠易激综合征（irritablebowel syndrome，IBS）是一种功能性肠病，表现为反复发作的腹痛，与排便相关或伴随排便习惯改变。典型的排便习惯异常可表现为便秘、腹泻，或便秘与腹泻交替，同时可有腹胀/腹部膨胀的症状。缺乏临床常规检查可发现的能解释这些症状的器质性病变。近十几年来，随着生活水平的提高，饮食结构、生活习惯的改变及环境的变化，本病就诊人数呈逐年增加趋势。作为中医药治疗的优势病种之一，中医治疗 IBS 具有较好的疗效。

根据肠易激综合征主要临床表现，中医病名分属"泄泻""便秘"范畴。以大便粪质清稀为主症者，可命名为"泄泻"；以排便困难、粪便干结为主症者，可命名为"便秘"。

一、病因病机

肠易激综合征的发病基础多为先天禀赋不足和（或）后天失养、情志失调、饮食不节、感受外邪。脾胃虚弱和（或）肝失疏泄是肠易激综合征发病的重要环节，肝郁脾虚是其发生的重要病机，脾肾阳虚、虚实夹杂是导致疾病迁延难愈的关键因素。

二、证候特点

（一）泄泻

1. 肝郁脾虚证：可见腹痛即泻，泻后痛减，两胁胀满，纳呆，身倦乏力，舌淡胖，可有齿痕，苔薄白，脉弦细。

2. 脾虚湿盛证：可见大便溏泻，腹痛隐隐，劳累或受凉后发作或加重，神疲倦怠，纳呆，舌淡，边可有齿痕，苔白腻，脉虚弱。

3. 脾肾阳虚证：可见腹痛即泻，多晨起时发作，腹部冷痛，得温痛减，腰膝酸软，不思饮食，形寒肢冷，舌淡胖，苔白滑，脉沉细。

4. 脾胃湿热证：可见腹中隐痛，泻下急迫或不爽，大便臭秽，脘闷不舒，口干不欲饮，或口苦，或口臭，肛门灼热，舌红，苔黄腻，脉濡数或滑数。

5. 寒热错杂证：可见大便时溏时泻，便前腹痛，得便减轻，腹胀或肠鸣，口苦或口臭，畏寒，受凉则发，舌质淡，苔薄黄，脉弦细或弦滑。

（二）便秘

1. 肝郁气滞证：可见排便不畅，腹痛或腹胀，胸闷不舒，嗳气频作，两胁胀痛，舌暗红，脉弦。

2. 胃肠积热证：可见排便艰难，数日一行，便如羊粪，外裹黏液，少腹或胀或痛，口干或口臭，头晕或头胀，形体消瘦，舌质红，苔黄少津，脉细数。

3. 阴虚肠燥证：可见大便硬结难下，便如羊粪，少腹疼痛或按之胀痛，口干，少津，舌红苔少根黄，脉弱。

4. 脾肾阳虚证：可见大便干或不干，排出困难，腹中冷痛，得热则减，小便清长，四肢不温，面色白，舌淡苔白，脉沉迟。

5. 肺脾气虚证：可见大便并不干硬，虽有便意，但排便困难，便前腹痛，神疲气怯，懒言，便后乏力，舌淡苔白，脉弱（图9-8）。

三、治法方药

（一）泄泻

1. 肝郁脾虚证
治法：抑肝扶脾。
推荐方剂：痛泻要方（《丹溪心法》）。
组成：炒白术30 g、白芍18 g、陈皮12 g、防风9 g。

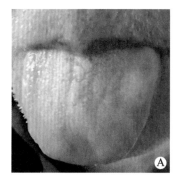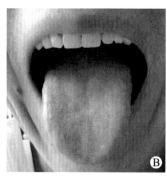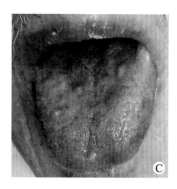

图9-8 舌淡、舌淡红和舌红绛的比较

舌淡，苔白腻（A）；舌淡红，苔薄白（B）；舌红绛，苔黄腻（C）。小贴士：舌体即舌的主体部分，又称舌质，包括舌色、舌的形质、舌的动态和舌下脉络。正常人气血调和，舌质淡红；舌淡（白）主要提示气血两虚、阳虚；舌红绛主要提示热证；舌青紫主要提示气血运行不畅

加减：腹痛甚者，加延胡索、香附；嗳气频繁者，加柿蒂、豆蔻；泻甚者，加党参、乌梅、木瓜；腹胀明显者，加槟榔、大腹皮；烦躁易怒者，加牡丹皮、栀子。

成药：痛泻宁颗粒。

2. 脾虚湿盛证

治法：健脾益气，化湿止泻。

推荐方剂：参苓白术散（《太平惠民合剂局方》）。

组成：莲子肉15 g、薏苡仁15 g、砂仁15 g、桔梗15 g、白扁豆15 g、茯苓30 g、人参30 g、甘草30 g、白术30 g、山药30 g。

加减：舌白腻者，加厚朴、藿香；泻下稀便者，加苍术、泽泻；夜寐差者，加炒酸枣仁、夜交藤。

成药：参苓白术散（丸）、人参健脾丸、补中益气颗粒（丸）。

3. 脾肾阳虚证

治法：温补脾肾。

推荐方剂：附子理中汤（《太平惠民合剂局方》）合四神丸（《内科摘要》）。

组成：附子9 g、人参9 g、干姜9 g、甘草9 g、白术9 g、补骨脂12 g、肉豆蔻6 g、吴茱萸6 g、五味子6 g。

加减：忧郁寡欢者，加合欢花、玫瑰花；腹痛喜按、怯寒便溏者，加重干姜用量，另加肉桂。

成药：肉蔻四神丸、附子理中丸、参倍固肠胶囊、固本益肠片。

4. 脾胃湿热证

治法：清热利湿。

推荐方剂：葛根芩连汤（《伤寒论》）。

组成：葛根15 g、甘草6 g、黄芩9 g、黄连9 g。

加减：苔厚者，加石菖蒲、藿香、豆蔻；口甜、苔厚腻者，加佩兰；腹胀者，加

厚朴、陈皮；脘腹痛者，加枳壳、大腹皮。

成药：枫蓼肠胃康颗粒（胶囊）、香连片。

5．寒热错杂证

治法：平调寒热。

推荐方剂：乌梅丸（《伤寒论》）。

药物：乌梅 18 g、细辛 9 g、干姜 12 g、黄连 18 g、附子 9 g、当归 9 g、黄柏 9 g、桂枝 9 g、人参 9 g、花椒 6 g。

加减：少腹冷痛者，去黄连，加小茴香、荔枝核；胃脘灼热或口苦者，去花椒、干姜、附子，加栀子、吴茱萸；大便黏腻不爽、里急后重者，加槟榔、厚朴、山楂炭。

成药：固肠止泻丸。

（二）便秘

1．肝郁气滞证

治法：疏肝理气，行气导滞。

推荐方剂：四磨汤（《症因脉治》）。

药物：枳壳 12 g、槟榔 9 g、沉香 6 g、乌药 6 g。

加减：腹痛明显者，加延胡索、白芍；肝郁化热见口苦或咽干者，加黄芩、菊花、夏枯草；大便硬结者，加麻仁、杏仁、桃仁。

2．胃肠积热证

治法：泄热清肠，润肠通便。

推荐方剂：麻子仁丸（《伤寒论》）。

药物：火麻仁 20 g、白芍 9 g、枳实 9 g、大黄 12 g、厚朴 9 g、杏仁 9 g。

加减：便秘重者，加玄参、生地黄、麦冬；腹痛明显者，加延胡索，原方重用白芍。

成药：麻仁软胶囊、麻仁润肠片、清肠通便胶囊。

3．阴虚肠燥证

治法：滋阴泻热，润肠通便。

推荐方剂：增液汤（《温病条辨》）。

药物：玄参 30 g、麦冬 24 g、生地黄 24 g。

加减：烦热或口干或舌红少津者，加知母；头晕脑胀者，加枳壳、当归。

成药：滋阴润肠口服液、苁蓉润肠口服液。

4．脾肾阳虚证

治法：温润通便。

主方：济川煎（《景岳全书》）。

推荐方剂：当归 30 g、牛膝 9 g、肉苁蓉 30 g、泽泻 6 g、升麻 6 g、枳壳 9 g。

加减：舌边有齿痕、舌体胖大者，加炒白术、炒苍术；四肢冷或小腹冷痛者，加补骨脂、肉豆蔻。

成药：苁蓉通便口服液。

5. 肺脾气虚证

治法：益气润肠。

推荐方剂：黄芪汤（《金匮翼》）。

药物：黄芪 30 g、陈皮 9 g、白蜜 15 g、火麻仁 30 g。

加减：气虚明显者，可加党参、白术；中气不足者，加升麻、柴胡、黄芪；腹痛喜按者，加炮姜、肉桂；脾虚湿盛者，加苍术、藿香、泽泻。

四、外治

1. **针灸**：泄泻取足三里、天枢、三阴交，实证用泻法，虚证用补法。脾虚湿盛加脾俞、章门；脾肾阳虚加肾俞、命门、关元，也可用灸法；脘痞纳呆加公孙；肝郁加肝俞、行间。便秘取背俞穴和腹部募穴及下合穴为主，一般取大肠俞、天枢、支沟、丰隆，实证宜泻，虚证宜补，寒证加灸，肠燥加合谷、曲池；气滞加中脘、行间，用泻法；阳虚加灸神阙（图 9 - 9）。

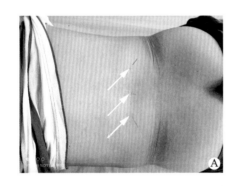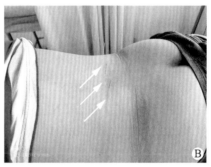

图 9 - 9　肾俞和命门针灸穴位

俯视图（A）；侧视图（B）。从上至下依次为：肾俞，在腰部第 2 腰椎棘突下，旁开 1.5 寸；命门，在腰部第 2 腰椎棘突下

2. **敷贴疗法**：以神阙穴为主，虚性体质可用当归、升麻、党参等；实性体质可用大黄、黄芪、牡丹皮等。每日 1 次，每次 2 ~ 4 小时。

【功能性腹胀（腹胀满病）】

功能性腹胀是指反复发作的腹部胀满感、压迫感或者气体堵胀感（功能性腹胀）和（或）可观测到（客观的）腹围增大（功能性腹部膨胀）。诊断功能性腹胀/腹部膨胀应不符合其他功能性肠病的诊断标准，尽管本病患者可能与其他功能性肠病共存，但较少发生排便习惯异常（便秘或腹泻），偶有轻度的腹痛（通常是在腹胀最为严重时发生），但是后面这些症状在频率和程度上均较主要症状为轻。

功能性腹胀属中医学"腹胀满病"范畴，临床表现有实证、虚证及虚实夹杂证，其中实证多为气滞、湿热、食滞之证，虚证多为脾胃气虚、虚寒或阴津亏虚之证，虚实夹杂多为寒热错杂之证。

一、病因病机

本病多与饮食不节、内伤七情、素体虚弱、劳倦损伤等因素有关，其病位在大肠，与脾、胃、肝等脏腑关系密切。其基本病机分为虚实两端，实者多为肝气郁结、脾胃湿热或饮食停滞，致气机不和，通降失常；虚者多为气虚、阳虚致脏腑失养，水湿内蕴，气机停滞，还有阴津亏虚，致肠道失润，腑气不通；亦有虚实夹杂者，致脾胃失和，运化失司，气机升降失常。

二、证候特点

1. 肝郁气滞证：腹胁胀满，胀满攻窜，部位不定，嗳气频作，善太息，每于情志不畅时加重，舌淡红苔薄白，脉弦。

2. 脾胃湿热证：脘腹胀闷，口苦口臭，大便黏腻不爽，肢体困重，口干，渴不欲多饮，舌质红，苔黄腻，脉滑或数。

3. 饮食停滞证：脘腹胀满，或呕吐不消化食物，吐后胀减，厌食欲呕，嗳腐酸臭，口苦不喜饮，不思饮食，大便臭秽不爽，得矢气及便后稍舒，舌淡红，苔厚腻，脉滑。

4. 脾虚湿阻证：脘腹胀满，食少纳呆，大便溏而黏滞不爽，肢体困倦，舌质淡，苔白腻，脉弱。

5. 中焦虚寒证：腹部胀满，遇冷加重，喜热饮，喜热敷，得热则舒，四肢不温，小便清长，大便溏烂，舌体淡胖有齿痕，脉沉。

6. 肠燥津亏证：腹部胀闷为主症，无腹部疼痛，时伴有大便干燥，口干或口臭，喜饮，头晕，舌红少苔或黄燥，脉细或数。

7. 寒热错杂证：腹胀，肠鸣，脘腹痞闷，心烦，口苦，恶心，便溏，舌质淡红，苔黄腻，脉弱或沉（图9-10）。

三、治法方药

1. 肝郁气滞证

治法：疏肝解郁，行气导滞。

推荐方剂：木香顺气散（《景岳全书》）。

组成：木香（后下）10 g、香附10 g、槟榔10 g、青皮6 g、陈皮10 g、枳壳10 g、砂仁（后下）10 g、厚朴10 g、苍术10 g、炙甘草5 g。

加减：若胁肋胀痛者，酌加郁金10 g、延胡索10 g、当归10 g、乌药10 g，青皮加量至10 g；肝郁化火者，可酌加山栀10 g、黄芩10 g、知母10 g；腹胀较重者，枳壳易枳实15 g。

成药：木香顺气丸（颗粒）、柴胡疏肝丸、气滞胃痛颗粒。

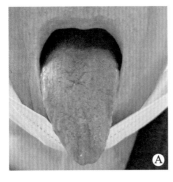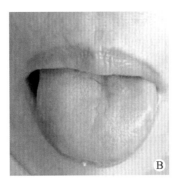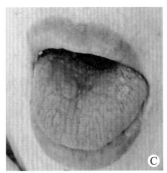

图 9 - 10　舌瘦和舌胖的比较及枯老舌

舌红形瘦，苔黄（A）。舌淡形胖，苔薄白（B）；舌红枯老，无苔（C）。小贴士：舌体薄瘦、舌色红绛、苔黄，提示阴虚火旺；舌体胖大、舌色淡白，提示气虚或阳虚，伴有水湿停滞；舌的形质枯荣是衡量机体正气盛衰、评估疾病轻重和预后的依据；老嫩是疾病虚实的标志，坚敛苍老多见于实证，浮胖娇嫩多见于虚证

2. 脾胃湿热证

治法：清热祛湿，理气消滞。

推荐方剂：三黄泻心汤（《伤寒论》）合枳实导滞丸（《内外伤辨惑论》）。

组成：大黄（后下）10 g、黄连 10 g、黄芩 10 g、厚朴 15 g、枳实 15 g、六神曲 10 g、白术 10 g、茯苓 10 g、泽泻 10 g。

加减：若兼有食积者，可加麦芽 15 g、焦山楂 12 g、六神曲 15 g；大便不爽者，可加白芍 15 g、当归 10 g、木香 6 g、槟榔 15 g。

成药：枳实导滞丸、麻仁丸（胶囊、软胶囊）。

3. 饮食停滞证

治法：消食和胃，理气化滞。

推荐方剂：保和丸（《丹溪心法》）。

组成：山楂 10 g、法半夏 10 g、茯苓 10 g、神曲 10 g、陈皮 10 g、连翘 10 g、莱菔子 10 g、麦芽 10 g。

加减：若胀满明显者，加厚朴 15 g、枳实 15 g、大黄（后下）10 g；兼热象明显者，加黄芩 10 g、黄连 6 g；兼有气滞者，加香附 10 g、木香（后下）10 g；兼痰湿者，加藿香 10 g、佩兰 10 g。

成药：保和丸。

4. 脾虚湿阻证

治法：健脾和中，化湿理气。

推荐方剂：香砂六君子汤（《古今名医方论》）。

组成：党参 15 g、木香 6 g、砂仁 6 g、陈皮 12 g、法半夏 9 g、白术 12 g、茯苓 12 g、炙甘草 6 g。

加减：腹胀明显者，加厚朴 15 g、枳实 15 g；肠鸣泄泻者，加淮山药 15 g、葛根 12 g；腹痛喜温、畏寒肢冷者，加干姜 6 g、桂枝 10 g。

成药：香砂六君子丸、枳术宽中胶囊。

5. 中焦虚寒证

治法：温补脾阳，行气消胀。

推荐方剂：理中汤（《伤寒论》）合平胃散（《太平惠民合剂局方》）。

药物：党参12 g、干姜9 g、白术9 g、苍术9 g、厚朴9 g、陈皮9 g、炙甘草6 g。

加减：若腹痛者，加木香6 g；腹胀明显者，加枳实15 g；身体沉重，疲倦畏寒者，加附子（先煎）9 g；恶心者，去白术，加丁香3 g、半夏9 g；虚汗者，加黄芪30 g。

成药：理中丸。

6. 肠燥津亏证

治法：增液养阴，清热润燥。

推荐方剂：增液承气汤（《温病条辨》）。

药物：大黄（后下）9 g、芒硝（冲服）6 g、玄参15 g、生地黄15 g、麦冬15 g。

加减：偏于津亏阴亏者，应重用玄参、麦冬、生地黄；偏于积滞者，则重用大黄、芒硝。

成药：麻仁滋脾丸。

7. 寒热错杂证

治法：平调寒热，消胀散痞。

推荐方剂：半夏泻心汤（《伤寒论》）。

药物：黄芩15 g、黄连10 g、党参15 g、法半夏15 g、干姜10 g、炙甘草10 g、大枣15 g。

加减：腹胀甚者，加厚朴15 g、枳实15 g；脾虚明显者，加炒白术15 g、茯苓15 g。

成药：枳实消痞丸。

四、外治

1. 针灸：多选用大肠俞、天枢、足三里，偏上腹胀者，主穴配内关、中脘；偏下腹胀者，主穴配上巨虚、下巨虚；实证用泻法，虚证用补法；有实热者，可加针刺合谷、曲池；肝郁气滞可加刺公孙、中脘、天枢、气海；脾气虚弱加针脾俞、胃俞、中脘；脾肾阳虚可艾灸神阙、关元、气海（图9-11）。

2. 灸法：适用于虚证。取中脘、关元、足三里、气海、关元等穴，采用艾卷灸之温和灸，每穴灸10分钟，每日灸1次。

3. 推拿：患者取俯卧位，用轻柔的手法推按膀胱经，并点按脾俞、胃俞、大肠俞、三焦俞，治疗5分钟；一指禅推八髎穴，治疗3分钟；柔和手法掌推腰骶部，治疗3分钟；顺胃肠

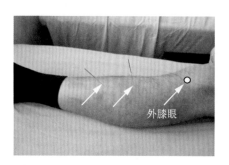

图9-11 下巨虚和上巨虚穴位

从左至右依次为：下巨虚，在小腿前外侧，外膝眼下9寸；上巨虚，在小腿前外侧，外膝眼下6寸

蠕动方向摩揉腹部2分钟；按揉足三里2分钟。

4. 敷贴：取吴茱萸6g或吴茱萸3g加肉桂3g磨粉，以醋调，将肚脐用消毒棉签蘸0.9%氯化钠溶液洗净，将调好的药物敷于肚脐，上敷一小块塑料薄膜，外敷消毒纱布，胶布固定，敷12小时，1次/天。

（张　玲　顾志坚）

参考文献

1. 彭丽华. 胃肠动力障碍性疾病检测技术的应用与进展. 解放军医学院学报, 2015, 36(3)：201-204.

2. 邹多武. 回眸40年胃肠动力疾病和功能性胃肠病相关发展. 中华消化杂志, 2021, 41(3)：145-148.

3. 张玲, 邹多武. 胃食管反流病的流行病学及危险因素. 临床荟萃, 2017, 32(1)：1-4.

4. 缪珂妍, 刘菲. 食管测压在胃食管反流病中的应用. 国际消化病杂志, 2021, 41(4)：233-236.

5. 中华医学会消化病学分会. 2020年中国胃食管反流病专家共识. 中华消化杂志, 2020, 40(10)：649-663.

6. 中华医学会消化内镜学分会超级微创协作组, 中国医师协会内镜医师分会, 北京医学会消化内镜学分会. 中国贲门失弛缓症诊治专家共识(2020, 北京). 中华消化内镜杂志, 2021, 38(4)：256-275.

7. 姜亚, 林琳. 胃轻瘫临床诊断和治疗的新进展. 中国全科医学, 2021, 24(15)：1978-1983.

8. 姜亚, 林琳. 特发性慢性假性肠梗阻诊治现状. 胃肠病学, 2020, 25(4)：229-233.

9. 陈湘君. 中医内科学. 上海：上海科学技术出版社, 2013.

10. 谢鸣. 方剂学. 北京：人民卫生出版社, 2002.

11. 张声生, 朱生樑, 王宏伟, 等. 胃食管反流病中医诊疗专家共识意见(2017). 中国中西医结合消化杂志, 2017(5)：321-326.

12. 中华中医药学会脾胃病分会. 消化系统常见病胃食管反流病中医诊疗指南. 中华中医药杂志, 2020, 35(6)：2995-2998.

13. 中华中医药学会脾胃病分会. 消化系统常见病功能性消化不良中医诊疗指南(基层医生版). 中华中医药杂志, 2019, 34(8)：3619-3625.

14. 中国中西医结合学会消化系统疾病专业委员会. 功能性消化不良中西医结合诊疗共识意见(2017年). 中国中西医结合消化杂志, 2017, 25(12)：889-894.

15. 中华中医药学会脾胃病分会. 肠易激综合征中医诊疗专家共识意见(2017年). 中医杂志, 2017, 58(18)：1615-1620.

16. 中国中西医结合学会消化系统疾病专业委员会. 肠易激综合征中西医结合诊疗共识意见(2017年). 中国中西医结合消化杂志, 2018, 26(3)：227-232.

17. 中华中医药学会脾胃病分会. 消化系统常见病功能性腹胀中医诊疗指南(基层医生版). 中华中医药杂志, 2019, 34(9)：4148-4154.

第十章　肠易激综合征

第一节　西医的认识及治疗

肠易激综合征（irritable bowel syndrome，IBS）是临床上最常见的一种胃肠道功能紊乱性疾患，近年已被公认为是一类具有特殊病理生理基础的心身疾病，包括腹痛、腹胀，以大便习惯改变为主要特征，并伴大便性状异常，持续存在或间歇发作，而又缺乏形态学和生物化学异常改变等可用器质性疾病解释的临床症状，大致可分为腹泻型、便秘型、腹泻便秘交替型和腹痛型。

该病发病机制复杂，可造成机体多种功能性改变，如内脏敏感性改变、大脑功能改变、肠蠕动和分泌功能障碍，以及精神疾病伴发的心理异常等。

欧美 IBS 的人群患病率约为 10%～22%，我国为 5.7%～7.3%，消化专科门诊就诊的 IBS 为 10%～30%。发病年龄多在 20～50 岁之间，女性的患病率是男性的 1.1～2.6 倍，有家族聚集倾向。研究表明，不仅在 IBS 方面花费的医疗资源巨大，而且还程度不一地影响患者的生命质量。目前尚无治愈 IBS 的方法，主要治疗措施是缓解困扰患者的症状。临床实践中仍存在许多不足，IBS 的临床管理亟待完善。

【病因】

IBS 的病因和机制还未明确，目前认为是多因素作用的结果。

一、心理因素

在 IBS 患者中，精神（心理）因素目前受到广泛重视，各种应激对胃肠道运动功能具有广泛的影响，功能性消化不良亦是主要表现，但以结肠的功能紊乱持续最久，在解除应激后很长时间里仍难以恢复。这不仅存在于 IBS 患者，也同样见于正常人。不过 IBS 患者的阈值更低，表现得更敏感、更突出、更持久。许多 IBS 患者有心理障碍或精神异常表现，如工作压力过大、焦虑、抑郁、睡眠障碍等。相当多的患者症状的出现或加重可能有负性事件的发生，如失业、家人死亡、性虐待、体罚、手术和婚姻破裂等。对于精神紊乱的研究提示，脑－肠轴的紊乱是肌电动力异常的基础。有不少学者认为 IBS 是一种心身疾病（图 10 – 1）。

二、胃肠道动力学异常

有研究表明，IBS 患者症状发生的主要病理学基础是胃肠道动力紊乱，并具有以下特征：广泛性，不仅局限于结肠，常可涉及全胃肠道（包括胆管系统）；高反应性，对各种生理性和非生理性刺激（如进食、肠腔扩张、肠内化学物质、某些胃肠激素等）的动力学反应过强，并呈反复发作过程。

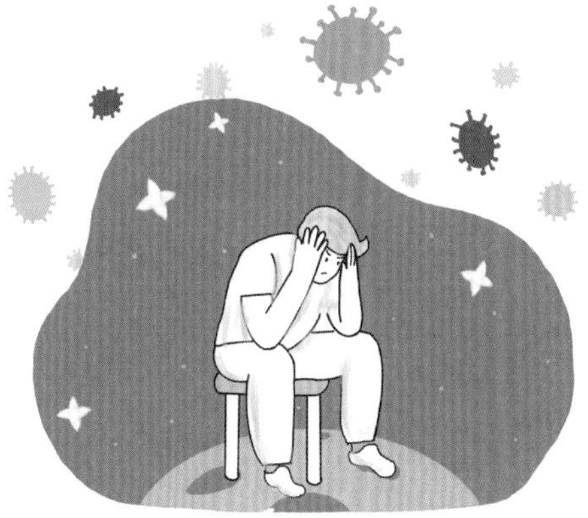

图 10 – 1　心理障碍

三、内脏感觉功能异常

感觉异常的神经生理基础可能是黏膜及黏膜下的内脏传入神经末梢兴奋阈值降低或（和）中枢神经系统对传入神经冲动的感知异常，以及传出神经对传入信息的负反馈抑制的调控能力的减弱，从而相对增强了痛觉的信号。内脏高敏感性可影响整个消化道，但以直肠敏感性为突出。除外周致敏外，IBS 患者还有中枢反应增强。

四、肠道感染

肠道急性细菌感染是诱发 IBS 的危险因素之一。感染性疾病会引起内脏高敏性，感染后 10%～30% 的患者发展为 IBS，病原体包括弯曲杆菌、志贺菌和沙门菌等。肠道感染引起的黏膜炎症反应、通透性增加、局部免疫激活与发病有关。

五、家庭和遗传因素

部分 IBS 患者有家族性发病倾向，同卵双生患者双方发病率显著高于异卵双生患者。

六、自主神经功能异常

腹泻型 IBS 患者迷走神经活性显著升高，便秘型迷走神经张力降低，患者自主神经对伤害性刺激反应异常。

七、食物因素

不是 IBS 的病因，但有 33%～66% 的患者出现食物不耐受，以碳水化合物、乳制品为主，少数患者有食物过敏。

【发病机制】

造成动力和感觉异常的病理生理变化的机制尚欠清晰，可能与以下几个因素有关。

1. 神经因素：自主神经系统功能失衡在 IBS 患者中相当普遍，可能既有传入神经通路的异常，也有传出通路的异常，有"肠脑"之称的肠神经系统（ENS）是胃肠运动调节机制中的决定性环节。此外，还涉及中枢神经系统、肠神经系统和自主神经系统的调节机制相互之间的整合作用的影响。

2. **胃肠激素**：广泛参与胃肠道运动和分泌功能的调节，且某些本身即为肠神经系统的递质，很可能也参与 IBS 的发病过程。

3. **肌源性因素**：是否存在电收缩偶联、受体及受体后机制异常，也还完全不清楚。

4. **炎症介质和免疫因素**：某些 IBS 患者结肠腔内 PGE-2 含量升高、黏膜中肥大细胞增多，而多种炎症介质和因子（如 PGE-2、IL 等）本身可影响胃肠动力，又可影响肠神经系统功能。对于某些易感体质者，肠道感染可能成为日后肠道功能紊乱的启动因素。

5. 少数患者对某些食物成分过敏。

【临床表现】

IBS 的症状并无特异性，所有症状皆可见于器质性胃肠疾病，只是相对有一些特点：起病通常缓慢，间歇性发作，有缓解期；症状虽有个体差异，对于某一具体患者则多为固定不变的发病规律和形式，但个体内也可有高度差异；发病年龄多见于 20 ~ 50 岁。

症状以腹部不适或腹痛、排便异常为主。

1. **腹痛、腹部不适**：以下腹部为多，也可游走，发作和持续时间不定，常在排气或排便后缓解。大多伴有排便异常并于排便后缓解，部分患者易在进食后出现，可发生于任何部位，局限性或弥漫性，性质多样，程度各异，但不会进行性加重，很少于睡眠中发作。多数患者一般状况良好，可有腹部压痛，直肠指检可发现肛门痉挛和痛感。

2. **腹泻、便秘或二者交替**：多在晨起或餐后出现，无血便。粪量正常（<200 g/d），禁食 72 小时后可消失，夜间不出现。器质性疾患则不然，通常仅在晨起时发生，约 1/3 患者可因进食诱发。以便秘为主者，亦可间或与短期腹泻交替，排便不尽感明显，粪便可带较多黏液；早期多为间断性，后期可为持续性，甚至长期依赖泻药。

3. **其他消化道症状**：患者的腹胀在白天加重，夜间睡眠后减轻，腹围一般不增加。近半数患者有烧心、早饱、恶心、呕吐等上消化道症状，实际与消化不良有较大的重叠。非结肠源性症状和胃肠外症状出现率较高，如慢性盆腔痛、性功能障碍和风湿样症状等。

4. **诱因**：IBS 症状的出现或加重与精神因素或遭遇应激事件有关，部分患者尚有不同程度的心理精神异常表现，如抑郁、焦虑、紧张、多疑或敌意等。

5. **体格检查**：通常无阳性发现，部分患者有多汗、脉快、血压高等自主神经失调表现，有时腹痛时有腹部压痛。行乙状结肠镜检或肛诊时，极易感到腹痛或肛门痉挛，对肠镜注气反应敏感，肠道痉挛而影响操作，这些现象对诊断有提示性。

【实验室检查】

（1）首先需排除器质性疾病：注意报警症状和
体征，若出现持续的大便习惯（频率、性状）改
变、发作形式改变或症状逐步加重者、无大肠癌家
族史者、年龄≥40岁者，应行结肠镜检查或钡灌肠
检查，有大肠癌家族史者需提前行结肠镜检查。

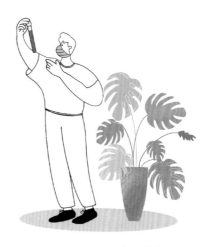

（2）还需行血、尿、粪（红、白细胞、潜血试
验、寄生虫）常规，粪便细菌培养，血生化（糖、
肌酐、甲状腺功能），血沉，腹部B超（图10-2）。

（3）结直肠压力测定：由于结直肠动力缺乏规
律性，目前尚未将其作为诊断手段。

图10-2　实验室检查

【就诊流程】

就诊流程如图10-3所示。

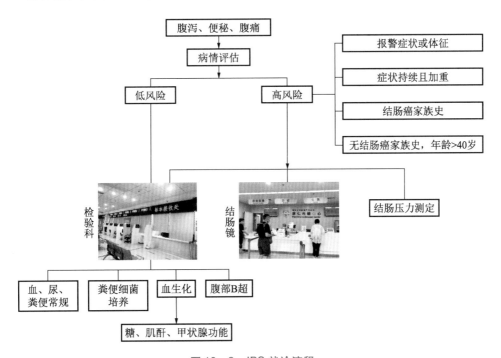

图10-3　IBS就诊流程

【诊断及鉴别诊断】

一、诊断标准

罗马Ⅳ标准：反复发作的腹痛或腹部不适，过去3个月内每周发作至少1天，伴

有以下症状≥2项：①与排便有关；②发作时伴有排便频率的改变；③发作时伴有粪便性状（外观）改变。诊断前症状出现至少6个月，近3个月符合上述诊断标准。

支持诊断的症状有：①排便频率异常（图10-4）：每周排便<3次或每日排便>3次；②类便性状异意：干粪或硬粪或糊状粪/稀水粪；③排便费力；④排便急迫感、排便不尽、排黏液及腹胀。

二、分型

根据临床症状可分为腹泻主导型、便秘主导型和腹泻便秘交替型。IBS腹泻型（IBS-D）：至少25%的排便为松散（糊状）粪或水样粪，且硬粪或干球粪<25%的排便；IBS便秘型（IBS-C）：至少25%的排便为硬粪或干球粪，且至少<25%的排便松散（糊状）粪或水样粪；IBS混合型（IBS-M）：至少25%的排便为硬粪或干球粪，且至少<25%的排便松散（糊状）粪或水样粪；IBS不定型（IBS-U）：粪便性状异常，不符合上述IBS-C、IBS-D、IBS-M中的任一标准。

诊断注意事项：既应避免轻率的诊断，也应避免盲目的检查。

（1）年龄>40岁以上者应特别注意排除器质性疾病，首选肠镜检查（图10-5）。

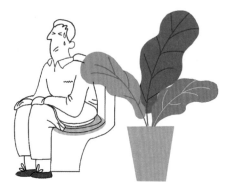 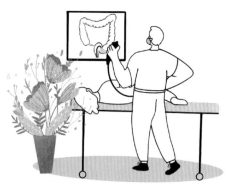

图10-4 排便异常　　　　　图10-5 肠镜检查

（2）症状在夜间加重或影响睡眠者多为器质性疾病，如肠道炎症、吸收不良综合征和小肠细菌过度增长等。

（3）伴发热、贫血、便血、体重明显下降、肠梗阻等报警症状者，需排除肠道肿瘤。

（4）随访中如有任何症状体征的变异，均应认真检查以排除器质性疾病。

（5）应特别注意排除乳糖酶缺乏症和甲状腺功能亢进症等疾病。

【治疗】

IBS的治疗目的在于消除患者的顾虑，改善症状，提高生命质量。IBS的临床管理需建立在良好的医患关系基础上，根据主要症状类型和严重程度进行分级治疗，涉及疾病教育、饮食调整、药物治疗和心理干预等多个方面，强调治疗措施的个体化和综合应用，谨慎把握尺度，避免过度依赖药物，避免矫枉过正。

一、一般治疗

医生应与患者建立良好的沟通关系，增加患者的依从性，在积极排除器质性病变的基础上，帮助患者正确认识 IBS，结合药物治疗及心理、行为疗法，包括心理治疗、催眠疗法、生物反馈疗法、认知行为疗法和动态心理疗法等。必要时请精神科参与治疗。

饮食方面：便秘的患者予以高纤维食物（如麸子、叶类蔬菜、菌类或藻类、魔芋等）及多聚糖、乳糖、果糖、山梨醇，而腹泻的患者则要减少这些食物的摄入，同时避免敏感食物和产气食品。

二、药物疗法

（一）便秘型肠易激综合征推荐治疗药物

推荐治疗 IBS-C 的常见药物包括促分泌药物、渗透性泻药和 5-羟色胺 4 受体激动剂等。

1. 促分泌药物：近年来指南所推荐的促分泌药物有利那洛肽、普卡那肽和鲁比前列酮。

（1）利那洛肽是鸟苷酸环化酶-C 激动剂，可使细胞内外环磷酸鸟苷水平升高，促使肠液分泌，还可通过降低内脏高敏感性来改善腹痛和腹部不适等症状，有研究显示，其可显著缓解患者腹痛和腹部不适等症状。研究中最常见的不良事件为腹泻，但以轻度和中度居多，极少见重度，也很少因此导致治疗中断。故专家组考虑利那洛肽可多重改善 IBS 症状，且长期严重不良反应发生率较低，强烈建议将其用于 IBS-C 患者的治疗。

（2）另一种为鸟苷酸环化酶-C 激动剂普卡那肽，同样可通过刺激肠道分泌肠液和加速排便，达到治疗 IBS-C 的效果。该药物最初获得美国 FDA 批准的适应证为慢性特发性便秘，近年来又被批准用于 IBS-C 的治疗。

（3）早期上市的鲁比前列酮是前列腺素类药物，可激活小肠上皮细胞表面的 2 型氯通道分子，通过将氯化物和水分排至肠腔中，加快胃肠道转运，从而治疗便秘。但该药价格较高，也缺乏比较性研究来评估其疗效是否优于价格更低的药物，可将其作为选择性推荐用药。

2. 渗透性泻药：渗透性泻药聚乙二醇被证明可显著增加 IBS-C 患者自主排便频率，降低粪便硬度，有效缓解患者便秘症状，但对腹部疼痛或不适没有显著改善。

3. 5-羟色胺（5-HT）4 受体激动剂：5-HT4 受体激动剂或部分激动剂，实际是胃肠促动力药物的主要作用机制，能促进消化道转运，增加排便频率，故可用于治疗便秘为主的 IBS，如西沙必利对全胃肠动力有刺激作用。由于近年来发现其对心血管系统的副作用，使其使用受到了很大的限制。最新研究的具有促动力和改善胃肠敏感性的药物有替加色罗，其为 5-HT4 受体部分激动剂，又如普芦卡必利，主要用于治疗女性患者中轻泻剂难以充分缓解的慢性便秘症状。已有高质量研究证据证明，普芦卡必利能够有效治疗慢性特发性便秘，然而在 IBS-C 中的疗效尚缺乏随机对照试验的评估。由于缺乏充分获益证据，专家组不建议将普芦卡必利用于 IBS 整体症状的治疗。

对于临床疗效而言，3 种促分泌药物均能有效改善 IBS-C 整体症状，最常见不良反应均为腹泻，而聚乙二醇和普芦卡必利均未被推荐。

4. 生物反馈治疗：通过测量内脏功能使患者了解自己的生理异常，从而学会纠正这种异常。临床研究表明，生物反馈治疗可改善直肠对膨胀的敏感性、重建直肠肛管反射和增加大便次数，并通过增大排便时肛门直肠间的夹角和协调盆底肌群的运动，从而减轻排便时梗阻的症状，可用于因盆底功能障碍而致的便秘，其长期疗效较好。

（二）腹泻型肠易激综合征推荐治疗药物

临床上多种药物可用于 IBS-D 的治疗，如抗生素利福昔明、止泻药物洛哌丁胺、阿洛司琼和艾沙度林等。

1. 利福昔明：具有广谱抗菌活性，对多数革兰阳性菌和革兰阴性菌及需氧菌和厌氧菌（包括产氨菌属）均有抗菌作用，其治疗 IBS 的机制可能与调节肠道菌群有关。体外研究显示，利福昔明对大肠杆菌、志贺菌属和沙门菌属及艰难梭菌等肠道病原体表现出良好的抗菌活性。与其他肠道抗生素不同，利福昔明对肠道正常菌群杀伤作用小，可有效降低细菌毒力因子的表达，并预防细菌黏附于肠黏膜，改变结肠菌群定植，预防细菌移位，从而缓解 IBS 的整体症状和 IBS-D 的腹胀。

2. 钙离子通道拮抗剂：用来解痉，能减弱结肠动力，抑制胃结肠反射，如硝苯吡啶、维拉帕米和匹维溴铵，也有部分抗胆碱能作用，后者更具胃肠道作用特异性；薄荷油 0.2 mL 餐前服用，能减少钙内流，可松弛平滑肌，消除胃肠胀气，对腹痛（包括儿童腹痛）有一定缓解作用。其他类如平滑肌肌松药和曲美布汀，可作用于外周阿片类受体以刺激小肠动力和阿络酮通路以抑制结肠动力。

3. 止泻剂：洛哌丁胺是用于止泻的合成阿片受体激动剂，通过抑制肠道平滑肌的收缩，减少肠蠕动而发挥止泻作用。有研究表明洛哌丁胺可改善 IBS 患者排便频率和粪便硬度。与安慰剂相比，洛哌丁胺并未能明显改善 IBS-D 患者的整体症状或腹痛等，目前也缺乏长期应用的报道。基于证据不足，建议不要单独、持续地使用洛哌丁胺。但洛哌丁胺仍然可用于一些短期预防腹泻的情况。

苯乙派啶可直接作用于肠道平滑肌，抑制肠黏膜感受器，消除局部黏膜的蠕动，并可延缓肠内容物的转运。

双八面体蒙脱石为双八面体蒙脱石层纹状结构药物，有很强的黏膜保护作用，能提高黏膜屏障的抗攻击能力，对攻击因子有较强的固定和抑制作用，并可降低结肠敏感性。

4. 与 5-HT 受体有关的药物：5-HT3 受体拮抗剂可减轻内脏对疼痛的感知，还可诱导直肠舒张、提高直肠顺应性、延迟结肠转运，故该类药正式用于腹泻型 IBS。

5. 艾沙度林：艾沙度林是肠神经系统中的 μ-和 κ-阿片受体激动剂及 δ-阿片受体拮抗剂，已获美国 FDA 批准，尚未在我国上市。艾沙度林的 3 项随机对照试验的偏倚风险均较低，但存在显著异质性，其整体疗效显著优于安慰剂，对腹痛无明显改善，但可以改善粪便性状。尽管有中等质量的证据，但由于艾沙度林可能具有严重的不良反应和胰腺炎风险，ACG 指南并未给出较强的推荐建议。

（三）肠道菌群调节药物

肠道菌群调节药物为微生态制剂，部分腹泻型患者未及时明确诊断，常常长期服用抗生素，有致肠道菌群失调的可能。常用的微生态制剂包括单个或多个活菌制剂，如双歧三联活菌，其是经过生物技术驯化的双歧杆菌，能发酵糖类，产生大量的有机酸，降低肠道的 pH 值及内毒素水平，抑制其他致病菌的生长，维持正常的肠蠕动。酪酸梭状芽孢杆菌和地衣芽孢杆菌亦属此类药物。

（四）精神药物

安定类如地西洋（安定）与解痉药合用有协同作用；三环类抗抑郁药，如阿米替林；另一类抗抑郁剂——5-羟色胺选择性重摄取抑制剂，如帕罗西汀，可加快小肠传递，并避免三环类抗抑郁剂最常见的便秘不良反应。此外，小剂量的抗抑郁剂即可显著缓解疼痛。

【预后】

IBS 为功能性病变，症状可反复或间歇发作，会影响患者生活质量，但一般不会造成严重影响全身的情况。需要医师患者之间充分沟通，进一步对患者进行心理咨询、健康教育和合理用药，大部分患者可在数周至数年内达到症状缓解。无疗效者可增加精神社会学的支持治疗和应用一些有特殊作用的药物。对重症、顽固的病例，更应着力于患者功能的改善，从而提高患者的生活质量（图 10 - 6）。

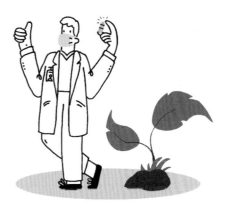

图 10 - 6　展望

（卢水蓉）

第二节　中医的认识及治疗

IBS 以腹痛、腹胀或腹部不适为主要症状，与排便相关或伴随排便习惯如频率和（或）粪便性状改变，常规检查无法发现能解释这些症状的器质性疾病。中医没有一个病名可以完全对应 IBS。根据 IBS 的主要临床表现，中医诊疗专家共识意见（2017）将中医病名确定为"泄泻""便秘""腹痛"。其中，以大便粪质清稀为主症者，属于"泄泻"范畴，大致相当于腹泻型肠易激综合征；以排便困难、粪便干结为主症者，属于"便秘"范畴，大致相当于便秘型肠易激综合征。以腹痛、腹部不适为主症者，应属于"腹痛"范畴，大致相当于腹痛表现突出的混合型肠易激综合征和未定型肠易激综合征。IBS 是一个症候群，不能与中医之"泄泻""便秘""腹痛"三个疾病一一对应，不能完全将 IBS 等同于三个疾病中的任何一个。例如，对于混合型肠易激综合征，要同时治疗便秘和泄泻，兼有腹痛的还要兼顾腹痛。总之，肠易激综合征涉及祖国医学"泄泻""便秘""腹痛"等诸多疾病（图 10 - 7），临床上要根据症状表现轻重确定三个疾病的主次关系，以最突出的症状为中医病名，以治疗突出症状为主，治疗次要症状为辅。

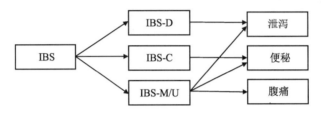

图 10 - 7 IBS 中西医病名对应表

为方便理解祖国医学之泄泻、便秘与腹痛，以下对这三个疾病作简要论述。

泄泻是以排便次数增多、粪便稀薄，甚至泻出水样为主要表现的病症。最早记载于《黄帝内经》，称为"飧泄""濡泄""洞泄""注下""后泄"等病名。泄泻的含义广泛，可对应多种疾病。除了 IBS-D 外，还可对应急慢性肠炎、肠结核、吸收不良综合征、肠道肿瘤及肠结核等。

便秘是以大便排出困难、排便周期延长，或周期不长，但粪质干结、排出艰难，或粪质不硬，虽频有便意，但排便不畅为主要表现的症状。关于便秘的论述最早出现在《黄帝内经》，称为"后不利""不得出"等。东汉时期，张仲景称便秘为"脾约""闭""阴结""阳结"，后世则多称"大便秘结"。中医所指的便秘一般无器质性改变，除 IBS-C 外，还包括功能性便秘和习惯性便秘等疾病。

腹痛主要指两侧肋弓下缘连线以下、耻骨毛际以上部位发生的疼痛。"腹痛"一词最早见于《山海经》，和现代医学一样，腹痛最初仅是一个症状，而不是一个独立的疾病。此后，腹痛从一个症状逐渐向一个病名演变。如《黄帝内经》中便有"腹痛""肠中痛"的论述。在《金匮要略》中，有"绕脐痛""少腹急结""少腹里急""少腹弦急"等名称。隋唐时代，腹痛已经作为一个单独病名出现。如《诸病源候论》将腹痛作为一个独立的病名，并总结了前人提出的其他名称。除以腹痛为突出表现的各类型 IBS 外，现代医学急性腹膜炎、胃肠痉挛和不完全肠梗阻等以腹痛为主要表现的疾病都属于中医腹痛的范畴。

【病因病机】

为更直观地解释病因病机，将肠易激综合征发病过程中的病因分为四个——情志因素、感受外邪、饮食内伤和禀赋不足，并单独就这些病因为何会导致便秘、泄泻做简要的病机阐释。由于腹痛、腹胀、腹部不适感等症状往往伴随泄泻和便秘而发，不做单独论述。

一、情志因素

情志因素是肠易激综合征发生的重要诱因。所谓情志，相当于现代医学之"心理""精神""心情"等，情志病对应心身医学的概念。祖国医学认为，五脏之中，肝、心、脾三脏功能与情志关系密切。在2020年中国肠易激综合征专家共识中明确提出的病因中，脑肠互动异常、焦虑、抑郁、急慢性应激等可以归属于中医情志范畴。

五脏之中的肝脏具有条畅全身气机的重要作用，持续的不良情绪应激会影响肝的条畅气机的作用，导致体内肝气郁结，无法布散。由于气在体内负责推动物质运动，气的运动失常往往导致肠道内液体无法被正常转运，停聚于肠内。另外，肝的功能失常往往会影响脾胃，脾胃不能正常消化和吸收饮食物，导致肠道内液体积累，最终导致泄泻。这便是中医所谓的"情志失常，肝郁克脾，脾虚湿盛，发为泄泻"。《黄帝内经》中记载"怒则气逆，甚则呕血及飧泄，故气上矣。"即指愤怒会使气机逆乱，严重者导致呕血或泄泻。所谓"愤怒"可以引申为"情绪激动"，或心理波动，即焦虑和急慢性应激等。

另外，过度的思虑、忧愁会缓慢地消耗脾血，而脾血充足是脾运化胃中水湿的前提，这个消耗的过程一旦发生，脾就无法转运食物中多余的水分，导致流入肠道中发生泄泻。如《类经·运气类》云："若意有所着，思有所伤，劳倦过度，则脾神散失矣"。"思虑"可以理解为抑郁、焦虑等，思虑过度会损伤脾胃，导致便秘或泄泻（图10-8）。

当然，一切不良情绪都会影响肝气的布散，由于肝气条畅气机的作用同样可以作用于肠道，可以帮助胃肠蠕动，故肠道内糟粕的运动有赖于肝气的推动，肝气郁结后肠道内气的运动也会停滞，胃肠蠕动下降，无法推动肠内糟粕下行从肛门排出，最终发为便秘，这样因气机郁结导致的便秘被称为"气秘"（图10-8）。

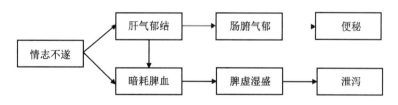

图10-8　情志因素导致IBS病机演变

急性和慢性应激均可导致肠道敏感性增加，炎症水平增高，诱发或加重IBS患者的症状。慢性应激可增加肠黏膜屏障通透性，造成内毒素血症和肠道或全身低度炎症。焦虑和抑郁在IBS患者中的发生率更高，且精神症状与肠道症状的严重程度和发生频率均呈正相关。因情绪原因导致胃肠功能异常，便是前文所说的"肝克脾土"。另外，现代医学认为IBS是多种因素共同作用引起的肠脑互动异常。一项长期、前瞻性随访临床研究发现，只有焦虑、抑郁而无肠道症状的功能性胃肠病患者在12年后出现IBS肠道症状，说明中枢神经系统对外周的影响；12年前只有IBS症状的患者随访发现其焦虑、抑郁的风险明显增加，说明外周对中枢神经系统的影响。对于肠道与脑之间的联系，祖国医学在《黄帝内经·灵枢》中已有论述："其（足阳明胃经）别者，循胫骨外廉，上络头项"，说明了胃肠道与大脑之间存在经络联系。由于经络将脑和胃肠道连接起来，故胃肠道的病变会影响到脑，如严重的便秘患者会出现胡言乱语、癫狂等症状。反过来脑所接受的各种应激信号也会下传给胃肠道，出现便秘、泄泻、腹痛等情况。

二、外感邪气

外感邪气是导致肠易激综合征发生的常见诱因。所谓邪气，主要指"外感六淫"，实质是不适宜的气候、环境等因素，即"非其时而有其气"。外感六淫，相当于现代医学的非感染性疾病因素和诸多物理性因素（如低温、高温、潮湿等），以及"病毒""细菌"等微生物导致感染性疾病的发生因素。气候因素与病原微生物之间和条件致病微生物的关系密切，剧烈的气候变化会导致皮肤、呼吸道、胃肠黏膜发生应激反应，防御能力下降，有利于某些病原微生物的生长与繁殖。在2020年中国肠易激综合征专家共识中明确提出的病因中，细菌、病毒感染或因肠道感染导致的肠道炎症等，可以归属于中医外感邪气之范畴。

祖国医学认为，外邪与五脏中的肺关系最为密切。肺主卫外，相当于现代医学中的免疫系统。肺主管体内水液代谢，肺的功能异常会导致体内水液代谢失常，水液直趋至大肠而造成腹泻。另一方面，"肺与大肠相表里"，即肺的功能也会影响到胃肠道的蠕动，故当外邪侵袭，肺受到影响后，也会导致胃肠道动力不足或是肠道内水分不足而发生便秘。诸多呼吸道疾病或与免疫相关疾病，如胃肠型感冒、哮喘、过敏性鼻炎和荨麻疹等都与肠易激综合征密切相关。在2000—2010年哮喘与IBS两项回顾性队列研究中发现：哮喘队列中IBS的发病率是对照队列中的1.89倍，IBS队列中哮喘的发病率是对照队列的1.76倍。一项回顾性病例对照研究对来自过敏门诊的108名特应性患者进行了调查，以其74名病房同伴为对照，发现过敏性鼻炎和荨麻疹患者有患IBS的倾向。因此，因呼吸道疾病发病或加重的肠易激患者，应注重从肺论治。正如陈亦人所述："古今解脾胃郁滞，多从肝治，以肝木易横克脾土也。然肺主气，气机的升降出入根在肺也。是故从肺入手以调理气机，当是重要措施"，"大便秘结，虽在大肠，实与肺气不降、津液不布密切相关"。

"风""寒""湿"三种邪气是引起胃肠功能紊乱的主要邪气。如"风寒之邪"直接侵袭胃肠，即中医称"直中脾胃"，致使脾胃对食物的消化能力下降，导致食物中多余的水分无法被正常转运，流入肠道发生泄泻，如《灵枢·师传篇》曰："肠中寒，则肠鸣飧泄。"外感风寒邪气容易立即引发腹泻；寒邪天性寒冷，会遏制周围气的运动，故寒邪侵入肠道，也可导致肠道内糟粕凝滞，而成便秘。如《金匮翼·便秘》曰："冷秘者，寒冷之气，横于肠胃，凝阴固结，阳气不行，津液不通。"可见寒邪可以导致二便不通。因湿邪易困脾土，故有"无湿不成泻"之说。当然湿邪除外感之外，还可以体内产生，排便的黏腻不爽、粪便不成型、马桶便等都反应湿邪的存在。肠中郁热亦可导致便秘，当然此郁热也可以来自于外感，可以来自于饮食，也可以是脏腑功能失常产生。可见风、寒、湿、火几种外邪均可引起泄泻、便秘等症。

外感"风""寒""火"等邪气是中医最具特色的内容。关于外邪，可以简单理解为不同临床症状的归纳，如一个患者腹部怕冷，医生触诊发现局部皮肤温度低，我们就称其感受了"寒邪"。因邪气性质不同，中医有不同的治疗方法。但无论哪种邪气侵袭胃肠，都会导致脾胃升降失司，即脾胃功能紊乱，继而发生泄泻或便秘（图10-9）。

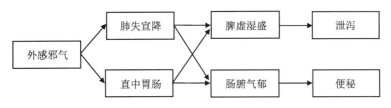

图 10-9　外感邪气导致 IBS 病机演变

如前所述，邪气还包括"环境"，如外部环境中的细菌、病毒进入肠道，导致肠易激综合征发生。国内外研究均表明肠道感染是 IBS 的重要发病因素，约 25% 的 IBS 患者症状起自胃肠炎、痢疾等感染性疾病。约 10% 的肠道感染会发展为 IBS，有肠道感染史的患者的 IBS 发病率比无肠道感染史的患者高 4 倍。IBS 的发病机制与低级别黏膜炎症有关。

三、饮食内伤

饮食内伤是祖国医学对病因认识的特色之一。饮食内伤也是导致肠易激综合征形成的重要因素。所谓"饮食内伤"，主要指饮食失节，饥饱无常，或暴饮暴食，或饮酒无度，或饮食偏嗜等。饮食内伤与五脏中脾胃最为密切相关，所谓"脾胃"，即现代医学的消化系统，包括胃、大小肠、肝脏、胆囊、胰腺等。2020 年中国肠易激综合征专家共识中明确提出的病因中，食物过敏和食物不耐受、不洁食物引起的细菌、病毒感染及炎症反应，可以归于中医之饮食内伤。

饮食不洁可损伤脾胃，脾胃不能正常转运食物内的水分而发生泄泻。所谓"不洁"，即指"不干净的食物"，如为细菌、病毒感染，已在"感受邪气"一节中论述，也可理解为食物过敏和食物不耐受。研究表明，有食物过敏史者患 IBS 的危险性增加。84% 的 IBS 患者症状的发生与饮食有关，如摄入不能被完全吸收的碳水化合物类食物、富含生物胺的食物、刺激组胺释放的食物、油炸类和高脂肪食物。

"饮食不节"也是损伤脾胃的重要病因。《素问·太阴阳明论篇》指出："饮食不节，起居不时者，阴受之，……阴受之则入五脏，……下为飧泄"。"不节"即饮食不规律或暴饮暴食，导致过饥或过饱，长期饥饿出现脾胃功能下降，或暴饮暴食，尤其是高热量食品超过了脾胃的消化功能而损伤脾胃。有研究发现，诱发胃肠道症状的食物数量与 IBS 症状的严重程度呈正相关，停止摄入诱发食物对症状也有所改善。饮食还能通过调节肠道微环境（包括结肠发酵减少、肠道微生物组成改变和肠道免疫系统抗原活化减少）在 IBS 发病过程中起至关重要的作用。而且，健康饮食包括限制酒精、咖啡和（或）茶及脂肪的摄入，评估辛辣食物中与IBS症状相关的成分，调整膳食纤维摄入和充足的液体摄入，也被视作IBS的一线饮食治疗。

饮食生冷，如海鲜、某些水果、冷饮等也会导致泄泻和便秘的发生。《古今医鉴·泄泻》："或为饮食生冷之所伤……脾胃停滞，以致阑门清浊不分，发注于下，而为泄泻也。"恣食生冷，凝滞胃肠，可导致肠中糟粕传导失常，而成便秘（图10-10）。如《金匮翼·便秘》曰："冷秘者，寒冷之气，横于肠胃，凝阴固结，糟粕不行，而成冷秘"。饮食不节，胃气损伤，肠中热结、少津也可能导致便秘。如《兰室秘藏·大便结燥门》谓："若饥饱失节，劳役过度，损伤胃气，及食辛热厚味之物，而助火邪，伏于血中，耗散真阴，津液亏少，故大便燥结。"最常诱发或加重IBS腹部症状的饮食首位即为冷食，其余是油腻饮食、生食、肉类和辛辣饮食。

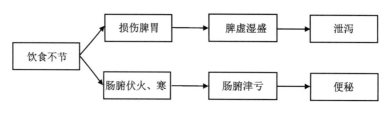

图10-10　饮食内伤导致IBS病机演变

四、禀赋不足，正气虚弱

禀赋不足，正气虚弱，尤其是脾肾阳虚，是肠易激综合征迁延难愈的重要因素。强调先天体质因素和后天多种影响因素造成的脾肾阳虚的特异性也是肠易激综合征发生发展的因素之一。所谓脾阳不足，可以理解为胃肠道功能低下，不能满足生理需要，或脾虚不能转运食物中的多余的水分，导致泄泻，或胃气不降无法推动肠内糟粕下行导致便秘。禀赋不足与五脏中肾最为密切，由于脾阳根于肾阳，禀赋不足之人往往发展为脾肾两虚，也会导致泄泻和便秘。2020年中国肠易激综合征专家共识中明确提出的病因中，内脏高敏感性、肠黏膜通透性增加、胃肠动力异常免疫和肠道菌群失衡可以归于本类。

先天禀赋不足，或是后天营养不良，会导致个体体质低于平均水平，脏腑柔弱不能维持生理功能。随着年龄增长，人的脏腑功能会逐渐减弱。大病、久病也会损伤人体正气，导致脏腑虚弱。其中脾肾阳虚与肠易激综合征密切相关。如《素问·脏气法时论篇》曰："脾病者……虚则腹满肠鸣，飧泄食不化，"说明了脾虚会导致泄泻。脾阳根于肾阳，肾阳虚衰则脾的功能亦会失常，不能运化食物中多余的水分，导致肠道内水分过多发生泄泻（图10-11）。脾肾阳虚同样可以引起便秘，如《景岳全书·秘结》曰："凡下焦阳虚，则阳气不行，阳气不行则不能传送，而阴凝于下，此阳虚而阴结也。"其中，"脾肾阳虚"可以理解为"胃肠消化功能异常（主要是低下）"。胃肠道动力异常是IBS发病的另一重要病理生理基础，如IBS-C患者的结肠传输时间长于IBS-D和IBD-M患者。另外，脾胃阳虚也表现为胃肠道抗应激能力不足，与内脏高敏感性、肠黏膜通透性增加有关。流行病学研究发现，内脏高敏感在IBS中的发生率为33%~90%。研究发现，IBS-D患者因炎症因子相互作用，导致内脏过敏和肠黏膜屏障功能受损。平衡的肠道菌群对维持胃肠道消化功能至关重要，也可视作人体"正气"的一部分，因此，肠道菌群失衡可被视为正气虚弱。研究发现，IBS患者存在肠道微生态失衡，包括肠道菌群构成比例和代谢产物活性的改变。而由于菌群紊乱导致的条件致病菌引发的感染，正是中医"邪之所凑，其气必虚"的体现。"禀赋不足"重在遗传的差异性，IBS的遗传风险范围从混合常见变异的复杂多基因病例到罕见的单基因畸变。

肠道内糟粕形成及运输既需要阳气的推动力，又需要津液的濡润，素体虚弱，或病后、产后及年老体虚之人，体内往往阳气、津液不足。阳气虚则糟粕形成及运输的形成与动力不足，津液不足则运输阻力增大，日久则成大便难出（图10-11）。《医宗必读·大便不通》说："更有老年津液亡枯，妇人产后亡血及发汗利小便，病后血气未复，皆能秘结"。其中"阴血"可理解为现代医学之"血液""体液"等，临床上大量丢失体液的患者往往大便难解，而保证充分的水分摄入是IBS一线饮食治疗。

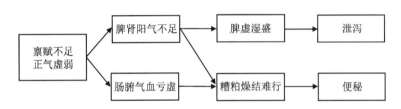

图10-11 禀赋不足、正气虚弱导致IBS病机演变

需要说明的是，将现代医学中诸多病因分别与中医四种病因一一对应只是为了方便读者理解，不应将各种病因分门别类，完全割裂。以内脏高敏感性为例，其涉及肠道感染、肠道菌群紊乱、心理应激、炎症和免疫、肠-脑互动、饮食和基因等多方面因素。对应中医认为肠易激综合征与情志内伤、饮食内伤、外感邪气和禀赋不足四种病因都有关系，治疗上要根据患者实际情况有所侧重。

综上，肠易激综合征初期，患者多因不良的情绪应激导致肝气不能布散。肝的功能失常一方面影响到脾胃转运食物中多余的水分，导致泄泻；另一方面会导致胃肠道动力不足，发为便秘。便秘、泄泻日久，不仅会导致体内阳气、津液的丢失，还会损伤脾胃阳气，甚至导致脾肾阳虚。由于脾肾阳虚和阳气、津液不足都可能进一步加重症状，故该病后期往往迁延难愈。

【临床分型】

基本症状：反复发作腹痛、腹胀、腹部不适，同时具备以下任意2项或2项以上：①与排便相关；②伴有排便频率改变；③伴有粪便性状或外观改变，诊断前症状出现至少6个月，近3个月出现以上症状。

参照罗马Ⅳ标准中患者的主要异常排便习惯，IBS可分为4个主要的亚型，Bristol粪便性状量表见图10-12。

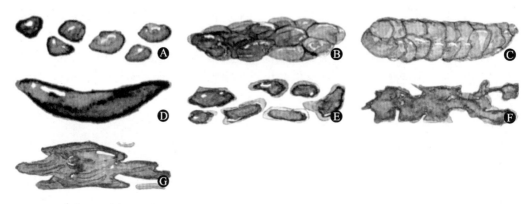

A. 1 型，分散的干球粪，很难排出；B. 2 型，腊肠状，多块的；C. 3 型，腊肠状，表面有裂缝；D. 4 型，腊肠样或蛇状，光滑而柔软；E. 5 型，柔软团块，边缘清楚，容易排出；F. 6 型，软片状，边缘毛糙，或糊状；G. 水样，无固形成分。

图 10 - 12　Bristol 粪便性状量表

1. 腹泻型肠易激综合征：临床表现为 Bristol 6 或 Bristol 7 型＞异常排便天数的 1/4，且 Bristol 1 或 Bristol 2 型＜异常排便天数的 1/4。

2. 便秘型肠易激综合征：临床表现为 Bristol 1 或 Bristol 3 型＞异常排便天数的 1/4，且 Bristol 6 或 Bristol 7 型＜异常排便天数的 1/4。

3. 混合型肠易激综合征：临床表现为 Bristol 1 或 Bristol 3 型＞异常排便天数的 1/4，且 Bristol 6 或 Bristol 7 型＞异常排便天数的 1/4。

4. 未定型肠易激综合征：临床表现为患者的排便习惯无法准确归入 IBS-D、IBS-C 和 IBS-M 中的任何一型。

对于腹泻型肠易激综合征，中医常参照"泄泻"来治疗，可辨证为肝郁脾虚、脾虚湿盛、脾肾阳虚、脾胃湿热和寒热错杂 5 个证型。对于便秘型肠易激综合征（IBS-C），中医常参照"便秘"来治疗，可辨证为肝郁气滞、胃肠积热、阴虚肠燥、脾肾阳虚和肺脾气虚 5 个证型。对于混合型和未定型肠易激综合征，中医常参照"腹痛"来治疗，针对病患的一般情况和伴随症状进行辨证治疗。

【肠易激综合征的诊断与鉴别诊断】

一、西医诊断

西医诊断首先应在详细采集病史和进行体格检查的基础上有针对性地选择辅助检查，排除器质性疾病及代谢异常，明确 IBS 的诊断。一般情况良好、具有典型 IBS 症状者，粪便常规（红细胞、白细胞、潜血试验、寄生虫）为必要的检查，建议将结肠镜检查作为除外器质性疾病的重要手段。其他辅助检查包括腹部超声检查、全血细胞计数、粪便培养、肝功能、肾功能、红细胞沉降率和消化系统肿瘤标志物等生化检查，必要时行腹部 CT 扫描，钡灌肠检查酌情使用。对诊断可疑和症状顽固、治疗无效者，应有选择地做进一步的检查，如血钙、甲状腺功能检查、乳糖氢呼气试验、

72 小时粪便脂肪定量、胃肠通过时间测定和肛门直肠压力测定等对其动力和感知功能进行评估，从而指导调整治疗方案。

根据罗马Ⅳ标准，IBS 典型的临床表现为反复发作的腹痛，最近 3 个月内每周至少发作 1 天，伴有以下 2 项或 2 项以上：①与排便有关；②发作时伴有排便频率改变；③发作时伴有粪便性状（外观）改变。诊断前症状出现至少 6 个月，近 3 个月持续存在。根据患者的主要异常排便习惯，IBS 可分为 4 个主要的亚型，即：①IBS 便秘型（IBS-C）：至少 25% 的排便为 Bristol 1 或 Bristol 2 型，且 Bristol 6 或 Bristol 7 型的排便小于 25%；②IBS 腹泻型（IBS-D）：至少 25% 的排便为 Bristol 6 或 Bristol 7 型，且 Bristol 1 或 Bristol 2 型的排便小于 25%；③IBS 混合型（IBS-M）：至少 25% 的排便为 Bristol 1 或 Bristol 2 型，且至少 25% 的排便为 Bristol 6 或 Bristol 7 型；④IBS 不定型（IBS-U）：如果患者满足 IBS 的诊断标准，但其排便习惯异常，不符合上述 3 者中的任何 1 个。这一亚型并不常见，其原因可能是频繁改变饮食或药物或无法停止使用对胃肠道运动有影响的药物。亚型的分类标准须根据至少 14 天的患者报告，使用"25% 原则"（即根据存在的主要异常排便习惯，结合 Bristol 分类表对粪便性状进行记录，从而判断属于哪一亚型）对 IBS 进行亚型分类。其中，主要排便习惯依据至少出现 1 次异常排便的天数；粪便性状异常包括 Bristol 1、Bristol 2 型（硬便或块状便）或 Bristol 6、Bristol 7 型（稀便或水样便）。粪便频次异常包括：每日排便大于 3 次或每周排便小于 3 次。触发 IBS 症状发作或者加重的因素包括先前的胃肠炎、食物不耐受、慢性应激、憩室炎及外科手术等。在我国，临床上以腹泻型 IBS 最为多见，便秘型、混合型和不定型 IBS 则相对较少。病史对于诊断至关重要且应注意有无报警征象。报警征象包括发热、消瘦、贫血、腹部包块、频繁呕吐、呕血或黑便、年龄 >40 岁的初发病者及有肿瘤（结肠癌）家族史等。对有报警征象者建议及时行相关检查，对有精神心理障碍者建议根据相关心理量表及时进行心理评估，明确排除器质性疾病对解释病情更为有利。根据功能性胃肠病多维度临床资料剖析要求，目前诊断上需从 5 个维度对疾病状态进行描述、评估，细化信息采集，充分完善临床资料，制定个性化治疗方案。5 个维度分别为：①功能性胃肠病的罗马Ⅳ标准诊断分型；②提示更多针对性治疗的相关诊断亚型的附加信息，如 IBS 的腹泻型、便秘型；③身体不适对患者个人生活的影响；④社会心理影响；⑤生理异常或生物标志物。

二、中医诊断

中医病名诊断：肠易激综合征的中医病名根据当前主要症状的不同，诊断为"泄泻""便秘""腹痛"等。

中医证候诊断：肠易激综合征临床上应先区分临床亚型，在临床亚型中进一步进行辨证论治，符合临床实际。肠易激综合征临床辨证应当"审证求因"，对于混合型肠易激综合征或不定型肠易激综合征尤需以见症为凭。本指南参考《肠易激综合征中西医结合诊疗共识意见（2017）》，列出各亚型常见证型，为临床提供参考，需要说明的是，这些常见证型并不是临床的全部，本指南并不排斥其他证型（图 10 - 13）。

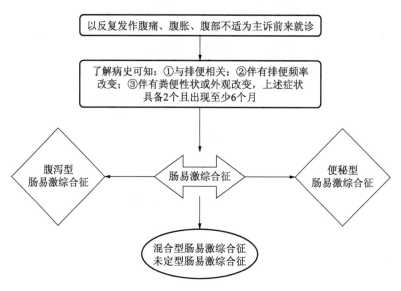

图 10 -13　肠易激综合征诊断流程

（一）腹泻型肠易激综合征

1. 肝郁脾虚证：情志不畅，抑郁或易怒，常因情志剧烈波动诱发腹泻；腹痛即泻，泻后痛减。胸胁胀闷；食欲减退，身倦乏力；腹胀肠鸣，肠道排气明显。舌淡胖，可有齿痕，苔薄白，脉弦细。

2. 脾虚湿盛证：经常腹泻，大便不成形，可伴有未消化完全的食物残渣；劳累、受凉或暴饮暴食后加重。腹部隐痛；食欲减退，身倦乏力；腹部胀满。舌淡，苔白腻，脉细弱。

3. 脾肾阳虚证：黎明前腹部作痛，肠鸣即泻，泻后痛减，便中有未消化完全的食物残渣；腹部喜暖喜按。四肢发凉，怕冷；腰膝酸软。舌淡胖，苔白滑，脉沉细。

4. 脾胃湿热证：腹泻发作急迫，或腹泻不爽快，大便气味臭秽，肛门有灼热感。心烦，身热，易口渴；小便量少发黄；自觉口中苦，有口臭。舌红，苔黄腻，脉滑数或濡数。

5. 寒热错杂证：便前腹痛，便后方解；大便或干或稀，一日数次。腹胀肠鸣，大便臭秽，排气较多；自觉口中苦，口干；四肢发凉。舌淡红，苔或白或黄，或黄白相间，脉弦滑。

（二）便秘型肠易激综合征

1. 肝郁气滞证：胸胁、腹部痞满胀痛；大便干结或不干结，欲便不得出，或便后不爽。肠鸣，排气次数多。舌暗红，苔薄腻，脉弦。

2. 胃肠积热证：排便艰难，数日一次，大便如羊粪球，外裹少量黏液；下腹部或胀或痛。自觉口干，有口臭；身热心烦；小便量少色黄。舌红，苔黄燥，脉滑数。

3. 阴虚肠燥证：大便硬结难下，形状似羊粪球。形体消瘦，头晕耳鸣，两颧红赤；心烦少寐；潮热盗汗；口干。舌红，苔少根黄，脉细数。

4. 脾肾阳虚证：大便干或不干，排出困难；腹中冷痛，得温则减。四肢发凉；腰膝酸软；小便量多色白。舌淡，苔白，脉沉迟。

5. 肺脾气虚：大便干或不干，虽有便意，但排出困难，用力怒挣则汗出短气，便后乏力。神疲乏力，气短，沟通欲望低。舌淡，苔白，脉弱。

（三）混合型肠易激综合征

由于 IBS-M 与 IBS-U 发病患者数目较少，相关研究不充分，此部分就结合名老中医的治疗经验展开论述。

三、鉴别诊断

肠易激综合征需与以下 9 种病证进行鉴别诊断。

1. 慢性菌痢：主要症状有持续性轻重不等的腹痛、腹泻等。主要病理变化是结肠溃疡性病变，溃疡边缘可有息肉形成，溃疡愈合后留有瘢痕，导致肠管狭窄。若瘢痕正在肠腺开口处，可阻塞肠腺，导致囊肿形成，其中贮存的病原菌可因囊肿破裂而间歇排出。菌痢病情迁延不愈超过 2 个月以上者，称为慢性菌痢。慢性菌痢多由于轻型病例未能及时诊治或治疗不及时或不合理而长期不愈所造成；也有因细菌耐药，虽经正规治疗仍转为慢性者。临床研究发现，凡有营养不良、胃酸水平低、慢性胆囊炎和肠道寄生虫病者，易形成慢性菌痢；神经稳定性失常、饮食失常和受凉或过度劳累则是导致慢性菌痢或缓解期转为急性发作的诱因。

2. 慢性阿米巴痢疾：阿米巴痢疾是由溶组织内阿米巴原虫引起的肠道传染病。病变部位主要在盲肠与升结肠。临床上以腹痛、腹泻、暗红色果酱样大便为特征，易变为慢性，可发生肝脓肿等并发症。普通型起病缓慢，一般无发热，呈间歇性腹泻，发作时有腹胀和轻中度腹绞痛，大便每日数次至 10 余次。典型的阿米巴痢疾大便量中等，粪质较多，腥臭，血性黏液样便呈果酱样。间歇期大便基本正常。体格检查时体征仅有盲肠和升结肠部位轻度压痛，偶有肝大伴压痛，症状可持续数月至数年。多次大便镜检找到阿米巴原虫及甲硝唑试验可明确诊断。

3. 吸收不良综合征：是指各种原因导致的小肠营养物质吸收不良所引起的综合征，多见于老年人。老年人吸收不良综合征的症状往往不典型，以腹胀、腹泻、贫血或骨痛为主要表现。老年人容易发生吸收不良综合征的主要原因与老年人消化系统退行性变有关，变化较显著的是胃、小肠和胰腺。人到老年后，小肠茸毛变短，吸收面积减小，胰腺逐渐萎缩，间质纤维结缔组织增生，这些变化使得小肠细菌过度生长、消化道憩室炎和憩室病发病率显著增高，加之退行性变所引起的热量摄取不足和营养失调，均可促成或加重吸收不良综合征。与肠易激综合征鉴别的要点是，吸收不良综合征有腹泻，但大便中常有脂肪和未消化食物。

4. 小肠肿瘤：小肠的良性小肿瘤可引发腹泻和间歇性发作的部分肠梗阻。结肠肿瘤也可以出现类似肠道功能性疾病的症状，特别是对老年人应注意鉴别。可进行 X 线钡餐造影检查或结肠镜检查以明确诊断。直肠肿瘤会导致腹泻，且是长期腹泻，经常反复发生，用一般的止泻治疗没有效果。也有一部分直肠肿瘤患者腹泻和便秘交替发生，而且会持续很长一段时间。

5. 溃疡性结肠炎：溃疡性结肠炎的最初表现可有多种形式。血性腹泻是最常见的早期症状。其他症状依次有腹痛、便血、体重减轻、里急后重和呕吐等，偶尔表现为关节炎、虹膜睫状体炎、肝功能障碍和皮肤病变。除少数患者起病急骤外，一般起病缓慢，病情轻重不一。症状以腹泻为主，排除含有血、脓和黏液的粪便，常伴有阵发性结肠痉挛性疼痛，且里急后重，排便后可获缓解，有发热、脓血便等异常表现，经X线钡餐造影或结肠镜检查可鉴别。

6. 克罗恩病：临床表现为腹痛、腹泻、肠梗阻，伴有发热、营养障碍等肠外表现。病程多迁延不愈，反复发作，不易根治。腹泻开始为间歇发作，后期为持续性糊状便，无脓血或黏液。病变涉及结肠下段或直肠者，可有黏液血便及里急后重感，常有发热、贫血、虚弱等全身症状。溃疡性结肠炎患者最明显的症状是长期腹泻、腹痛和黏液脓血便。但是溃疡性结肠炎仅局限于结肠，而克罗恩病则可以累及口腔到肛门的整个消化道的任何部分。因此，克罗恩病的症状更加多样化，有腹痛、腹泻、消瘦、贫血和肛瘘等，其诊断和治疗也更为复杂。X线钡餐造影或结肠镜检查即可鉴别。

7. 乳糖酶缺乏：有先天和后天之分。临床表现为吃乳制品后出现严重的腹泻，大便含有大量泡沫和乳糖、乳酸。乳糖耐量试验可鉴别。食物中去掉牛奶或奶制品，症状即可改善。酸牛奶经乳酸菌将乳糖分解，可供这类患者食用。

8. 胃肠道内分泌肿瘤：有的神经内分泌肿瘤具有分泌激素的功能，会引起各种激素相关的临床症状。如果出现长时间腹痛、腹泻、皮肤潮红、反复发作低血糖、难以愈合的胃十二指肠溃疡无法用常见的原因解释等情况，要及时到专业医院做全面的身体检查。促胃液素瘤可出现严重的腹泻和顽固的溃疡病，血清促胃液素水平极高，一般治疗无效。血管活性肠肽瘤也可引起严重腹泻，血清VIP水平增高。

9. 甲状腺疾病：甲亢性腹泻患者常易被误诊为慢性肠炎、痢疾、消化道肿瘤、神经性呕吐等。有些甲亢患者以腹泻为突出表现，大便一日数次至十余次，稀薄或呈水样，无脓血便。凡食欲增加与消瘦并存，腹泻、消瘦、大便镜检正常，或原因不明的食欲下降、恶心、呕吐，特别是老年患者，应追查有无甲亢的其他表现。甲状旁腺功能亢进可出现便秘，可做甲状腺、甲状旁腺功能检查进行鉴别。

【辨证论治】

一、腹泻型肠易激综合征

1. 肝郁脾虚证

主要症状：情志不畅，抑郁或易怒，常因情志剧烈波动诱发腹泻；腹痛即泻，泻后痛减。

次要症状：胸胁胀闷；食欲减退，身倦乏力；腹胀肠鸣，肠道排气明显。

舌象脉象：舌淡胖，可有齿痕，苔薄白；脉弦细。

治法：抑肝扶脾。

代表方：痛泻要方。

药物加减：白术、白芍、防风、陈皮。经常腹泻，伴有易疲劳、食欲减退者，加山药、薏苡仁、白扁豆、黄芪、太子参；腹胀重者，加厚朴、枳实；泄泻腹痛，里急后重者，加葛根、秦皮、白头翁；肠鸣音亢进，胸胁胀满，烦躁易怒者，加柴胡、香附、郁金；手脚发凉，怕冷，大便清稀如水样者，加附子、干姜、肉桂、吴茱萸、肉豆蔻、补骨脂；久泻不止者，加乌梅、石榴皮、诃子肉；面色晦暗，皮肤干燥有裂纹，疼痛部位固定者，加桃仁、红花、川芎、当归；腹痛明显者，加大白芍用量，也可适当用川楝子、延胡索。

常用中成药：痛泻宁颗粒，具有柔肝缓急、疏肝行气、理脾运湿的功效，多用于兼有腹部疼痛嘈杂、呃逆呕吐、嗳气吞酸症状的患者；气滞胃痛颗粒，具有舒肝理气、和胃止痛的功效，多用于兼有情志不舒，胸胁、少腹部胀闷窜痛，妇女可见乳房胀痛、月经不调症状的患者，临床上可与参苓白术丸（颗粒）合用。

针灸治疗：针刺穴取双侧天枢、上巨虚、三阴交、太冲、足三里，采用 0.3 mm×40 mm 针灸针快速刺入皮下 20～25 mm，用平补平泻手法，留针 30 分钟，每周治疗 5 次。

其他方法：中药热膏摩（藿香 30 g、桂枝 30 g、延胡索 30 g、吴茱萸 15 g、白术 20 g、白芍 15 g）治疗。以上诸药打为粉末，生姜汁、陈醋调拌成膏状，将药膏在纱布上平铺，制成 15 cm×20 cm×0.5 cm 的饼状，加热后敷于脐部，覆盖神阙、天枢、气海、石门、关元、下脘、建里穴，每日上午 30 分钟，做 5 天停 2 天。

2. 脾虚湿盛证

主要症状：经常腹泻，大便不成形，可伴有未消化完全的食物残渣；劳累、受凉或暴饮暴食后加重。

次要症状：腹部隐痛；食欲减退，身倦乏力；腹部胀满。

舌象脉象：舌淡，苔白腻，脉细弱。

治法：健脾益气，化湿止泻。

代表方：参苓白术散。

药物加减：人参、白术、茯苓、甘草、山药、莲肉、扁豆、砂仁、薏苡仁、桔梗、大枣。此证型多是久病不愈，身体虚弱，故须多用人参、黄芪等补益药；若是有长期腹泻的症状，会引起体内水液平衡紊乱，应重用山药；若是久泻不愈，兼有气短口干症状，将方中人参换成西洋参；若是久泻不愈，兼有乏力倦怠、面色萎黄症状，可增加当归、黄芪两药。

常用中成药：参苓白术颗粒（丸）具有健脾益气的功效，多用于兼有食欲不佳、腹部满闷胀痛、恶心、呕吐、水肿、大便稀溏症状的患者；补脾益肠丸具有补中益气、健脾和胃、涩肠止泻的功效，多用于兼有腹部冷痛、喜饮热食、四肢冰凉、乏力消瘦症状的患者；人参健脾丸具有健脾益气、和胃止泻的功效，多用于兼有咽干口燥、颧红潮热、小便量少色黄症状的患者。

针灸治疗：①针刺。选穴：双侧足三里、关元、天枢、双侧合谷、上脘，上述穴位行平补平泻，留针20分钟，隔10分钟行针1次。1次/日，5次/周，周末休息2天。1周为1个疗程，共治疗4个疗程。②姜疗。操作方法：患者取仰卧位，充分暴露腹部，确保施治部位皮肤无创伤及过敏情况，清洁皮肤，用甘油充分润滑剑突至耻骨联合及平脐旁开5寸皮肤，平铺纱布，取提前准备的约1 kg鲜姜绒，覆盖任脉及两侧肝经、胃经、脾经区域，将40 mL的温姜汁均匀浇在姜绒上，其上放置适量艾绒并点燃，连续燃烧3次，以灸后患者感觉施治皮肤温暖为宜。每周治疗3次，疗程为1个月。③艾灸（图10-14）。取穴：神阙、中脘、足三里、天枢、脾俞、肾俞6个主要穴位，可随症加减穴位。具体操作方法：采用艾条灸相关穴位，以患者能耐受为度，每个穴位艾灸5~6分钟，每日2次，连续治疗4周。

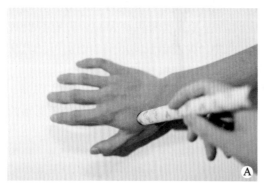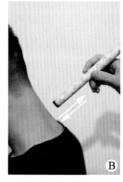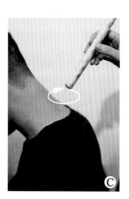

A. 温和灸；B. 雀啄灸；C. 回旋灸。

图10-14　3种基本灸法示意图

其他方法：①穴位贴敷。穴位：双侧足三里、脾俞、天枢；选用药物：白术20 g，白芍30 g，吴茱萸10 g，肉豆蔻10 g。将上药研成细粉，置于容器中。每次每穴用10 g，用时取适量生姜汁调匀为糊状，敷于相应穴位，每日1次，每次4~6小时。②采用温中散（药物组成：附子、肉桂、炮姜、吴茱萸、香附、艾叶各等份，制成粉末）外敷，联合TDP外治。具体方法：用电子秤称取温中散25 g加入40 mL 60 ℃温开水中，均匀搅拌成面团状，将面团状药在纱布上压成15 cm×15 cm×0.3 cm的饼状。TDP（特定电磁波）治疗仪接通电源，预热5分钟，将药饼烘烤1~2分钟以温热为度，置于脐上，覆盖神阙、双天枢、关元、气海等穴位，以15~25 cm灯距对准药饼照射30分钟，1次/日，共14天。

3. 脾肾阳虚证

主要症状：黎明前腹部作痛，肠鸣即泻，泻后痛减，便中有未消化完全的食物残渣；腹部喜暖喜按。

次要症状：四肢发凉，怕冷；腰膝酸软。

舌象脉象：舌淡胖，苔白滑，脉沉细。

治法：温肾健脾，固涩止泻。

代表方：附子理中汤合四神丸。

　　药物加减：炮附子、人参、白术、炮姜、炙甘草、补骨脂、肉豆蔻、吴茱萸、五味子、生姜、大枣。腹痛明显者加木香、白芍；腹胀明显者加茯苓、砂仁；呕吐症状严重者加丁香。

　　常用中成药：肉蔻四神丸具有温中散寒、补脾止泻的功效，多用于黎明腹泻明显、腰膝酸软者；四神丸有温肾散寒、涩肠止泻的功效，多用于兼有腰膝酸软、行动不利、四肢浮肿、性功能减退症状的患者；固本益肠片、理中丸、附子理中丸均具有温中健脾的功效，多用于兼有食欲减退、腹部冷痛、喜饮热食、精神倦怠的患者，三者治疗的病情由轻至重。

　　针灸治疗：①艾灸。在神阙、中脘、足三里、天枢、脾俞、肾俞等穴位施灸，以达到温补脾肾、促进胃肠功能恢复、镇痛、改善血液循环和调节脏腑功能的目的；②督灸（图10－15）。具体操作：嘱患者俯卧位，常规消毒（脾俞穴至肾俞穴及督脉部分），将加入药汁的姜泥（主要是干姜、附子、肉豆蔻、补骨脂等温肾健脾药物熬制成汁，将熬制好的药汁

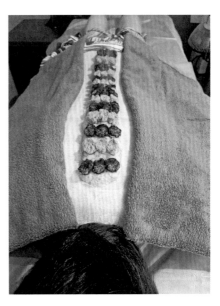

图10－15　督灸操作示意

撒入到姜泥中，充分混合）涂抹于患者的背部，形成一个大约长为15 cm、宽为15 cm的姜泥区。然后将艾炷如一条蛇状铺在姜泥上，依次从蛇头、身、尾三点点火，待艾炷燃烧结束后，方可将新的艾炷铺于姜泥上继续施灸，一般灸3~5壮为宜，以患者皮肤微红为度。

　　4. 脾胃湿热证

　　主要症状：腹泻发作急迫，或腹泻不爽快，大便气味臭秽，肛门有灼热感。

　　次要症状：心烦，身热，易口渴；小便量少发黄；自觉口中苦，有口臭。

　　舌象脉象：舌红，苔黄腻，脉滑数或濡数。

　　治法：清热燥湿，分消止泻。

　　代表方：葛根黄芩黄连汤。

　　药物加减：葛根、炙甘草、黄芩、黄连。食欲不振，身体困重者，加薏苡仁、厚朴；腹部胀满、嗳腐吞酸者，加神曲、山楂、麦芽；兼有感冒发热者，加金银花、连翘、薄荷；夏暑季节起病者，可用新加香薷饮合六一散。亦有学者使用加味葛根芩连汤、葛连藿苏汤、马齿苋健脾方治疗。

　　常用中成药：枫蓼肠胃康颗粒具有清热除湿化滞的功效，多用于兼有项背强直、肌肉疼痛症状的患者；葛根芩连片（丸）具有解肌、清热、止泻的功效，多用于腹痛拒按、恶食欲吐、嗳腐吞酸、发热恶寒症状的患者。

　　针灸治疗：取足三里、天枢、三阴交，用泻法。

　　其他方法：①穴位贴敷。茯苓15 g，黄连、藿香、枳壳、木香各10 g，陈皮8 g，

砂仁6g打粉，用醋调成糊状，取适量药物均匀贴敷于神阙、中脘、天枢穴，纱布覆盖固定。每日1次，每次贴敷1小时，用红外线照射加热，疗程2周。②药物注射。痰热清注射液20 mL加入生理盐水250 mL静脉滴注，每日1次。

5．寒热错杂证

主要症状：便前腹痛，便后方解；大便或干或稀，一日数次。

次要症状：腹胀肠鸣，大便臭秽，排气较多；自觉口中苦，口干；四肢发凉。

舌象脉象：舌淡红，苔或白或黄，或黄白相间，脉弦滑。

治法：平调寒热，益气温中。

代表方：乌梅丸。

药物加减：乌梅、细辛、干姜、黄连、附子、当归、黄柏、桂枝、人参、花椒。凡病程长久，无腹胀、嗳腐吞酸者，加用山药；若腹部胀满，按压有物者，宜加少量熟大黄；如果有消化不良的症状，可加用神曲、莱菔子、大腹皮、枳实。

其他方法：穴位敷贴。基本组方：白芥子10 g，吴茱萸10 g，肉桂10 g，厚朴10 g，柴胡10 g，防风10 g。按上药比例配置，共研细末，储瓶备用。每次取适量用食醋调和成团，敷贴于神阙穴上，用胶布固定，每次6小时，每日1次，治疗4周。

腹泻型肠易激综合征辨证论治基本流程见图10-16。

二、便秘型肠易激综合征

1．肝郁气滞证

主要症状：胸胁、腹部痞满胀痛；大便干结或不干结，欲便不得出，或便后不爽。

次要症状：肠鸣，排气次数多。

舌象脉象：舌暗红，苔薄腻，脉弦。

治法：疏肝理气，行气导滞。

代表方：四磨汤。

药物加减：枳壳、槟榔、沉香、乌药。兼有气短易汗出者加用黄芪、山药、白术健脾益气；兼有食欲不振，身体困重者，加苍术、厚朴；若出现发热征象，加黄连、黄芩；大便不通者加大黄、芒硝。

常用中成药：四磨汤口服液具有顺气降逆、消积止痛的功效，多用于脘腹胀满明显的患者；麻仁丸具有润肠通便的功效，多用于大便干结，排便周期长，排便量少以及习惯性便秘的患者，常伴有疲乏无力、口干欲饮的症状，可与气滞胃痛颗粒合用；六味安消胶囊具有健脾和胃、导滞消积、行血止痛的功效，多用于大便臭秽、排便困难的患者，常伴有腹胀、恶心、呕吐、烦躁易怒的症状。

针灸治疗：穴位选择天枢、足三里、上巨虚、太冲、行间、期门、百会及内关。患者仰卧，对穴位进行局部消毒，其中百会予以平刺，行间、期门予以斜刺，其余穴位实施直刺，直至患者穴位酸胀有得气感，足三里予以捻转补法，太冲、行间及期门实施捻转泻法，其余穴位实施平补平泻捻转。每隔5~8分钟行针1次，1个疗程为4周。

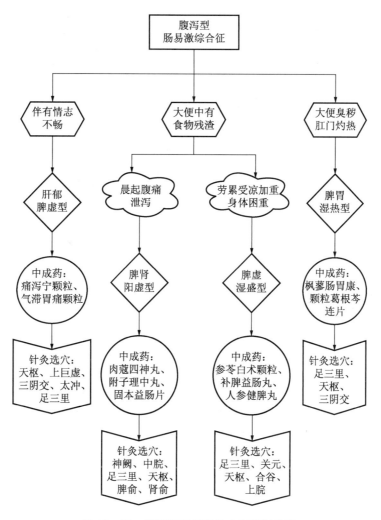

图 10 - 16 腹泻型肠易激综合征辨证论治

其他方法：①耳穴压豆（图 10 - 17）。取肝、腹、交感、皮质下、大肠、便秘点。贴压方法：先用耳穴探针找到穴位敏感点，穴位常规消毒，将王不留行耳穴贴固定在上述耳穴，嘱患者每日按压 3 次，每个穴位按揉 2 分钟，应不损伤皮肤，以耳部有酸、痛、热、麻为度。3 天更换 1 次，两耳交替取穴按压。总疗程为 4 周。②和术推拿（图 10 - 18）。开督脉：患者俯卧位，在督脉背部、腰骶部施行滚法，施术方向呈"米"字型，重点刺激长强，时间约 5 分钟。疏肝胆：患者仰卧位，摩胁肋，以微微发热为度，约 3 分钟，点按双侧章门，约 2 分钟。运脾通腑（重局部）：推脾经、胃经，操作时间约 5 分钟，一指禅推双侧天枢，操作时间约 2 分钟。通三焦：点按膻中、中脘及双侧太冲，时间约 3 分钟。

2. 胃肠积热证

主要症状：排便艰难，数日一次，大便如羊粪球，外裹少量黏液；下腹部或胀或痛。

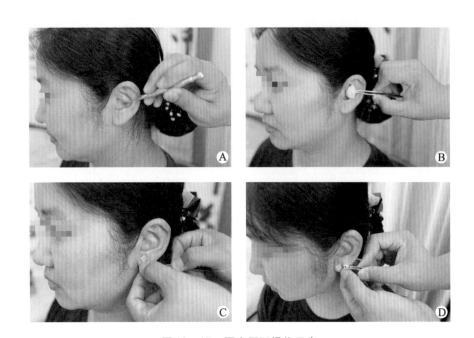

图 10 -17　耳穴压豆操作示意

探针找穴位敏感点（A）；外耳局部消毒（B）；王不留行耳穴贴固定耳穴（C）；耳穴贴效果示意（D）

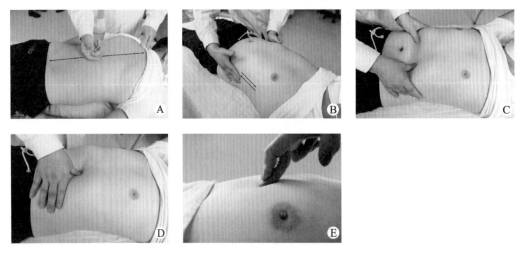

图 10 -18　和术推拿操作示意

开督脉（A）；疏肝胆（B）；运脾通腑（C）；点按中脘（D）；点按膻中（E）

次要症状：自觉口干，有口臭；身热心烦；小便量少色黄。

舌象脉象：舌红，苔黄燥，脉滑数。

治法：泻热导滞，润肠通便。

代表方：麻子仁丸。

药物加减：麻子仁、芍药、枳实、大黄、厚朴、杏仁。便秘严重者加生地、玄参，腹痛剧烈者加延胡索、乌药，并加大白芍用量；腹胀明显者加莱菔子、鸡内金；食欲不振者加焦三仙；病程已久者加桃仁、瓜蒌仁。另有学者自拟新加芍药汤，临床疗效显著。

常用中成药：麻仁润肠丸具有润肠通便的功效，多用于大便干结、排便周期长、排便量少以及习惯性便秘的患者，常伴有疲乏无力、口干欲饮的症状，但加强肠道蠕动的功效略弱于麻仁丸；清肠通便胶囊具有清热通便、行气止痛的功效，多用于粪质略干，但排便困难的患者，常伴有腹胀腹痛、烦躁不安的症状；新清宁片具有清热解毒、泻火通便的功效，多用于大便秘结、数日不解的患者，常伴有咽肿牙痛、发热目赤的症状。

针灸治疗：取大肠俞、天枢、支沟、丰隆，用泻法。

其他方法：穴位贴敷。药物组成：木香 15 g，槟榔 15 g，大黄 30 g，玄明粉 20 g，熟地 30 g，当归 30 g，桃仁 15 g，红花 15 g，枳实 10 g，陈皮 15 g。上药打碎成粉，并加入适量陈醋、蜂蜜、甘油，制成大小约 5 cm×5 cm 的中药敷贴。穴位选择：双天枢、双腹结、气海、关元，每日 1 次，每次 4~6 小时。

3. 阴虚肠燥证

主要症状：大便硬结难下，形状似羊粪球。

次要症状：形体消瘦，头晕耳鸣，两颧红赤；心烦少寐；潮热盗汗；口干。

舌象脉象：舌红，苔少根黄，脉细数。

治法：滋阴增液，润肠通便。

代表方：增液汤。

药物加减：玄参、生地、麦冬。若口干面红，心烦盗汗者，加用芍药、玉竹；若大便干结严重者加火麻仁、柏子仁、瓜蒌仁；若腰膝酸软者，可同服六味地黄丸；若发热征象明显，大便干结者，可变方为增液承气汤。

常用中成药：麻仁软胶囊具有润肠通便的功效，多用于大便干结、排便周期长、排便量少以及习惯性便秘的患者，常伴有疲乏无力、口干欲饮的症状，与麻仁丸作用相同；滋阴润肠口服液具有养阴清热、润肠通便的功效，多用于颧红消瘦、潮热盗汗明显的患者。

针灸治疗：艾灸。在患者的神阙、天枢、气海、关元及足三里等穴位上灸以 2.5 cm 长的艾条，直到患者皮肤轻微泛红即可，20 分钟/次，1 次/天。

4. 脾肾阳虚证

主要症状：大便干或不干，排出困难；腹中冷痛，得温则减。

次要症状：四肢发凉；腰膝酸软；小便量多色白。

舌象脉象：舌淡，苔白，脉沉迟。

治法：补肾温阳，润肠通便。

代表方：济川煎。

药物加减：肉苁蓉、当归、牛膝、枳壳、泽泻、升麻。若自觉寒冷明显、腹痛症状较甚者，加肉桂、木香；若有恶心、呕吐症状者，加半夏、砂仁。

常用中成药：苁蓉润肠口服液。

针灸治疗：①针刺。患者仰卧位，取中脘、气海、关元、天枢、双侧大横、双侧上巨虚、足三里、三阴交、太溪、支沟、合谷，留针 30 分钟，注意保暖，14 天为 1 个疗程，连续 2 个疗程；②雷火灸。取穴：足三里、天枢、大肠俞、关元、支沟、照海。每穴附近做直径约 3 cm 的回旋灸法 5 分钟，每次施灸时间共 15 分钟，每日 1 次，一般以皮肤感觉温热为度，避免烫伤。治疗 4 周。

5. 肺脾气虚证

主要症状：大便干或不干，虽有便意，但排出困难，用力怒挣则汗出短气，便后乏力。

次要症状：神疲乏力，气短，沟通欲望低。

舌象脉象：舌淡，苔白，脉弱。

治法：补脾益肺，润肠通便。

代表方：黄芪汤。

药物加减：黄芪、陈皮、火麻仁、白蜜。兼有胁肋部胀痛者加用广木香、乌药、佛手；兼有腰膝酸软者加用肉苁蓉、怀牛膝、升麻；兼有大便干结不通者加用生地、厚朴、枳实。

常用中成药：芪蓉润肠口服液。

针灸治疗：取大肠俞、天枢、支沟、丰隆，用补法。

其他方法：穴位注射。选穴：足三里（双侧）、肺俞（双侧）、气海，用注射器抽取适量参麦注射液，让患者取舒适体位，穴位局部用酒精消毒后，将药液缓慢推入，每个穴位注射 0.5 mL 后，用干棉球按压数分钟。采用第 1 周隔日注射 1 次，后 3 周每周注射 2 次的频率。

便秘型肠易激综合征辨证论治基本流程见图 10 - 19。

三、混合型与未定型肠易激综合征

由于混合型与未定型肠易激综合征发病患者较少，相关研究不充分，此部分就结合名老中医的治疗经验展开论述。

有部分学者对专家经验进行挖掘分析发现，大多数医家认为肠易激综合征以肝郁、脾虚为基本证候要素，随着病情发展，可夹杂或转化为寒湿、湿热、阳虚、气滞、阴虚等病理要素，配伍多以健脾疏肝、疏肝理气、补气行气、健脾祛湿、柔肝平肝等为主要思路。疏肝药常用白芍、柴胡，健脾药常用白术、茯苓、党参，行气药常用木香、枳壳，祛湿药常用黄连、半夏、薏苡仁，同时在辨证的基础上，注意使用合欢皮、合欢花、酸枣仁、柏子仁、夜交藤、龙骨、牡蛎、珍珠母等具有解郁安神作用的药物来调畅情志。

另一部分中医临床医师结合自身的临床经验，将肠易激综合征病机概括为脾虚湿盛为发病之本，湿热瘀血是发病之标，病久不愈可恙及肝肾。在治疗方面，他认为脾胃虚弱证有气虚、阳虚、阴虚之别，治疗同中有异。脾气虚时应用香砂六君子汤，脾阳虚时应用附子理中汤，脾阴虚时应用参苓白术散或慎柔养真汤。调理肝脾有偏虚偏实之异，土虚木侮偏于虚证，治疗可用参苓白术丸或香砂六君子汤加佛手片、香橼皮等疏肝理气之品；木横克土偏于实证，治疗选用痛泻要方或柴胡疏肝散加健脾药组方。此外，临床治疗时也要注意，温阳补肾常用于病久高龄患者，收涩止泻药可与化湿药同用，灌肠适用于病位在左半结肠。

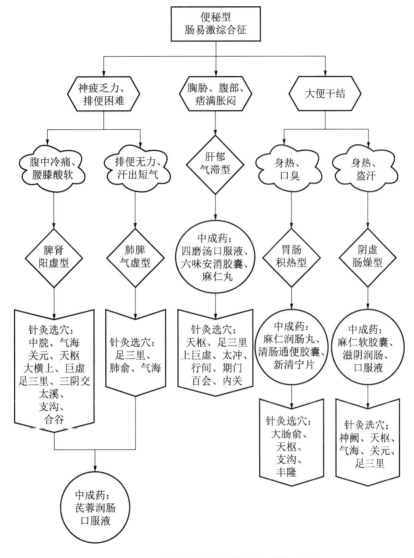

图 10-19　便秘型肠易激综合征辨证论治

中医学者潜研《黄帝内经》《医贯》等经典书籍，结合临证实践经验，独树一帜地提出了肠易激综合征的外在表象是肝郁脾虚，内在本质是心肾不交，并自创了独特的"肠康方"。验方中运用熟地、菟丝子补肾之阴阳，川连清心之郁火，达到补肾火生脾土、补肾水济心火滋肝木，交通心肾的功效，而使全身脏腑调和；佐以防风、白芍、白术、陈皮，取痛泻要方之意，以舒肝健脾，缓解肠痉挛。另今人多有膏粱厚味食滞于中，治疗也应因人因时因地制宜，故用神曲、山楂等消食导滞，取"保和丸"之意；而膏粱食滞郁酿为湿热，故又加黄芩等清利之品。

更有教授创造性地提出"浊毒学说"，创立化浊解毒法，临床疗效显著。他认为浊毒是致病关键，而"浊毒蕴结肠间"是本病反复发作，难以治愈的主要原因，特拟化浊解毒汤。方中藿香、佩兰均有芳香化浊之功，可醒脾开胃，使浊毒之邪从中州而去；黄连清热燥湿、泻火解毒，配伍葛根、木香可清除肠道湿热，与茵陈配伍治疗浊毒内蕴所致之胃脘堵闷、食欲减退、舌苔黄腻；白芍有养血敛阴、柔肝止痛之功，可化浊解毒而不伤阴，且能缓解腹痛症状；大腹皮下气宽中、利尿消肿，使浊毒从下焦而去；川楝子行气燥湿止痛，可祛除肠道湿热，诸药共奏化浊解毒之功。

附录 相关穴位示意图

1. 合谷

【定位】在手背，第1、第2掌骨间，当第2掌骨桡侧的中点处。简便取穴：以一手的拇指指骨关节横纹，放在另一手拇、食指之间的指蹼缘上，当拇指尖下是穴，又名虎口（附图1A）。

2. 天枢

【定位】脐中旁开2寸（附图1B）。

3. 足三里

【定位】在小腿外侧，犊鼻下3寸，犊鼻与解溪连线上（附图1C）。

4. 上巨虚

【定位】在小腿外侧，犊鼻下6寸，犊鼻与解溪连线上（附图1D）。

5. 三阴交

【定位】内踝尖上3寸，胫骨内侧面后缘（附图1E）。

6. 肺俞

【定位】第3胸椎棘突下，旁开1.5寸（附图1F）。

7. 肾俞

【定位】第2腰椎棘突下，旁开1.5寸（附图1G）。

8. 大肠俞

【定位】第4腰椎棘突下，旁开1.5寸（附图1H）。

9. 内关

【定位】腕横纹上2寸，掌长肌腱与桡侧腕屈肌腱之间（附图1I）。

10. 支沟

【定位】腕背横纹上3寸，尺骨与桡骨正中间（附图1G）。

11. 太冲

【定位】足背，第一、二跖骨结合部之前凹陷中（附图1K）。

12. 百会

【定位】后发际正中直上7寸；或当头部正中线与两耳尖连线的交点处（附图1L）。

13. 关元

【定位】前正中线上，脐下3寸（附图1M）。

14．神阙

【定位】脐窝中央（附图1N）。

15．中脘

【定位】前正中线上，脐上4寸；或脐与胸剑联合连线的中点处（附图10）。

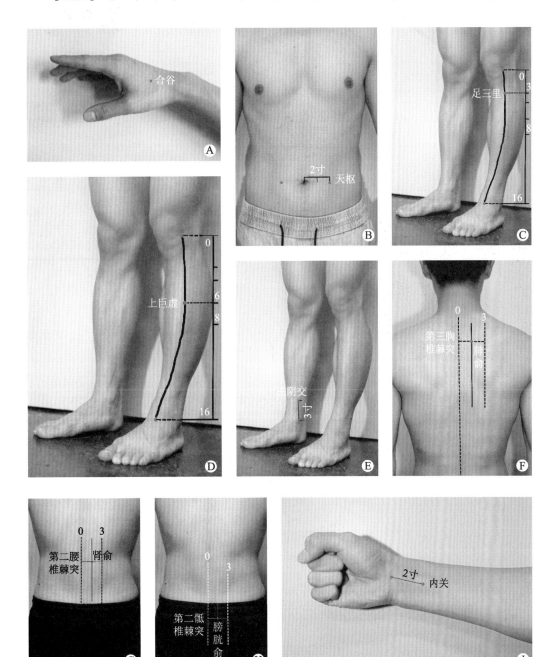

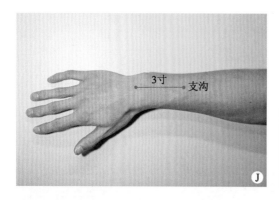
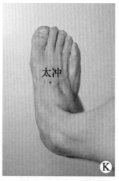
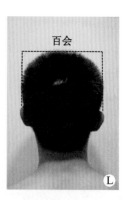

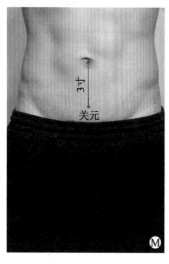
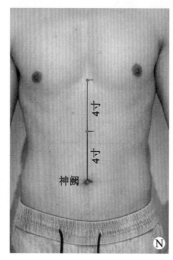
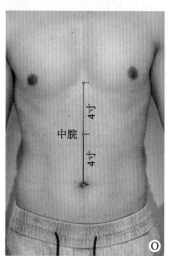

A. 合谷穴定位示意；B. 天枢穴定位示意；C. 足三里穴定位示意；D. 上巨虚穴定位示意；E. 三阴交穴定位示意；F. 肺俞穴定位示意；G. 肾俞穴定位示意；H. 大肠俞穴定位示意；I. 内关穴定位示意；G. 支沟穴定位示意；K. 太冲穴定位示意；L. 百会穴定位示意；M. 关元穴定位示意；N. 神阙穴定位示意；O. 中脘穴定位示意。

附图1 相关穴位示意

（孙　振　孙　艳　张刚林　王丽娜　陈虎博　李　琨）

参考文献

1. MEARIN F, LACY B E, CHANG L, et al. Bowel disorders. Gastroenterology, 2016：S0016 - 5085(16) 00222-5.

2. BROUWERS M C, KERKVLIET K, SPITHOFF K, et al. The AGREE reporting checklist：A tool to improve reporting of clinical practice guidelines. BMJ, 2016, 352：i1152.

3. HOWICK J, PHILLIPS B, BAll C. Oxford centre for evidence-based medicine levels of evidence. University of Oxford, Centre for Evidence-Based Medicine, 2009.

4. GUYATT G, OXMAN A D, AKL E A, et al. GRADE guidelines：1. Introduction-GRADE evidence profiles and summary of findings tables. J Clin Epidemiol, 2011, 64(4)：383 - 394.

5. BARBERIO B, HOUGHTON L A, YIANNAKOU Y, et al. Symptom stability in rome IV vs rome III irritable bowel syndrome. Am J Gastroenterol, 2021, 116(2)：362 – 371.

6. 张北华, 高蕊, 李振华, 等. 中医药治疗肠易激综合征的专家经验挖掘分析. 中国中西医结合杂志, 2013, 33(6)：757 – 760.

7. 中华中医药学会脾胃病分会. 肠易激综合征中医诊疗专家共识意见(2017). 中医杂志, 2017, 58(18)：1614 – 1620.

8. 中华医学会消化病学分会胃肠功能性疾病协作组, 中华医学会消化病学分会胃肠动力学组. 2020年中国肠易激综合征专家共识意见. 中华消化杂志, 2020, 40(12)：803 – 818.

9. 王维达, 方秀才, 朱丽明, 等. 肠易激综合征患者症状发作与饮食关系的调查. 胃肠病学, 2012, 17(2)：110 – 114.

10. 姚欣, 杨云生, 赵卡冰, 等. 罗马Ⅲ标准研究肠易激综合征临床特点及亚型. 世界华人消化杂志, 2008, 16(5)：563 – 566.

11. 杨芳, 严晶. 肠易激综合征病因及发病机制研究的新进展. 河北医科大学学报, 2020, 41(8)：987 – 992.

12. 杨敬泽, 李延青. 肠易激综合征与饮食因素. 中国实用内科杂志, 2020, 40(2)：92 – 95.

13. 伍洁, 张蓉, 王瑾, 等. 54例肠易激综合征门诊患者症状与饮食因素关系的调查. 胃肠病学, 2016, 21(12)：737 – 741.

14. 张喜奎. 经方大家陈亦人医案医话. 北京：中国中医药出版社, 2012.

15. 曾灏瑜, 白涛, 侯晓华. 肠易激综合征发病机制研究进展. 中国实用内科杂志, 2020, 40(2)：115 – 118.

16. DE PUNDER K, PRUIMBOOM L. Stress induces endotoxemia and low-grade inflammation by increasing barrier permeability. Front Immunol, 2015, 6：223.

17. VANUYTSEL T, VAN WANROOY S, VANHEEL H, et al. Psychological stress and corticotropin-releasing hormone increase intestinal permeability in humans by a mast cell-dependent mechanism. Gut, 2014, 63(8)：1293 – 1299.

18. BEDNARSKA O, WALTER S A, CASADO-BEDMAR M, et al. Vasoactive intestinal polypeptide and mast eells regulate increased passage of colonic bacteria in patients with irritable bowel syndrome. Gastroentcrology, 2017, 153(4)：948 – 960.

19. KOLOSKI N A, JONES M, TALLEY N J. Evidence that independent gut-to-brain and brain-to-gut pathways operate in the irritable bowel syndrome and functional dyspepsia：a 1-year population-based prospective study. Aliment Pharmacol Ther, 2016, 44(6)：592 – 600.

20. PINTO-SANCHEZ M I, FORD A C, AVILA C A, et al. Anxiety and depression increase in a stepwise manner in parallel with multiple FGIDs and symptom severity and frequency. Am J Gastroenterol, 2015, 110(7)：1038 – 1048.

21. KOLOSKI N A, JONES M, KALANTAR J, et al. The brain—gut pathway in functional gastrointestinal disorders is bidirectional：a 12-year prospective population-based study. Gut, 2012, 61(9)：1284 – 1290.

22. SHEN T C, LIN C L, WEI C C, et al. Bidirectional association between asthma and irritable bowel syndrome：two population-based retrospective cohort studies. PLoS One, 2016, 11(4)：e0153911.

23. FANG Z Y, ZHANG H T, LU C, et al. Association between allergic diseases and irritable bowel syndrome：a retrospective study. Int Arch Allergy Immunol, 2018, 177(2)：153 – 159.

24. KLEM F, WADHWA A, PROKOP L J, et al. Prevalence, risk factors, and outcomes of irritable bowel syndrome after infectious enteritis：a systematic review and Meta-analysis. Gastroenterology, 2017, 152(5)：1042 – 1054.

25. WANG L H, FANG X C, PAN G Z. Bacillary dysentery as a causative factor of irritable bowel syndrome

and its pathogenesis. Gut, 2004, 53(8): 1096 - 1101.

26. MARTIN-VIÑAS J J, QUIGLEY E M. Immune response in irritable bowel syndrome: A systematic review of systemic and mucosal inflammatory mediators. J Dig Dis, 2016, 17(9): 572 - 581.

27. XING Z, HOU X, ZHOU K, et al. Impact of parental-rearing styles on irritable bowel syndrome in adolescents: a school-based study. J Gastroenterol Hepatol, 2014, 29(3): 463 - 468.

28. DUPONT A W, JIANG Z D, HAROLD S A, et al. Motility abnormalities in irritable bowel syndrome. Digestion, 2014, 89(2): 119 - 123.

29. GWEE K A, LU C L, GHOSHAL U C. Epidemiology of irritable bowel syndrome in Asia: something old, something new, something borrowed. J Gastroenterol Hepatol, 2009, 24(10): 1601 - 1607.

30. BENNET S M, TÖRNBLOM H. Editorial: increased expression of nerve growth factor correlates with visceral hypersensitivity and impaired gut barrier function in diarrhoea-predominant irritable bowel syndrome. Aliment Pharmacol Ther, 2017, 45(4): 567 - 568.

31. HONG G, LI Y, YANG M, et al. Gut fungal dysbiosis and altered bacterial-fungal interaction in patients with diarrhea-predominant irritable bowel syndrome: An explorative study. Neurogastroenterol Motil, 2020, 32(11): e13891.

32. 李彦楠, 杨丽旋, 赵钟辉, 等. 《2020年中国肠易激综合征专家共识意见》解读. 中国临床医生杂志, 2021, 49(10): 1151 - 1155.

33. 温艳东, 李保双, 王彦刚, 等. 消化系统常见病肠易激综合征中医诊疗指南(基层医生版). 中华中医药杂志, 2020, 35(7): 3518 - 3523.

34. 张声生, 魏玮, 杨俭勤. 肠易激综合征中医诊疗专家共识意见(2017). 中医杂志, 2017, 58(18): 1614 - 1620.

35. 戴雯雯, 白光. 白光痛泻要方治疗腹泻型肠易激综合征. 实用中医内科杂志, 2016, 30(2): 3 - 4.

36. 严裕章, 侯光华, 徐泽国, 等. 痛泻药方合用针刺治疗腹泻型肠易激综合征52例疗效观察. 中国中医药科技, 2014, 21(3): 331 - 332.

37. 霍永利, 毛竞宇, 侯姿蕾, 等. 温经通络中药热膏摩联合痛泻药方治疗肝郁脾虚证腹泻型肠易激综合征疗效观察. 中华中医药杂志, 2021, 36(9): 5689 - 5692.

38. 俞赟丰, 张紫怡, 唐佩, 等. 参苓白术散加减治疗肠易激综合征的Meta分析和试验序贯分析. 中医药通报, 2021, 20(6): 53 - 59.

39. 韩秀芬. 参苓白术散加味结合针刺治疗脾虚湿盛证腹泻型肠易激综合征的临床疗效观察. 中国实用医药, 2019, 14(5): 147 - 149.

40. 刘松华, 李明灯, 莫湘, 等. 姜疗结合参苓白术散加味治疗脾胃虚弱型腹泻型肠易激综合征的临床观察. 中国民间疗法, 2020, 28(24): 80 - 82.

41. 符芳姿, 王哲, 许振胜. 中药联合艾灸治疗腹泻型肠易激综合征的临床研究. 广州中医药大学学报, 2018, 35(6): 1026 - 1030.

42. 丁宁, 彭天书, 熊之焰. 参苓白术散合穴位贴敷治疗腹泻型肠易激综合征36例临床观察. 湖南中医杂志, 2020, 36(2): 4 - 6.

43. 贾晓东, 鱼涛. 温中散外敷热疗法配合参苓白术散内服治疗脾胃虚弱腹泻型肠易激综合征疗效观察. 西部中医药, 2018, 31(11): 81 - 83.

44. 徐厚禄, 彭勇. 附子理中汤加味治疗腹泻型肠易激综合征126例. 中国民间疗法, 2011, 19(9): 38.

45. 陈佳利, 姚艳玲, 刘昊, 等. 四神丸联合督灸治疗脾肾阳虚型腹泻型肠易激综合征疗效观察. 山东中医杂志, 2021, 40(6): 572 - 576 + 623.

46. 盛天骄, 耿晓, 孙笑然, 等. 加减葛根芩连汤治疗脾胃湿热型腹泻型肠易激综合征临床疗效. 临床军医杂志, 2020, 48(9): 1039 - 1041.

47. 池美华, 王忠建, 姚憬, 等. 葛连藿苏汤治疗腹泻型肠易激综合征35例. 浙江中西医结合杂志,

2012, 22(6): 483 - 484.

48. 张文娟, 储敏, 许金芳, 等. 马齿苋健脾方治疗脾胃湿热证腹泻型肠易激综合征的随机对照试验. 中华中医药杂志, 2019, 34(10): 4966 - 4969.

49. 金月萍, 李学军. 穴位贴敷联合加味葛根芩连汤治疗腹泻型肠易激综合征脾胃湿热证临床疗效观察. 安徽中医药大学学报, 2021, 40(6): 49 - 52.

50. 李晟, 林振文, 朱子奇. 痰热清注射液治疗脾胃湿热证腹泻型肠易激综合征138例的临床观察. 海峡药学, 2011, 23(12): 173 - 174.

51. 李一桐, 王月娇, 宋瑶, 等. 辛开苦降法治疗肠易激综合征Meta分析. 山东中医药大学学报, 2021, 45(1): 90 - 98.

52. 杜念龙, 冯云霞, 张介眉. 张介眉辨治腹泻型肠易激综合征经验. 中医学报, 2018, 33(10): 1926 - 1929.

53. 骆洁恒, 肖波, 郑春霞. 乌梅丸联合中药敷贴治疗寒热错杂型腹泻型肠易激综合征. 湖北中医杂志, 2016, 38(4): 32 - 34.

54. 赵华, 岳园. 四磨汤加减治疗女性便秘型肠易激综合征30例. 吉林中医药, 2013, 33(4): 376 - 377.

55. 鲍慧敏. 四磨汤口服液治疗肝郁气滞便秘型肠易激综合征的疗效分析. 现代诊断与治疗, 2013, 24(19): 4341.

56. 韩锋. 疏肝健脾调神针刺法治疗老年便秘型肠易激综合征的临床疗效. 世界最新医学信息文摘, 2018, 18(11): 132 + 134.

57. 李志远. 四磨汤口服液联合耳穴压豆治疗IBS-C(肝郁气滞证)的临床研究. 贵阳: 贵阳中医学院, 2018.

58. 黄兆欣. 和术推拿治疗便秘型肠易激综合征(肝郁气滞证)的临床研究. 南宁: 广西中医药大学, 2021.

59. 张骞, 吴晓晶, 杨学信. 麻子仁丸加减治疗便秘型肠易激综合征40例观察. 实用中医药杂志, 2012, 28(12): 996 - 997.

60. 孔祥廉, 林棉, 李亮, 等. 新方桂枝芍药汤治疗肠易激综合征临床研究. 中国中医急症, 2005(3): 221 - 222.

61. 华寒冰. 麻子仁丸加减联合穴位贴敷治疗便秘型肠易激综合征的临床疗效观察. 沈阳: 辽宁中医药大学, 2020.

62. 赵劲枝, 陈伟强. 增液汤配合艾灸治疗肠易激综合征(便秘型)临床观察. 中医临床研究, 2019, 11(20): 36 - 39.

63. 谭克平, 李新伟, 吴欣. 针药联合治疗脾肾阳虚便秘型肠易激综合征的临床观察. 中华中医药学刊, 2017, 35(2): 485 - 487.

64. 亚东. 灸药并用治疗老年便秘型肠易激综合征. 中国药物经济学, 2014, 9(5): 65 - 66.

65. 黄义冬. 自拟黄芪汤辅助治疗便秘型肠易激综合征(肺脾气虚证)疗效. 实用中西医结合临床, 2019, 19(7): 67 - 69.

66. 张晟. 黄芪汤联合水针治疗肠易激综合征便秘型肺脾气虚证的临床研究. 武汉: 湖北中医药大学, 2012.

67. 张北华, 高蕊, 李振华, 等. 中医药治疗肠易激综合征的专家经验挖掘分析. 中国中西医结合杂志, 2013, 33(6): 757 - 760.

68. 叶柏, 陈静. 国医大师徐景藩教授治疗肠易激综合征临床经验. 中华中医药杂志, 2013, 28(6): 1746 - 1748.

69. 陆敏, 王德明. 王德明以心肾不交论治肠易激综合征经验. 辽宁中医杂志, 2011, 38(1): 37 - 38.

70. 谷诺诺, 王凯星, 杨倩, 等. 李佃贵教授基于浊毒理论治疗肠易激综合征经验. 四川中医, 2017, 35(6): 3 - 5.

第十一章 慢性胃炎：自身免疫性胃炎（Ａ型胃炎）

自身免疫性胃炎（autoimmune gastritis，AIG）又称 A 型胃炎，是一种自身免疫介导的 CD4$^+$T 细胞和自身抗体对胃壁细胞破坏所致的炎症性疾病，胃镜下主要表现为胃底、胃体黏膜萎缩而胃窦不受累，血清学标志物内因子抗体（internal factor antibody，IFA）及壁细胞抗体（parietal cell antibody，APCA）阳性。AIG 早期临床表现无特异性，以腹胀、上腹痛、恶心等非特异性消化道症状及贫血为首发症状，常并发维生素 B$_{12}$ 和（或）铁缺乏。在部分 AIG 患者中，还有可能发展为胃腺癌及 I 型神经内分泌肿瘤。AIG 合并其他自身免疫性疾病的风险是普通人群的 3~5 倍，以自身免疫性甲状腺炎最为常见。

目前 AIG 发病率尚不明确，一般人群中的患病率估计在 0.1%~2%。以女性和 60 岁以上的人群中发病率更高，估计为 2%~3%。但 Toh BH 报道称 AIG 发病率在普通人群中高达 8%。北京大学第三医院在消化内科门诊进行了一项为期 8 年的研究，结果发现胃镜 AIG 年检出率达 0.9%，年龄为（60.6±12.3）岁，以女性为主。我国有研究报道了一项对 97 341 名接受消化内镜和活检的患者进行的大型前瞻性研究，结果发现 320 名患者被诊断为 AIG，患病率为 0.33%，女性患病率较男性更高，诊断的中位年龄为 61 岁（范围：26~86 岁）。近年国内报道 AIG 的数量较前增加，但仍需进一步大规模流行病学调查。西方国家 AIG 的发病率不断上升，据报道，AIG 的患病率在意大利为 4.3%，在美国为 1.1%，日本的 AIG 患病率相对较低，为 0.49%。V. Calcaterra 等报道 AIG 的患病率随年龄增长而升高，可从 30 岁的 2.5% 升高到 80 岁的 12%，但也在一定程度上受流行病学背景、共患病等因素影响。AIG 在患有其他自身免疫性疾病的患者中发病率更高，特别是患有糖尿病和自身免疫性甲状腺疾病的患者。

【发病机制】

AIG 的发病机制尚不明确，通常认为是遗传因素与环境因素之间既复杂又相互作用的结果。有国外研究表明可能与 *HLA-DRB103* 和 *HLA-DRB104* 基因有关。AIG 的基本组织学特征是以胃底、胃体的胃黏膜为主的萎缩，而胃窦很少受累。目前认为组织损伤是由于自身反应性 CD4$^+$T 细胞靶向识别壁细胞中的 H$^+$/K$^+$ ATP 酶并破坏壁细胞，导致其出现假幽门腺化生或肠上皮化生逐渐取代泌酸黏膜，从而导致泌酸功能下降，这在 AIG 的发病机制中起着重要作用。PCA 在 90% 的 AIG 患者中可见。但 Nishizuka 等指出，PCA 是在壁细胞被破坏过程中产生的，病理学意义较低。在 50%~70% 的 AIG 患者中也有内因子和 H$^+$-K$^+$-ATP 酶的抗体。

Vannella L 等将 AIG 的组织病理特征分为 4 个阶段：①淋巴细胞和浆细胞不均匀的浸润固有层，可见嗜酸性粒细胞，但中性粒细胞罕见。②淋巴细胞和浆细胞的浸润加重，胃底腺开始消失，可以观察到明显萎缩。③当胃底腺细胞开始消失时，黏液细胞开始增多并替换掉胃底腺细胞，随着上述过程的逐渐进展，就开始出现肠上皮化生和（或）假幽门腺化生（图 11-1）。④随着自身免疫反应目标细胞的消失，黏膜炎症消退，炎症细胞的浸润逐渐消失。待胃底腺细胞明显减少或完全缺失，假幽门腺化生被真正的幽门化生、肠化生和胰腺腺泡化生所取代。

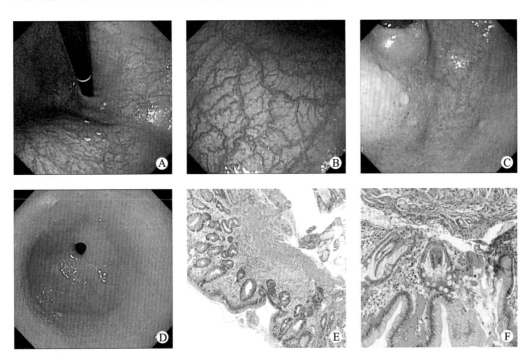

图 11-1　AIG 之胃底腺萎缩伴肠上皮化生及假幽门腺化生

女性，54 岁，主诉上腹部不适 1 个月。实验室检查示血红蛋白 133 g/L，胃蛋白酶原Ⅰ 22.60 ng/mL（参考值范围 70~240 ng/mL），胃泌素-17 测定 31.60 pmol/L（参考值范围 1.7~7.6 pmol/L），胃蛋白酶原Ⅰ（PGⅠ）/胃蛋白酶原Ⅱ（PGⅡ）2.17（参考值范围 >7.5），Hp 抗体阳性，PCA 阳性。胃镜下见胃底腺区域（胃体部和胃底部）高度萎缩，血管纹理透见（A~C），胃窦部没有明显萎缩（D）。活检病理提示胃体/胃底具有不同程度的固有腺体萎缩，伴有不同程度的肠上皮化生及假幽门腺化生（E，F）

由于胃酸缺乏会刺激胃窦 G 细胞持续分泌胃泌素，高胃泌素血症可以引发嗜铬细胞开始增殖，就会出现嗜铬细胞增生的组织学改变。胃黏膜中神经内分泌细胞增生的形式有以下几种：①单纯弥漫性增生：特征是嗜铬细胞群数量增加了 2 倍多。但由于缺乏明确的量化指标，故诊断较困难。②线性增生：在 1 个视野中存在由 5 个或更多细胞组成的至少 2 组线性增生的神经内分泌细胞。通常，在胃底腺颈部腺体区常见。③小结节增生：存在与基底膜接触的细胞群，直径达 150 μm，或有类似的细胞群位于黏膜固有层。④腺瘤样增生：存在 5 个或更多细胞集群的集合。⑤神经内分泌细胞发育不良：存在直径 150～500 μm 的细胞群。这些炎症主要侵及固有层。在炎症活跃期，隐窝上皮相对保存完好，导致隐窝上皮/固有腺体比率高。这是和 Hp 感染引起的慢性胃炎的组织学表现的区别点之一，Hp 感染炎症始于腺上皮。

幽门螺杆菌感染在 AIG 发病机制中的作用仍然存在争议，但 AIG 合并 Hp 感染并不少见，张贺军等报道 AIG 合并 Hp 感染率为 19.3%。有研究提出，由于在 Hp 抗原和胃 H^+-K^+-ATP 酶的 β 亚单位之间可观察到二者的高度同源性，推断它们之间可能存在分子模拟机制，也许会刺激 PCA 的产生，从而诱发 AIG。由于 Hp 感染可促进 T 细胞依赖的 B 细胞过度生长，继而发生胃 MALT 淋巴瘤或触发细胞毒性 T 细胞的异常激活，导致 AIG。有国外研究者提出，基于特殊的 HLA 类型（即 HLA-DR2/HLA-DR4 或 HLA-DR4/HLA-DR5），Hp 感染可能使得 CD4$^+$ve CD25$^+$ve 调节性 T 细胞消失，而 CD4$^+$ve CD25$^+$ve 调节性 T 细胞通常会抑制自身抗原呈递树突状细胞的激活，从而导致 AIG 的发生。在患者 Hp 感染后，具有某些 Toll 样受体（TLRs）多态性的个体可能比没有这些多态性的个体更容易发生 AIG，推断可能与宿主基因有关。然而另一份研究却显示，Hp 感染抑制了小鼠中 AIG 的发展，这解释了为什么在 Hp 感染流行率较高的国家如日本，AIG 的流行率较低。因此，Hp 感染在 AIG 发病机制中的作用这一点上学界尚未达成共识。

【临床表现】

一、AIG 与胃肠道症状

AIG 可以是无症状的，或者以非特异性消化道症状为特征。Carabotti 等最近的一项研究观察到，超过 50% 的患者存在胃肠道症状。另一项研究对 379 名 AIG 患者的回顾性队列分析发现：56.7% 的患者有胃肠道症状，其中消化不良是最常见的，与前一项研究结论基本相符。在有症状的患者中，70% 的患者只存在运动障碍型消化不良，其中有 17.7% 的患者有反流等相关症状。据报道，出现烧心和反流症状的患者分别约为 24% 和 12%，而其他常见症状包括餐后饱胀和早饱的患者，分别为 7.1% 和 10.1%。年龄 <55 岁、贫血和非吸烟是消化不良的独立危险因素。与无症状的患者相比，有症状的患者大多是较年轻女性。有症状者与无症状者在缺铁性贫血、胃自身抗体阳性、Hp 感染、伴发自身免疫性疾病及胃萎缩的分级等方面均无显著差异，而有症状者恶性贫血发生率明显高于无症状者。一项对 41 名 AIG 患者接受 pH 阻抗测定的研究表明，胃酸反流很少发生，因此这很可能不是 AIG 患者症状的常见机制。值得注意的是，AIG

患者如果经常接受抗酸治疗，这可能会加重患者低胃酸的状况。

二、自主神经功能障碍引起的胃排空延迟症状

有研究报道，多数 AIG 患者存在胃排空延迟，这可能与自主神经功能障碍关系密切。由于迷走神经和内脏通路调节胃排空，并通过肠神经系统进行内在神经支配，从而影响胃动力。Cagdas Kalkan 报道的一项 75 名确诊为 AIG 患者的研究［包括女性患者 50 名，平均年龄（56.73 ± 11.77）岁］，结果表明，其中 62 例患有自主神经功能障碍，且有功能障碍的患者平均胃排空中位时间（GET $\frac{1}{2}$）明显较功能正常的患者更长。研究表明，自主神经功能障碍与胃排空延迟的严重程度呈正相关。Cagdas Kalkan 纳入了一项 165 例 AIG 患者（106 名女性）的研究，对照组为 65 例功能性消化不良患者，所有患者都进行了标准的闪烁胃排空试验。研究表明，AIG 患者 GET $\frac{1}{2}$ 127.43 分钟（50 ~ 953 分钟），功能性消化不良患者 GET $\frac{1}{2}$ 81 分钟（21 ~ 121.6 分钟）（$P < 0.001$），两者 2 小时保留率分别为 63.8% 和 20.2%（$P < 0.001$）。以上研究显示，AIG 患者胃排空延迟较为常见，且多数患者有自主神经功能障碍。在多因素分析中，血清胃泌素水平、慢性炎症、胃黏膜萎缩程度等与 GET $\frac{1}{2}$ 的参数关系密切。这一发现有助于临床医师提高对 AIG 早期评估及治疗的关注。

三、AIG 与血清铁缺乏

AIG 是一种慢性自身免疫性炎性疾病，由于胃底和胃体的壁细胞被破坏，继而导致胃酸缺乏，进一步影响铁的吸收，导致缺铁性贫血。另外，胃酸分泌减少导致胃内 pH 值升高，维生素 C 被破坏，也影响铁的吸收。此外，胃与蛋白质结合的铁也会因胃酸减少而影响其释放，从而影响铁的吸收。铁缺乏的病理生理学机制有以下 4 种：①胃酸侵蚀引起胃黏膜的慢性隐匿性出血；②与 Hp 对膳食铁的竞争；③低盐酸；④炎性铁调素的上调。研究表明，35% ~ 58% 的患者缺铁性贫血可能先于维生素 B_{12} 缺乏出现，多见于年轻女性。治疗方面，20% ~ 30% 的缺铁性贫血病例对补铁治疗无效。因此，对于缺铁性贫血补铁治疗无效患者，应警惕是否存在 AIG。

四、AIG 与维生素 B_{12} 缺乏

通常认为 AIG 患者缺乏维生素 B_{12} 是与壁细胞破坏时内因子的缺失及胃酸的减少有关。恶性贫血在 AIG 患者病程中出现较晚，且以老年患者为主，可能是由于年龄增长导致维生素 B_{12} 的吸收减少所致。维生素 B_{12} 缺乏症可能与各种细胞效应有关，在一些代谢过程中其作为辅助因子发挥着关键作用，最重要的是通过高半胱氨酸 – 甲基转移酶将高半胱氨酸转化为甲硫氨酸，该物质与含氮化合物及随后的 DNA 合成呈负相关。这就是维生素 B_{12} 缺乏会导致巨幼细胞性贫血的原因。

除血液系统症状外，维生素 B_{12} 缺乏的患者还会出现如吸收不良、腹泻、舌炎等胃肠道症状。另一个重要的表现是神经系统症状，约 3/4 的恶性贫血患者可能先于血液系统表现出现中枢神经系统损伤，早期补充维生素 B_{12} 后症状会有改善，否则会造成不可逆转损伤。神经系统改变主要累及脊髓，可伴有脱髓鞘病变和脑萎缩。这些病

变会导致痉挛性轻瘫、感觉性共济失调、视觉障碍、步态不稳和神经反射异常。还可能会出现认知障碍，包括记忆力丧失、冷漠、抑郁，甚至出现更严重而复杂的情况。可能会出现急性本体感觉、振动敏感性和远端感觉异常，如脚趾远端有刺痛感、麻木、寒冷、发麻感，偶尔会有肿胀或收缩感。除神经系统表现外，AIG患者还会出现精神障碍等症状，如躁狂症、抑郁症、强迫症、精神病和认知障碍。

一项对 65 例 AIG 合并维生素 B_{12} 缺乏的患者进行的回顾性研究发现，血清 PG-Ⅰ 水平低于 70 ng/mL、PGⅠ/Ⅱ 比值小于 3.0 会伴发更严重的贫血及神经系统症状。如果 PG-Ⅰ 水平显著低于 22.4 ng/mL 会更严重。由于缺乏维生素 B_{12} 造成流产和不孕不育可能与 AIG 有关，也可能与甲状腺功能减退或其他与 AIG 相关的自身免疫性疾病有关。

五、高同型半胱氨酸血症

同型半胱氨酸是一种来源于甲硫氨酸的含硫氨基酸，主要通过甲硫氨酸合酶进行再甲基化循环而代谢，这依赖于作为辅助因子的维生素 B_{12} 和叶酸的存在。现在认为高同型半胱氨酸血症是心血管系统疾病的独立危险因素，且似乎与痴呆、糖尿病和肾脏疾病的发展关系密切。由于血管舒张内皮细胞的直接毒性，使得高同型半胱氨酸血症患者会出现血管壁内膜进行性损伤。高同型半胱氨酸血症的常见原因是缺乏维生素 B_{12} 和叶酸，而维生素 B_{12} 吸收障碍会导致慢性萎缩性 AIG 的发生。

六、其他营养缺乏

除上述铁和维生素 B_{12} 缺乏外，低胃酸还可能导致其他微量元素缺乏。对接受内镜下活检的 122 名 AIG 患者进行的一项单中心研究发现，其中 76 名患者至少缺乏一种营养素（如维生素 B_{12}、铁、维生素 D 和叶酸），52 名患者不止缺乏一种营养素。

【内镜表现】

AIG 胃镜下表现特异性不强，尤其是早期，随着病情进展会逐渐表现出一定特征。日本一项研究纳入 222 例 AIG 患者，评估了内镜下表现后发现，最常见的内镜下表现是以胃体为主的胃黏膜萎缩（图 11-2）。根据萎缩程度分型，以 O-p 型（或 O-4 型）最常见，轻度萎缩（O1、O2 或 O3 型）较少见。一项研究将 AIG 患者的内镜下表现分为 5 型：假息肉型，平坦型（具有各种形状），广泛型，岛状型（扁平、横向扩展）和颗粒型，70 例患者发现有残余泌酸黏膜。

大量研究表明，10%~40% 的 AIG 患者内镜病变表现最常见的是多发、无蒂、增生性息肉，一般直径小于 2 cm，多位于胃体（图 11-3）。由于息肉数量较多，易被误诊为息肉病，如果内镜医生不对邻近的黏膜进行活检，可能会漏诊 AIG。Krasinskas 等也报道了 AIG 患者萎缩的胃黏膜是由胃酸分泌组织组成的，其多发性息肉多表现为附壁黏膜假性息肉。此外，Yaita 等报道合并胃癌的 AIG 患者其合并增生性息肉的概率高于未合并胃癌者，且为多发性、相对较大息肉。Terao 等研究报道了 21.2% 的 AIG 患者内镜下发现有胃增生性息肉。

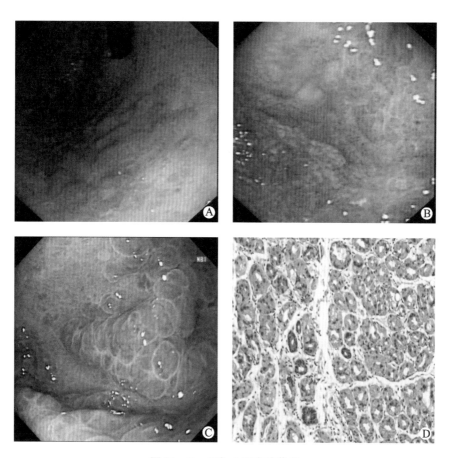

图 11-2　AIG 之胃底腺萎缩

男性，58 岁，反复上腹不适 5 年。实验室检查示血红蛋白 125 g/L，胃蛋白酶原 Ⅰ 35.6 ng/mL（参考值范围 70~240 ng/mL），胃泌素-17 测定 57.60 pmol/L（参考值范围 1.7~7.6 pmol/L），PG Ⅰ/PG Ⅱ 3.55（参考值范围 >7.5），Hp 抗体阳性，IFA 阳性，PCA 阳性。贫血三项正常。胃镜可见胃底腺区域高度萎缩，局部区域见残存胃底腺黏膜，在残存胃底腺区域取活检（A~C），病理示（胃体炎症）轻度慢性胃炎、淋巴组织增生（D）。目前每年定期复查胃镜，随访中

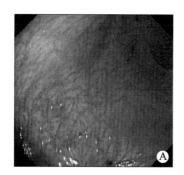
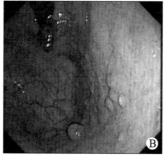
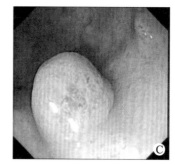

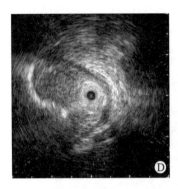
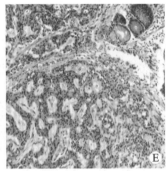
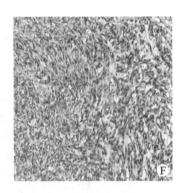

图 11-3 AIG 之胃息肉（胃神经内分泌肿瘤）

女性，59 岁，反复上腹胀 4 年。实验室检查示血红蛋白 109 g/L（参考值范围 115～150 g/L），胃蛋白酶原Ⅰ 12.6 ng/mL（参考值范围 70～240 ng/mL），胃泌素-17 测定 78.8 pmol/L（参考值范围 1.7～7.6 pmol/L），PG Ⅰ/PG Ⅱ 1.11（参考值范围＞7.5），血清维生素 B$_{12}$ 142.6 pg/mL（参考值范围 187～883 pg/mL），Hp 抗体阳性，PCA 阳性。胃镜示胃底、胃体黏膜高度萎缩，有多个大小不一黏膜隆起（A～C）。EUS 示黏膜层、黏膜下低回声，与固有肌层分界不清（D）。诊断性病变黏膜切除术（EMR）切除 1 个隆起黏膜，病理证实神经内分泌肿瘤，呈实性巢状排列（E，F）

AIG 患者内镜检查发现从胃底到胃体有浓稠的黏液，呈淡黄色、白色，用水不易清除。Furuta 等发现黏附性浓稠黏液有助于促进除 Hp 之外的产脲酶细菌的生长。当胃酸缺乏时 Hp 阴性的 AIG 患者，可能会因胃内有产脲酶的细菌而出现 Hp 检测结果为假阳性，而易被误诊为难治性 Hp 的病例。有黏稠性黏液是 AIG 的一个重要特征。

【诊断】

由于 AIG 临床症状通常不典型，因此较易漏诊或延迟诊断。AIG 的诊断通常需要结合以下 3 点：①组织学（胃镜下活检取样观察）；②特异性自身抗体检测（PCA 和 IFA）；③胃黏膜功能血清学：胃蛋白酶原Ⅰ/Ⅱ（PG Ⅰ/PG Ⅱ）、胃泌素-17。胃镜检查取活检是否有典型的组织病理学表现是诊断 AIG 的金标准。

一、胃镜

AIG 的诊断通常需要进行内镜检查取胃黏膜活检并获得组织病理学来确定。早期 AIG 内镜表现无特异性，在大范围黏膜萎缩的背景下，可见黏膜变薄、扁平的皱褶和黏膜下血管，可存在假息肉或息肉（增生性或腺瘤性），甚至出现腺癌。由于内镜检查的敏感性和特异性较低，以及不同观察者之间存在差异，故结果有一定的局限性。

使用高清白光内镜和图像增强（如窄带成像）时通常更易辨认伴发的胃肠化生。共聚焦或放大内镜检查中更易发现胃肠上皮化生的特征，即典型的管状绒毛样和淡蓝色嵴征。除应用内镜检查评估癌前病变的程度及其他并发症外，还建议根据新悉尼方案进行活检，以提高 AIG 的诊断率，并采用胃炎评估手术环节（OLGA）和胃肠化生手术环节（OLGIM）分期系统对疾病的严重程度进行分类。

二、特异性自身抗体

诊断 AIG 需有典型的血清学自身免疫性标志物，即 PCA 和 IFA。PCA 的敏感性较高，85%～90% 的 AIG 患者呈阳性，但特异性较差，因为 PCA 阳性也可见于 Hp 感染和其他自身免疫性疾病等。此外，PCA 随年龄的增长而下降，大于 50 岁以上患者可信度低。相比之下，IFA 的敏感性较低（50%～60%），但具有高度特异性（98.6%），通常在 AIG 的病程进展时出现，IFA 阳性与胃黏膜萎缩相关性强。

三、血清学标志物

胃蛋白酶原（pepsinogen，PG）对诊断胃体萎缩很有用。PG Ⅰ 只在胃体部产生，而 PG Ⅱ 在胃窦产生。因此，在 AIG 中，随着胃体黏膜进行性萎缩，PG Ⅰ 和 PG Ⅱ 水平均下降，然而由于胃窦不受累，PG Ⅱ 的下降幅度小于 PG Ⅰ，甚至没有显著变化。因此，PGⅠ/PGⅡ降低对胃体黏膜萎缩的诊断是有意义的。血清 PG Ⅰ 水平 <70 ng/mL 和 PG Ⅰ/PG Ⅱ 比率 <3 时可区分中度到重度的胃体萎缩。Haruma 等提出，AIG 患者的血清 PG Ⅰ 水平常 <25 ng/mL，当 <10 ng/mL 时，诊断 AIG 条件充足。

有研究报道血清胃促生长素可用于预测胃体萎缩性胃炎。Checchi S 等进行了一项纳入了 233 例 AIG 患者的研究，结果显示胃促生长素降低与重度胃体萎缩显著相关。ROC 曲线发现，当血清胃促生长素界值设定为 188 pmol/L 时，检测胃体萎缩的敏感性和特异性最高，分别为 97.3% 和 100%，比胃泌素、PCA 和 PG Ⅰ/PG Ⅱ 检测效果更优。血清胃促生长素有高度敏感性、特异性且为非侵袭性检查，对筛选高危胃体萎缩性胃炎患者有明显优势，但依然需要大规模临床试验来验证。

一项单中心研究通过测试各种潜在的生物标志物并建立了 AIG 的预测模型后，进行验证后报道，结合血红蛋白、平均红细胞体积和胃泌素的简单评分对组织学确诊 AIG 的灵敏度为 88.4%，特异度为 85.6%。虽然这些生物标志物可能对 AIG 的诊断有用，但目前临床应用不佳，且无可靠的风险分层系统来预测 AIG 患者是否会出现并发症，包括恶性肿瘤（预后/自然病史）。

Furuta 等报道 AIG 患者常被误诊为难治性 Hp 患者，主要原因是 AIG 患者由于胃酸缺乏导致几种非 Hp 的脲酶阳性细菌定植，致其尿素呼气试验可能会呈假阳性。在难治性 Hp 患者中，AIG 的发生率相对较高。对 AIG 及时准确的诊断有助于将患者从"无休止的 Hp 根除"问题中解救出来。

【AIG 合并其他相关疾病】

一、AIG 与自身免疫性疾病

AIG 患者并发其他自身免疫性疾病的风险是普通人群的 3～5 倍，患病率高达 40%，如慢性自身免疫性甲状腺炎、1 型糖尿病、白癜风、艾迪生病、重症肌无力、干燥综合征等。最常见的是自身免疫性甲状腺炎。在多变量分析中，并发自身免疫性疾病的风险增加与血清胃泌素水平、血清嗜铬粒蛋白 A 水平和嗜铬细胞增生有关。Lahner 等对 320 名 AIG 患者进行的一项研究中，53% 的患者出现其他自身免疫性疾病，其中 11% 为多发性自身免疫性疾病。最常见的并发疾病是自身免疫性甲状腺炎，约为 39%，其他并发的自身免疫性疾病有类风湿性关节炎（9%）、系统性红斑狼疮（6%）、乳糜泻（3%）、自身免疫性肝炎（3%）和强直性脊柱炎（2%）。

据报道，24%~35%的自身免疫性甲状腺疾病者患有AIG，尤其是桥本甲状腺炎，老年患者发病率更高（大于45%）。自身免疫性甲状腺炎和AIG两种疾病有临床相似部分，但致病机制仍有待阐明。研究表明，女性、PCA阳性和胃黏膜化生和（或）萎缩是AIG患者合并自身免疫性甲状腺疾病的危险因素。事实上，甲状腺和胃共享一个共同的胚胎学起源，即原始肠道，胃黏膜和甲状腺滤泡细胞都显示出浓缩和转运碘穿过细胞膜的能力，并且除合成甲状腺激素的作用外，碘还调节胃黏膜细胞的增殖。此外，在这两种自身免疫性疾病中，已经观察到Fas上调，从而通过结合浸润性T细胞上的Fas配体而触发凋亡。

关于1型糖尿病，已观察到6%~10%的胰岛素依赖型糖尿病患者伴有AIG，后者的患病率随年龄增加而增加。最近的两项大型研究表明，*DR3-DQ2*、*DRB1 * 0404*（男性）和*DR3-DQ2/DR4-DQ8*的等位基因异常易诱发AIG。

AIG与自身免疫性多内分泌腺综合征（autoimmune polyglandular syndrome，APS）共存，当患者有2种及以上自身免疫性疾病时被称为自身免疫性多内分泌腺综合征。10%~15%的APS 1型综合征患者（如甲状旁腺功能减退症、艾迪生病和黏膜皮肤念珠菌病）和15%的3型APS患者（如1型糖尿病和自身免疫性甲状腺疾病）合并有AIG，其中女性和家族易感因素与多种自身免疫性疾病显著相关。

由于AIG常与其他自身免疫性疾病相关，当合并自身免疫性甲状腺炎时，出现疲劳等症状也可能是由于甲状腺功能低下导致的。因此，初次确诊为AIG的患者应该常规进行甲状腺疾病筛查。

二、AIG与胃肿瘤

一些研究表明AIG患者中发生胃癌的风险增加，其中胃腺癌为1%~3%，1型胃神经内分泌肿瘤为1%~7%。主要原因是胃底腺细胞受到高度损害，引起胃黏膜萎缩，逐渐发生肠化，随时间推移，可能会发生中重度异型增生甚至胃癌。最近的一项研究比较了在胃酸减少的状态下（如Hp诱导的萎缩性胃炎、自身免疫性萎缩性胃炎和使用过质子泵抑制剂后的胃炎）胃内微生物种群的状况，发现AIG患者胃内的微生物种群多样性相对较高，以链球菌为主，且高于Hp相关性胃炎患者。事实上，胃黏膜萎缩与柠檬酸循环的变化有关，而柠檬酸循环参与了导致胃癌发生的生化途径，因此说明胃内微生物种群失调可能是促进胃癌发生、发展的重要因素。

据报告，随着胃黏膜的萎缩程度和时间持续延长，恶性贫血患者患肿瘤风险亦增加，其中患胃癌的发病率为每年0.27%，且患胃癌的相对风险比其他胃炎导致胃癌的概率高出近7倍。最后，在实验小鼠模型中，肿瘤坏死因子-α、IL-1β、IL-6、IL-8和干扰素-γ共同促进萎缩性胃炎发展至肿瘤。此外，恶性贫血患者患结肠直肠癌、乳腺癌、肝癌、食道癌、肺癌、甲状腺癌、卵巢癌、非黑色素瘤皮肤癌和肾癌的相对危险度较低，但患食管鳞状细胞癌、胆道癌、多发性骨髓瘤、霍奇金淋巴瘤、非霍奇金淋巴瘤和白血病的相对危险度较高。

三、AIG与1型胃神经内分泌肿瘤

与AIG相关的肿瘤性病变包括胃神经内分泌肿瘤和胃癌。长期高胃泌素血症导致胃底腺区的嗜铬细胞数量增加，促进内分泌细胞微核的形成，从而加速胃神经内分泌肿瘤的发展。最重要的风险因素是男性、嗜铬粒蛋白 A 水平 >61 U/L 和存在肠化生。1 型胃神经内分泌肿瘤常发生在 70%~80% 的 AIG 患者中，且病变多位于胃底体，呈多灶性息肉样改变（图 11-4），通常小于 1 cm，恶变率低；大于 1 cm 的胃神经内分泌肿瘤易发生转移，转移率为 7.6%~12%。恶性贫血与 1 型胃神经内分泌肿瘤显著相关，一项纳入 4000 例恶性贫血患者的研究证实 AIG 患者患 1 型胃神经内分泌肿瘤的风险要比非 AIG 患者高出 13 倍。

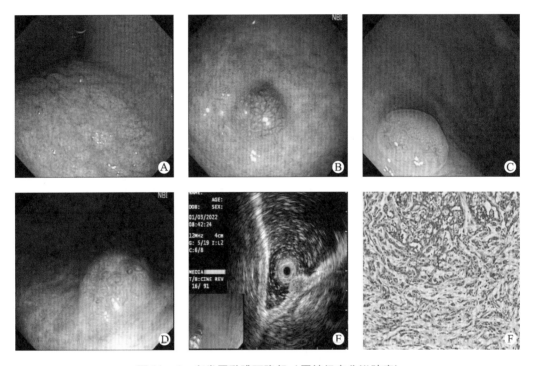

图 11-4 多发胃黏膜下隆起（胃神经内分泌肿瘤）

男性，54 岁，上腹不适 2 个月。实验室检查示血红蛋白 95 g/L（参考值范围 115~150 g/L），胃蛋白酶原 I 55.6 ng/mL（参考值范围 70~240 ng/mL），胃泌素-17 测定 23.50 pmol/L（参考值范围 1.7~7.6 pmol/L），PG I/PG II 5.55（参考值范围 >7.5），IFA 阳性，PCA 阳性。胃镜提示胃底、胃体黏膜高度萎缩，胃体见多个黏膜隆起，NBI 可见表面有扩张血管（A~D）。EUS 提示黏膜层、黏膜下层低回声结节（E）。ESD 术后病理提示黏膜及黏膜下可见大小、形态较一致圆形细胞浸润，呈实性巢状、条索状排列。免疫组化证实为神经内分泌肿瘤 G1（F）。目前仍在随访中

  在发病机制方面，虽然高胃泌素血症在促进 AIG 发展为胃神经内分泌肿瘤中的作用已得到充分证实，但在其他系统中也有证据表明促炎细胞因子（如 TNF-α）与神经内分泌细胞的分化/增生也参与了上述过程，但免疫机制方面的作用尚不明确。一项建立了转基因小鼠模型的研究表明，在某些条件下，胃酸腺的祖细胞会产生某种细胞群，其特征是壁细胞标志物（即 H^+-K^+-ATP 酶）表达丢失，出现神经内分泌抗原（嗜铬粒蛋白 A）的表达，并在电镜下也证实与肠内分泌细胞的表型一致。这一研究表明 AIG 导致胃神经内分泌肿瘤的新的发生机制。在治疗方面，胃神经内分泌肿瘤可通过内镜下切除等方式进行治疗。

四、AIG 与非酒精性脂肪性肝炎

Miwa Kawanaka 等进行了一项纳入了 177 例慢性肝病患者的研究，其中 AIG 在非酒精性脂肪性肝炎患者中的发生率高于其他慢性肝病患者。患有非酒精性脂肪性肝炎的患者年龄较大，铁蛋白水平较低。因此，可通过测定胃泌素和铁蛋白水平来筛查出非酒精性脂肪性肝炎患者中合并有 AIG 的患者。在 AIG 患者中，由于胃或肠的黏膜屏障受损会导致胃酸水平降低，使得肠腔内细菌菌群发生异位引起肠漏综合征，促进了内毒素进入门静脉，最终导致非酒精性脂肪性肝炎。

五、AIG 与 Hp

通常认为 Hp 胃炎和 AIG 是两种相对独立的疾病，但也有研究报道两者之间可能有关系。这是因为 Hp 与壁细胞上的质子泵 H^+-K^+-ATP 酶之间具有同源性，故 Hp 感染导致的 T 细胞介导的免疫反应可能会破坏胃黏膜的自身免疫性。有高达 83% 的 AIG 患者合并 Hp 感染。除 Hp 之外，AIG 患者由于胃内的胃酸缺乏还会导致其他脲酶阳性细菌的增殖，如肺炎克雷伯菌和阴沟肠杆菌，这种情况会导致患者呼气试验出现假阳性，结果部分患者被误诊为对 Hp 根除治疗无效。AIG 的筛查策略是根除 Hp 后使用新悉尼系统进行病理评估。根据新悉尼系统建议，应采集 5 份活检样本，其中 2 份取自体部，2 份取自窦部，1 份取自成角切迹。为了进一步提高胃黏膜活检的诊断率，建议从病变（溃疡、息肉、结节）和这些病变附近的黏膜进一步采集样本。如果高度疑诊 AIG，则还应同时检测 PCA。在合并 Hp 感染的 AIG 患者中，如胃底体病理组织中出现全层炎症、胃酸腺丢失和嗜铬细胞增生则有助于确定诊断。

【鉴别诊断】

1．多灶性萎缩性胃炎：又称为 B 型胃炎，是一种以胃窦腺体萎缩为主的慢性胃炎，在胃内呈多灶性分布，是胃腺癌的癌前病变，多由 Hp 感染引起的慢性浅表性胃炎发展来。多灶性萎缩性胃炎的病理表现有萎缩、黏液腺化生和肠化生，与 AIG 相似，但不存在嗜铬细胞增生。此外，多灶性萎缩性胃炎患者 IFA 阴性，30% 的患者会出现 PCA 阳性，血清胃泌素正常或偏低。

2．十二指肠液反流：当有幽门括约肌功能失调时，大量的胆汁、胰液和肠液会反流入胃，使胃黏膜受到消化液损伤，从而引起胃黏膜屏障功能削弱，促进了胃黏膜的炎症、糜烂、出血和黏膜上皮化生等情况的发生。另外，吸烟也可引起幽门括约肌功能松弛，引起反流。

3．胃黏膜损伤因子：一些外源性因素，如长期食用、粗糙或刺激性食物、酗酒、服用非甾体抗炎药等，可反复损伤胃黏膜，使其炎症持续不愈。慢性右心衰竭、肝硬化门静脉高压也可引起胃黏膜淤血、缺氧导致上述情况发生。这些因素可单独或与 Hp 感染共同造成胃黏膜损伤。

【治疗与预后】

目前尚无有效根治 AIG 的方法，主要是针对 AIG 并发的贫血及神经系统症状进行

替代治疗。早期给予治疗可改善贫血及神经系统症状，为预防恶性贫血的出现及神经系统病变，患者应该定期补充维生素 B_{12}，通常先给予大剂量补充，后改为维持治疗。神经系统症状的改善取决于治疗前症状的严重程度和持续时间。同时可以加用胃复春、羔羊胃 B_{12} 胶囊、摩罗丹等中成药物，中西医结合治疗对改善胃黏膜病变也有一定疗效。还有研究报道患者可通过使用糖皮质激素来促进胃黏膜的再生而改善病情，但停药后易复发。最后，由于有研究报道 AIG 患者中有叶酸或 25-羟基维生素 D 等其他微量营养素缺乏，故应定期检查是否缺乏这些微量营养素，如有缺乏应尽早予以补充。

2019 年胃上皮癌前病变和病变管理（MAPS Ⅱ）指南更新了针对萎缩性胃炎患者肠化生的诊断和治疗建议。指南建议每 3~5 年进行 1 次内镜随访，以评估 AIG 患者是否发生上皮异型增生、类癌和胃腺癌等情况。到目前为止，对恶性贫血患者进行内镜/组织学监测的必要性、间隔时间和成本效益尚未确定。但是一旦做出 AIG 的诊断，所有患者都应该评估是否伴发恶性贫血。美国胃肠内镜学会（ASGE）建议在恶性贫血诊断后 6 个月内及早进行胃镜检查。英国胃肠病学会（BSG）建议对于年龄大于 50 岁的恶性贫血患者应考虑定期进行胃镜检查和活组织病理检查。欧洲胃肠道内镜学会（ESGE）指南建议，如果内镜无明确病变的低度异型增生患者应在确诊后 1 年内接受随访；有内镜明确病变如高度异型增生的患者应该立即接受内镜重新评估，并进行多次活检，一旦证实有需要内镜下治疗指征的病变时，则应考虑尽早行内镜下病变 EMR/ESD，并每隔 6 个月/1 年进行 1 次随访。Kokkola 等考虑到恶性贫血患者中 1 型胃神经内分泌肿瘤多为良性，建议如仅有嗜铬增生的患者可每隔 5 年进行 1 次内镜随访，对有癌前病变和有胃肠道症状的恶性贫血患者应缩短内镜检查间隔时间。

不同 AIG 患者的长期预后各不相同，是否发展为胃癌的危险因素与胃黏膜萎缩的严重程度和疾病的发展速度等情况相关，故应加强长期的内镜随访（图 11-5）。对于是否因 AIG 引发胃癌的风险仍有争议。

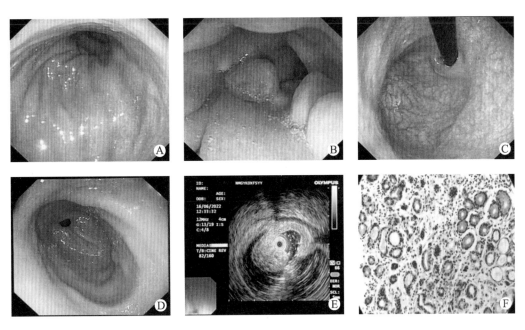

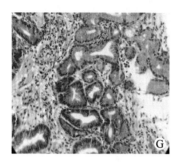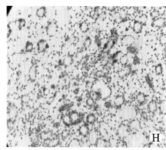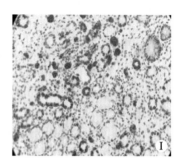

图 11-5　胃底腺萎缩伴多发息肉

女性，45 岁，主诉腹胀、乏力 6 月余，加重 1 个月。患者于 6 个月前无明显诱因出现腹胀、乏力，无恶心、呕吐，无腹痛、腹泻，无呕血、黑便，无发热、黄疸，无皮肤及牙龈出血，无节食、偏食，月经周期规律、色和量正常。外院化验血常规：红细胞计数 2.65×10^{12}/L，血红蛋白 79 g/L，WBC 3.69×10^9/L，血小板计数 253×10^9/L，予蛋白琥珀酸铁口服 15 mL bid po 治疗 2 月余，未再复查血常规。1 个月前上述症状加重，遂就诊于外院，完善血常规：红细胞计数 2.43×10^{12}/L，血红蛋白 72 g/L，WBC 3.85×10^9/L，血小板计数 213×10^9/L，为进一步诊治，以"贫血原因待查"收入我科。病程中患者偶有反酸，无烧心。精神不佳，睡眠可，纳差，大小便正常，消瘦不明显。既往体健，顺产生育一子，发育正常。查体：神清语利、自动体位、中度贫血貌，皮肤、睑结膜及甲床苍白，巩膜无黄染，皮肤黏膜无出血点、皮疹及瘀斑，浅表淋巴结未触及肿大。双肺呼吸音清，未闻及异常呼吸音。心界无扩大，心音正常，律齐，各瓣膜听诊区未闻及杂音。腹软，肝脾未触及，全腹未触及包块，无压痛及反跳痛，移动性浊音阴性，肾区无叩击痛，肠鸣音 4 次/分，双下肢指压痕阴性，神经系统查体未见明显异常。实验室检查：WBC 3.85×10^9/L（参考值范围 3.5 ~ 9.5 10^9/L），红细胞计数 2.43×10^{12}/L（参考值范围 4.3 ~ 5.8 10^{12}/L），血红蛋白 72 g/L（参考值范围 130 ~ 175 g/L），血小板计数 213×10^9/L（参考值范围 125 ~ 350 10^9/L），叶酸 2.1 ng/mL（参考值范围 3.1 ~ 20.5 ng/mL），维生素 B_{12} 97.3 pg/mL（参考值范围 187 ~ 883 pg/mL），血清铁 2.1 μmol/L（参考值范围 9.1 ~ 26.5 μmol/L），总铁结合力 81.3 μmol/L（参考值范围 48 ~ 75 μmol/L），转铁蛋白饱和度 2.53%（参考值范围 20% ~ 50%），铁蛋白 6.72 ng/mL（参考值范围 23.9 ~ 336.2 ng/mL），胃泌素-17（G-17）51.43 pmol/L（参考值范围 1.7 ~ 7.6 pmol/L），胃蛋白酶原 Ⅰ（PG Ⅰ）24.13 ng/mL（参考值范围 60 ~ 240 ng/mL），胃蛋白酶原 Ⅱ（PG Ⅱ）9.39 ng/mL（参考值范围 0 ~ 15 ng/mL），PG Ⅰ/PG Ⅱ 2.57（参考值范围 >7.5），PCA 阳性，IFA 阳性，碳-14（^{14}C）呼气试验阴性。骨髓涂片提示考虑缺铁性贫血、巨幼细胞性贫血。胃镜检查示胃体黏膜萎缩，皱襞变浅（A）；胃体可见多发息肉（B）；胃底黏膜萎缩（C）；胃窦黏膜充血，水肿（D）。EUS 示胃体息肉黏膜隆起（E）；HE×400 倍，胃体大弯活检示壁细胞缺失，神经内分泌细胞增生呈小灶状（F）；HE×400 倍，胃窦大弯活检示胃小凹上皮轻度增生，无其他特殊改变（G）；IHC×400 倍，Cg A 标记神经内分泌细胞增生（H）；IHC×400 倍，Syn 标记神经内分泌细胞增生（I）。临床诊断：自身免疫性胃炎；缺铁性贫血；巨幼细胞性贫血。治疗：维生素 B_{12} 注射液 500 μg qd 肌内注射，叶酸片 10 mg qd 口服，右旋糖酐铁 100 mg 静脉滴注，每周 2 ~ 3 次，治疗第 7 天、第 14 天复查血红蛋白及红细胞显明显上升趋势，腹胀及乏力症状也较前明显改善。治疗 3 周后改为口服维生素 B_{12} 片 100 μg qd，叶酸片 10 mg qd 口服，多吃富含维生素 B_{12} 的食物，如摄入动物蛋白（鸡蛋、鱼、虾类），以及多食用新鲜水果。同时继续蛋白琥珀酸铁口服溶液 15 mL bid 口服，血红蛋白正常后，继续服铁剂 3 个月，补足机体铁储备，门诊随诊。出院后 1 个月及 3 个月复查，血常规及铁代谢指标恢复正常

【结语】

虽然 AIG 临床少见，但近年来越来越多的国内外研究人员已经对此予以关注。由于 AIG 病程长、进展缓慢，临床症状常不典型，故易导致误诊、漏诊，临床医师应加强对 AIG 的诊断与管理，对疑诊 AIG 患者可根据新悉尼系统的建议进行多点位采集病理样本，同时完善自身抗体及特异性血清学的检测，力争做到早诊早治以提高患者生活质量，避免发生不良预后。此外，AIG 患者发展为胃癌及神经内分泌肿瘤的发病率较正常人明显升高，因此加强长期内镜随访至关重要。AIG 还极易合并其他自身免疫性疾病，需注意合并疾病的诊断与治疗。当出现多系统症状时，可采用多学科诊疗模式，对明确诊断、及时治疗及更好的预后有重要意义。

（李艳梅　杨格日乐　袁宏伟　曾丽妮）

参考文献

1. COATI I, FASSAN M, FARINATI F, et al. Autoimmune gastritis：Pathologist's viewpoint. World J Gastroenterol, 2015, 21(42)：12179 – 12189.

2. TOH B H. Diagnosis and classification of autoimmune gastritis. Autoimmun Rev, 2014, 13(4/5)：459 – 462.

3. CALCATERRA V, MONTALBANO C, MICELI E, et al. Anti-gastric parietal cell antibodies for autoimmune gastritis screening in juvenile autoimmune thyroid disease. J Endocrinol Invest, 2020, 43(1)：81 – 86.

4. NEUMANN W L, COSS E, RUGGE M, et al. Autoimmune atrophic gastritis—pathogenesis, pathology and management. Nat Rev Gastroenterol Hepatol, 2013, 10(9)：529 – 541.

5. CARMEL R. Prevalence of undiagnosed pernicious anemia in the elderly. Arch Intern Med, 1996, 156(10)：1097 – 1100.

6. ZHANG H, JIN Z, CUI R, et al. Autoimmune metaplastic atrophic gastritis in chinese：a study of 320 patients at a large tertiary medical center. Scand J Gastroenterol, 2017, 52(2)：150 – 156.

7. ANDERSON W F, RABKIN C S, TURNER N, et al. The changing face of noncardia gastric cancer incidence among US non-hispanic whites. J Natl Cancer Inst, 2018, 110(6)：608 – 615.

8. SIPPONEN P, PRICE A B. The sydney system for classification of gastritis 20 years ago. J Gastroenterol Hepatol, 2011, 26 Suppl 1：31 – 34.

9. TOH B H, SENTRY J W, ALDERUCCIO F. The causative H + /K + ATPase antigen in the pathogenesis of autoimmune gastritis. Immunol Today, 2000, 21(7)：348 – 354.

10. TORBENSON M, ABRAHAM S C, BOITNOTT J, et al. Autoimmune gastritis：distinct histological and immunohistochemical findings before complete loss of oxyntic glands. Mod Pathol, 2002, 15(2)：102 – 109.

11. 武鸿美, 刘超. 自身免疫性胃炎的临床病理学特征分析. 中华病理学杂志, 2020, 49(7)：721 – 726.

12. COCKBURN A N, MORGAN C J, GENTA R M. Neuroendocrine proliferations of the stomach：a pragmatic approach for the perplexed pathologist. Adv Anat Pathol, 2013, 20(3)：148 – 157.

13. 张贺军, 金珠, 崔荣丽等. 296 例自身免疫性萎缩性胃炎的临床特征. 第十四届全国消化系病学术会议, 2014.

14. KOTERA T, ITANI K, UCHIYAMA H, et al. A rare combination of gastric mucosa-associated lymphoid tissue lymphoma, autoimmune gastritis, thyroiditis, hemolysis, and systemic lupus erythematosus. Intern Med, 2020, 59(1): 61 –65.

15. DIPAOLO R J, BRINSTER C, DAVIDSON T S, et al. Autoantigen-specific TGFbeta-induced Foxp3 + regulatory T cells prevent autoimmunity by inhibiting dendritic cells from activating autoreactive T cells. J Immunol, 2007, 179(7): 4685 –4693.

16. KALKAN Ç, SOYKAN I, SOYDAL Ç, et al. Assessment of gastric emptying in patients with autoimmune gastritis. Dig Dis Sci, 2016, 61(6): 1597 –1602.

17. LENTI M V, RUGGE M, LAHNER E, et al. Autoimmune gastritis. Nat Rev Dis Primers, 2020, 6(1): 56.

18. MINALYAN A, BENHAMMOU J N, ARTASHESYAN A, et al. Autoimmune atrophic gastritis: current perspectives. Clin Exp Gastroenterol, 2017, 10: 19 –27.

19. 董肖腾, 白云, 郑吉敏, 等. 自身免疫性胃炎并亚急性脊髓联合变性一例. 中华消化杂志, 2018, 7(5): 491 –492.

20. CARABOTTI M, LAHNER E, ESPOSITO G, et al. Upper gastrointestinal symptoms in autoimmune gastritis: a cross-sectional study. Medicine (Baltimore), 2017, 96(1): e5784.

21. KALKAN Ç, SOYDAL Ç, ÖZKAN E, et al. Relationships between autonomic nerve function and gastric emptying in patients with autoimmune gastritis. Clin Auton Res, 2016, 26(3): 189 –196.

22. KALKAN Ç, SOYKAN I. Differences between older and young patients with autoimmune gastritis. Geriatr Gerontol Int, 2017, 17(7): 1090 –1095.

23. BESANÇON A, MICHAUD B, BELTRAND J, et al. Revisiting autoimmune gastritis in children and adolescents with type 1 diabetes. Pediatr Diabetes, 2017, 18(8): 772 –776.

24. TERAO S, SUZUKI S, YAITA H, et al. Multicenter study of autoimmune gastritis in Japan: clinical and endoscopic characteristics. Dig Endosc, 2020, 32(3): 364 –372.

25. CHECCHI S, MONTANARO A, PASQUI L, et al. Serum ghrelin as a marker of atrophic body gastritis in patients with parietal cell antibodies. J Clin Endocrinol Metab, 2007, 92(11): 4346 –4351.

26. FURUTA T, BABA S, YAMADE M, et al. High incidence of autoimmune gastritis in patients misdiagnosed with two or more failures of H. pylori eradication. Aliment Pharmacol Ther, 2018, 48(3): 370 –377.

27. LIASKOS C, NORMAN G L, MOULAS A, et al. Prevalence of gastric parietal cell antibodies and intrinsic factor antibodies in primary biliary cirrhosis. Clin Chim Acta, 2010, 411(5/6): 411 –415.

29. KALKAN Ç, SOYKAN I. Polyautoimmunity in autoimmune gastritis. Eur J Intern Med, 2016, 31: 79 –83.

30. ROJAS-VILLARRAGA A, AMAYA-AMAYA J, RODRIGUEZ-RODRIGUEZ A, et al. Introducing polyautoimmunity: secondary autoimmune diseases no longer exist. Autoimmune Dis, 2012, 2012: 254319.

31. ANAYA J M, CASTIBLANCO J, ROJAS-VILLARRAGA A, et al. The multiple autoimmune syndromes. A clue for the autoimmune tautology. Clin Rev Allergy Immunol, 2012, 43(3): 256 –264.

32. SYDER A J, KARAM S M, MILLS J C, et al. A transgenic mouse model of metastatic carcinoma involving transdifferentiation of a gastric epithelial lineage progenitor to a neuroendocrine phenotype. Proc Natl Acad Sci U S A, 2004, 101(13): 4471 –4476.

33. KAWANAKA M, TANIKAWA T, KAMADA T, et al. High prevalence of autoimmune gastritis in patients with nonalcoholic steatohepatitis. Intern Med, 2019, 58(20): 2907 –2913.

34. ANGULO P, KEACH J C, BATTS K P, et al. Independent predictors of liver fibrosis in patients with

nonalcoholic steatohepatitis. Hepatology, 1999, 30(6): 1356 – 1362.

35. 中华医学会消化病学分会. 中国慢性胃炎共识意见(2017 年, 上海). 中国消化杂志, 2017, 37(11): 721 – 738.

36. 李军祥, 陈喆, 吕宾, 等. 慢性萎缩性胃炎中西医结合诊疗共识意见(2017 年). 中国中西医结合消化杂志, 2018, 33(2): 121 – 131.

37. RUSTGI S D, BIJLANI P, SHAH S C. Autoimmune gastritis, with or without pernicious anemia: epidemiology, risk factors, and clinical management. Therap Adv Gastroenterol, 2021, 14: 1756284821 1038771.

38. CHOUDHURI J, HALL S, CASTRODAD-RODRIGUEZ C A, et al. Features that aid identification of autoimmune gastritis in a background of active helicobacter pylori infection. Arch Pathol Lab Med, 2021, 145(12): 1536 – 1543.

39. RODRIGUEZ-CASTRO K I, FRANCESCHI M, NOTO A, et al. Clinical manifestations of chronic atrophic gastritis. Acta Biomed, 2018, 89(8/S): 88 – 92.

40. MASSIRONI S, ZILLI A, ELVEVI A, et al. The changing face of chronic autoimmune atrophic gastritis: an updated comprehensive perspective. Autoimmun Rev, 2019, 18(3): 215 – 222.

41. HALL S N, APPELMAN H D. Autoimmune gastritis. Arch Pathol Lab Med, 2019, 143(11): 1327 – 1331.

42. KISHINO M, NONAKA K. Endoscopic features of autoimmune gastritis: focus on typical images and early images. J Clin Med, 2022, 11(12): 3523.

43. NISHIZAWA T, YOSHIDA S, WATANABE H, et al. Clue of diagnosis for autoimmune gastritis. Digestion, 2021, 102(6): 903 – 910.

44. LIVZAN M A, GAUS O V, MOZGOVOI S I, et al. Chronic autoimmune gastritis: modern diagnostic principles. Diagnostics (Basel), 2021, 11(11): 2113.

第十二章 慢性胃炎：慢性萎缩性胃炎

第一节 西医认识

慢性萎缩性胃炎（chronic atrophic gastritis，CAG）是多因素共同作用于胃腺体细胞或黏膜组织，致其固有腺体萎缩的一种慢性胃部疾病，伴或不伴有肠上皮化生、上皮内瘤变，是胃癌前疾病的一种。其诊治在防治胃癌前病变及控制胃癌的发病中占据十分重要的地位，因此越来越引起临床重视。

1973 年，Strickland 和 Mackay 根据有无胃窦损伤，是否伴有抗壁细胞抗体（antiparietal cell antibodies，APCA）将 CAG 分为 2 类：A 型表现胃体弥漫性萎缩，而不累及胃窦，APCA 阳性，胃分泌功能严重受损，最终导致维生素 B_{12} 吸收障碍。B 型表现为可累及胃窦和胃体的灶性萎缩性胃炎，APCA 阴性，维生素 B_{12} 吸收障碍少见。A 型和 B 型 CAG 被认为是两种不同的疾病，但两者临床特征相互重叠。A 型萎缩性胃炎被认为是自身免疫引起的，与 APCA 有关，而 B 型萎缩性胃炎被认为主要是因幽门螺杆菌感染引起。本章节主要介绍 B 型萎缩性胃炎。

【流行病学】

由于多数 CAG 患者无特异性临床症状或无任何症状，因此难以获得确切的患病率。在不同国家或地区的人群中，CAG 的患病率大不相同，此差异与各地区 Hp 感染率、感染的 Hp 毒力基因差异、环境因素不同和遗传背景差异有关。胃癌高发区 CAG 的患病率高于胃癌低发区。日本研究显示，萎缩性胃炎检出率为 60%～90%，随着年龄的增长，检出率也逐渐增加。我国的一项多中心研究结果显示，对 8892 例有上消化道症状的患者进行胃镜检查，经病理证实萎缩性胃炎、肠上皮化生和上皮内瘤变分别占 25.8%、23.6% 和 7.3%。

【病因与发病机制】

CAG 发生与年龄、Hp 感染、胆汁反流、药物的使用、黏膜屏障的保护作用减退、免疫力下降、不良的生活饮食习惯、精神及生活压力等有着密切联系，其中主要与

Hp 感染有关。

1. 年龄：CAG 患病率均随年龄的增长而升高，这主要与 Hp 感染率随年龄增长而上升有关，年龄越大者 CAG 发病率越高，但其与性别无明显关系。

2. Hp 感染：被认为是慢性胃炎的最主要的病因，如未及时治疗，33% 的慢性胃炎会发展为 CAG。Corre A 提出肠型胃癌的发生、发展模式，既感染幽门螺杆菌后正常胃黏膜 – 慢性浅表性胃炎 – CAG – 肠上皮化生 – 异型增生 – 肠型胃癌的演变过程。胃黏膜萎缩、肠化与胃癌的发生密切相关，且胃癌发生与萎缩、肠化的范围和程度有关。既往研究显示萎缩性胃炎患者在诊断后 5 年内胃癌的年发病率为 0.3% ~ 0.4% 。

3. 胆汁反流：胆汁中主要是胆酸，其次是溶血磷脂酰胆碱和胰酶，其反流入胃可破坏胃黏膜屏障，尤其是胃大部切除术后及胆囊切除术后患者。

4. 自身免疫：自身免疫性胃炎通常被认为是慢性胃炎的一种特殊形式，萎缩仅限于胃体黏膜，目前导致壁细胞破坏的详细机制尚未完全阐明。H^+-K^+-ATP 酶蛋白被认为是自身免疫抗体的"靶"抗原，可能触发自身免疫反应，最终导致壁细胞丢失和泌酸黏膜功能受损。自身免疫和幽门螺杆菌相关的多灶 CAG 是两个明显不同的疾病，但也有特征重叠的报道。已证明幽门螺杆菌诱导的抗体与胃黏膜有交叉，可能是由于幽门螺杆菌氨基酸序列与壁细胞上的 H^+-K^+-ATP 酶之间的存在相似的抗原。研究证明，幽门螺杆菌尿素酶和 H^+-K^+-ATP 酶自身抗原的 α 亚基高度同源，25 个氨基酸重叠72% 。一些研究证实自身免疫 CAG 患者的幽门螺杆菌阳性率更高，这种情况在幽门螺杆菌感染率较低的地区更为常见。

5. 遗传背景：幽门螺杆菌感染患者是否发展成为 CAG，除与幽门螺杆菌菌株毒力、饮食环境因素有关外，还与患者基因易感性有关，如白细胞介素、TNF-α 和生长因子等基因。此外，研究显示 Lynch Ⅱ 综合征患者中，胃癌患者的亲属中萎缩性胃炎更常见。

6. 饮食和环境：盐摄入过多，微量元素、维生素或抗氧剂摄入不足，吸烟，不良的饮食习惯，饮酒，缺铁性贫血，服用损伤胃黏膜的药物或未知的有毒环境物质的影响皆是 CAG 发生及发展的影响因素。

【临床表现】

CAG 患者无特异性临床症状，且多数患者可无明显临床症状。CAG 主要表现为腹部不适、食欲不振、早饱、恶心、反酸、暖气等胃肠道症状，易反复发作。消化不良症状，如上腹痛、早饱出现率分别为 35.5% 、10% ，而反流样症状，如烧心、反流出现率分别为 24.2% 和 12.1% 。少数患者出现吞咽困难、舌炎和下消化道症状。因此，消化不良和（或）胃食管反流症状，作为可能的临床线索，可提高对 CAG 的诊断。

【内镜表现】

CAG 内镜下可见黏膜红白相间，以白相为主，皱襞变平甚至消失，部分黏膜血管显露，可伴有黏膜颗粒或结节状等表现。

内镜下依据木村 – 竹本分类法（图 12 – 1）进行分级，按照萎缩部位和范围分为

Closed 型与 Open 型。萎缩境界未超过贲门者定义为 Closed 型，分为 C1、C2、C3；超过贲门者定义为 Open 型，分为 O1、O2、O3。萎缩的程度与萎缩的范围有关，C1-C2-C3-O1-O2-O3 为连续的变化过程，萎缩严重程度也逐级递增。C1-C2-轻度：褪色的萎缩黏膜点状斑状存在；C3-O1-中度：黏膜下细小的血管显露；O2-O3-重度：黏膜下网格状血管透见。

相关内容及插图，尚可参见《食管胃肠疾病之早癌早诊》第七章。

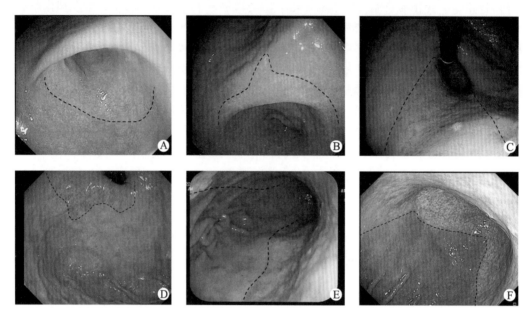

图 12-1　木村-竹本分类法

A 至 F 依次为 C1、C2、C3、O1、O2、O3

【诊断】

CAG 的诊断包括内镜诊断和病理诊断。白光内镜是判断胃黏膜萎缩的基本方法，而普通白光内镜下判断的萎缩与病理诊断的符合率较低，采用放大胃镜、NBI、共聚焦内镜等内镜新技术，可提高诊断的准确性。确诊应以病理诊断为依据。

慢性胃炎病理活检显示固有腺体萎缩，即可诊断为萎缩性胃炎。萎缩程度以胃固有腺减少各 1/3 来计算。轻度：固有腺的 1/3 萎缩；中度：固有腺萎缩介于 1/3～2/3；重度：固有腺体萎缩 2/3，仅残留少许腺体，甚至完全消失。组织学上有两种类型：①化生性萎缩：胃黏膜固有腺体被肠化或假幽门化生腺体替代。②非化生性萎缩：胃黏膜固有腺体被纤维组织或纤维肌性组织替代或炎性细胞浸润引起固有层腺体数量减少。需注意的是，活检的标本应足够大，达到黏膜肌层，标本过浅或少未达黏膜肌层者，失去判断有无萎缩的依据。新悉尼系统和 OLGA/OLGIM 胃炎评分系统建议在标准胃部位进行 5 次活检：①距幽门环 2～3 cm 之幽门窦部小弯及大弯 2 点；②距胃角 4 cm 之小弯及距贲门 8 cm 之大弯 2 点；③胃角部 1 点，以正确评估萎缩累计的范围。

NBI 内镜可用于胃肠上皮化生的分级，对高度可疑肠上皮化生的区域行目标活检，能提高化生 CAG 的诊断准确性。

临床医师可根据内镜表现结合病理结果，最后做出萎缩范围和程度的判断。但目前内镜医师仅凭黏膜外观而无活检和病理证据来诊断 CAG 的做法在临床比较常见。

【治疗】

CAG 的治疗应尽可能针对病因，遵循个体化原则。治疗目的是去除病因、缓解症状和改善胃黏膜组织学。对 CAG 特别是重度的 CAG 或伴有上皮内瘤变者应注意预防其恶变。

1. 改善生活和饮食方式：饮食规律，避免刺激性食物，戒烟忌酒，避免使用损害胃黏膜的药物（如抗血小板药物、非甾体抗炎药等）。

2. 根除幽门螺杆菌：幽门螺杆菌感染会引起胃黏膜活动性炎症，长期感染后，部分患者可发生胃黏膜萎缩和肠化。研究表明，抗幽门螺杆菌治疗能够阻止萎缩的进展，但对肠化却是不可逆。同时，幽门螺杆菌根除治疗可缓解患者腹部不适症状，提高患者的生活质量。

3. 胃黏膜保护剂：萎缩性胃炎的病理学改变是腺体萎缩、炎症细胞浸润，临床给予胃黏膜保护剂如替普瑞酮、果胶铋、麦滋林等，能促使胃黏膜细胞修复及再生，增加胃黏膜分泌能力，提高黏膜抵抗力，实现有效保护胃黏膜的作用。

4. 抗氧化剂治疗：叶酸、维生素 C、维生素 E 等抗氧化剂对于治疗萎缩性胃炎的作用仍有一些争论，但目前大多数研究持肯定观点，认为抗氧化剂可充分发挥其生物活性功能，促进消化道上皮细胞的修复再生，延缓和逆转胃黏膜萎缩和肠化。

5. 中医治疗：临床常用的有胃复春、摩罗丹等。研究显示在中医辨证论治基础上，中药可显著改善 CAG 患者腹痛、腹胀、烧心、嗳气、纳差等症状，且对逆转异型增生、预防癌变有一定作用。

6. 对症治疗：CAG 患者根据症状可选用抑酸药、制酸剂、促动力药或消化酶制剂等。有上腹饱胀、纳差等消化不良症状者，可选用促动力药、消化酶制剂；上腹痛、反酸、烧心等，可适度应用质子泵抑制剂（proton pump inhibitor，PPI）、H_2 受体阻断剂（H_2RA）或制酸剂；有胆汁反流者则可选用有结合胆酸作用的胃黏膜保护剂和（或）促动力药；对合并有精神心理因素者，常规治疗无效或疗效差者，可进行精神心理评估，酌情给予精神心理治疗。

【随访与监测】

CAG 是一种胃癌前疾病。一般认为中重度 CAG 有一定的癌变率。建议随访患者根据新悉尼系统活检标准进行组织学活检，并根据组织学结果进行 OLGA（表 12-1）及 OLGIM（表 12-2）分期，0～Ⅱ期为胃癌低风险，Ⅲ～Ⅳ期为胃癌高风险。欧洲指南建议重度 CAG 和（或）肠上皮化生患者应每 3 年接受 1 次内镜检查。然而，轻度至中度 AG/IM 的患者不需要随访。我国指南建议累及全胃的重度 CAG（OLGA 及

OLGIM 分期为Ⅲ和Ⅳ期）建议每 1~2 年复查高清内镜，轻中度、局限于胃窦的 CAG 建议每 3 年复查胃镜；伴有上皮内瘤变的 CAG 可酌情内镜干预；伴有低级别上皮内瘤变并证实此标本并非源于癌旁者，根据内镜和临床情况缩短至 6 个月左右随访 1 次；而高级别上皮内瘤变需立即行内镜下下治疗或手术治疗。

表 12 - 1　OLGA 分期

萎缩		胃体			
		无	轻度	中度	重度
胃窦	无	0	Ⅰ	Ⅱ	Ⅱ
	轻度	Ⅰ	Ⅰ	Ⅱ	Ⅲ
	中度	Ⅱ	Ⅱ	Ⅲ	Ⅳ
	重度	Ⅲ	Ⅲ	Ⅳ	Ⅳ

表 12 - 2　OLGIM 分期

肠化		胃体			
		无	轻度	中度	重度
胃窦	无	0	Ⅰ	Ⅱ	Ⅱ
	轻度	Ⅰ	Ⅰ	Ⅱ	Ⅲ
	中度	Ⅱ	Ⅱ	Ⅲ	Ⅳ
	重度	Ⅲ	Ⅲ	Ⅳ	Ⅳ

（陈建勇　王爱瑶）

第二节　中医认识

　　慢性萎缩性胃炎是指一种在多种因素的诱导下胃黏膜组织出现固有腺体的萎缩，常伴有肠腺或（和）假幽门腺化生的慢性胃炎。可无明显不适，亦可有上腹部疼痛、饱胀，可伴有反酸、烧心、嘈杂等消化系统不适表现，或见贫血、消瘦等症状。相较于非萎缩性胃炎，CAG 内镜下表现为胃黏膜红白相间，以白为主，RAC 消失等特征性表现（图 12 - 2，图 12 - 3）。

【病因】

　　慢性萎缩性胃炎的病因多样，主要病因有 4 个：外邪侵袭、情志不畅、饮食不节、体质虚弱。

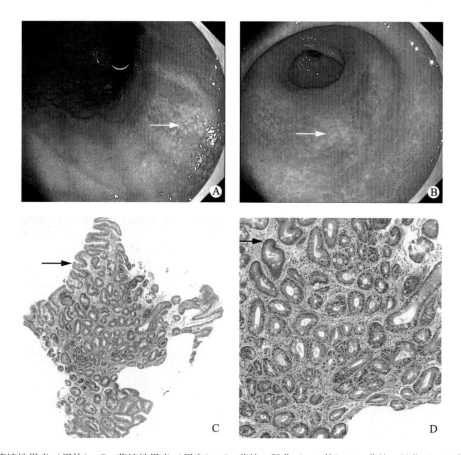

A. 萎缩性胃炎（胃体）；B. 萎缩性胃炎（胃窦）；C. 萎缩、肠化（×4倍）；D. 萎缩、肠化（×10倍）。

图12-2 萎缩性胃炎内镜及相应病理表现

1. 外邪侵袭：人体感受到外界寒邪、湿邪、幽门螺杆菌等邪气侵袭，造成胃气不畅，气机阻滞，气血运行不畅，不通则痛，故胃痛发作。

2. 情志不畅：经常情绪不顺（忧思恼怒、紧张、焦虑等），出现胸胁胀闷，致肝失疏泄，土虚木乘，横逆犯胃，胃失和降而发病。

3. 饮食不节：经常喜爱吃辛辣刺激、油腻的食物，或经常吸烟喝酒，或常吃生冷的食物，或饥一顿饱一顿，都会造成胃气失和，脾失健运，脾胃升降失调而发生此病。

4. 体质虚弱：因先天身体条件差，或久病出现体质虚弱，造成脾胃虚弱，影响脾胃的正常机能，导致气血生成不足，胃气无力运行，胃失濡养而致病。

总之，本病的病位在胃，但与肝、脾两脏有密切关系，发病基础为气机不畅，胃气阻滞不通，发病根本为脾胃虚弱，机体无力抗邪或胃体失养，病情日久会产生瘀血，瘀血是慢性萎缩性胃炎病情发展的关键病机。

【诊断】

1. 症状：常以胃脘部出现疼痛为主要表现，疼痛性质可有胀痛、隐痛、刺痛等，常伴有腹胀满、嗳气、打嗝、胃口不好、反酸和烧心等。

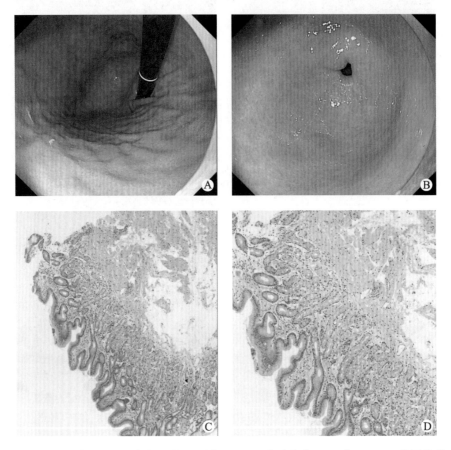

A. 非萎缩性胃炎（胃体）；B. 非萎缩性胃炎（胃窦）；C. 正常胃黏膜（×4 倍）；D. 正常胃黏膜（×10 倍）。

图 12-3　非萎缩性胃炎内镜及相应病理表现

2. 诱因：情绪不佳（忧思恼怒、紧张、焦虑），饮食因素（暴饮暴食、过食生冷、辛辣刺激、肥甘厚味、嗜食烟酒），天气因素（寒冷、湿气等），药物，感染幽门螺杆菌等。

3. 检查：胃镜检查及相应病理诊断。

【辨证】

辨证应辨清寒热、气血、虚实。

一般由寒邪诱发，自觉胃脘部冷痛，得温则胃痛减轻者，为寒证；胃脘部灼热疼痛，痛势强烈，遇热邪胃痛加重，遇寒凉胃痛减轻，为热证；胃脘部胀满，嗳气后疼痛好转者为气滞；胃脘部隐痛不适，肢体发力，胃口差者为气虚；胃脘部刺痛，疼痛部位固定不移为血瘀。进食后疼痛加重，拒按，脉力强者为实证；进食后疼痛减轻，喜按，脉力弱者为虚证。

一、肝胃气滞证

1. 证见：胃脘部胀痛，牵扯两胁，多因情志因素有关，嗳气频作，胸闷不舒，舌淡红，边见齿痕，苔薄白，脉弦细。内镜下可见黏膜萎缩伴少量黄绿色胆汁反流（图12－4）。

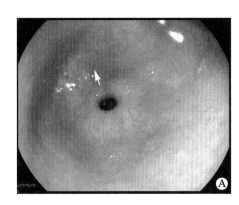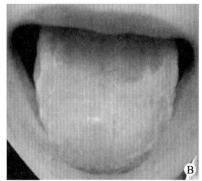

A. 胃镜下表现；B. 舌象。

图12－4 肝胃气滞证

2. 治法：疏肝理气，和胃降逆。

3. 方药

（1）主方：柴胡疏肝散（《医学统旨》）加减

处方：柴胡9 g，香附12 g，白芍15 g，陈皮6 g，枳壳9 g，川芎9 g，川楝子15 g，延胡索9 g，炙甘草6 g。水煎2次，分2次服用。

（汤药：早上9点，下午3点，不能空腹服用，下同）

（2）中成药

气滞胃痛颗粒，每次1袋，每日3次；枳术宽中胶囊，每次3粒，每日3次。

二、肝胃郁热证

1. 证见：胃脘部灼热疼痛，痛连两胁，反酸，伴见心烦易怒，口干口苦，小便黄赤，大便干燥，舌红，苔黄、脉弦数或弦。内镜下常见黏液糊呈黄绿色改变（图12－5）。

2. 治法：清肝泄热，和胃止痛。

3. 方药

（1）主方：化肝煎（《景岳全书》）合左金丸（《丹溪心法》）加减

处方：丹皮9 g，栀子9 g，浙贝母9 g，陈皮6 g，青皮6 g，泽泻9 g，白芍12 g，延胡索9 g，黄连9 g，吴茱萸3 g，甘草3 g。水煎2次，分2次服用。

（2）中成药

三九胃泰颗粒，每次1包，每日3次；达立通颗粒，每次1袋，每日3次。

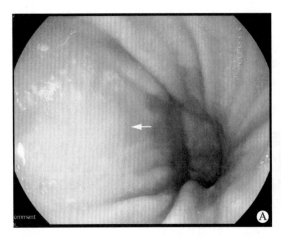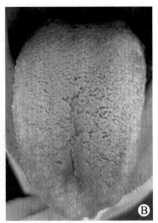

A. 胃镜下表现；B. 舌象。

图 12 - 5　肝胃郁热证

三、饮食停滞证

1. 证见：暴饮暴食后出现胃脘部疼痛、胀满，嗳腐吞酸，或呕吐未消化的食物，大便不畅，苔厚腻，脉滑。内镜下常见胃内食物残渣残留（图 12 - 6）。

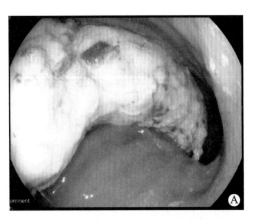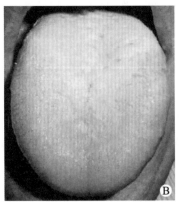

A. 胃镜下表现；B. 舌象。

图 12 - 6　饮食停滞证

2. 治法：消食导滞，和胃止痛。

3. 方药

（1）主方：保和丸（《丹溪心法》）加减

处方：山楂 15 g，六神曲 12 g，莱菔子 12 g，法半夏 6 g，陈皮 6 g，枳实 6 g，茯苓 12 g，连翘 12 g，甘草 6 g。水煎 2 次，分 2 次服用。

（2）中成药：山楂内消丸，每次 1 袋，每日 1 ~ 2 次；沉香化滞丸，大蜜丸每次 1 丸，水丸每次 1 袋，每日 2 ~ 3 次。

四、脾胃虚寒证（脾胃虚弱证）

1. 证见：胃脘部隐痛不适，空腹痛甚，喜按喜暖，伴见倦怠乏力，气短懒言，大便稀溏，舌淡，边见齿印，苔薄白或白，脉弱无力。内镜下见黏膜萎缩（图 12 - 7）。

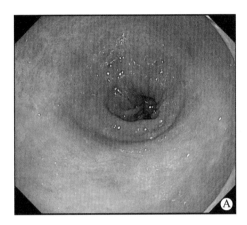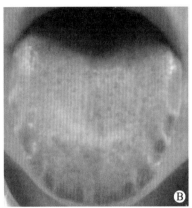

A. 胃镜下表现；B. 舌象。

图 12 - 7　脾胃虚弱证

2. 治法：温中健脾，和胃止痛。

3. 方药：

（1）主方：黄芪建中汤（《金匮要略》）加减

处方：黄芪 18 g，白芍 15 g，桂枝 9 g，陈皮 6 g，茯苓 12 g，法半夏 6 g，砂仁 6 g，广木香 6 g，生姜 9 g，大枣 18 g，炙甘草 6 g。水煎 2 次，分 2 次服用。

（2）中成药

温胃舒胶囊，每次 3 粒，每日 2 次；香砂六君子丸，每次 9 克，每日 3 次。

五、脾胃湿热证

1. 证见：胃脘部疼痛兼有灼热，痛势强烈，脘腹胀满，可伴有恶心、呕吐，口干口苦口臭，渴而不欲饮，肢体困重，舌红，苔黄腻，脉滑数。内镜下常见黏膜萎缩伴充血水肿、糜烂灶（图 12 - 8）。

2. 治法：清热化湿，和中醒脾。

3. 方药

（1）主方：连朴饮（《霍乱论》）加减

处方：黄连 6 g，厚朴 6 g，石菖蒲 15 g，法半夏 6 g，陈皮 6 g，生薏苡仁 15 g，茯苓 15 g，芦根 15 g，蒲公英 12 g，甘草 6 g。水煎 2 次，分 2 次服用。

（2）中成药

清胃黄连丸，每次 1 袋，每日 2 次；清热祛湿颗粒，每次 1 袋，每日 2~3 次。

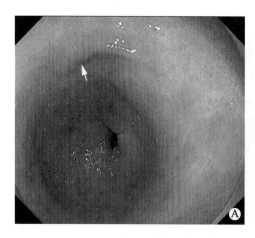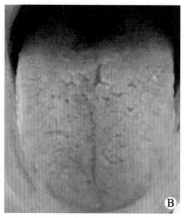

A. 胃镜下表现；B. 舌象。

图 12-8 脾胃湿热证

六、胃阴不足证

1. 证见：胃脘部隐痛不适，嘈杂灼热，似饥而不欲饮食，口燥咽干，倦怠无力，五心烦热，渴而欲饮，小便短赤，大便干结，舌红或红绛，少津，苔无，脉细数。内镜下见黏膜萎缩明显（图 12-9）。

2. 治法：养阴和胃，理气止痛。

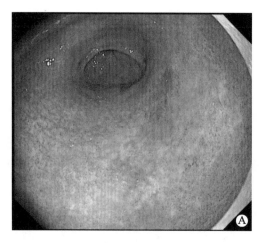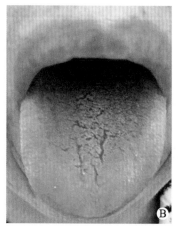

A. 胃镜下表现；B. 舌象。

图 12-9 胃阴不足证

3. 方药

（1）主方：一贯煎（《续名医类案》）合芍药甘草汤（《伤寒论》）加减

处方：北沙参 18 g，麦冬 15 g，白芍 15 g，枸杞子 12 g，生地 18 g，当归 9 g，鸡

内金 15 g，佛手 12 g，香橼皮 12 g，甘草 6 g。水煎 2 次，分 2 次服用。

（2）中成药

养胃舒胶囊，每次 3 粒，每日 2 次；阴虚胃痛颗粒，每次 1 袋，每日 3 次。

七、胃络瘀血证

1. 证见：胃脘部刺痛，痛有固定，夜间及食后加重，按之痛甚，或伴见黑便、吐血，舌暗红或紫暗，舌面见瘀点或瘀斑，脉涩或弦涩。内镜下见黏膜萎缩明显，甚至伴有颗粒样增生（图 12－10）。

2. 治法：理气活血，化瘀止痛。

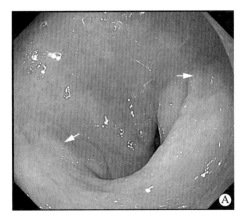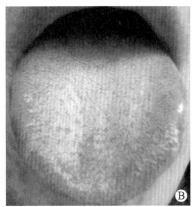

A. 胃镜下表现；B. 舌象。

图 12－10　胃络瘀血证

3. 方药

（1）主方：失笑散（《太平惠民和剂局方》）合丹参饮（《医宗金鉴》）

处方：蒲黄（包煎）9 g，五灵脂 15 g，丹参 9 g，檀香（后下）15 g，延胡索 9 g，郁金 15 g，砂仁 6 g，三七粉（冲服）2 g，枳壳 9 g，甘草 6 g。水煎 2 次，分 2 次服用。

（2）中成药

胃复春，每次 4 片，每日 3 次；摩罗丹，每次 55～110 颗，每日 3 次。

【饮食疗法】

一、甘蔗汁

1. 材料：甘蔗 1 根。

2. 制法：甘蔗洗净削皮，绞汁取 100 mL，分早晚 2 次服。

3. 功效：养阴和胃，适用于胃阴不足证。

二、柚皮米酒

1. 材料：柚子皮（去白）、青木香、川芎各等份，米酒、红糖各适量。

2. 制法：将上述前三味药加工成粉末，煮红糖米酒，每晚可加入药粉 3~6 g，趁热食用，每日 2 次。

3. 功效：理气解郁，和胃止痛。适用于肝气犯胃证。

三、山楂麦茶饮

1. 材料：山楂 10 g，生麦芽 10 g。

2. 制法：将山楂洗净，与麦芽共置杯中，加入开水 500 mL，加盖泡半个小时，代茶饮。

3. 功效：消食化积。适用于饮食停滞证。

四、莱菔子粥

1. 材料：萝卜籽 15 g，粳米 100 g。

2. 制法：萝卜籽 15 g，洗净，加水煮 30 分钟，取汁，下粳米 100 g，煮粥，空腹分次顿服。

3. 功效：消食化积。适用于饮食停滞证或伴腹胀腹痛。

五、良姜炖鸡块

1. 材料：高良姜 6 g，草果 6 g，陈皮 3 g，胡椒 3 g，公鸡 1 只（800 g），调料适量。

2. 制法：将诸药洗净放置药袋中，与洗净切块后的公鸡放入砂锅中，加水适量，武火煮沸，去掉污沫，文火再炖 2 小时，调料味服食。

3. 功效：温中散寒。适用于虚寒腹痛证。

六、小茴香粥

1. 材料：小茴香 6 g，生姜 6 g，粳米 100 g。

2. 制法：小茴香 6 g、生姜 6 g 加水先煮取汁，加粳米 100 g，煮稀粥。

3. 功效：温中止痛。适用于虚寒腹痛证。

七、三七炖鸡蛋

1. 材料：三七粉末 5 g，鸡蛋 2 个，白糖适量。

2. 制法：将鸡蛋打入碗中，加入三七粉末和白糖，搅拌均匀后，隔水炖熟即可。

3. 功效：散瘀止痛。适用于胃络瘀血证。

【预防与调护】

（1）避免陷入忧思恼怒、紧张、焦虑的情绪，尽量保持乐观心态。

（2）饮食有节，避免饥饱无常；饮食清淡、易消化的食物，少食生冷、辛辣刺激、肥甘厚味等，少吸烟、少饮酒。

（3）注意劳逸结合，保持适当的运动量。

（喻　晓　陈敬贤）

参考文献

1. YOON K，KIM N. Reversibility of atrophic gastritis and intestinal metaplasia by eradication of Helicobacter pylori. Korean J Gastroenterol，2018，72（3）：104－115.

2. YE M，CHENG J，JIN D，et al. Systematic review and meta-analysis based on the composition of risk factors of chronic atrophic gastritis under gastroscopy detection. Ann Palliat Med，2021，10（9）：9742－9751.

3. 中华医学会消化病学分会. 中国慢性胃炎共识意见（2017 年，上海）. 胃肠病学，2017，22（11）：670－687.

4. PIMENTEL-NUNES P，LIBÂNIO D，MARCOS-PINTO R，et al. Management of epithelial precancerous conditions and lesions in the stomach（MAPS Ⅱ）：European Society of Gastrointestinal Endoscopy（ESGE），European Helicobacter and Microbiota Study Group（EHMSG），European Society of Pathology（ESP），and Sociedade Portuguesa de Endoscopia Digestiva（SPED）guideline update 2019. Endoscopy，2019，51（4）：365－388.

5. LAHNER E，ZAGARI R M，ZULLO A，et al. Chronic atrophic gastritis：natural history，diagnosis and therapeutic management. A position paper by the Italian Society of Hospital Gastroenterologists and Digestive Endoscopists（AIGO），the Italian Society of Digestive Endoscopy（SIED），the Italian Society of Gastroenterology（SIGE），and the Italian Society of Internal Medicine（SIMI）. Dig Liver Dis，2019，51（12）：1621－1632.

6. 中国中西医结合学会消化系统疾病专业委员会. 慢性萎缩性胃炎中西医结合诊疗共识意见（2017 年）. 中国中西医结合消化杂志，2018，26（2）：121－131.

7. 刘志勇，左铮云，乐毅敏. 中医药膳学. 北京：中国中医药出版社，2015.

8. 夏翔，施杞. 中国食疗大全. 3 版. 上海：上海科学技术出版社，2011.

第十三章 糜烂性胃炎的中医治疗

中医学无糜烂性胃炎病名，可根据其临床表现归属于"胃脘痛""痞满"等范畴，现代医学中凡胃镜下主要表现以胃黏膜糜烂为特征，伴或不伴胃黏膜萎缩，均可参照本章节治疗。

【病因病机】

一、邪热内侵

现代医学研究糜烂性胃炎的主要病因为 Hp 感染。Hp 自口而入，寄居在胃，当属外邪。现症 Hp 感染在白光胃镜下表现主要有黏膜充血水肿、糜烂、出血点、皱襞肿胀等，依据中医"黄赤为热"的望诊理论，应属热证。邪热内侵，羁留胃膜，热盛则肿，甚则肉腐，故在镜下见糜烂、出血点等。

二、药毒戕害

非甾体抗炎药、激素、化疗药物等属于大辛大热或有毒之品。食入胃腑，直接灼伤胃膜，遂成糜烂。

三、饮食损害

《医学正传·胃脘痛》记载"致病之由，多有纵恣口腹……恣饮热酒煎煿"。嗜食辛辣、煎炸、醇酒等物，此类食物性味属阳，短时间内大量摄入或平素偏嗜日久，导致邪热内生，蕴结中焦，胃膜受伤，故见糜烂。

四、七情内伤

怒喜忧思悲恐惊，是谓七情，属于人体对环境变化做出的七种正常的情绪反应。但过度的、长期的情绪变化则是一种不利因素。金元四大家之一刘完素在其《素问玄机原病式·六气为病劳·热类》中说："五脏之志者，怒、喜、悲、思、恐也，若五志过度则劳，则伤本脏，凡五志所伤皆热也"。情志失和，久郁而不达，滞而化火，热从内生，灼伤胃膜。

五、大病术后

大病术后，损伤人体正气，脾胃功能受损，运化失常，传导失司，饮食内停，水饮不化，酿成食积痰湿，阻滞气机运行，郁结化热，更伤胃膜。

本病病机总以"热盛则肉腐"为主，急性发病和胃镜下表现以"热""实"为主要特点，反复发作者多见虚实寒热夹杂。

【辨治要点】

一、辨脏腑病位和性质

本病病位在胃，但与肝、胆、脾密切相关。胃与脾为表里关系，胃属腑为表，脾属脏为里，胃主受纳，盛装食水，脾主运化，消磨水谷，故《黄帝内经》有言"脾为之使，胃为之市"。若饮食过度，或久病、大病术后体虚，脾气受损，不能有效运化水谷，常可出现饮食停聚，转成食积痰湿，郁久化热，伤损胃壁。胃五行属土，肝胆属木，属于相克关系，正常的克制有助于脾胃正常功能的发挥，"土得木则疏"。但是过度的克制则成相乘关系，则有碍胃的正常功能。因此必须辨清脏腑不同，旨在抓住主要矛盾。胃胀，进食后出现或加重，病在脾，多属脾虚不运、食滞内停。胃脘疼痛或胀满、口干、大便干结，舌质红、苔薄白或薄黄，脉滑或数属病在胃，属胃热炽盛；若兼见舌苔黄厚腻、大便黏膜不爽（有粘马桶现象或手纸频擦而不尽），则为湿热中阻。若兼有口苦，则有胆热。如兼有夜难入寐、烦躁易醒，则属肝火内扰。如症状在情绪变化后出现或加重，属肝气郁结。

二、辨整体与局部

随着胃镜技术的出现，传统的中医望诊得以延伸，可观察胃内的变化。但需注意的是内镜下的表现属于局部辨证，仅能反映胃局部的病机特点。中医传统四诊技术（望、闻、闻、切）收集到的临床资料往往可反映患者整体的病机特性。因此，在辨证施治时，应首先着眼于人的整体，其次关注胃的局部，一定是局部服从整体，切不可本末倒置。例如，患者属于虚寒或阴寒体质，虽然镜下所见为糜烂、出血等表现，不可一味清热解毒泻火，非但不能缓解病情，反有胃痛加重、泄泻等不良反应。常须识此，不可犯只见树木、不见森林的错误。

三、重视脉象的重要意义

脉诊是中医特有的诊断方法，脉内含气血，内通脏腑、外达周身，可直接反映机体的真实状态，具有重要的临床意义。本病常见脉象有弦、滑、数、沉、大、细、缓等。沉，弦，或沉弦并见，为病在气分，主肝气郁结，若略带滑象，为有化热之像。又弦脉属阴，滑脉属阳，若弦滑并见主寒热错杂。数脉属阳，有力为实热，无力或兼细为虚热。弦细主肝郁阴血亏虚，兼见滑、数为有化热之像。缓脉为脾虚有湿。大脉主气阴两亏。

【治疗大法】

总以清热泻火、生肌护膜为主，但须坚持辨证论治原则，兼顾患者整体特点和脏腑不同。

【分型证治】

一、急性糜烂性胃炎（急性胃黏膜病变）

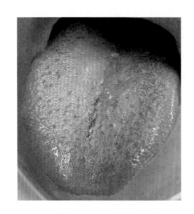

图13-1　舌红，
苔黄白腻

急性起病，多因药物损伤、大量进食辛辣食物、饮酒、情绪应激等引起。

临床表现：胃脘灼痛难忍，胀满，恶心、呕吐，甚至呕血、黑便，舌红（图13-1），脉滑、数或滑数。

辨证：胃热炽盛

治法：清热泻火

方药：大黄黄连泻心汤加味（《伤寒论》）

大黄、黄连、黄芩、蒲公英、白芨、百合。

如糜烂严重，伴见上消化道出血者，急则治其标，当以止血为先，在清热泻火的基础上，可选用十灰散、云南白药吞服止血。若出血量大必须中西医结合治疗。

二、非急性糜烂性胃炎

1. 胃热炽盛证

临床表现：胃脘胀满疼痛，进食辛辣食物加重，自觉烧灼感，泛酸、口臭，大便干结或黏腻不爽，舌红（图13-2），苔黄白或黄腻（图13-3），脉滑、数或滑数。

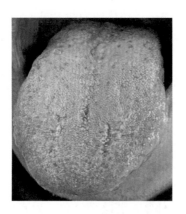

图13-2　舌红，苔薄白腻，
苔根偏厚

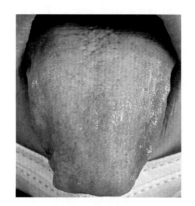

图13-3　舌淡红偏暗，
苔黄腻

治法：清热泻火

方药：同急性糜烂性胃炎用方

口臭明显可加生栀子；烧心、泛酸明显加煅瓦楞子、海螵蛸、浙贝母；大便干结不除加瓜蒌子；大便黏腻不解加全瓜蒌、生薏苡仁。

2. 肝气犯胃证

临床表现：胃脘胀满，偶有疼痛、多在情绪波动后加重，嗳气则舒，二便调，舌淡红，苔薄白（图13-4），脉弦、沉或沉弦。

治法：疏肝理气

方药：柴胡疏肝散（《景岳全书》）

柴胡、香附、枳壳、芍药、陈皮、川芎、甘草。

胀满疼痛明显，可加紫苏梗、制半夏、青皮、元胡增强理气止痛作用；兼见口苦，脉兼滑者，为肝胆郁热，可加丹皮、栀子清肝泻火，不效，再加黄芩。

3. 湿热中阻证

临床表现：胃脘胀满，恶心欲呕，进食油腻食物后加重，皮肤出油明显，大便黏腻不爽，舌淡红或红，苔黄厚腻（图13-5），脉滑。

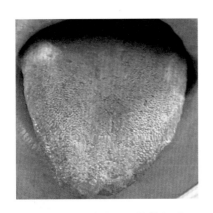
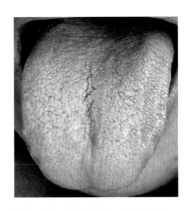

图13-4　舌淡红，苔薄白腻　　　　　　图13-5　舌淡红，苔黄厚腻

治法：清热化湿畅中

方药：甘露消毒丹加减（《温热经纬》）

白豆蔻、藿香、茵陈、滑石、通草、石菖蒲、黄芩、浙贝母、全瓜蒌、生薏苡仁湿热严重者可加黄连、栀子、佩兰。

4. 肝郁脾虚证

临床表现：胃脘胀满疼痛，口干口苦，大便不成形或稀溏，但不黏腻，舌淡红，苔薄白或薄黄，脉弦滑。

治法：疏利肝胆、健脾和中

方药：柴平汤（《景岳全书》）

柴胡、黄芩、太子参、制半夏、炙甘草、生姜、苍术、厚朴、陈皮。

若大便不成形不改善，可合参苓白术散（《太平惠民和剂局方》：太子参、茯苓、白术、白扁豆、陈皮、山药、甘草、莲子、砂仁、炒薏苡仁、桔梗）。若见大便黏腻可加全瓜蒌、生薏苡仁分利湿热。

5. 寒热错杂证

临床表现：胃脘莫名不适，无口干口苦，大便调，舌淡红，苔薄白或薄黄，脉弦滑。

治法：平调寒热，燮理升降。

方药：半夏泻心汤（《伤寒论》）

黄连、黄芩、太子参、制半夏、干姜、炙甘草、大枣。

若平素胃脘怕冷，或吃冷食后胃脘不适加重，大便不成形，属寒多热少，予黄连汤（《伤寒论》）

黄连、桂枝、太子参、制半夏、干姜、炙甘草、大枣。

6. 胃阴亏虚证

临床表现：胃脘隐痛，饥饿时或夜间明显，口干唇干，大便干，但排便通畅，舌嫩红，无苔、苔少（图13-6）、剥苔、虽有苔但无根（图13-7），或舌见裂纹（图13-8），脉细或沉细。

治法：滋养胃阴

方药：一贯煎加味（《柳州医话》）

生地黄、北沙参、枸杞子、麦冬、当归、川楝子、百合、生山药。

若舌虽见裂纹，但舌质颜色较正常偏红（图13-9），则考虑热胜伤阴，上方基础上可加黄连、牡丹皮、升麻，遂成一贯煎、清胃散合方，以清热养阴并举。

胃痛明显者可益丹参饮（《时方歌括》：丹参、檀香、砂仁），如舌边见瘀点者（图13-10），更宜选用。

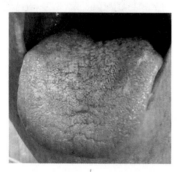

图13-6 舌红偏苍老，苔少，根部偏厚

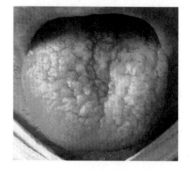

图13-7 舌质嫩红，苔浮无根

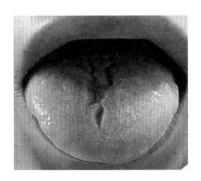

图 13 - 8　舌淡红，
中见裂纹

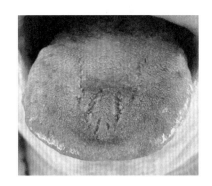

图 13 - 9　舌质偏红，可见
裂纹，中部见黄腻苔

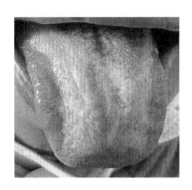

图 13 - 10　舌质偏暗，边见细小瘀点，苔薄黄白腻

【食疗方】

1. 百合山药粥

原料：鲜百合 30 g，生山药 50~100 g，好大米或糯米一把。

制作方法：将百合、米清洗干净，山药去皮切块，清水适量，用大火烧开后，转至小火，熬至略呈黏稠状即可。

适用人群：对以饥饿痛、夜间痛或进食辛辣刺激食物后胃痛为主要表现者有效。

2. 猪肚汤

原料：新鲜猪肚 1 枚，生鸡内金 18 g，生山楂 15~30 g。

制作方法：将猪肚清洗干净，以无腥味为度。将猪肚切丝，与鸡内金、山楂一起用清水熬煮，至猪肚软烂即可。喝汤，亦可食用猪肚。

适用人群：胃痛隐隐缠绵难愈者均可服用。

3. 百合玫瑰花茶

原料：鲜百合数瓣，干玫瑰花数朵。

制作方法：将百合、玫瑰花清洗干净，用开水冲泡，代茶饮，水色淡或无味时可更换，重新冲泡。

适用人群：生气或情绪紧张后胃痛不适者可用。

【日常调护】

主要注意三个方面：饮食、情志、天气变化。饮食忌偏嗜，尤其不宜过多摄入辛辣、生冷、煎炸、腌制、粗糙食品，忌烟酒。情绪宜平和开朗，移情易性，避免长期紧张、焦虑、烦闷等。关注天气变化，尤其在寒冷时节尤需注意，提前防寒保暖。

（郭召平）

参考文献

1. 虞抟. 医学正传. 北京：中国古籍出版社，2002：207.
2. 刘完素. 素问玄机原病式. 北京：人民卫生出版社，2005：3.
3. 黄帝内经. 北京：中国古籍出版社，2003：103.
4. 张仲景. 伤寒论. 北京：人民卫生出版社，2005：60，65.
5. 张景岳. 景岳全书. 杭州：浙江古籍出版社，2013：2080，2058.
6. 王孟英. 温热经纬. 长沙：湖南科学技术出版社，2010：521.
7. 太平惠民和剂局方. 北京：人民卫生出版社，2007：90.
8. 许济群. 方剂学. 上海：上海科学技术出版社，1985：108.
9. 陈修园. 时方歌括. 北京：学苑出版社，2013：86.

第十四章 嗜酸性粒细胞性胃肠炎

嗜酸性粒细胞性胃肠炎是一类由免疫介导的慢性炎症性胃肠道疾病，临床主要表现为胃肠道的相关症状和体征，病理学特征为嗜酸性粒细胞浸润胃肠壁组织，需排除其他引起嗜酸性粒细胞增多的疾病方可确诊。根据受累部位不同，可将嗜酸性粒细胞性胃肠炎分为嗜酸性粒细胞性胃炎（eosinophilic gastritis，EoG）、嗜酸性粒细胞性小肠炎（eosinophilic enteritis，EoN）和嗜酸性粒细胞性结肠炎（eosinophilic colitis，EoC）。EoN 可进一步分为嗜酸性粒细胞性十二指肠炎、嗜酸性粒细胞性空肠炎和嗜酸性粒细胞性回肠炎。

本病于 1937 年由 Kaijser 首次报道。迄今为止，全球关于嗜酸性粒细胞性胃肠炎的个案报道及小型病例分析总计仅有几百例，其发病率及人口分布特征很难确定。据大型数据库估计，EoG 的患病率约为 6/100 000，EoG 合并 EoN 的患病率约为 7/100 000，EoC 的患病率约为 3/100 000。由于本病相对少见、临床表现多样、影像学检查和内镜表现缺乏特异性、未取活检标本及缺少准确的组织病理学评估等诸多因素，使得部分病例可能被误诊或漏诊，因此该数据可能比较保守。任何年龄均可发病，以 30 ~ 50 岁多见，儿童少见，男性稍多于女性。病因及发病机制尚不清楚，可能由环境、遗传、肠道微生态、免疫失衡等多种因素综合作用所致。临床表现具有多样性，可表现为腹痛、腹胀、腹泻、恶心、呕吐、便血等。诊断主要依靠临床表现和组织病理学证据，即组织病理学检查证明胃肠道组织中嗜酸性粒细胞计数增加，大于推荐的阈值。同时，需排除其他引起胃肠道嗜酸性粒细胞升高的疾病，如寄生虫感染、药物过敏、嗜酸性粒细胞增多综合征、炎症性肠病、结缔组织病及血液系统疾病等。在治疗方面，饮食疗法和糖皮质激素治疗效果良好，被认为是一线治疗方法，但复发率较高。

【病因和发病机制】

病因和发病机制尚不清楚，可能由环境、遗传、肠道微生态、免疫失衡等多种因素综合作用所致。

一、环境因素

文献报道 24% ~ 63% 的嗜酸性粒细胞性胃炎患者有过敏史，如支气管哮喘、过敏性鼻炎、湿疹、花粉症、食物过敏及药物过敏等；皮肤针刺试验显示约半数嗜酸性粒细胞性胃炎患者对食物过敏原或气源性过敏原反应呈阳性，且外周血嗜酸性粒细胞计数升高。这些数据提示嗜酸性粒细胞性胃肠炎与外源性过敏原引起的过敏反应有关。

二、遗传因素

Aquino 等报道 2 例同卵双生者均患嗜酸性粒细胞性胃肠炎；Zhang 等发现 1 例患者的母亲也患嗜酸性粒细胞性胃肠炎，故推测嗜酸性粒细胞性胃肠炎可能具有遗传易感性。

三、肠道微生态

研究显示 66.7% 的嗜酸性粒细胞性胃肠炎患者存在肠道菌群失调，提示肠道菌群失调可能与嗜酸性粒细胞性胃肠炎相关，但其是本病的原因还是结果仍有待阐明。

四、免疫因素

嗜酸性粒细胞性胃肠炎可能与 Th2 型免疫反应有关。研究发现 Th2 细胞因子（如 IL-4、IL-5 和 IL-13）和嗜酸性粒细胞相关趋化因子-3（CCL26）上调，提示其在嗜酸性粒细胞性胃肠炎的发病机制中发挥关键作用。

【临床表现与分型】

临床表现呈多样性，可表现为轻微的、非特异性的胃肠道症状，也可为由胃肠梗阻、肠套叠、穿孔等引起的急腹症表现，程度不等，主要与嗜酸性粒细胞的浸润部位和深度有关。

EoG 和 EoN 的症状类似，表现为腹痛、恶心、呕吐、早饱、腹胀及腹泻。EoC 可出现腹痛、腹泻和消化道出血。需注意的是，这些症状并非只于相应部位受累时出现，不同类型之间的临床表现亦可能重叠。与嗜酸性粒细胞性食管炎相比，嗜酸性粒细胞性胃肠炎常会出现缺铁性贫血和蛋白丢失性肠病表现。儿童和青少年还可能会出现厌食、生长迟缓、发育不全、青春期延迟或闭经。

根据嗜酸性粒细胞的浸润深度，Klein 等将嗜酸性粒细胞性胃肠炎分为 3 型：①黏膜型：最常见，病变仅累及黏膜层和黏膜下层，主要表现为腹痛、腹泻、恶心、呕吐、消化吸收不良、消化道出血、蛋白丢失性肠病、体重减轻等；②肌层型：较少见，嗜酸性粒细胞浸润至肌层，导致胃肠壁增厚，常会引起消化道梗阻症状，如剧烈的腹部绞痛、恶心、呕吐等；③浆膜型：罕见，病变累及浆膜，多数会出现腹胀、腹水，可伴胸腔积液。另外，Pineton 等还提出胰腺型，很罕见，即嗜酸性粒细胞浸润肠道和胰腺，导致胆道梗阻及黄疸。

根据本病的病程，Pineton 等将嗜酸性粒细胞性胃肠炎分为 3 型：①单发型：指胃肠道症状持续少于 6 个月，初次发作后再无复发；②复发型：指发作期与缓解期交替，疾病发作 2 次以上，缓解期无胃肠道症状且外周血嗜酸性粒细胞正常；③慢性持续型：即胃肠道症状持续超过 6 个月，无缓解期。

【实验室检查】

一、血液检查

58%～100% 的嗜酸性粒细胞性胃肠炎患者外周血嗜酸性粒细胞计数升高，其中浆膜型患者外周血嗜酸性粒细胞升高明显。外周血嗜酸性粒细胞升高可为诊断提供重要的线索，但并非本病的诊断标准。外周血嗜酸性粒细胞计数正常时不能排除本病。外周血嗜酸性粒细胞亦不是评估疾病活动度和治疗效果的可靠指标。消化道出血患者可出现血红蛋白降低。黏膜受损可导致蛋白丢失性肠病和低蛋白血症。部分患者可见血沉、超敏 C 反应蛋白升高及血清免疫球蛋白 E（IgE）升高。

二、粪便检查

部分患者粪便潜血阳性。苏丹Ⅲ染色可检测粪便脂肪。粪便病原学检查的目的为排除肠道寄生虫感染或其他病原菌感染，是本病诊断的一个重要步骤，需反复多次送检。

三、过敏原检测

过敏原检测包括皮肤针刺试验、放射变应原吸附试验、斑贴试验，用于检测可能引起症状的食物和环境过敏原，有利于研究疾病的病因及发病机制，指导患者避免接触此类过敏原。因过敏原检测主要用于评估 IgE 介导的免疫反应，所以限制了其在本病中的应用。同时，由于过敏原检测的敏感性和特异性较低，且假阳性率相对较高，故无论是阳性结果还是阴性结果，均应谨慎对待。

【影像学检查】

影像学表现多样，缺乏特异性，且多数患者常无明显异常表现（图 14-1A，图 14-1B），故在嗜酸性粒细胞性胃肠炎诊断方面作用有限。但其有助于评估病变部位、范围和程度，有助于内镜活检时准确定位及疾病分型，同时可排除恶性肿瘤、克罗恩病等。

1. 超声检查：B 超可检测出肠壁增厚、腹水和腹膜结节，也可用于追踪患者对治疗的反应情况。

2. X 线钡餐造影：钡餐造影可显示不同程度的胃窦狭窄和胃黏膜不规则，以及因水肿导致的小肠黏膜皱襞增厚。

3. CT 或 MRI 检查：对于黏膜受累者，CT 或 MRI 检查可见非特异性弥漫性或局部胃肠黏膜皱襞增厚、息肉、溃疡。肌层受累者可显示皱襞增厚（图 14-2B～图 14-2D）、胃肠道扩张性降低、运动障碍、管腔狭窄及梗阻。浆膜受累者可出现腹水，可伴胸腔积液（图 14-2A，图 14-2C，图 14-2D）、网膜增厚和淋巴结肿大。

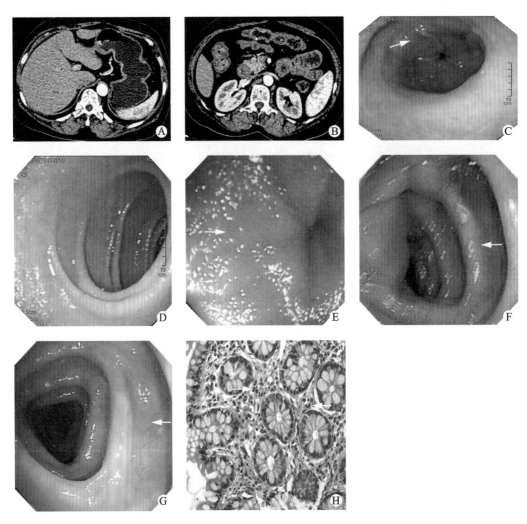

图 14 - 1　嗜酸性粒细胞性胃肠炎（黏膜型）

女性，43 岁，反复腹痛、腹胀 5 月余。实验室检查示外周血嗜酸性粒细胞计数 2.95×10^9/L，血清 IgE 480 IU/mL。CT 扫描未见异常（A，B）。胃镜示胃窦黏膜充血，花斑样改变，散在平坦糜烂灶（C），十二指肠黏膜未见异常（D）。结肠镜示回肠末端黏膜稍肿胀（E），升结肠（F）、横结肠（G）血管网模糊，黏膜肿胀。病理示胃窦、十二指肠、回肠末端、升结肠、横结肠黏膜组织呈慢性炎，伴嗜酸性粒细胞浸润（H）。临床诊断：嗜酸性粒细胞性胃肠炎（黏膜型）

【内镜表现】

　　对于怀疑嗜酸性粒细胞性胃肠炎的患者需行上消化道内镜和（或）结肠镜检查，且建议镜下活检进行组织病理学评估。嗜酸性粒细胞性胃肠炎的内镜表现缺乏特异性，可表现为黏膜点状或斑片状红斑、充血水肿、糜烂、溃疡、出血、隆起、结节、组织脆性增加等（图 14 - 1C，图 14 - 1E ～ 图 14 - 1G，图 14 - 2E ～ 图 14 - 2G）。由于本病的嗜酸性粒细胞浸润呈局灶性分布，相对正常黏膜（图 14 - 1D）也可见嗜酸性粒细胞浸润，因此除异常黏膜外，内镜表现相对正常的黏膜亦应进行活检，且建议进行多点活检，应至少6处，以提高嗜酸性粒细胞性胃肠炎的诊断率。对于高度怀疑嗜酸性粒细胞性胃肠炎的患者在首次活检阴性情况下仍需再次行内镜下活检，以提高检出率。嗜酸性粒细胞性胃肠道疾病常有多部位受累，且近年来嗜酸性粒细胞性食管炎的发病率和患病率明显升高，建议同时进行食管活检，以确定有无食管累及。

若嗜酸性粒细胞浸润主要局限于黏膜下层、肌层或浆膜层，内镜下黏膜活检可能呈阴性。但如果临床表现和影像学检查高度怀疑本病，可能需要进行深挖活检，甚至全层活检。

当怀疑嗜酸性粒细胞性小肠炎，上消化道内镜和结肠镜及其组织病理学检查未发现明显异常时，胶囊内镜和小肠镜可显示整个小肠的病变情况，尤其以黏膜病变为主者。胶囊内镜可见小肠多发红斑、糜烂、溃疡、充血水肿、绒毛萎缩或缺失、肠腔狭窄等。进一步的小肠镜检查及活检可提供更加准确的信息。

【组织病理学检查】

对诊断和鉴别诊断至关重要。胃肠道组织中嗜酸性粒细胞浸润是本病诊断的重要标准。

正常情况下，除食管外，嗜酸性粒细胞存在于消化道黏膜固有层中，参与胃肠道黏膜免疫系统的构成，参与机体的防御反应。活化的嗜酸性粒细胞产生并释放多种颗粒蛋白，如嗜酸性粒细胞阳离子蛋白、嗜酸性粒细胞源性神经毒素、嗜酸性粒细胞过氧化物酶和主要碱性蛋白，介导嗜酸性粒细胞的细胞毒性作用，发挥防御作用，促进炎症反应。嗜酸性粒细胞还可释放细胞因子、趋化因子、生长因子和脂质介质等，参与稳态调节和炎症反应。不同部位的嗜酸性粒细胞数量有差异，其中盲肠和阑尾中嗜酸性粒细胞数量最多。地区、气候、年龄、食物过敏、感染等因素也可影响正常机体胃肠黏膜内嗜酸性粒细胞的密度。

目前关于胃肠道各部位嗜酸性粒细胞正常数量和分布的报道有限，对于诊断嗜酸性粒细胞性胃肠炎的阈值尚未达成共识。目前较多认可将嗜酸性粒细胞计数 ≥20 个/高倍镜视野（HPF）作为标准。显微镜下可见固有层和上皮内嗜酸性粒细胞浸润（图 14-1H，图 14-2H），甚至可达黏膜肌层和黏膜下层，嗜酸性粒细胞脱颗粒，嗜酸性隐窝脓肿，伴有淋巴细胞、肥大细胞、巨噬细胞等其他炎症细胞浸润，上皮坏死及再生，小肠绒毛变平或萎缩等改变。

【诊断】

目前缺乏统一的诊断标准或共识，临床多采用 Talley 等提出的诊断标准：①存在胃肠道症状；②组织病理学检查证实胃肠道有嗜酸性粒细胞浸润，或具有消化道异常的影像学特征伴外周血嗜酸性粒细胞增多；③排除寄生虫感染及其他可引起嗜酸性粒细胞增多的疾病，如结缔组织病、嗜酸性粒细胞增多症、炎症性肠病、淋巴瘤和肠道细菌性感染等。

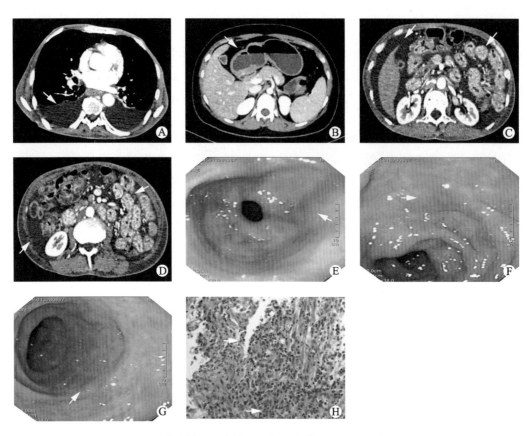

图 14 -2　嗜酸性粒细胞性胃肠炎（黏膜 -肌层 -浆膜混合型）

男性，63 岁，反复腹泻 7 月余。实验室检查示外周血嗜酸性粒细胞计数 0. 11 × 10⁹/L，血红蛋白 96 g/L，白蛋白 25.6 g/L。骨髓细胞学检查示缺铁性贫血，嗜酸性粒细胞增多，未见肿瘤征象。CT 示双侧胸腔积液（A），胃窦壁稍增厚（B），空肠肠壁增厚，腹水（C，D）。胃镜示胃窦黏膜充血，条状和平坦糜烂（E），十二指肠黏膜球部（F）及降部（G）黏膜充血、糜烂、颗粒样改变。病理示胃窦、十二指肠黏膜组织呈慢性炎，伴嗜酸性粒细胞浸润（H）。临床诊断：嗜酸性粒细胞性胃肠炎（黏膜 -肌层 -浆膜混合型）

　　另外，曾还有 Leinbach 诊断标准，具体依据如下：①进食某些特定食物后出现胃肠道症状及体征；②血常规提示外周血嗜酸性粒细胞增多；③组织病理学检查证实胃肠道存在嗜酸性粒细胞浸润。该标准将外周血嗜酸粒细胞升高作为诊断标准之一，但多项研究发现部分嗜酸性粒细胞性胃肠炎患者的外周血嗜酸性粒细胞计数在正常范围内，因此外周血嗜酸性粒细胞升高可为本病的诊断提供线索，但不能作为诊断标准。再者，嗜酸性粒细胞性胃肠炎是一种排他性疾病，鉴别诊断十分关键，需充分排除其他可引起嗜酸性粒细胞增多的疾病后方能诊断。

【鉴别诊断】

　　1. 寄生虫感染：寄生虫感染最常引起嗜酸性粒细胞增多。组织病理学检查提示嗜酸性粒细胞增多时,应注意询问患者的旅游史,多次送检粪便确认是否有虫卵和寄生虫。

2. 嗜酸性粒细胞增多综合征: 诊断标准为外周血嗜酸性粒细胞绝对计数超过1500/μL,持续1个月以上,并伴多个器官与系统损害,排除其他原因引起的嗜酸性粒细胞升高。本病的特点为多个器官与系统受累,而嗜酸性粒细胞性胃肠炎仅累及消化系统。因此,除消化系统受累外,有无其他器官与系统受累是两者鉴别的关键要点。

3. 免疫相关性胃肠道疾病: 如炎症性肠病、白塞病等,多以消化道表现为主,伴或不伴有全身表现,亦可出现嗜酸性粒细胞浸润黏膜,鉴别的要点有病程长短、黏膜表现、病理特征及治疗反应等。

4. 风湿免疫性疾病: 如嗜酸性粒细胞肉芽肿性血管炎、结节性多动脉炎、硬皮病、皮肌炎和多发性肌炎等,可有消化道相关症状,也可合并不同程度的外周血嗜酸性粒细胞升高。鉴别要点为病史采集、病程长短、组织病理学检查等。

5. 与能引起消化道症状的疾病鉴别: 如腹痛、腹胀、腹泻、恶心、呕吐、大便颜色及性状改变等疾病。常见两大类疾病,一类为功能性疾病,如功能性消化不良、功能性腹痛和肠易激综合征等;另一类为器质性疾病,如消化道溃疡、感染性肠炎、消化道肿瘤、炎症性肠病和胰腺炎等。通过影像学检查、内镜检查及组织病理学可鉴别,但嗜酸性粒细胞性胃肠炎患者内镜下活检首次阴性者较多,因此必要时需多次活检提高检出率。

6. 与引起肠梗阻的疾病鉴别: 肌层型嗜酸性粒细胞性胃肠炎在发病过程中可表现为肠梗阻,需鉴别的疾病有结肠肿瘤、肠结核、克罗恩病等,CT、内镜等检查可寻找病灶,结核菌素试验、γ干扰素释放试验及组织病理学检查可进一步明确诊断。

7. 与引起腹水的疾病鉴别: 腹水中嗜酸性粒细胞明显升高为浆膜型嗜酸性粒细胞性胃肠炎的特征性表现,需与结核性腹膜炎、腹腔内肿瘤、盆腔内肿瘤、肝硬化、肾病综合征、缩窄性心包炎等鉴别。

【治疗】

目前嗜酸性粒细胞性胃肠炎的治疗方法包括饮食治疗、药物、粪菌移植及手术治疗,主要基于个案报道和一些病例分析,尚缺少大型前瞻性研究验证。通常依据临床表现的严重程度进行治疗,轻症患者常采用饮食疗法;饮食治疗未能达到足够的临床反应或不能耐受者应考虑药物治疗;对于出现持续性消化道梗阻、狭窄、穿孔或肠套叠等并发症者,需行手术治疗。

一、饮食治疗

由于嗜酸性粒细胞性胃肠炎与食物过敏关系密切,因此提出基于食物过敏原检测的饮食治疗策略,以避免摄入食物过敏原。当检测到食物过敏原数量较少时,采用针对性剔除饮食治疗;当发现较多食物过敏原或无过敏原时,可采用经验性剔除饮食治疗或要素饮食治疗。经验性剔除饮食治疗,即经验性地剔除以下6种最常见的过敏食物：牛奶、大豆、鸡蛋、小麦、坚果、海鲜。以氨基酸为基础的要素饮食的治疗目的是避免所有蛋白抗原的暴露，已用于治疗儿童嗜酸性粒细胞性胃肠炎，可降低外周血和组织内嗜酸性粒细胞数量，并提高患儿的生长速度。虽然要素饮食治疗嗜酸性粒细胞性胃肠炎安全有效，但在年龄较大的儿童和成人中的依从性、相对较高的费用等可能会限制其应用。此外，大多数情况下，饮食治疗需与其他治疗措施结合使用。

二、药物治疗

1. 糖皮质激素：是治疗成人和儿童嗜酸性粒细胞性胃肠炎的主要药物，在疾病活动期应用广泛，具有抗炎作用，同时通过抑制 IL-3、IL-4、IL-5、GM-CSF 和多种趋化因子转录，进而抑制嗜酸性粒细胞的产生、趋化、黏附及聚集，还可诱导嗜酸性粒细胞凋亡。糖皮质激素能使约 90% 患者的症状迅速、有效地得到缓解，外周血嗜酸性粒细胞计数快速恢复正常，但最佳的激素剂型、剂量及使用时间尚不明确。

目前临床主要用药有泼尼松和布地奈德。其中以泼尼松最常用，推荐起始剂量为 $0.5 \sim 1$ mg/(kg·d)，一旦临床症状得到控制，可在 2 周或更长时间内逐渐减量，直至停药。通常在 $2 \sim 14$ 天内症状明显缓解，外周血和组织中嗜酸性粒细胞减少。Zhang 等报道浆膜型患者对泼尼松反应率最高。虽然糖皮质激素治疗效果良好，但约 60% 的患者在减药或停药时复发。这部分患者可重新接受初始剂量的糖皮质激素治疗，后采用小剂量（$5 \sim 10$ mg/d）维持缓解，或采用布地奈德或其他药物替代泼尼松。布地奈德具有高效局部抗炎作用，对肾上腺的抑制作用较小，全身不良反应较少。初始剂量 9 mg/d 能缓解大部分患者的症状，减量至 $3 \sim 6$ mg/d 时长期维持缓解。其与泼尼松相比，疗效相当，安全性更好。

2. 肥大细胞稳定剂：色甘酸钠能稳定肥大细胞膜，抑制脱颗粒反应，防止组胺、白三烯、血小板激活因子等有毒介质释放。研究报道色甘酸钠（200 mg/次，每日 4 次）治疗嗜酸性粒细胞性胃肠炎有效。

3. H_1 受体拮抗剂：酮替芬除类似色甘酸钠的作用外，还具有强大的 H_1 受体拮抗作用，也可减弱嗜酸性粒细胞向炎症部位的趋化作用，$2 \sim 4$ mg/d 可改善嗜酸性粒细胞性胃肠炎的临床症状。

4. 白三烯受体拮抗剂：孟鲁司特钠是一种有效的选择性白三烯受体 D4 拮抗剂，能抑制嗜酸性粒细胞的迁移、聚集、增殖和活化。报道显示口服孟鲁司特钠 $10 \sim 40$ mg/d 能降低外周血嗜酸性粒细胞数量，长期维持缓解。

5. 生物制剂：美泊利单抗是一种人源化的抗 IL-5 单克隆抗体，通过阻断 IL-5 而发挥作用。一些小研究提示其有效，但会出现嗜酸性粒细胞反弹性升高。抗 IgE 单克隆抗体奥马珠单抗被证明可明显改善症状并减少胃十二指肠嗜酸性粒细胞浸润。抗 CCR3 单克隆抗体已在嗜酸性粒细胞性胃肠炎小鼠模型中被证明可改善腹泻症状，降低外周血和肠黏膜中嗜酸性粒细胞的数量。

三、粪菌移植

肠道菌群对人类健康的影响日益受到关注。Dai 等报道以长期腹泻为主要表现的嗜酸性粒细胞性胃肠炎患者通过粪菌移植治疗可使腹泻迅速好转，但其有效性和安全性有待证实。

四、手术治疗

当出现持续性消化道梗阻、狭窄、穿孔或肠套叠等并发症时，需要手术治疗。一项系统性回顾分析发现部分接受手术干预的嗜酸性粒细胞性胃肠炎患者术后症状仍持续存在，可见手术的远期效果不佳。对于这部分患者可继续服用糖皮质激素维持缓解。

【预后】

嗜酸性粒细胞性胃肠炎是一种自限性疾病，虽可反复发作，但长期随访未见恶变，多数患者预后良好，疾病致死罕见。

（刘　佳　孙利慧　申高飞　王　新）

参考文献

1. ROTHENBERG M E, HOTTINGER S K B, GONSALVES N, et al. Impressions and aspirations from the FDA GREAT VI workshop on eosinophilic gastrointestinal disorders beyond eosinophilic esophagitis and perspectives for progress in the field. J Allergy Clin Immunol, 2022, 149(3): 844 - 853.

2. KAIJSER R. Allergic disease of the gut from the point of view of the surgeon. Arch Klin Chir, 1937, 188: 36 - 64.

3. PESEK R D, REED C C, MUIR A B, et al. Increasing rates of diagnosis, substantial Co-occurrence, and variable treatment patterns of eosinophilic gastritis, gastroenteritis, and colitis based on 10-year data across a multicenter consortium. Am J Gastroenterol, 2019, 114(6): 984 - 994.

4. MANSOOR E, SALEH M A, COOPER G S. Prevalence of eosinophilic gastroenteritis and colitis in a population-based study, from 2012 to 2017. Clin Gastroenterol Hepatol, 2017, 15(11): 1733 - 1741.

5. JENSEN E T, ACEVES S S, BONIS P A, et al. High patient disease burden in a cross-sectional, multicenter contact registry study of eosinophilic gastrointestinal diseases. J Pediatr Gastroenterol Nutr, 2020, 71(4): 524 - 529.

6. UPPAL V, KREIGER P, KUTSCH E. Eosinophilic gastroenteritis and colitis: a comprehensive review. Clin Rev Allergy Immunol, 2016, 50(2): 175 - 188.

7. CHANG J Y, CHOUNG R S, LEE R M, et al. A shift in the clinical spectrum of eosinophilic gastroenteritis toward the mucosal disease type. Clin Gastroenterol Hepatol, 2010, 8(8): 669 - 675.

8. ZHANG L, DUAN L, DING S, et al. Eosinophilic gastroenteritis: clinical manifestations and morphological characteristics, a retrospective study of 42 patients. Scand J Gastroenterol, 2011, 46(9): 1074 - 1080.

9. WONG G W, LIM K H, WAN W K, et al. Eosinophilic gastroenteritis: clinical profiles and treatment outcomes, a retrospective study of 18 adult patients in a Singapore Tertiary Hospital. Med J Malaysia, 2015, 70(4): 232 - 237.

10. PINETON DE CHAMBRUN G, GONZALEZ F, CANVAJY, et al. Natural history of eosinophilic gastroenteritis. Clin Gastroenterol Hepatol, 2011, 9(11): 950 – 956.

11. REED C, WOOSLEY J T, DELLON E S. Clinical characteristics, treatment outcomes, and resource utilization in children and adults with eosinophilic gastroenteritis. Dig Liver Dis, 2015, 47(3): 197 – 201.

12. TALLEY N J, SHORTER R G, PHILLIPS S F, et al. Eosinophilic gastroenteritis: a clinicopathological study of patients with disease of the mucosa, muscle layer, and subserosal tissues. Gut, 1990, 31(1): 54 – 58.

13. CALDWELL J M, COLLINS M H, STUCKE E M, et al. Histologic eosinophilic gastritis is a systemic disorder associated with blood and extragastric eosinophilia, TH2 immunity, and a unique gastric transcriptome. J Allergy Clin Immunol, 2014, 134(5): 1114 – 1124.

14. AQUINO A, DÒMINI M, ROSSI C, et al. Pyloric stenosis due to eosinophilic gastroenteritis: presentation of two cases in mono-ovular twins. Eur J Pediatr, 1999, 158(2): 172 – 173.

15. 刘佳, 张志文, 丁杰, 等. 嗜酸性粒细胞性胃肠炎 24 例临床分析. 胃肠病学, 2019, 24(6): 340 – 344.

16. KLEIN N C, HARGROVE R L, SLEISENGER M H, et al. Eosinophilic gastroenteritis. Medicine (Baltimore), 1970, 49(4): 299 – 319.

17. ALHMOUD T, HANSON J A, PARASHER G. Eosinophilic gastroenteritis: An underdiagnosed condition. Dig Dis Sci, 2016, 61(9): 2585 – 2892.

18. CHEN M J, CHU C H, LIN S C, et al. Eosinophilic gastroenteritis: clinical experience with 15 patients. World J Gastroenterol, 2003, 9(12): 2813 – 2816.

19. ABASSA K K, LIN X Y, XUAN J Y, et al. Diagnosis of eosinophilic gastroenteritis is easily missed. World J Gastroenterol, 2017, 23(19): 3556 – 3564.

20. KO H M, MOROTTI R A, YERSHOV O, et al. Eosinophilic gastritis in children: clinicopathological correlation, disease course, and response to therapy. Am J Gastroenterol, 2014, 109(8): 1277 – 1285.

21. SAVINO A, SALVATORE R, CAFAROTTI A, et al. Role of ultrasonography in the diagnosis and follow-up of pediatric eosinophilic gastroenteritis: a case report and review of the literature. Ultraschall Med, 2011, 32 Suppl 2: E57 – 62.

22. WALKER M M, POTTER M, TALLEY N J. Eosinophilic gastroenteritis and other eosinophilic gut diseases distal to the oesophagus. Lancet Gastroenterol Hepatol, 2018, 3(4): 271 – 280.

23. ZHANG M, LI Y. Eosinophilic gastroenteritis: A state-of-the-art review. J Gastroenterol Hepatol, 2017, 32(1): 64 – 72.

24. MIZUMOTO N, SASAKI Y, ABE Y, et al. Small-bowel capsule endoscopic features in patients with eosinophilic gastroenteritis: three case reports. Intern Med, 2021, 60(18): 2961 – 2965.

25. SASTRE B, RODRIGO-MUÑOZ J M, GARCIA-SANCHEZ D A, et al. Eosinophils: old players in a new game. J Investig Allergol Clin Immunol, 2018, 28(5): 289 – 304.

26. OH H E, CHETTY R. Eosinophilic gastroenteritis: a review. J Gastroenterol, 2008, 43(10): 741 – 750.

27. KHAN S. Eosinophilic gastroenteritis. Best Pract Res Clin Gastroenterol, 2005, 19(2): 177 – 198.

28. HURRELL J M, GENTA R M, MELTON S D. Histopathologic diagnosis of eosinophilic conditions in the gastrointestinal tract. Adv Anat Pathol, 2011, 18(5): 335 – 348.

29. LEINBACH G E, RUBIN C E. Eosinophilic gastroenteritis: a simple reaction to food allergens? Gastroenterology, 1970, 59(6): 874 – 889.

30. VALENT P, KLION A D, HORNY H P, et al. Contemporary consensus proposal on criteria and

classification of eosinophilic disorders and related syndromes. J Allergy Clin Immunol, 2012, 130(3): 607 – 612.

31. YAMADA Y, KATO M, ISODA Y, et al. Eosinophilic gastroenteritis treated with a multiple-food elimination diet. Allergol Int, 2014, 63 Suppl 1: 53 – 56.

32. ALFADDA A A, STORR M A, SHAFFER E A. Eosinophilic colitis: an update on pathophysiology and treatment. Br Med Bull, 2011, 100: 59 – 72.

33. LAMAS A M, MARCOTTE G V, SCHLEIMER R P. Human endothelial cells prolong eosinophil survival. Regulation by cytokines and glucocorticoids. J Immunol, 1989, 142(11): 3978 – 3984.

34. ILMARINEN P, KANKAANRANTA H. Eosinophil apoptosis as a therapeutic target in allergic asthma. Basic Clin Pharmacol Toxicol, 2014, 114(1): 109 – 117.

35. PRUSSIN C. Eosinophilic gastroenteritis and related eosinophilic disorders. Gastroenterol Clin North Am, 2014, 43(2): 317 – 327.

36. SHEIKH R A, PRINDIVILLE T P, PECHA R E, et al. Unusual presentations of eosinophilic gastroenteritis: case series and review of literature. World J Gastroenterol, 2009, 15(17): 2156 – 2161.

37. KATSINELOS P, PILPILIDIS I, XIARCHOS P, et al. Oral administration of ketotifen in a patient with eosinophilic colitis and severe osteoporosis. Am J Gastroenterol, 2002, 97(4): 1072 – 1074.

38. FRIESEN C A, KEARNS G L, ANDRE L, et al. Clinical efficacy and pharmacokinetics of montelukast in dyspeptic children with duodenal eosinophilia. J Pediatr Gastroenterol Nutr, 2004, 38(3): 343 – 351.

39. QUACK I, SELLIN L, BUCHNER N J, et al. Eosinophilic gastroenteritis in a young girl-long term remission under Montelukast. BMC Gastroenterol, 2005, 5: 24.

40. KIM Y J, PRUSSIN C, MARTIN B, et al. Rebound eosinophilia after treatment of hypereosinophilic syndrome and eosinophilic gastroenteritis with monoclonal anti-IL-5 antibody SCH55700. J Allergy Clin Immunol, 2004, 114(6): 1449 – 1455.

41. FOROUGHI S, FOSTER B, KIM N, et al. Anti-IgE treatment of eosinophil-associated gastrointestinal disorders. J Allergy Clin Immunol, 2007, 120(3): 594 – 601.

42. SONG D J, SHIM M H, LEE N, et al. CCR3 monoclonal antibody inhibits eosinophilic inflammation and mucosal injury in a mouse model of eosinophilic gastroenteritis. Allergy Asthma Immunol Res, 2017, 9(4): 360 – 367.

43. DAI Y X, SHI C B, CUI B T, et al. Fecal microbiota transplantation and prednisone for severe eosinophilic gastroenteritis. World J Gastroenterol, 2014, 20(43): 16368 – 16371.

44. NAYLOR A R. Eosinophilic gastroenteritis. Scott Med J, 1990, 35(6): 163 – 165.

第十五章 炎症性肠病

炎症性肠病（inflammatory bowel disease，IBD）为一组累及回肠、直肠、结肠的特发性肠道炎症性疾病，包括克罗恩病和溃疡性结肠炎。

第一节 克罗恩病

克罗恩病是一种病因不明的、慢性胃肠道肉芽肿性特发性炎性疾病，是炎症性肠病的主要类型之一。多好发于青年期，我国发病高峰年龄为 18～35 岁，男性略多于女性（男女比约为 1.5：1）。该病起病隐匿，可表现为反复发作性腹痛和腹泻，进而出现消瘦、贫血、发热以及低蛋白血症等，部分患者伴有肛周疾病或以肛周疾病为首发症状。病变可累及从口腔至肛门的全部消化道，呈节段性分布，深达肠壁全层，部分患者可合并关节、皮肤及口腔等肠外表现。病程具有复发—缓解交替的特点。当炎症迁延或控制不佳时，青少年患者可有生长发育迟缓和（或）不可逆的肠道损伤，如消化道出血、瘘管、腹腔脓肿、狭窄甚至肠道梗阻，反复肠段切除有时可出现短肠综合征，导致严重营养不良甚至残疾。少数患者可因慢性炎症控制不佳而出现癌变。

我国缺少流行病学数据，仅有黑龙江大庆及广东省中山市的数据。目前亚洲及中国的总体 CD 患病率和发病率均呈上升趋势，中国香港地区数据显示 1985 年到 2014 年间，发病率从 0.01/10 万人升至 1.46/10 万人，患病率从 0.05/10 万人升至 18.63/10 万人；中国台湾地区 2000 年男性发病率为 0.195/10 万人，女性为 0.092/10 万人，2010 年两者分别升至 0.318/10 万人和 0.210/10 万人；内陆 CD 的发病率呈现地区差异，为（0.05～2.05）/10 万人。

【病因与发病机制】

病因尚不清楚，但目前大多支持的是遗传，环境（如吸烟、阑尾切除术、抗生素使用及饮食等）和微生物等多因素相互作用导致肠道黏膜异常免疫反应，从而导致肠道黏膜屏障破坏和溃疡形成。具有遗传易感的人群在环境刺激、食物抗原的作用下及肠道菌群的参与共同促发了肠道黏膜以 Th1 和 Th17 为主的免疫反应，释放大量促炎细胞因子，导致肠道黏膜免疫失衡，引起肠道黏膜级联放大的炎症反应。

【临床表现】

一、消化系统表现

主要表现为腹泻、腹痛和体重减轻，也可有便血和（或）腹部包块，主要特点如下。

1. 腹痛：为最常见症状，但通常程度较轻，有时较隐匿。一般为轻、中度腹部痉挛性疼痛，间歇性发作。以右下腹多见，与回盲部和末端回肠好发有关。其次为脐周或全腹痛。若出现持续性腹痛和明显压痛，常为炎症波及腹膜或腹腔内脓肿形成。部分患者出现突发全腹剧烈疼痛时需警惕消化道穿孔；若出现剧烈阵发性腹痛需注意排除肠梗阻。

2. 腹泻：常为超过 6 周的慢性腹泻，大便一般为糊状或为水样便，无黏液脓血便。主要由病变肠段炎症渗出、蠕动增加及继发性吸收不良引起。

3. 便血：40%～50% 患者可出现便血，通常无黏液脓血便，便血量一般较少，明显低于溃疡性结肠炎出现血便的频率。

4. 腹部包块：10%～20% 患者可出现腹部包块，以右下腹和脐周多见，多由肠粘连、肠管狭窄纤维化形成、内瘘形成或者腹部脓肿被网膜包裹等引起。

二、全身表现

主要有发热、体重明显减轻、食欲不振、疲劳、贫血以及生长发育迟缓等。

1. 发热：常由活动性肠道炎症、组织破坏后毒素吸收及继发感染引起。1/3 患者表现为间歇性低热或中等度发热，也可长时间不明原因发热之后才出现消化道症状。少数患者以发热为主要症状，但不伴寒战，除非合并感染；当合并腹腔脓肿或肛周病变感染时可以出现高热。

2. 营养不良：主要表现为体重下降，可伴缺铁性贫血、低蛋白血症、维生素缺乏和电解质紊乱等，通常由食欲减退、慢性腹泻、肠道溃疡控制不佳及肠道吸收障碍或消耗过多引起。青少年患者可见生长发育迟缓。

3. 肠外表现：多达 50% 的 IBD 患者可出现 1 种及以上肠外表现，可发生在 CD 诊断前或后或同时出现。随 CD 持续时间增加而增加，可涉及几乎任何器官或系统，包括皮肤、口腔、关节、眼和肝胆等，其表现与 UC 的相似，但发病率较高。

皮肤病变主要包括结节性红斑、坏疽性脓皮病和急性发热性嗜中性细胞皮肤病（acube febrile-neutrophilic dermatosis，Sweet syndrome）。结节性红斑多对称分布于小腿胫前部，表现为可触及的直径为 1～5 cm 的压痛性紫红色皮下结节，随时间推移可变为类似皮肤瘀伤的黄色，新旧病灶常共存。坏疽性脓皮病通常发生在腿部的伸侧，初期表现为单发或多发的无菌脓疱或红斑丘疹，之后迅速破溃进展为穿凿样、基底溃烂的痛性溃疡，伴有典型的周边清楚紫色边界，溃疡可自发愈合，形成特征性萎缩筛状色素瘢痕，严重者需药物治疗控制。急性发热性嗜中性细胞皮肤病常表现为大小不等的紫红色压痛性丘疹或结节，单一病变可融合成不规则斑块，边界清楚，随着疾病进展，中央病变改善，后期可呈靶样改变。

口腔阿弗他溃疡呈一过性，与疾病活动性密切相关，随肠道炎症控制而消失，但可反复发生。口腔阿弗他溃疡表现为口腔、唇部黏膜的多发性圆形或卵圆形的疼痛性溃疡，需排除病毒感染、血管炎（白塞病等）、微量元素或维生素缺乏等引起的口腔皮损后确诊。

关节病变是 IBD 中最常见的肠外表现，可分为中轴型关节炎和外周型关节炎，两者可单独或联合存在于 CD 患者。中轴型炎症是一种炎性风湿性疾病，主要包括强直性脊柱炎和骶髂关节炎。慢性背痛是主要症状，伴有明显僵硬及翻身困难，运动可改善疼痛和僵硬。外周型关节炎可分为两型：Ⅰ型常以膝、踝、肩、腕关节等大关节受累为主，累及数目少，呈不对称性，症状通常是急性、自限性的，无明显后遗症，与IBD 活动有关；Ⅱ型以对称性小关节受累为主，侵犯多个关节，症状通常持续数月或数年，与 IBD 活动关系不密切，仅反映其慢性病程。确诊时需排除其他类型的关节炎（如骨关节炎、类风湿性关节炎及结缔组织病相关性关节炎等）。

眼部损害多出现于 CD 活动期，以结膜炎、巩膜炎和葡萄膜炎较常见。巩膜炎是最常见的眼部肠外表现，与 IBD 活动性关系密切，表现为眼痛、复视、突然视力下降和眼部充血等。

原发性硬化性胆管炎（primary sclerotic cholangitis，PSC）是最常见和最特异的肝胆表现。约 80% 的 PSC 患者同时有 IBD。PSC 是一种以慢性、进行性肝内或肝外胆管炎症、扩张、狭窄和闭塞为病理表现的肝病，诊断基于经内镜逆行胆胰管成像（endoscopic retrograde cholangiopancreatography，ERCP）或磁共振胰胆管成像（magnetic resonance cholangiopancreatography，MRCP）。其他如自身免疫性胰腺炎详见于《慢性胰腺炎理论与实践Ⅱ》第 40 章。

第六届欧洲克罗恩病和结肠炎组织（European Crohn's disease and colitis organization，ECCO）将 IBD 的肠外表现根据发病机制进行了定义，表 15-1 中第 1 列为真正的肠外表现，其他分类为相关的自身免疫疾病或 IBD 及其治疗引起的并发症。这些分类间可能存在重叠。

表 15-1　IBD 肠外表现的分类建议

系统	A. 肠外表现 （多灶性炎）	B. IBD 及其治疗引起的 并发症	C. 机制不确定的 相关情况
关节和骨头	脊柱关节炎	代谢性骨病/骨质疏松症（药物或营养诱导的）	非炎症性关节痛
眼睛	葡萄膜炎； 巩膜外层炎； 巩膜炎	药物性白内障； 其他由药物和营养引起的眼病	—
口、耳、鼻	口腔 CD； 口面部肉芽肿病； 转移性 CD	—	感觉神经性听力丧失

（续）

系统	A. 肠外表现（多灶性炎）	B. IBD 及其治疗引起的并发症	C. 机制不确定的相关情况
皮肤	结节性红斑；坏疽性脓皮症；急性发热性嗜中性细胞皮肤病；转移性 CD	药物引起的皮肤病（如抗-TNF 治疗引发银屑病）；药物性红斑狼疮；药物致皮肤癌；药物过敏	白癜风；银屑病；湿疹；后天大疱性表皮松解症；皮肤型结节性多动脉炎；化脓性汗腺炎
泌尿生殖系统	转移性 CD	肾结石；淀粉样变性；药物引起的肾小管—间质性肾炎	—
肝–胰–胆	原发性硬化性胆管炎	门静脉血栓；肝淀粉样变性；药物性肝损伤；药物引起的胰腺炎	自身免疫性肝炎；肉芽肿性肝炎；自身免疫性胰腺炎
神经		周围神经病变(药物或营养诱导)；静脉窦血栓形成；中风	中央脱髓鞘
心血管		缺血性心脏病；卒中；肠系膜缺血	—
肺		药物引起肺纤维化	支气管炎和肺炎，包括哮喘、支气管扩张和间质性肺炎
凝血		静脉血栓栓塞	—
内分泌		药物引起的库欣综合征和艾迪生病；药物引起的糖尿病	1 型糖尿病；自身免疫性甲状腺疾病
传染		继发于免疫抑制的全身和局部感染；IBD 或手术的感染性并发症	

4. 肛周病变：肛周病变是 CD 常见的临床表现。我国 33%～60% 的 CD 患者合并肛周病变，约 1/3 的患者肛周病变的出现早于肠腔病变，也有 4.2% 的患者仅表现为肛周不适而无任何消化道症状。约 25% 的肛周病变在 CD 患者的儿童或青少年期出现，肛周表现更为复杂，预后可能更差。

CD 肛周病变包括肛瘘、肛周脓肿、直肠阴道瘘、肛周皮损（皮赘、痔疮）和肛管病变（肛裂、肛管溃疡和直肠肛门狭窄）。肛瘘为最常见的肛周病变，约占肛周病变的 17%～43%，约 10% 的 CD 患者可以肛瘘为首发表现。CD 的肛瘘不同于普通肛瘘，比普通肛瘘更为复杂，两者的特点比较见表 15-2。

表 15-2　克罗恩病肛瘘与普通肛瘘的比较

特点	克罗恩病肛瘘	普通肛瘘
内口	齿状线以上	齿状线附近
外口	外口距肛缘多≥3 cm，常为多个	外口距肛缘多<3 cm，常为单个
瘘管	较宽大	较细
其他合并肛周病变	常合并皮赘、非中线肛裂、肛管直肠狭窄	无
脓肿或瘘管复发部位	与原病灶位置不同	常在原位复发
伴随胃肠道症状	有	无
肛周疼痛	常见	少见

CD 肛瘘又可分为简单肛瘘和复杂性肛瘘，两者特点比较见表 15-3，且大多为复杂性肛瘘。简单性肛瘘指低位肛瘘（包括浅表型、低位括约肌间型和低位经括约肌型），仅有单个瘘管，不合并肛周脓肿、直肠阴道瘘或肛管直肠狭窄。复杂性肛瘘指高位肛瘘（包括高位括约肌间型、高位经括约肌型、括约肌上型和括约肌外型），可存在多个瘘管，可合并肛周脓肿、直肠阴道瘘或肛管直肠狭窄。不同的肛瘘分型与患者的治疗和预后密切相关。

表 15-3　简单肛瘘和复杂性肛瘘特点比较

特点	简单性肛瘘	复杂性肛瘘
解剖位置	低位	高位
外口	单个	可能多个
波动感	无	可能有
直肠阴道瘘	无	可能有
狭窄	无	可能有

注："低位"指瘘管通过肛门外括约肌的下 1/3；"高位"指瘘管通过肛门外括约肌的上 2/3。

临床上，可参考肛周疾病活动指数（perianal disease activity index，PDAI）对 CD 肛瘘活动性进行量化评分。该评分项目包含肛周分泌物、疼痛和活动、性生活、肛周表现及硬结5个方面，单项评分按严重程度分为0~4分，总分最高为20分。PDAI总分大于4分提示肛周存在活动性瘘管或局限性炎症反应。

5. 并发症：CD常见穿透性和狭窄性并发症，穿透性并发症有肠内瘘，包括肠-肠瘘和肠管与腹腔多种器官之间的瘘管（如肠-膀胱瘘、肠-胃瘘等），肠外瘘（如肠皮瘘）和腹腔脓肿，较少见肠穿孔；狭窄性并发症有肠腔狭窄甚至梗阻。其他有消化道大出血、急性穿孔及癌变。

三、临床分期与分型

1. 临床类型：按克罗恩病蒙特利尔分型（表15-4）。

表15-4　克罗恩病蒙特利尔分型

项目	标准	备注
确诊年龄（A）		
A1	≤16岁	—
A2	17~40岁	—
A3	>40岁	—
病变部位（L）		
L1	回肠末段	L1 + L4[b]
L2	结肠	L2 + L4[b]
L3	回结肠	L3 + L4[b]
L4	上消化道	—
疾病行为（B）		
B1[*]	非狭窄、非穿透	B1p[c]
B2	狭窄	B2p[c]
B3	穿透	B3p[c]

注：[*]随着时间推移，B1可发展为B2或B3；[b]L4可与L1、L2、L3同时存在；[c]p为肛周病变，可与B1、B2、B3同时存在；"—"为无此项。

2. 疾病活动性的严重程度：用克罗恩病活动指数（Crohn's disease activity index，CDAI）评估，将疾病分为静止期（<150分）和活动期（150~220分为轻度；220~450分为中度；>450分为重度）（表15-5）。

表 15 –5　克罗恩病活动指数计算

编号	类别	加权值	分数
1	大便次数（7 天内总和） d1：＿＿＿　d2：＿＿＿　d3：＿＿＿　d4：＿＿＿　d5：＿＿＿　d6：＿＿＿　d7：＿＿＿	×2	
2	腹痛（0 = 无；1 = 轻；2 = 中；3 = 重），7 天内总和 d1：＿＿＿　d2：＿＿＿　d3：＿＿＿　d4：＿＿＿　d5：＿＿＿　d6：＿＿＿　d7：＿＿＿	×5	
3	全身健康（0 = 好；1 = 较差；2 = 差；3 = 很差；4 = 非常差），7 天内总和 d1：＿＿＿　d2：＿＿＿　d3：＿＿＿　d4：＿＿＿　d5：＿＿＿　d6：＿＿＿　d7：＿＿＿	×7	
4	①关节痛/关节炎；②虹膜炎/葡萄膜炎；③结节性红斑/坏疽性脓皮病/口疮性溃疡；④肛裂/肛瘘/脓肿；⑤其他瘘管；⑥过去 1 周内体温 >38 ℃，每个 1 分，总和	×20	
5	腹泻是否服用苯乙哌啶/阿片（0 = 无；1 = 有）	×30	
6	腹块（0 = 无；2 = 可疑；5 = 肯定）	×10	
7	HCT 男：47-HCT； 女：42-HCT；	×6	
8	体重：低于标准体重的百分数	×1	
CDAI 总分			

注：HCT，红细胞压积。

【实验室检查】

一、血常规、C 反应蛋白和血沉

红细胞和血红蛋白降低反映了贫血程度，平均红细胞体积、平均血红蛋白浓度和平均红细胞血红蛋白含量反映了红细胞体积大小和血红蛋白含量，对确定贫血病因有帮助。血小板计数升高往往提示疾病活动；白细胞总数增加、血沉加快、C 反应蛋白（C-reactive protein，CRP）增高均提示 CD 可能处在活动期。其中 CRP 是评估 CD 活动性最常用的血清炎性指标，其水平常与内镜下疾病活动有相关性，但以回肠病变为主的 CD 患者活动期时 CRP 水平可不升高；因此 CRP 水平正常不能排除疾病活动性。CRP 还具有预测复发及预后的作用，无症状或停药患者的 CRP 升高预示 CD 复发；临床缓解期间 CRP 升高与随后 CD 相关的住院及手术风险增加呈显著独立相关。

二、血液生化检查

1. 肝功能：血清白蛋白和前白蛋白水平偏低。白蛋白由肝脏合成，炎症时有不同程度降低，低白蛋白水平常提示预后不良；前白蛋白的半衰期比白蛋白短，可反映短期内营养不良产生的微小变化，其动态变化可用于评估营养治疗后的营养状态。CD

患者常合并营养不良，血清白蛋白及前白蛋白水平与营养状态及炎症活动呈负相关。肝功能的酶学水平（谷丙转氨酶和谷草转氨酶）及胆红素水平（直接胆红素、总胆红素）也是药物治疗期间需要监测的重要指标。碱性磷酸酶和谷氨酰转肽酶的胆酶水平升高不仅反映了胆汁淤积的程度，还与药物反应有关，尚需排除自身免疫性肝病，尤其是原发性硬化性胆管炎。

2. 电解质紊乱及微量元素缺乏：克罗恩病由于矿物质（铁、钙、镁和锌等）和脂溶性维生素吸收不良及慢性腹泻，常可导致钾、镁、钙和磷等丢失，易出现电解质紊乱及微量元素缺乏等。

3. 凝血指标：CD 患者血栓栓塞发生率的升高与炎症诱发自身凝血功能的改变密切相关，首次确诊未经药物治疗的 CD 患者的凝血指标较正常人已发生变化，说明肠道炎症促进了血栓形成。纤维蛋白原、血小板计数及凝血时间与疾病活动度有着密切关系，可通过凝血指标的测定及评估来判断疾病活动度。

4. 自身抗体：常用的自身抗体如抗核抗体（antinuclear antibody，ANA）、抗中性粒细胞核周抗体（anti-antineutro philic perinuclear antibody，pANCA）、抗小肠杯状细胞抗体（anti-intestinal goblet cell antibody，GAB）、抗胰腺腺泡抗体（anti-pancreatic acinar antibody，PAB）和抗酿酒酵母抗体（anti-saccharomyces cerevisiae antibody，ASCA）是有代表性的与 IBD 相关的自身抗体，但对 IBD 的诊断敏感性均不高。pANCA 可作为 UC 的血清标志物，用于协助 CD 和 UC 的鉴别诊断。

5. 粪便常规与粪便培养：粪便常规有时可见红、白细胞，隐血试验可呈阳性。对有腹泻症状者，任何一个初诊或复发病例均应做粪培养检查，以排除其他感染性疾病。

6. 粪钙卫蛋白：钙卫蛋白是一种分子量为 36 kDa 的特异性钙锌结合蛋白，主要来源于中性粒细胞。粪便钙卫蛋白（fecal calprotectin，FCP）含量约是血浆钙卫蛋白的6 倍，与肠道炎症密切相关，可用于评估 IBD 的复发和治疗疗效。FCP 还是较敏感但特异性较低的炎性标志物，不同研究中其临界值波动较大（50～250 μg/g），临界值为50 μg/g时灵敏度最佳，而随着临界值增高，特异性增加。目前多项研究提出当 FCP 临界值＜50 μg/g 时，IBD 疾病可能相对稳定，可以继续维持治疗；当 FCP 临界值＞100 μg/g，提示需进一步行内镜检查以确定炎症是否复发；当 FCP 临界值＞250 μg/g，认为疾病处于不稳定状态，应优化治疗或更换治疗方法。目前对于 FCP 监测的理想临界值还没有达成共识。

7. 粪艰难梭菌：艰难梭菌是一种革兰氏阳性厌氧杆菌，是人类肠道中定植菌群之一。大量应用广谱抗生素、免疫抑制剂或化疗药物后可导致肠道菌群失调，其中艰难梭菌过度繁殖并分泌毒素进而可引发艰难梭菌感染。当 IBD 出现疾病恶化或药物疗效不足时需排除艰难梭菌感染，临床上可出现腹泻、水样便、腹痛和发热，偶有黏液脓血便，严重者可引发伪膜性肠炎，可伴中毒性巨结肠、肠穿孔、感染性休克等并发症，甚至导致死亡。粪艰难梭菌已被证实是 IBD 病情加重或复发的危险因素。艰难梭菌毒素检测包括检测艰难梭菌谷氨酸脱氢酶抗原、毒素 A 和毒素 B，其中谷氨酸脱氢酶作为艰难梭菌的筛选试验，阳性需进一步做毒素检测，阴性可排除感染；而粪便样本中毒素 A 和毒素 B 可证实存在艰难梭菌产毒菌株。

【内镜表现】

一、胃镜

CD 可累及上消化道而在胃镜下呈现各种非特异性表现，如食管溃疡，胃或十二指肠球部黏膜充血、水肿、糜烂和不规则的浅溃疡，胃体、胃底、十二指肠球降部条状 "竹节样" 改变，幽门水肿、肿胀甚至伴幽门狭窄等（图 15 - 1），发现的同时应在病变部位和正常部位取活检。

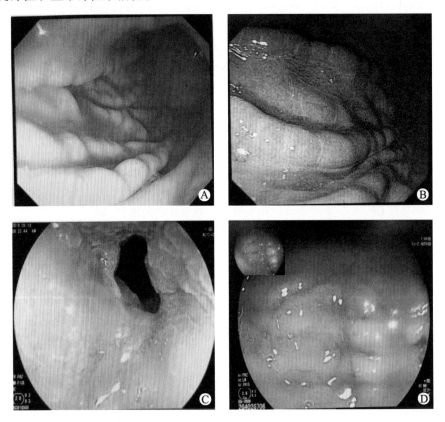

图 15 -1　克罗恩病上消化道内镜表现

胃体皱襞呈 "竹节样" 改变（A，B）；十二指肠球部肿胀狭窄（C）；十二指肠球部前壁局限性 "竹节样" 改变（D）

二、结肠镜

全结肠镜检查范围应包括整个结肠、直肠和末端回肠 20 cm，好发于右半结肠和回盲部，回盲部受累时出现溃疡或者结节状增生甚至狭窄。早期 CD 可有阿弗他样溃疡或形态不规则的浅小溃疡。结肠典型的特征表现包括病变呈跳跃式偏侧受累、纵行裂隙样深溃疡、形态不规则的深大溃疡、肉芽组织增生部分呈铺路石样等，在病程长而炎症控制不佳的患者中，会观察到新生物样的癌变。治疗后黏膜完全缓解的患者可恢复正常的结肠黏膜。需对病变溃疡周边多处活检，必要时在正常黏膜处也应活检（图15-2）。

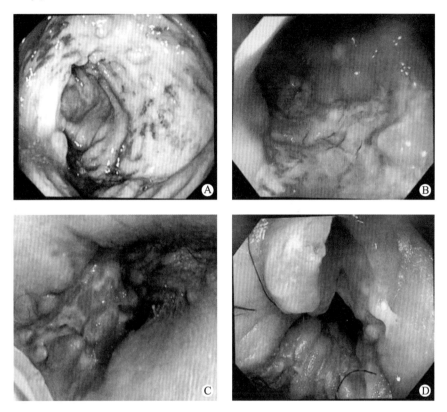

图15-2 男，28岁，肛周肿痛、溃烂伴便血3个月

结肠巨大深溃疡，呈横形或纵形，表面覆白苔，周围边界清晰（A，B）；肛周多发瘘管伴溃烂、增生（C，D）

三、气囊辅助小肠镜

目前有双气囊和单气囊辅助小肠镜，均可经口和经肛进行检查。经口检查常需要在气管插管麻醉镇静下进行，通常病变在近端者时选用；经肛则一般在静脉麻醉镇静下进行，病变在回结肠时选用。经口检查通常可以到达屈氏韧带以下3米的空肠，经肛检查可以达到回盲瓣以上2米左右的回肠。内镜下表现多为偏侧跳跃的纵行裂隙样溃疡，可连续累及数个皱襞，不同程度肉芽增生；早期CD可为偏侧且比邻阿弗他或星状溃疡，后渐融合为纵行溃疡；肠腔可因炎性水肿、肉芽增生或内瘘形成肠腔粘连扭曲而狭窄。小肠内镜检出典型病灶后，进行病变部位和正常部位活检时应避免在溃疡底部活检（图15-3）。

四、胶囊内镜

检查前应告知患者可能存在的风险，包括小肠检查不完全、失败及胶囊滞留等。

对疑似 CD 且结肠镜检查结果阴性的患者，推荐在排除梗阻无已知肠道狭窄的情况下行小肠胶囊内镜检查。CD 患者胶囊滞留的风险更高，27% ~ 40% 的 CD 患者影像学检查提示小肠狭窄而无法行胶囊内镜检查。内镜下表现可有红斑、糜烂、阿弗他样溃疡、小溃疡及裂隙样溃疡等（图 15 - 4）。

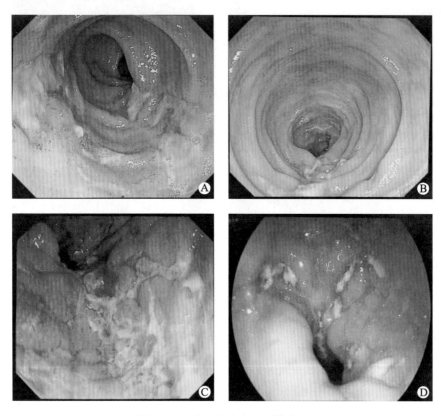

图 15 - 3　克罗恩病小肠内镜表现

回肠多发纵形溃疡，呈偏心性，裂隙样或条带样，累及数个皱襞（A ~ C）；回肠多发细条状，表面覆白苔（D）

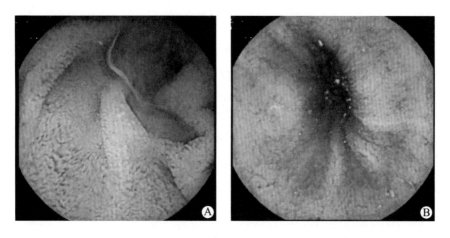

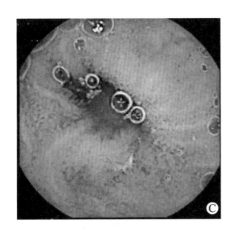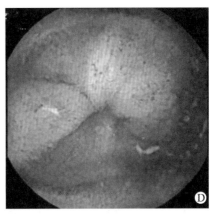

图 15 −4 早期 CD 患者胶囊内镜下显示的小肠溃疡

小肠内多发点状、不规则状或圆形阿弗他样小溃疡，表面覆白苔，周围黏膜轻度充血

【影像学表现】

一、小肠 CT 造影和磁共振小肠成像

小肠影像学不仅可观察肠壁炎症改变、病变分布的部位和范围，还能观察到狭窄（炎症活动性或纤维性狭窄），肠腔外并发症如瘘管形成、腹腔脓肿或蜂窝织炎等，极大地提高了对 CD 及其并发症的诊断效能。小肠 CT 造影（computed tomography enterography，CTE）或磁共振小肠成像（magnetic resonance tomography enterography，MRE）已成为目前评估小肠炎性病变的标准影像学检查。CTE 主要适用于首次行横断面肠道成像检查、年龄超过 35 岁、出现脓肿或复杂性腹腔穿透性病变而可能后续需要医疗干预或有急性症状的患者。MRE 是一种无辐射成像方式，具有良好的软组织分辨率，主要适用于年龄小于 35 岁、无急性症状、存在肛瘘或肛周脓肿、碘过敏及怀孕的患者，也要口服肠道对比剂扩张肠道，并静脉注射对比剂钆促进强化。MRE 耗费时间长，约需 45 分钟，故需使用解痉药如山莨菪碱抑制肠道蠕动，延长肠腔扩张。

活动期 CD 的典型小肠影像学表现有肠管壁增厚，厚度 >3 mm；肠黏膜明显强化伴肠壁分层改变，浆膜层明显强化，呈"靶征"或"双晕征"；肠系膜血管增多、扩张、扭曲，呈"木梳征"；相应系膜脂肪密度增高、模糊，称"爬行脂肪"，以及肠系膜淋巴结肿大等。CTE 与 MRE 对评估小肠炎性病变的精确性相似，前者空间分辨率高、检查时间短、运动伪影少，成像效果更好；后者设备和技术要求较高，检查时间长，但无放射线暴露之虑，推荐用于监测累及小肠的 CD 患者的疾病活动度（图 15 −5，图 15 −6）。

二、盆腔增强磁共振成像

盆腔增强磁共振成像有良好的软组织分辨率，在肛瘘的诊断中发挥着重要作用，不仅能充分显示有无瘘管、分辨瘘管与周围瘢痕组织、瘘道内外口及瘘管走行、瘘管粗细、形态及瘘道壁的磁共振信号特征，还可评估瘘管与内外括约肌、肛提肌和耻骨直肠肌之间的解剖关系，为手术前准确评估肛瘘、帮助临床制订手术方案和评估疗效提供帮助。研究表明 MRI 的特异性高于肛管内超声，其对分支瘘管和脓肿的准确定位、瘘管分型更优于直肠腔内超声。欧洲克罗恩病和结肠炎组织及欧洲胃肠道和腹部放射学会发布的 2013 年指南一致认为 MRI 是评估肛瘘的金标准。

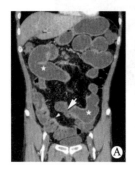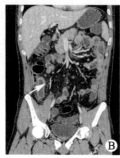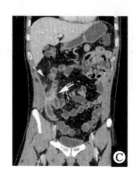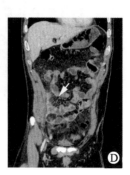

图 15 - 5　CD 患者部分典型 CTE 图像

多节段小肠受累（三角）、肠腔狭窄（箭头）、肠腔扩张（星号）(A)；肠壁强化及分层（箭头）(B)；肠壁增厚及管腔狭窄（箭头），爬行脂肪（三角）(C)；梳状征 (D)

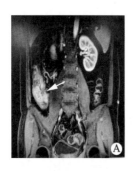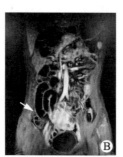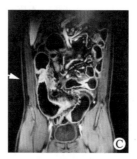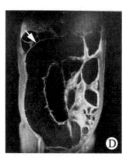

图 15 - 6　CD 患者部分典型 MRE 图像

升结肠增厚、肠腔狭窄（箭头）(A)；肠腔粘连、肠内瘘形成（箭头）(B)；肠壁节段性增厚及管腔狭窄（箭头），梳状征（三角）(C)；结肠狭窄伴扩张 (D)

三、超声检查

1. 肠道超声：肠道超声检查诊断 CD 的灵敏度为 67% ~ 96%，特异度为 79% ~ 100%。主要表现为：①肠壁增厚（≥4 mm），正常肠壁层次模糊或消失，以黏膜下层增厚及回声增高更加显著；②深溃疡形成，黏膜下层强回声连续性中断；③受累肠管僵硬，结肠袋消失及肠蠕动发生改变；④炎症呈透壁浸润时肠周脂肪层回声明显增强，出现爬行脂肪征；⑤相较于正常肠管，受累肠壁血流信号明显增多；⑥部分患者超声下可见内瘘、窦道及脓肿形成；⑦其他常见表现有炎性息肉、肠系膜淋巴结和腹水等。依据肠壁厚度、病变范围及肠壁结构等，肠道超声还可以评估 CD 的活动性。此外，能量多普勒超声在评估肠壁血管化程度及判断疾病活动性中有着重要价值。

2. 肛周和直肠腔内超声：经皮肛周超声和直肠腔内超声是诊断克罗恩病肛周病变的重要手段，具有无创、简便易行和经济的优点。脓肿在超声声像图上主要表现为局部低回声区或无回声区，边缘存在将其与周围组织分割的环形低回声缝隙。经皮肛周超声和直肠腔内超声可对肛瘘的主瘘管行径及分类、内口位置、次级瘘管、脓肿、瘘管与脓肿和肛门内外括约肌关系进行较全面的观察，表现为低回声的管道样结构，可带有分叉（次级瘘管表现）。瘘管内出现细小高回声的气泡影提示肛瘘活动期。通过皮下或括约肌间低回声结构伴肛门内括约肌损坏可判断肛瘘内口。

【病理表现】

一、活检病理特征

克罗恩病活检的炎症常表现为多灶性和不均匀分布，不同部位或同一部位不同组织块中炎症分布及程度不一致（跳跃病变）。早期病变可见局灶增强性炎症，取材达黏膜下层时可见多量炎症细胞浸润。回肠末端黏膜常有严重慢性小肠炎，小肠绒毛萎缩或变平和幽门腺化生，伴大量淋巴细胞和浆细胞浸润。内镜下表现为阿弗他样溃疡时病理表现为局灶性绒毛萎缩，伴中性粒细胞浸润和小灶黏膜糜烂。结肠黏膜呈局灶性或斑片状慢性肠炎，病变较重处炎症也可均匀分布，隐窝结构改变大多局限而轻微。

肉芽肿可见于 15%~65% 的活检病例，数量少，体积小，无中央坏死。肉芽肿并非 CD 病理诊断的必要条件。多部位活检提示炎症呈多灶性、不均匀分布的特征伴慢性肠炎改变，特别是同时累及上下消化道时，即使没有肉芽肿形成，在合适的临床背景下，也可符合 CD 的诊断。

CD 累及上消化道可表现食管、胃或十二指肠局灶性炎症，伴或不伴肉芽肿。食管病变较少见，表现为局灶性慢性活动性炎症、鳞状上皮内淋巴细胞和中性粒细胞局灶性浸润伴海绵水肿和黏膜糜烂溃疡等；胃部病变早期呈局灶增强性胃炎，长期病变炎症范围扩大并导致灶性腺体缺失；十二指肠病变表现为局灶性炎症伴绒毛变短或变平、局灶性胃小凹化生、局灶性慢性活动性十二指肠炎伴腺体破坏等。CD 上消化道病变形态多不具有特异性，不能单纯依靠上消化道病变来诊断 CD。

二、手术病理特征

大体形态呈节段性分布，术中可观察到病变跳跃性特点，病变肠段之间为正常肠段，两者间分界清楚。肠壁常显著增厚伴肠腔狭窄，黏膜面溃疡常呈纵行，溃疡间的黏膜水肿，相对隆起，被深溃疡分隔，形成鹅卵石样外观。纵形溃疡修复后留下铁轨样瘢痕，黏膜可有息肉状突起。裂隙状溃疡可穿透肠管导致瘘管形成，瘘管旁肠壁或肠旁可形成脓肿，炎性肠管可相互粘连。回肠浆膜面可见脂肪组织绕肠管延伸，形成脂肪爬行。

镜下形态特征：慢性炎症累及肠壁全层形成透壁性炎。黏膜层见广泛慢性肠炎，黏膜固有层大量淋巴细胞、浆细胞浸润，小肠绒毛增粗、变短甚至变平，回肠末端常见幽门腺化生，结肠可见隐窝分支、隐窝缩短等。肠壁各层均可见数量不等的淋巴细胞、浆细胞浸润，黏膜下层及浆膜层常见淋巴滤泡呈串珠状增生。肠壁溃疡大多与肠管长轴平行，部分形成裂隙状溃疡，深而狭长，边界清楚，呈刀切状，与肠管长轴呈一定角度伸入肠壁深层，是瘘管形成的组织学基础。长期慢性炎症刺激常引起黏膜下层和浆膜下层的纤维组织、神经组织增生，固有肌层增厚，可继发血管改变出现闭塞性动脉内膜炎、慢性静脉炎等，肉芽肿可见于肠壁各层，体积较小，散在分布，肉芽肿内可见少数多核巨细胞，但无坏死。肉芽肿的数量与肠壁炎症及其继发的纤维组织增生等改变不成比例，炎症分布不以肉芽肿为中心，长期治疗后肉芽肿可消失。肠系膜淋巴结内有时可见肉芽肿（图 15 - 7）。

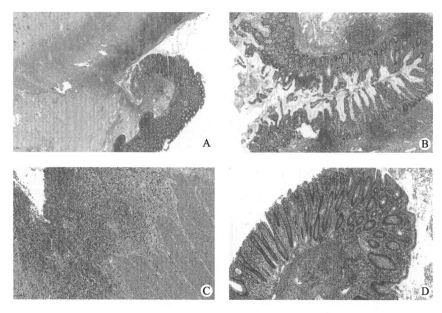

A. 深达肌层的溃疡；B. 潘氏细胞化生；C、D. 节细胞增生。

图 15 - 7　克罗恩病结肠手术病理

【诊断】

CD 缺乏诊断的金标准，需结合临床表现、实验室检查、内镜检查、影像学检查和组织病理学检查进行综合分析并密切随访，世界卫生组织推荐的诊断标准见表 15 - 6。疾病严重程度用 CDAI 或 HBI 指数（Harvey-Bradshaw index，HBI）评估。完整的 CD 诊断为克罗恩病（蒙特利尔分型、疾病活动/缓解、严重程度），肠外表现，合并症/并发症。例如，克罗恩病（A2L2 + L3B2p），活动期中度（CDAI 350），结节性红斑。

表 15 -6　WHO 推荐的克罗恩病诊断标准

项目	临床表现	放射影像	内镜检查	活组织检查	手术标本
① 非连续性节段性改变	—	阳性	阳性	—	阳性
② 铺路石样外观或纵行溃疡	—	阳性	阳性	—	阳性
③ 全壁性炎性反应改变	阳性	阳性	—	阳性	阳性
④ 非干酪性肉芽肿	—	—	—	阳性	阳性
⑤ 裂沟、瘘管	阳性	阳性	—	—	阳性
⑥ 肛周病变	阳性	—	—	—	—

注：具有①、②、③者为疑诊，再加上④、⑤、⑥三者之一可确诊；具备④项者，只要加上①、②、③者之二亦可确诊；"—"为无此项。

【鉴别诊断】

一、肠结核

临床症状常常难以鉴别，有些患者有结核中毒症状，如低热、盗汗等，需仔细询问结核接触及既往结核患病史。常规行胸部检查，有时可检出陈旧性肺结核病灶，还可行结核菌素斑点试验或 γ-干扰素释放试验（IGR）或结核菌素试验试验。肠结核好发于回盲部，内镜下的典型表现为环形溃疡或鼠咬状溃疡，活检易见干酪性肉芽肿炎，周围可见朗格罕巨细胞，肉芽肿体积大、数量多，常融合成体积巨大的肉芽肿，中央可见坏死或中性粒细胞浸润，黏膜可出现慢性肠炎改变。肠结核肉芽肿多位于黏膜下层，若取材仅到黏膜层有可能无法检出。抗酸染色阳性对诊断肠结核有重要作用，但阳性检测率低，因此不能作为排除肠结核的依据。抗酸染色阳性时，阳性菌数量也非常少，需非常仔细观察。结核杆菌的聚合酶链反应检测有助于确定诊断。鉴别困难者可行8～12周四联抗结核治疗后复查肠镜观察疗效，肠结核患者常常可以取得很好的疗效（图15－8）。

二、肠白塞病

绝大多数患者有反复发作的痛性口腔溃疡、右下腹部隐痛、轻度腹泻的非特异性症状，并非所有患者均有典型的系统性白塞病的口－眼－生殖器的三联征，可以合并反复出血甚至大出血、穿孔、剧烈右下腹痛，治疗棘手，临床上也可见合并骨髓异常增生综合征及8号染色体三体。内镜下溃疡具有特征性表现，多在回盲部，以单个溃疡为主，有时可见多个的边界清楚的深大溃疡，呈"火山口"样，排除结核、CD及淋巴瘤等疾病后可诊断。具有诊断特异性的血管炎多位于浆膜下层或黏膜下层较深处，因此大多数情况下，活检不能明确肠白塞病的诊断。病理上无肉芽肿形成，若有肉芽肿则不支持肠白塞病的诊断（图15-9）。

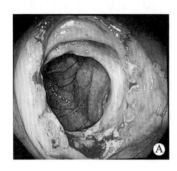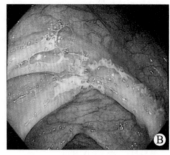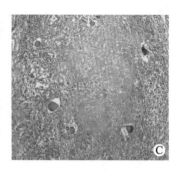

图15-8　女性，24岁，反复右下腹隐痛3个月

肠镜下见升结肠环形溃疡，溃疡不规则，上覆白苔，周围黏膜充血（A）；"鼠咬状"溃疡（B）；女性肠结核患者合并升结肠狭窄，手术病理见大量干酪性坏死，周围多个朗格罕巨细胞（C）

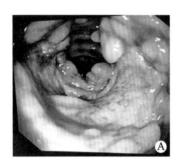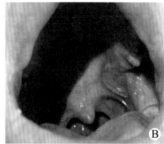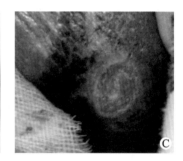

图15-9　男性，34岁，反复右下腹疼痛1年余，加重1周，伴口腔、
双侧阴囊溃疡，躯干及四肢可见毛囊炎

入院后次日出现下消化道大出血伴休克，行急诊术中肠镜，确诊肠白塞病。肠镜下见"火山口"样巨大溃疡，底部覆洁净苔，周围黏膜隆起（A）；口腔上颚可见圆形、边界清楚的溃疡，底部洁净，覆薄白苔（B）；一侧阴囊上见与口腔溃疡性质相同的溃疡（C）

三、结肠癌

结肠癌常见于中老年患者，但年轻患者中也可见，且进展较快、预后差，因此仍需高度警惕。结肠癌无特异性临床症状，确诊需依靠内镜及活检病理。内镜下表现为黏膜糜烂、溃疡或新生物，表面污秽，有时可堵塞肠腔。血液消化道肿瘤指标升高，病理可明确诊断。

四、隐源性多灶性溃疡狭窄性小肠炎

隐源性多灶性溃疡狭窄性小肠炎（cryptogenic multifocal ulcerous stenosing enteritis，CMUSE）是一种罕见的小肠溃疡性疾病，表现为反复肠梗阻、消化道出血、贫血及低白蛋白血症。影像学或内镜下可见小肠多发浅溃疡和多灶性局限性狭窄。病理显示溃

疡仅累及黏膜层及黏膜下层。糖皮质激素治疗大多有效，但易发生依赖，对于激素依赖或无效的患者可以考虑应用免疫抑制剂，肠内营养有一定疗效，梗阻严重时常需手术切除部分肠段（图 15-10）。

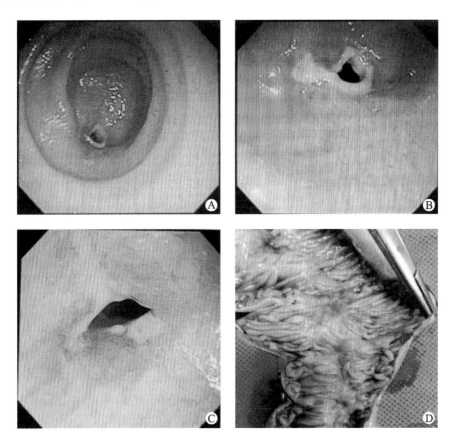

图 15-10　男性，64 岁，反复腹痛伴黑便 5 年余，确诊为 CMUSE

经肛小肠镜见回肠环形狭窄，表面有溃疡覆厚白苔（A～C）；手术大体表现为多发环形溃疡伴狭窄（D）(D 图由上海交通大学医学院附属新华医院结直肠外科杜鹏主任提供)

五、非特异性多发性小肠溃疡

非特异性多发性小肠溃疡于 1960—1970 年由冈部和崎村等提出，由于其是因前列腺素转移因子 SLCO2A1 基因变异产生的遗传性疾病，又将其称为 SLCO2A1 基因相关慢性肠病。临床表现有：①反复大便隐血阳性；②长期小细胞性低色素性贫血和低蛋白血症；③影像学及内镜可见多发的非对称性狭窄与变形，多发、界限清楚的浅的、斜行或横行的地图样溃疡，全部为 UL-Ⅱ 为止的非特异性溃疡；④SLCO2A1 遗传因子变异。该病缺乏有效的治疗。

六、小肠肿瘤

最常见的小肠肿瘤是转移性肿瘤，比原发恶性肿瘤更常见，可经腹腔内、血源、淋巴系统或直接延伸所致，最常见的是卵巢、阑尾和结肠肿瘤的腹腔接种（50%）。原发小肠肿瘤少见，占胃肠道肿瘤的3%~6%，临床表现非特异性，包括贫血、消化道出血、腹痛或小肠梗阻。腺癌占小肠肿瘤的25%~40%，50%发生在十二指肠，第2个最常见的部位是空肠。影像学上表现为局灶性环形肿块，边缘呈肩状伴有梗阻，较少表现为腔内息肉样肿块，可导致肠套叠。腔外浸润可表现为脂肪缠绕。其他的还有罕见的神经内分泌肿瘤（图15-11），如类癌，生长缓慢可引起肠管收缩和纤维化的强烈退变反应，有时导致肠缺血。胃肠道间质肿瘤来源于间叶组织，最常见于胃，其次是空肠和回肠。20%~30%的胃肠道间质肿瘤呈恶性，其在小肠中比在胃中更容易恶变。胃肠道间质肿瘤和淋巴瘤均可表现为肠动脉瘤样扩张。

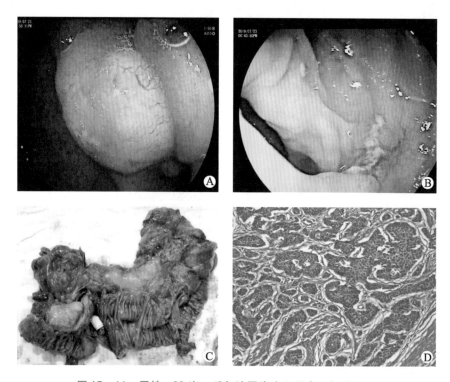

图15-11　男性，39岁，反复脐周腹痛3月余，加重2天

经肛小肠镜插镜至距回盲瓣以上2.0 m之回肠，见一大小约3.5 cm×3.0 cm圆形隆起病灶，表面光滑，伴血管扩张及表面浅溃疡形成，覆薄白苔，周围肠腔狭窄，内镜无法继续通过（A）。远端回肠20 cm可见不规则溃疡，大小约0.6 cm×0.4 cm，覆白苔（B）。手术大体病理：回肠肠管一段63.5 cm，部分肠管狭窄，部分扩张，黏膜局灶性糜烂；浆膜面肠系膜纠集粘连，切面白色，质地韧；肠旁淋巴结30枚，直径为0.2~3 cm。肠腔内滞留胶囊内镜1枚（C）。病理示小肠神经内分泌瘤G2（核分裂像2个/10 HPF，Ki-67指数3%），肠壁全层及肠壁外脂肪组织内多灶性生长，神经见侵犯（D）

七、淋巴瘤

淋巴瘤临床多表现为不明原因高热、肠道肿物或深溃疡、淋巴结肿大等。组织学表现为黏膜结构不同程度破坏，浸润细胞成分单一，具有异型性，侵袭性淋巴瘤常见核分裂象。小肠淋巴瘤占所有小肠肿瘤约20%。回肠远端是最常见的部位，典型表现为厚壁浸润性肿块，伴动脉瘤样扩张，无梗阻。动脉瘤样扩张是由于肠壁和肌间神经丛被破坏。诊断需通过病理及免疫组化明确（图15-12）。

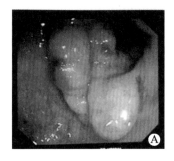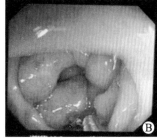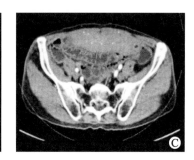

图15-12 男性，64岁，反复腹痛4年余

降结肠可见黏膜增生、肿胀，局部轻度充血（A，B）。腹部CT：腹部肠管包绕粘连成"大饼"状（C）。活检病理示小B淋巴细胞淋巴瘤（黏膜相关淋巴瘤），行R-CHOP方案化疗

【治疗】

一、治疗分期与治疗目标

CD按疾病的病程分期可以分为活动期和缓解期。治疗目标不但要达到临床缓解、无激素缓解，更要达到黏膜缓解，甚至更高的治疗目标，如透壁缓解、减少肠道致残率、提高生活质量。

1. 一般治疗：所有CD患者均应戒烟，活动期保持优质蛋白、少渣易消化饮食；缓解期可以进行适当运动。根据个人疾病和饮食特点进行正常饮食，可通过记录饮食日记或食物过敏原检测等进行饮食剔除，同时定期进行评估营养状态，如体重、体重指数（body mass index，BMI）、微量元素及维生素缺乏，重者需行肠内营养或肠外营养。

2. 营养治疗：营养不良是IBD患者的常见临床表现，并可对病情变化产生不良影响。成人IBD患者营养不良发生率高达85%，CD患者的发生率超过UC患者。对IBD患者要常规进行营养风险筛查（如NRS 2002营养风险筛查表）和营养状况评定。对重度营养不良、中度营养不良、预计营养摄入不足超过5天及有营养风险（NRS-2002评分>3分）的患者需进行营养支持。每日口服营养需600 kcal以上时，无禁忌者可进行肠内营养治疗。全肠内营养是CD诱导缓解的一个重要手段，尤其在儿童和青少年CD患者中具有良好的疗效，能够促进CD儿童和青少年生长发育，促进肠黏膜溃疡愈合。

全肠内营养的方式可选择口服或管饲，可根据每日30～35 kcal/kg计算总热量。根据蛋白质水解程度的不同，肠内营养配方主要分为多聚物饮食、半要素饮食和要素

饮食 3 种。对腹泻严重及营养重度不良者，可以先选择肠外深静脉营养治疗后再过渡到肠内营养治疗。

二、药物治疗

1. 皮质类固醇激素：激素是 CD 的一线用药，使用前需注意排除禁忌证，如活动性结核、活动性病毒性肝炎、腹腔脓肿和活动性肛瘘等，对老年患者也应谨慎使用。激素的用法同溃疡性结肠炎部分。需要注意的是激素不可作为维持缓解期用药，使用过程中也应密切观察副作用的发生。维持缓解期应根据患者具体情况选择免疫抑制剂（如硫唑嘌呤）或生物制剂进行维持治疗。

2. 生物制剂：2007 年我国引进首个生物制剂抗肿瘤坏死因子 – α（turmor necrosis factor-α，TNF-α）单克隆抗体，即英夫利西单抗（infliximab，IFX），用于克罗恩病的治疗，2019 年其适应证扩大到溃疡性结肠炎。随后阿达木单抗（Adalimumab，ADA）、乌司奴单抗（ustekinumab，UST）和维得利珠单抗（vedolizumab，VDZ）也相继被批准用于 IBD 的治疗，使临床医师和 IBD 患者有了更多的选择。

（1）英夫利西单抗：是抗 TNF-α 人鼠嵌合体免疫球蛋白 IgG1 单克隆抗体，可结合可溶性和跨膜性的 TNF-α，从而发挥阻断炎症、改善 IBD 病情的作用。1998 年美国食品药品监督管理局批准 IFX 用于 CD 的治疗，我国于 2007 年批准 IFX 用于 CD 的治疗。IFX 在我国获批的适应证包括成人 CD、瘘管型 CD、儿童和青少年 CD、成人 UC；主要针对接受传统治疗（如激素、免疫抑制剂等）效果不佳或不能耐受上述药物治疗的中至重度活动性 CD 成人患者的诱导和维持缓解治疗；CD 合并肠皮瘘、肛瘘或直肠阴道瘘经传统治疗（包括充分的外科引流、抗生素、免疫抑制剂等）无效的瘘管型 CD；中至重度活动性 CD、瘘管型 CD 或伴有严重肠外表现（如关节炎、坏疽性脓皮病等）的 6 ~ 17 岁儿童和青少年患者的诱导和维持缓解；接受传统治疗效果不佳、不耐受或有禁忌的中至重度活动性 UC 成人患者，活动性 UC 伴突出肠外表现（如关节炎、坏疽性脓皮病、结节性红斑等）者。禁忌证：对 IFX、其他鼠源蛋白或 IFX 中任何成分过敏的患者；活动性结核病或其他活动性感染（包括脓毒症、脓肿、机会性感染等）的患者；患有中重度心力衰竭（美国纽约心脏学会心功能分级为 III/IV 级）的患者。

用药前行机会性感染疾病筛查和预防：应在用药前详细询问结核病史、结核病接触史，检查应包括胸部影像学和结核菌素试验。有条件者建议行结核分枝杆菌特异性 T 细胞酶联免疫斑点试验或 γ 干扰素释放试验。诊断为活动性结核感染的患者应避免使用 IFX，潜伏结核感染的患者在 IFX 治疗前建议给予 1 或 2 种结核杀菌药预防性抗结核治疗 3 周，使用 IFX 治疗时继续用该抗结核方案 6 ~ 9 个月。对于陈旧性结核患者在 IFX 治疗期间是否予预防性抗结核治疗，建议根据既往治疗等情况采取个体化方案，并与专科医师讨论后决定。治疗期间，应至少每年评估结核病风险，一旦出现活动性结核应立即停用 IFX 并进行规范抗结核治疗。

IFX 治疗前应筛查血清 HBV 标志物和肝功能，并对乙型肝炎表面抗原（HBsAg）阳性、乙型肝炎核心抗体阳性者行定量检测 HBV DNA。HBsAg 阳性且肝功能无异常的患者，不论 HBV DNA 水平，均需预防性使用核苷酸类药物进行抗病毒治疗，推荐在 IFX 治疗前 2 周开始并持续至 IFX 停用后至少 6 个月，建议选用强效低耐药的抗病毒药物如恩替卡韦或替诺福韦。对 HBsAg 阴性、乙型肝炎核心抗体阳性的患者，若 HBV DNA 阳性，也需进行预防性抗病毒治疗。若 HBV DNA 阴性，在 IFX 治疗过程中应定期（每 3 个月）监测 HBV 血清学指标和 HBV DNA，一旦 HBV DNA 或 HBsAg 转为阳性，应立即启动抗病毒治疗。使用方法：第 0、第 2、第 6 周以 IFX 5 mg/kg 静脉输注作为诱导缓解，以后每隔 8 周 1 次以相同剂量维持缓解，根据疗效和药物浓度监测调整使用间期和剂量。治疗药物监测（therapeutic drug monitoring，TDM）有助于优化药物使用，当出现 IFX 失应答时，可测定药物谷浓度和抗药抗体效价，并根据检测结果优化 IFX 剂量或调整治疗间隔。TDM 应尽可能在邻近下次 IFX 输注之前进行。IFX 有效谷浓度推荐为 3 ~ 7 mg/L，不同的治疗目标所需的谷浓度可能不同。疗效评估指标主要包括临床疾病活动度、内镜下病变及其范围、黏膜愈合情况，以及血清或粪便炎症反应指标。

　　妊娠期使用 IFX 的风险级别为 B 级（低风险）。IFX 在妊娠中晚期可通过胎盘，建议对于临床缓解的 IBD 患者，在妊娠中期（22 ~ 24 周）暂时停用 IFX。使用 IFX 期间禁忌接种活疫苗，灭活疫苗可按照疫苗接种计划接种，但有可能影响接种有效性。IFX 治疗老年 IBD 患者的疗效和安全性研究证据较为缺乏，老年性 IBD 患者使用 IFX 引起严重感染的风险高于普通成人 IBD 患者，因此，对于老年患者需根据其病情权衡利弊，谨慎使用 IFX。有恶性肿瘤病史（不包括淋巴增殖性疾病）的患者，如 IBD 病情处于活动期需要使用 IFX 时，建议与肿瘤科医师共同严格评估肿瘤性质、肿瘤治疗后的病程时间和复发风险后，可考虑使用 IFX，且在治疗期间和治疗后均需密切随访。已报道的不良反应包括药物输注反应、迟发型变态反应、感染等，当出现上述不良反应时，建议结合临床对症处理或考虑是否停药。

　　（2）阿达木单抗：阿达木单抗作为全人源的抗 TNF-α 单克隆抗体，在我国于 2020 年获批克罗恩病适应证，其还可被应用于类风湿关节炎、强直性脊柱炎、斑块状银屑病、多关节型幼年特发性关节炎和葡萄膜炎。用于治疗充足皮质类固醇和（或）免疫抑制治疗效果不佳、不耐受或禁忌的中重度活动性克罗恩病成年患者时，建议首次 160 mg 皮下注射，第 3 周 80 mg，之后每 2 周 40 mg。

　　（3）维得利珠单抗：是重组人源化 IgG1 单克隆抗体，特异性拮抗 α4β7 整合素，阻断 α4β7 整合素与肠道血管内皮细胞表达的黏膜地址素细胞黏附分子 1（mucosal addressin cell adhesion molecule-1，MAdCAM-1）的结合，从而阻止 T 淋巴细胞从血管中迁移至肠黏膜，减轻肠道局部炎症反应。2020 年我国批准的适应证为传统治疗或 TNF-α 抑制剂应答不充分、失应答或不耐受的中至重度活动性成人 CD 和 UC 患者。2020 年我国《炎症性肠病外科治疗专家共识》推荐严重或慢性顽固性储袋炎（尤其是 CD 样储袋炎）可使用生物制剂进行治疗。禁忌证为：对 VDZ 中任何成分过敏；重度活动性感染（如结核病、败血症、巨细胞病毒感染、李斯特菌感染）和机会性感染（如进行性多灶性白质脑病）。开始 VDZ 治疗前应常规筛查并排除细菌、真菌、病毒感染，以及特殊病原如结核分枝杆菌、寄生虫感染，尤其需要排除肠道艰难梭菌感染。对 HBV 携带者或合并潜伏结核患者，需定期监测，建议视患者具体情况酌情考虑预防用药，以防止结核或 HBV 再激活。在接受 VDZ 治疗过程中确诊为活动性结核或发生乙型肝炎活动，应停止 VDZ 治疗，启动规范抗结核治疗或抗 HBV 治疗。维得利珠单抗使用方法同 UC 部分。在诱导治疗第 10 周如无应答可在第 10 周增加 1 次给药以提高疗效，即采用第 0、第 2、第 6、第 10 周的诱导给药方案，第 14 周开始后续以每 8 周 1 次给药维持治疗。疗效评估指标主要包括临床疾病活动度、内镜下病变及其范围、黏膜愈合情况，以及血清或粪便炎症反应指标。每次注射前检查血常规、肝功能、肾功能、CRP、ESR、粪便钙卫蛋白等指标，评估生命体征和疾病活动度。第 14 周（判断原发应答）除评估上述指标外，可行内镜和 MRE 或 CTE 评估。疾病缓解后每 6~12 个月根据情况对临床指标、炎症指标、内镜和影像指标进行全面评估。

妊娠期使用 VDZ 安全性风险级别为 B 级（低风险），VDZ 可在妊娠中晚期通过胎盘，建议对 VDZ 维持治疗的 IBD 患者，妊娠全程可继续采用相同剂量维持治疗，但最后 1 次使用 VDZ 应在预产期前 6~10 周（如果每 4 周给药 1 次，则为预产期前 4~5 周），并在产后 48 小时恢复用药。老年患者应用 VDZ 无需进行剂量调整。VDZ 在未成年人（<18 岁）中用药的疗效和安全性尚未得到前瞻性、随机、对照研究的验证。除原发于胃肠道的淋巴瘤需要慎用外，其他起源的淋巴瘤、皮肤恶性肿瘤和实体瘤患者都可以考虑继续使用 VDZ。常见的不良反应（发生率≥1/10）为鼻咽炎、关节痛和头痛。VDZ 在临床注册研究和上市后真实世界应用中均显示出良好的安全性，如出现严重感染和机会性感染应停用 VDZ 治疗。有反复严重感染病史患者，应慎重应用 VDZ。

（4）乌司奴单抗：UST 是抗 IL-12/23 全人源化 IgG1 单克隆抗体，可结合 IL-12 和 IL-23 的共同亚基 p40，阻断下游的 Th1 和 Th17 等效应通路，从而达到抑制炎症反应、治疗 IBD 的作用，我国于 2020 年批准其用于成人 CD 的治疗。2021 年美国胃肠病学会关于 CD 使用指南建议 UST 用于伴活动性肛瘘成人 CD 患者的诱导和维持治疗。UST 治疗前应排除以下禁忌证：①对 UST 中任何成分过敏者；②重度活动性感染者。使用方法：首次 UST 治疗需根据体重计算 UST 静脉输注剂量。体重≤55 kg 者，UST 剂量为 260 mg；体重为 55~85 kg 者，剂量为 390 mg；体重>85 kg 者，剂量为 520 mg。首次给药后第 8 周以 UST 90 mg 皮下注射作为诱导缓解方案，之后每 8 周或 12 周 90 mg 皮下注射 1 次作为维持治疗方案。如果患者每 12 周给药 1 次期间失去应答，可缩短至每 8 周注射 1 次。判断 UST 原发无应答的时间尚无一致意见，建议临床评估时间不早于第 16 周。疗效评估指标主要包括临床疾病活动度、内镜下病变及其范围、黏膜愈合情况，以及血清或粪便炎症反应指标。每次注射前检查血常规、肝功能、肾功能、CRP、ESR、粪便钙卫蛋白等指标，评估生命体征和疾病活动度。内镜复查不建议早于 UST 首次静脉给药后的第 16 周。疾病缓解后每 6~12 个月根据实际情况对临床指标、炎症指标、内镜和影像指标进行全面评估。UST 免疫原性低，药物抗体发生率很低（<3%）。临床试验报道常见的不良反应是鼻咽炎和头痛，其中大多数为轻度，无需终止治疗。

老年患者使用 UST 无需调整剂量。鉴于老年人感染发生率较高，建议老年患者使用时应慎重考虑，UST 较 TNF 抑制剂更适合老年患者的治疗选择。恶性肿瘤患者且疾病程度严重，或既往有恶性肿瘤病史者，需在全面评估肿瘤性质和复发风险后，方可考虑使用 UST 治疗，在治疗期间和治疗后均需严密随访。UST 目前还未获批儿童 IBD 适应证。妊娠期使用 UST 的风险级别属于 B 级（低风险）。UST 可在妊娠末期通过胎盘，大部分 IgG 主要在妊娠最后 4 周内通过胎盘。建议对 UST 维持治疗的 IBD 患者，妊娠全程可继续采用相同剂量维持治疗，但最后 1 次使用 UST 应在预产期前 6~10 周。

【手术治疗】

一、手术指征

手术指征包括：①激素或传统治疗无效的重度 CD 患者，可考虑手术治疗；②内科治疗疗效不佳和（或）药物不良反应已严重影响生命质量者，可考虑外科手术；③出现 CD 相关并发症。建议手术指征和手术时机的掌握应从治疗初始即与外科医师密切配合、共同商讨。

二、手术方式

主要处理引起外科症状的肠道病变部位，以降低广泛肠段切除导致短肠综合征的风险。应注意时机的选择，停用 IFX 后立即手术、IFX 治疗期间手术或服用激素 6 周以上，都可能增加术后并发症的风险。术前应停用 IFX 或激素一段时间，但术前停用的安全时间尚不明确。疏嘌呤类药物不增加手术并发症的危险，围手术期间应用疏嘌呤类药物是安全的。

1. 术后预防复发

（1）术后复查时间与复发判断：CD 肠切除术后超过半数的人会在术后 1 年内出现复发，术后复发分为临床复发和内镜下复发。临床复发指在手术完全切除明显病变肠段后，再次出现临床症状伴内镜下复发，通常晚于内镜下复发。内镜下复发指手术切除病损后，内镜复查发现肠黏膜炎症改变，约 90% 发生在新的末端回肠和吻合口处。Rutgeerts 等基于此根据术后"新末端回肠和吻合口"的内镜表现提出了一个评分系统（表 15-7）来预测术后病情发展。内镜下 Rutgeerts 评分与预后有关：内镜下评分 0~1 分者，80%~85% 患者 3 年内无临床症状复发，复发率 <10%；内镜下评分 2 分、3 分、4 分者 3 年内临床症状复发率分别为 15%、40% 和 90%。临床上推荐术后 6~12 个月进行内镜检查，并采取 Rutgeerts 评分系统评估是否出现复发及其严重程度，及时调整治疗方案。

表 15-7 Rutgeerts 评分表

评分	内镜下表现
i0	黏膜正常，未发现病灶
i1	≤5 个阿弗他溃疡
i2	>5 个阿弗他溃疡而病灶间黏膜正常，或跳跃性大病损，或病损局限于回结肠吻合口处
i2a	局限于回结肠吻合口的病变（包括吻合口狭窄）

（续）

评分	内镜下表现
i2b	>5 个阿弗他溃疡位于回肠远端而病灶间黏膜正常，或跳跃性大病损
i3	弥漫性阿弗他回肠炎伴广泛黏膜炎症
i4	弥漫性炎症伴较大溃疡、结节和狭窄

注：Rutgeerts 评分为 0~1 分，未复发；Rutgeerts 评分≥2 分，复发；Rutgeerts 评分为 3~4 分，严重复发。

（2）预防药物：吸烟、手术时年龄小、病程长、既往有肠切除术史、无预防性药物治疗、合并穿透性病变和活动性肛周疾病及手术标本可见肉芽肿均为 CD 术后复发危险因素。值得注意的是，吸烟已被公认为 CD 术后复发的独立危险因素，继续吸烟可明显降低药物疗效，增加手术率和术后复发率，因此无论使用任何药物治疗，CD 患者必须戒烟。为了降低复发率，美国胃肠病学会（AGA）根据一些临床危险因素进行 CD 术后危险分层（表 15–8），并结合内镜复查，指导 CD 术后药物防治（图 15–13）。

表 15–8 AGA 克罗恩病术后复发危险分层表

危险分层	危险因素	术后 >18 个月临床复发率	术后 >18 个月内镜复发率
低风险	① 年龄 >50 岁； ② 不吸烟； ③ 第 1 次因肠纤维狭窄手术者，切除肠管较短（<10 cm）； ④ 病程 >10 年	20%	30%
高风险	① 年龄 <30 岁； ② 吸烟者； ③ ≥2 次并发因肠穿透性病变手术者，有或没有肛周疾病	50%	80%

硝基咪唑类抗生素、硫嘌呤类药物和抗 TNF-α 生物制剂可不同程度地预防 CD 术后复发，被广泛用于临床；而美莎拉嗪、糖皮质激素、益生菌预防 CD 术后复发疗效不显著，目前不推荐使用。对于至少有 1 个高危复发因素的患者宜尽早（术后 2 周）给予积极干预，无明显禁忌者优先选择抗 TNF-α 和（或）硫嘌呤类药物（根据患者的病情，结合其经济状况、偏好进行选择），联合或不联合 3 个月的硝基咪唑类抗生素治疗。硝基咪唑类抗菌药物对预防 CD 术后复发疗效比硫嘌呤类药物和抗 TNF-α 生物制剂差，且其长期使用（超过 3 个月）存在较大的副作用，因此硝基咪唑类药物仅作为预防 CD 术后复发的二线使用药物，用于硫嘌呤类药物和抗 TNF-α 生物制剂治疗

禁忌的患者。对术后低风险复发的 CD 患者，可考虑仅定期行内镜监测，根据内镜检查结果调整治疗方案。无论是否选用药物进行术后预防或选用哪种药物进行术后维持治疗，都建议通过健康教育、改善饮食、戒烟、避免环境刺激、改善生活习惯、减少精神应激等方式来改变危险因素。

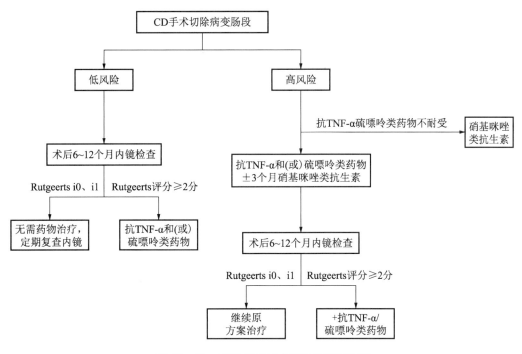

图 15 – 13　克罗恩病手术切除后干预流程

2. 随访计划

术后半年、1 年及之后需定期行结肠镜复查，根据内镜复发与否及其严重程度，调整药物治疗。

三、癌变处理

CD 高度不典型增生的处理：CD 并发结直肠癌的发病率比正常结直肠癌增加20 倍。因此，对 CD 结直肠癌的病程长（10 年以上）、病变广泛、起病早者，应相隔6 个月行结肠镜监测实属必要。一旦伴有过度不典型增生，应行预防性结肠切除术。如已证实为 CD 癌变，应按癌行根治术。

（王晓蕾）

第二节　溃疡性结肠炎

溃疡性结肠炎（ulcerative colitis，UC）是一种病因尚未完全明确的结直肠慢性、非特异性炎症性疾病，可发生于任何年龄，多见于 20～40 岁，亦可见于儿童或老年人。男女发病率差别不大，男：女为（1.0～1.3）：1。

21 世纪初，UC 在北欧、加拿大和澳大利亚的最高发病率分别为 24.3/10 万人、19.2/10 万人和 17.4/10 万人。根据亚太地区克罗恩病及结肠炎流行病学研究（ACCES）报道，2011 年亚洲 IBD 平均发病率为 1.4/10 万人，且发病率的增长速率正逐年升高，UC 为 CD 的两倍。

我国现有的流行病学资料显示，不同城市、不同地区的 UC 发病率存在一定差异：黑龙江省大庆市为 0.13/10 万人，广东省中山市为 1.09/10 万人，西安、成都为 0.41/10 万人～0.42/10 万人，武汉为 1.45/10 万人。总的来说，近年来我国 UC 患病率明显增加，以轻中度占多数，但重症也不少见。UC 已成为我国常见病，目前许多省份均将 UC 纳入门诊慢性疾病。

【病因与发病机制】

UC 的病因和发病机制尚未完全明确，目前认为肠道黏膜免疫系统异常反应所导致的肠道炎症起重要作用，这是多因素综合作用的结果，主要包括环境、遗传、感染和免疫因素。

一、环境因素

近几十年来，全球 UC 的发病率持续增高，这一现象首先出现在经济社会高度发达的北美及欧洲，继而是西欧、南欧，之后是日本及南美。以往该病在我国少见，近十多年明显增多。这一疾病谱的变化，提示环境因素的变化在发病过程中起重要的作用。至于哪些环境因素发挥了关键作用，目前尚未明了。有一些假设，如吸烟对 UC 可能起到了保护作用，而环境越来越清洁可能导致儿童期肠道免疫系统的"免疫耐受"不完善而增加了发病率。

二、遗传因素

UC 发病具有遗传倾向。患者一级亲属发病率显著高于普通人群，单卵双胞显著高于双卵双胞。近年来有大量关于 IBD 相关基因的报道，已经发现了近 200 个可能与 IBD 相关的染色体上的易感区域及易感基因。与 UC 关系较密切的基因或位点主要包括 *TNFSF15*、*HLA-DR* 等。

三、感染和微生物因素

多种微生物参与 UC 发生和发展过程，但至今未明确与哪种特异的微生物病原有确定关系。IBD 患者的肠道微生态与正常人不同，用转基因或敲除基因方法造成免疫缺陷 IBD 动物模型，在肠道无菌环境下不会发生肠道炎症，但如重新恢复肠道正常菌群，则出现肠道炎症反应。抗生素或益生菌治疗对某些 IBD 患者有效等，说明肠道微生物在 IBD 的发生发展中起重要作用。

四、免疫因素

肠道黏膜免疫反应异常激活是肠道炎症发生、发展和转归过程的直接原因。

有多种假说，其中"免疫耐受"缺失学说近年被广泛接受，正常情况下肠道黏膜固有层存在低度的慢性炎症，可能是对肠腔内大量抗原性物质的适应性反应，而 UC 患者由于免疫调节障碍，这种免疫反应不能被正常抑制，最终导致过度激活和难于自限。

近年来对免疫 – 炎症途径的细胞分子及分子生物学机制已有了比较深入的了解，认识到 UC 是一种非典型的 Th2 型反应。除免疫细胞外，肠道黏膜的非免疫细胞如上皮细胞、血管内皮细胞和间质细胞等也参与了免疫反应和炎症过程，它们之间相互作用从而释放出多种细胞因子及炎症介质，如 IL-2、IL-4、IFN-7、TNF-α 等，导致肠道炎症的发生和发展。

目前对 IBD 的发病机制可以概括为：环境因素作用于遗传易感者，在肠道菌群的参与下，启动了肠道特异性及非特异性免疫系统，导致肠黏膜屏障损伤，最终促发了免疫反应和炎症过程。可能由于抗原的持续刺激或免疫调节紊乱，这种免疫炎症反应表现为过度亢进和难以自限。

【临床表现】

一、消化系统表现

1. **腹泻、黏液脓血便**：为 UC 最常见的症状。腹泻的原因主要是炎症引起大肠黏膜水钠吸收障碍以及结肠运动功能失调。炎症渗出、黏膜糜烂及溃疡导致粪便中出现黏液脓血，是本病活动期的重要表现。大便次数及便血的程度反映病情轻重，轻者每日排便 4 次以下，便血轻或无；重者每日排便 6 次以上，较多黏液脓血，甚至大量便血。粪便多数为糊状，重者可至稀水样。病变累及直肠且病情较重者可有里急后重，病变局限于直肠或累及乙状结肠者，偶尔出现便秘，与病变引起直肠排空功能障碍有关。

2. **腹痛**：一般为轻度至中度腹痛，多为左下腹或下腹的阵痛，也可涉及全腹，有疼痛 – 便意 – 便后缓解的规律。病变较轻的患者可无腹痛或仅有腹部不适。若并发中毒性巨结肠或炎症波及腹膜，可表现为持续性剧烈腹痛。

3. **其他症状**：可有腹胀，严重患者有食欲减退、恶心、呕吐。

4. **体征**：轻、中度患者仅有左下腹轻压痛，有时可触及痉挛或变厚的降结肠或乙状结肠；重度患者常有明显压痛和鼓肠。若有腹部明显压痛、肌紧张、反跳痛、肠鸣音减弱，应注意中毒性巨结肠、肠穿孔等并发症。肛诊可发现部分患者肛门括约肌痉挛，指套有黏液或血性黏液分泌物，直肠有触痛。

二、全身表现

全身表现一般出现在中、重度患者中。中、重型患者活动期常有低度至中度发热，高热多提示合并症或见于病情比较严重者。重症或病情持续活动的患者可出现营养不良的情况，如衰弱、消瘦、贫血、低蛋白血症、水与电解质平衡紊乱等。

三、肠外表现

本病可伴有多种肠外表现，常见的肠外表现主要累积关节、口腔、眼部、皮肤、肝胆等。由于 UC 患者中关节损害（如外周关节炎、脊柱关节炎等）的发生率较其他肠外表现发生率高，故相关共识将其置于肠外表现的首位。其他肠外表现有结节性红斑、坏疽性脓皮病、巩膜外层炎、前葡萄膜炎、口腔复发性溃疡等、原发性硬化性胆管炎（primary sclerosing cholangitis，PSC）及少见的淀粉样变性、急性发热性嗜中性细胞皮肤病等。

四、临床分型

按本病的病程、病变范围、病情分期及严重程度进行综合分型。

1. 临床类型：①初发型：指无既往史的首次发作；②慢性复发型：临床上最多见，发作期与缓解期交替。

2. 病变范围：采用蒙特利尔分型可分为 E1 直肠炎（肛门边缘 18 cm 内、直肠乙状结肠交界处的远端），E2 左半结肠炎（结肠脾曲以远），E3 广泛结肠炎（病变扩展至结肠脾曲以近至全结肠）。

3. 病情分期：分为活动期和缓解期。

4. 临床严重程度：活动期 UC 分为轻度：腹泻每日 4 次以下，便血轻或无，脉搏正常，无发热，无贫血，血沉 <20 mm/h；重度：腹泻每日 6 次以上，有明显黏液脓血便，体温 >37.8 ℃，脉搏 >90 次/分，血红蛋白 <75% 的正常值，血沉 >30 mm/h；中度：介于轻度与重度之间。

【内镜表现及内镜下评分】

一、内镜特点

结肠镜检查并活检是 UC 诊断与鉴别诊断的主要依据。典型的 UC 内镜下主要表现为病变呈连续性、弥漫性分布，表面糜烂和浅溃疡，有合并症者溃疡形态多样（图 15-14）。次要表现为病变从直肠开始逆行向近端扩展，直肠最重、近端减轻。同时应明确病变累及范围、阑尾孔周围和末端回肠情况。操作者需要从肠道炎症、血管纹理、溃疡形态、出血程度，以及有无狭窄、明显出血、肠腔扩张和异型增生等方面进行观察和记录。

内镜下黏膜改变有（图 15-15）：①黏膜血管纹理模糊、紊乱或消失、充血、水肿、易出血及脓性分泌物附着；②病变明显处见弥漫性糜烂和多发性浅溃疡；③慢性病变常见黏膜粗糙，呈细颗粒状、炎性息肉及桥状黏膜，在反复溃疡愈合、瘢痕形成过程中结肠变形缩短，结肠袋变浅、变钝或消失。

二、Mayo 内镜评分

Mayo 内镜评分：0 分，正常；1 分，轻度活动期；2 分，中度活动期；3 分，重度活动期。黏膜愈合定义为 Mayo 评分为 0~1 分（表 15-9）。

表 15-9 Mayo 内镜评分系统

评分（分）	内镜下表现
0	正常/缓解期
1	轻度活动期：红斑，血管纹理模糊，黏膜轻度易脆性
2	中度活动期：明显红斑，血管纹理消失，黏膜易脆性、糜烂
3	重度活动期：溃疡形成，自发性出血

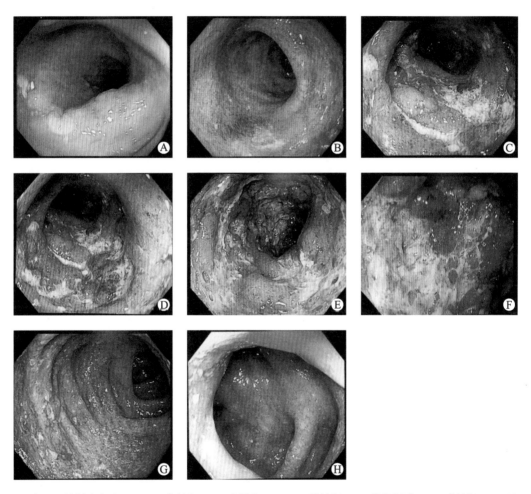

A. 直肠（栓剂治疗后）；B. 乙状结肠；C. 降结肠；D、E. 横结肠；F. 结肠肝曲；G. 升结肠；H. 回盲部。

图 15-14 溃疡型结肠炎肠镜表现一例

女性，34 岁，反复黏液脓血便 10 年余，再发 1 周伴发热。肠镜显示黏膜弥漫充血、水肿，血管纹理消失，糜烂及大片溃疡形成，直肠段因既往使用栓剂使局部炎症减轻。诊断为溃疡性结肠炎（E3型，Mayo 评分为 3 分）

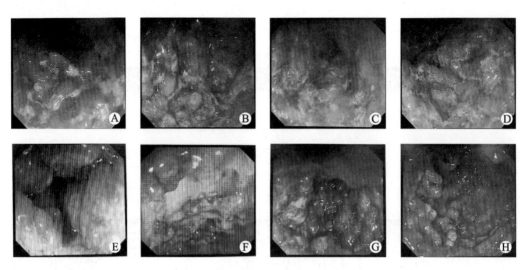

A、E. 直肠；B、F. 乙状结肠；C、G. 降结肠；D、H. 横结肠。

图 15 - 15 溃疡型结肠炎治疗前、后肠镜表现一例

男性，64 岁，反复黏液脓血便 3 年余，加重 1 周。肠镜见横结肠肝曲至乙状结肠多发溃疡，局部黏膜剥脱状，可见黏膜桥，直肠黏膜充血糜烂，可见小溃疡，UC（E3 型，Mayo 评分为 3 分）（A ~ D）。2017 年 6 月予以激素静脉冲击治疗。肠镜见横结肠肝区至直肠糜烂弥漫充血水肿，黏膜呈颗粒状伴不规则溃疡，覆黄色黏膜，黏膜质脆易出血，伴自发出血，UC（E3，Mayo 评分为 3 分）（E ~ H）。2019 年 9 月疾病复发。

Mayo 内镜评分系统参数相对简单，临床上简单实用，但部分定义不够精确，有一定主观性，可作为日常临床诊治中病情活动度分级。

三、溃疡性结肠炎内镜下严重程度指数

溃疡性结肠炎内镜下严重程度指数（ulcerative colitis endoscopic index of severity, UCEIS）评估指标包括血管纹理、出血、糜烂/溃疡 3 部分，每项指标分 3 ~ 4 个等级，总分 0 分为正常，1 ~ 3 分轻度活动，4 ~ 6 分中度活动，7 ~ 8 分重度活动（表 15 - 10）。

表 15 - 10　UC 内镜下严重程度指数（UCEIS）评分系统

指标	评分	内镜下表现（图 15 - 16）
血管纹理	0 分：正常	正常血管纹理，毛细血管清晰
	1 分：斑块状消失	血管纹理模糊或斑块状缺失
	2 分：完全消失	血管纹理完全消失
出血	0 分：无	无血迹
	1 分：黏膜渗血	黏膜表面少量血凝块，易于清除
	2 分：肠腔内轻度出血	肠腔内少量游离血性液体
	3 分：肠腔内中重度出血	肠腔内血性液体，直接或冲洗后可见黏膜出血

（续）

指标	评分	内镜下表现（图15-16）
糜烂和溃疡	0分：无	黏膜正常，无糜烂或溃疡
	1分：糜烂	≤5 mm 黏膜缺损，白色或黄色糜烂，边缘平坦
	2分：浅表溃疡	>5 mm 黏膜缺损，表浅溃疡，纤维素覆盖
	3分：深溃疡	深溃疡，边缘微隆起

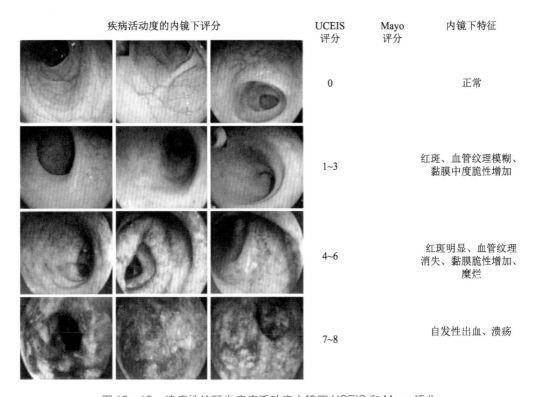

疾病活动度的内镜下评分	UCEIS评分	Mayo评分	内镜下特征
	0		正常
	1~3		红斑、血管纹理模糊、黏膜中度脆性增加
	4~6		红斑明显、血管纹理消失、黏膜脆性增加、糜烂
	7~8		自发性出血、溃疡

图 15-16 溃疡性结肠炎疾病活动度内镜下 UCEIS 和 Mayo 评分

UCEIS 评分系统观察内容较为明确，且按不同程度评分，定义清晰，能较准确地反映病情程度，不同观察者间变异度小，推荐用于各种临床研究，并可用于疗效监测和中远期预后评估。

【影像学表现】

UC 患者中，无条件进行结肠镜检查或肠腔狭窄致使结肠镜无法通过时，可考虑应用 CT 结肠成像检查、钡灌肠检查等影像学方法。小肠的影像学检查如小肠 CT 造影（CTE）、磁共振小肠成像（MRE）、胶囊内镜等，不作为常规推荐检查。对于有诊断困难者，如直肠豁免、症状不典型、倒灌性回肠炎（盲肠至回肠末端的连续性炎症反应）等，可以在结肠镜的基础上，根据需要加做影像学检查。

1. X线主要征象：①黏膜粗乱和（或）颗粒样改变；②多发性浅溃疡，表现为管壁边缘毛糙，呈毛刺状或锯齿状及见小龛影，亦可有炎症性息肉而表现为多个小的圆形或卵圆形充盈缺损；③肠管短缩，结肠袋消失，肠壁变硬，可呈铅管状。结肠钡灌肠造影已被结肠镜检查所替代，当患者存在肠腔狭窄内镜无法通过时仍有一定的诊断价值。需注意急性期及重型患者不宜做钡灌肠检查，以免加重病情或诱发中毒性巨结肠，甚至穿孔。

2. CTE/MRE：可清晰显示肠腔，肠黏膜（溃疡、假息肉、卵石征等），肠壁（增厚、狭窄）及肠管外组织结构（肠系膜渗出、淋巴结、爬行脂肪等）的改变。其中MRE具有无辐射性、优良的软组织对比度及多参数、多序列成像的优点，对于需要行影像学检查的年轻患者可作为优选。

3. 肠道超声：对发现肠壁厚度、瘘管、脓肿和炎性包块具有一定的价值，缺点是结果判断带有一定的主观性。

【病理表现】

UC活检标本的核心病理特征：UC始于直肠，常见左半结肠，以直肠、乙状结肠为重，病变向近端结肠逐渐减轻。炎症呈连续性、弥漫性分布，病变不同部位活检均可见程度相近的慢性肠炎，炎症分布均匀，炎症程度及隐窝结构改变程度较为一致。黏膜固有层全层可见大量淋巴细胞、浆细胞浸润。隐窝结构改变广泛而显著，可见基底浆细胞增多，潘氏细胞化生，结肠黏膜表面绒毛化。

活动期可见大量隐窝炎及隐窝脓肿，可伴糜烂或溃疡；静止期隐窝结构异常可持续存在，但固有层浸润炎症细胞明显减少，无隐窝炎及隐窝脓肿。病程长者黏膜明显萎缩变薄，隐窝数量明显减少。

由于结肠病变一般限于黏膜和黏膜下层，很少深入肌层，并发结肠穿孔、瘘管或脓肿少见。少数重症患者病变累及结肠壁全层，可发生中毒性巨结肠，表现为肠壁重度充血、肠腔膨大、肠壁变薄，溃疡累及肌层至浆膜层可致急性穿孔。病程超过20年的患者发生结肠癌的风险较正常人增高10~15倍。

【诊断】

UC缺乏诊断金标准，主要结合临床表现、实验室检查、影像学检查、内镜检查和组织病理学表现进行综合分析，在排除感染性和其他非感染性肠炎的基础上进行诊断。若诊断存疑，应在一定时间（一般为6个月）后进行内镜及病理组织学复查。

UC的诊断要点：即在排除其他疾病的基础上，具有上述典型临床表现者为临床疑诊，需进一步安排相关检查；同时具备上述结肠镜和（或）放射影像学特征者，可临床拟诊，需进一步寻找病理诊断依据；若再具备上述黏膜活检和（或）手术切除标本组织病理学特征者，则可确诊；对于临床表现、结肠镜检查和活检组织学改变不典型的初发病例，暂不确诊UC，应密切随访3~6个月观察发作情况。

在诊断方面，对于部分疑难病例需多学科会诊，并在诊断过程中重视随访，如对诊断存有疑虑，需在一定时间（一般为 6 个月）后复查内镜及黏膜活组织检查，综合患者多方面资料，动态观察、分析患者病情变化，进行二次诊断，谨记可能会随时纠正诊断。

一个完整的诊断应包括临床类型、临床严重程度、病变范围、病情分期及并发症，如溃疡性结肠炎（慢性复发型、左半结肠、活动期、中度）。

【鉴别诊断】

1. **急性感染性肠炎**：各种细菌（如志贺菌、沙门菌、空肠弯曲菌、艰难梭状芽孢杆菌、出血性大肠埃希菌、耶尔森氏鼠疫杆菌），病毒（巨细胞病毒、单纯疱疹病毒、人类免疫缺陷病毒），真菌（组织胞浆菌），寄生虫（阿米巴、血吸虫）等感染，可引起腹泻、黏液脓血便、里急后重等症状，易与 UC 混淆。粪便致病菌培养可分离出致病病原体，相应的特异性药物如抗生素、抗阿米巴、抗真菌等可治愈。

2. **克罗恩病**：结肠型克罗恩病易与溃疡性结肠炎混淆，其与克罗恩病的鉴别要点见表 15-11。若临床鉴别有难度，可先诊断未定型结肠炎，待长期随访过程中做出判断。

表 15-11　溃疡性结肠炎和克罗恩病的鉴别

	溃疡性结肠炎	克罗恩病
脓血便	多见	无（或）少见
病变分布	病变连续	呈节段性
病变范围	结、直肠受累	全消化道
常见受累部位	直肠	回盲部
肠腔狭窄	少见，中心性	多见，偏心性
内镜表现	溃疡浅，黏膜弥漫性充血水肿、颗粒状、脆性增加	纵行溃疡、卵石样外观，病变间黏膜外观正常（非弥漫性）
病理特征	固有膜全层弥漫性炎症，隐窝脓肿，隐窝结构明显异常，杯状细胞减少	裂隙状溃疡，非干酪性肉芽肿，黏膜下层淋巴细胞聚集

3. **肠结核**：常伴有结核病史，内镜多见浅表性不规则环形溃疡，边缘不整，如鼠咬状，盲肠病变多于回肠，回盲瓣常常受累，呈开口状。影像学检查常见腹水，肿大的肠系膜淋巴结多 >1 cm 伴有钙化及中心衰减。

4. **肠白塞病**：以反复发作口腔溃疡、生殖器溃疡、眼部病变和多形性皮疹为主要特征，也可以末端回肠和回盲部溃疡为主要症状。白塞病病变常累及回盲部（上、下50 cm），表现为单发或多发、深浅不一溃疡，可致肠壁穿孔，边界清楚，溃疡间不融合。

5. 大肠癌：多见于中年以后，经直肠指检常可触到肿块，结肠镜及活检可确诊。UC 也可发生结肠癌变。

6. 肠易激综合征：可有腹泻和黏液便，但无脓血，显微镜检查正常，粪便隐血试验阴性，粪钙卫蛋白浓度正常，肠镜检查无器质性病变证据。

7. 其他：伪膜性肠炎、缺血性结肠炎、放射性肠炎、过敏性紫癜、胶原性结肠炎、嗜酸细胞性肠炎、结肠息肉病、结肠憩室炎等均需与溃疡性结肠炎鉴别。需注意，结肠镜发现的轻度肠道炎症改变若不符合 UC 的其他诊断要点，常为非特异性，应仔细寻找病因，不宜过度诊断。

【并发症】

1. 中毒性巨结肠（toxic megacolon）：出现于 5% 的重症 UC 患者中，此时结肠病变广泛而严重，肠壁张力减退，结肠蠕动消失，肠内容物与气体大量积聚，致急性结肠扩张，一般以横结肠最为严重，常因低钾、钡灌肠、使用抗胆碱能药物或阿片类制剂而诱发。临床表现为病情急剧恶化，毒血症明显，脱水与电解质平衡紊乱，出现肠型、腹部压痛、肠鸣音消失、白细胞计数显著升高，X 线腹部平片可见结肠扩张、结肠袋形消失，易引起急性肠穿孔，预后差。

2. 癌变：多见于广泛性结肠炎、幼年起病而病程漫长者。病程 > 20 年的患者发生结肠癌风险较正常人增高 10 ~ 15 倍。

3. 其他：消化道大出血发生率约为 3%；肠穿孔多与中毒性巨结肠有关；肠梗阻少见。

【药物治疗】

一、治疗分期与治疗目标

2015 年国际炎症性肠病组织（International Organization for Inflammatory Bowel Diseases，IOIBD）提出的 STRIDE-Ⅰ 共识中以临床缓解和内镜缓解为治疗目标，5 年后更新的 STRIDE-Ⅱ 增加了临床应答的概念，将 CRP 和粪钙卫蛋白水平作为短期治疗目标，将减少致残、提高生活质量和预防并发症作为长期治疗目标。UC 的治疗分为两个时期，即对活动期的诱导缓解和缓解期的维持治疗。

二、氨基水杨酸类药物

柳氮磺吡啶（SASP）是治疗 UC 的常用药物，口服后大部分到达结肠，在肠道内经细菌分解为 5-氨基水杨酸（5-ASA）与磺胺吡啶，前者是主要有效成分，对结肠壁组织有特殊亲和力，与肠上皮接触而发挥抗炎作用。柳氮磺吡啶适用于轻、中度患者或重度经糖皮质激素治疗已有缓解者。

UC 活动期治疗方案的选择主要根据临床严重程度和病变部位，氨基水杨酸类药物的疗效取决于病变部位的药物浓度。因此，对于轻度至中度活动性 UC 患者的诱导缓解治疗，指南推荐口服使用5-ASA≥2 g/d的剂量，推荐局部（直肠）使用5-ASA≥1 g/d剂量，用于活动性远端结肠炎的诱导缓解治疗；对于至少存在直肠乙状结肠病变的活动性 UC 成人患者，建议使用口服 5-ASA（≥2 g/d）联合局部（直肠）5-ASA 来诱导缓解。5-ASA 的灌肠剂适用于病变局限在直肠乙状结肠者，栓剂适用于病变局限在直肠者。口服 5-ASA 新型制剂可避免在小肠近段被吸收而在结肠内发挥药效，因此，在服用时不可以咀嚼、研碎等。

这类制剂还有各种控释剂型的美沙拉秦（mesalamine）、奥沙拉秦（olsalazine）和巴柳氮（balsalazide）。控释剂型主要有两种：一种含肠溶包膜，可使药物延迟释放；另一种为缓释剂型，在胃肠道释放呈时间依赖性，从十二指肠开始一直到结肠，无论是控释剂型还是缓释剂型，其结肠内药物浓度均明显高于小肠内药物浓度。口服 5-ASA 新型制剂疗效与 SASP 相仿，优点是不良反应明显减少，缺点是价格昂贵，因此对 SASP 不能耐受者尤为适用。

使用传统药物时可能会有两个常见错误：剂量不足及药物失败后仍坚持使用。5-ASA 的剂量研究和荟萃分析显示，药物需要在足够的剂量之下，才能发挥诱导和维持缓解的作用。因此临床对于活动期患者口服 SASP 的用药方法通常采用 3～4 g/d，分次口服；口服 5-ASA 2～4 g/d，每日 1 次顿服或分次口服；5-ASA 栓剂 0.5～1.0 g/次，1～2 次/d；灌肠剂 1～2 g/次，1～2 次/d。药物的起效时间可能因患者而异，但如果足量 5-ASA 在治疗 2～4 周没有诱导应答，则应改用其他类别的药物。

病情完全缓解后仍要继续用药长期维持治疗。氨基水杨酸制剂维持治疗剂量为诱导缓解时所用剂量的全量或半量（推荐使用口服 5-ASA 2 g/d，SASP 2～3 g/d；直肠使用 5-ASA 为 3 g/w 的剂量）。SASP 维持治疗时应补充叶酸。维持治疗的疗程未统一，但一般认为至少要维持 3～5 年，或长期维持。

此类药物不良反应有恶心、呕吐、食欲减退、腹痛、腹泻、头痛等，餐后服药可减轻消化道反应，还可能出现头痛、皮疹、胰腺炎、粒细胞减少、肝肾功能异常等。建议在治疗前和治疗过程中检查血象（血常规，肝肾功能）和尿常规。推荐开始治疗后 7～14 天检查这些项目，此后每隔 4 周进一步复查 2～3 次。如检查结果正常，每 3 个月例行检查 1 次。如发现其他症状，必须立即进行相关检查。

三、皮质类固醇激素

对于氨基水杨酸制剂疗效不显著的轻、中度 UC 患者，以及重度 UC 患者适用。皮质类固醇类激素适用指征：①轻度 UC 经 5-ASA 治疗无效者；②中度 UC 在足量 5-ASA 治疗 2～4 周后症状改善不明显者；③重度 UC。

糖皮质激素疗效好，有效率约为 60%。在临床上当前采用的糖皮质激素主要有泼尼松、氢化可的松和琥珀酸钠氢化可的松等，新型激素有布地奈德，常见剂型有注射剂、片剂等。按泼尼松 0.75～1 mg/(kg·d)（其他类型全身作用激素的剂量按相当于上述泼尼松剂量折算）给药。对于重度 UC 首选静脉糖皮质激素，按照甲泼尼龙 40～60 mg/d 或氢化可的松 300～400 mg/d，剂量再加大不会增加疗效，但剂量不足会降低疗效，具体方法见"急性重症溃疡性结肠炎的治疗"部分。症状完全缓解开始逐步减量，一般每周减 5 mg，减至 20 mg/d 时每周减 2.5 mg 至停用。快速减量可能会导致早期复发，注意观察药物不良反应并同时补充钙剂和维生素 D。

需要注意的是，激素仅适用于活动期 UC，不作为维持缓解治疗，不可长期使用。减量期间可加用氨基水杨酸制剂或免疫抑制剂逐渐接替激素。泼尼松 0.75 mg/(kg·d) 治疗超过 4 周，疾病仍处于活动期称为激素无效。泼尼松虽能维持缓解，但激素治疗 3 个月后，泼尼松仍不能减量至 10 mg/d 或在停用 3 个月内复发称为激素依赖。

四、免疫抑制剂

免疫抑制剂的适应证：包括①5-ASA 类药物或激素治疗无效者；②激素使用后毒副作用明显者；③激素依赖者。免疫抑制剂通过控制免疫反应达到抑制促炎细胞因子生成的目的，进而阻止免疫反应性炎症的发生。由于起效慢，不单独作为活动期诱导治疗。

1. 环孢素（cyclosporin A，CsA）：适用于短期治疗重度 UC 且激素无效者。静脉途径起效快，2～4 mg/kg 静脉滴注 7～14 天，短期有效率达 60%～80%，可有效减少急诊手术率，临床症状缓解后可改为口服 CsA 口服（4～6 mg/kg）或转为硫嘌呤药物。使用该药期间需定期监测血药浓度，严密监测不良反应，如肾毒性、高血压、血清胆固醇及甘油三酯升高等，疗程多不超过 6 个月。

2. 硫唑嘌呤（azathioprine，AZA）或 **6-巯基嘌呤**（6-mercaptopurine，6-MP）：AZA 剂量为 1.5～2.5 mg/(kg·d)，6-MP 剂量为 0.75～1.5 mg/(kg·d)。该类药物通常需 3～6 个月才能达到血药浓度稳态，故宜在激素使用过程中加用，约 60% 激素依赖患者可成功将激素撤除。AZA 存在量效关系，剂量不足会影响疗效，可在治疗观察中逐渐增减剂量，有条件的单位建议行 6-巯鸟嘌呤核苷酸（6-thioguanine nucleotides，6-TGN）药物浓度测定指导剂量调整。此类药物常见不良反应为白细胞减少等骨髓抑制表现，也有报道诱发胰腺炎、肝功能损害，甚至诱发原有慢性病毒性肝炎患者的肝炎活动。不良反应以服药 3 个月内尤其 1 个月内最常见，一般建议最初 1 个月每周复查 1 次全血细胞，第 2～第 3 个月每 2 周复查 1 次全血细胞，之后每个月复查全血细胞，半年后可适当延长间隔，但不能停止。最初 3 个月每月复查肝功能，之后可视情况而定。对于使用硫唑嘌呤维持无激素缓解有效者，疗程一般不少于 4 年。

五、生物制剂

当激素及上述免疫抑制剂治疗无效或激素依赖或不能耐受上述药物治疗时，可考虑生物制剂。生物制剂有激活潜伏结核和病毒性肝炎的风险，亦有增加感染或肿瘤的风险，使用前需注意筛查，并监测不良事件。

1. 英夫利西单抗：见本章节克罗恩病部分。

2. 维得利珠单抗：见本章节克罗恩病部分，但临床起效较慢，对于迫切需要改善临床症状的重症 UC 可能需要与糖皮质激素或环孢素联合诱导缓解；也可用于急性重症溃疡性结肠炎患者经激素或环孢素诱导缓解后的维持治疗。

3. 小分子制剂：托法替布（tofacitinib）是一种新型的口服蛋白酪氨酸激酶抑制剂，可通过抑制 JAK 介导的炎症反应信号转导，达到治疗 UC 的效果。用法为口服，有剂量依赖性，具有易吸收、分子结构稳定、无免疫原性等优势，患者依从性好。2022 年意大利炎症性肠病研究组（IG-IBD）推荐托法替布用于：①对于至少 1 种生物制剂难治的中重度 UC 患者；②未接受过生物制剂治疗且常规治疗难治的中重度 UC，托法替布是诱导缓解治疗的推荐之一；③对于急性重症溃疡性结肠炎，托法替布也可能是有效的二线挽救治疗的选择。托法替布可引发如高脂血症、感染、带状疱疹等不良反应，因此临床使用时要兼顾患者依从性和药物安全性。

【手术治疗】

一、手术指征

绝对手术指征：消化道大出血、肠穿孔、中毒性巨结肠及癌变。

相对手术指征：①积极内科治疗无效的重度 UC；②内科治疗效果不理想，药物副反应大不能耐受者，严重影响患者生活质量者。

二、手术方式

首选全结直肠切除和回肠储袋肛管吻合术（ileal pouch-anal anastomosis，IPAA），切除了全结肠及剥离直肠黏膜和黏膜下层，保留了肛门括约肌的功能、保持了消化道的连续性，避免永久性造口，大大改善了患者的术后生活质量。择期 IPAA 通常分两期进行：一期进行全结直肠切除、构建储袋以及转流性回肠造口；二期进行造口还纳（图 15 - 17）。急诊手术或手术风险高者可采取三期手术（详见急性重症溃疡性结肠炎的手术治疗）。

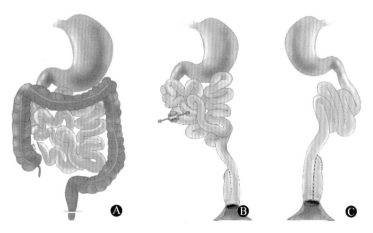

A. 全结直肠切除；B. 回肠末端造口、储袋肛管吻合；C. 回肠造口回纳。

图 15 - 17 全结直肠切除、回肠储袋肛管吻合术示意

【储袋炎诊断与处理】

储袋炎是 IPAA 术后最常见并发症，是发生在回肠储袋的非特异性炎症。IPAA 术后 10 年的随访中储袋炎发生的比例约为 50%。广泛性结肠炎、原发性硬化性胆管炎、非吸烟者、血清学 pANCA 阳性及非甾体抗炎药的使用是储袋炎发生的危险因素。

储袋炎的诊断建立在临床表现和内镜及组织学异常表现的基础上。

临床可以表现为大便次数增加、大便液性成分增加、腹部痉挛痛、便急、里急后重以及下腹部不适，同时还可能发生直肠出血、发热及肠外表现等情况。较之于储袋炎，直肠出血更多与直肠封套炎症改变有关。有储袋炎相关表现者应进行内镜及储袋黏膜活检以明确诊断。回肠 - 肛门储袋术后患者可能发生储袋 - 肛管吻合口的狭窄，因此建议使用胃镜而非常规肠镜进镜，并应尝试进入回肠输入袢探查。

内镜表现（图 15 - 18）包括与 UC 不同的黏膜片状充血，还有黏膜水肿、颗粒样表现、黏膜脆性增加、自发或接触性出血、血管纹理消失、渗出、出血、糜烂及溃疡形成。沿吻合处发生的糜烂伴/不伴溃疡对储袋炎诊断并无价值。应从储袋黏膜及储袋上方输入段黏膜取活检，但勿沿吻合钉部位取活检。

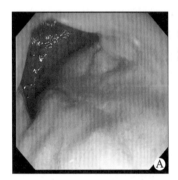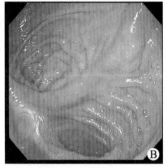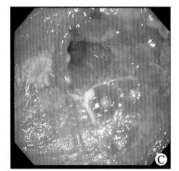

A. 正常肛管；B. 储袋体；C. 储袋炎。

图 15 - 18　IPAA 术后储袋内镜表现

根据症状及内镜表现，储袋炎分为缓解期（储袋排便次数正常）或活动期储袋炎（储袋排便次数增加，内镜及组织学表现吻合）。活动期储袋炎还可根据其临床表现的持续时间分为急性及慢性，一般认为临床症状持续 4 周以上为慢性病变。

急性储袋炎的治疗常为经验性用药，抗生素是治疗的主要方法，一般以甲硝唑或环丙沙星作为初始治疗且应答迅速。高浓度的益生菌制剂（VSL#3）对轻度活动期储袋炎治疗有效。对慢性储袋炎，两种抗生素联合使用有效，其他可能有效的治疗选择有口服布地奈德、口服二丙酸倍氯米松及局部使用他克莫司；联合使用抗生素或使用口服布地奈德；英夫利西单抗。VSL#3 对维持储袋炎缓解、预防抗生素诱导缓解后储袋炎的复发、预防储袋炎发作也有一定的疗效。

【其他治疗】

一、粪菌移植

粪菌移植（fecal bacteria transplantation，FMT）是一种新兴的微生物靶向治疗方法，可有效治疗艰难梭菌（clostridium difficile infection，CDI）感染，治愈率超90%。鉴于肠道菌群在 UC 的发病中发挥重要作用，而粪菌移植作为一种重塑肠道菌群的治疗方式，近年来成为溃疡性结肠炎治疗的热点。但粪菌移植治疗溃疡性结肠炎的机制目前仍未明确。多项研究表明，UC 患者体内菌群多样性显著降低，粪菌移植可构建新的生物菌群，防止残留的细菌流失而发挥治疗作用。

粪菌移植的常见移植途径包括上消化道途径（胃镜、鼻胃管、十二指肠管等）和下消化道途径（结肠镜、乙状结肠镜、造瘘口、灌肠等）。移植途径的选择需要根据患者病变范围、疾病严重程度、患者耐受程度等多方面考虑，且不同移植途径的术前准备、移植粪菌量、移植次数存在差异。目前认为经结肠镜是现阶段粪菌移植的首选方式，而多种方式联合可能是粪菌植未来的发展方向。

二、白细胞吸附术

白细胞吸附术的主要机制是降低活化或升高的粒细胞和单核细胞。我国多中心研究显示其对轻中度 UC 有一定疗效，对轻中度 UC 患者，尤其是合并机会性感染者可考虑应用。

【癌变监测】

一、监测时间

起病 8～10 年的所有 UC 患者均应行 1 次结肠镜检查，以确定目前的病变范围。如为蒙特利尔分型 E3 型，则此后隔年复查结肠镜，20 年后每年复查结肠镜；如为 E2 型，则从起病 15 年开始隔年复查结肠镜；如为 E1 型，无需监测结肠镜。合并原发性硬化性胆管炎患者，需从诊断确立的当年开始，每年复查结肠镜。

二、监测的方式和处理

主要是通过结肠镜监测，并进行多部位、多块活检，以及怀疑病变部位活检。色素内镜、放大内镜、共聚焦内镜均可辅助病变识别、提高活检的针对性和准确性。

若发现癌变、平坦黏膜上的高度异型增生，需行全结肠切除；平坦黏膜上的低度异型增生可行全结肠切除或 3～6 个月后随访，如仍为同样改变亦应行全结肠切除；隆起型肿块上发现异型增生而不伴有周围平坦黏膜上的异型增生，可予以内镜下肿块摘除，之后密切随访，若无法行内镜下摘除则行全结肠切除。

【急性重症溃疡性结肠炎的诊断与处理】

一、急性重症溃疡性结肠炎（acute severe ulcerative colitis，ASUC）的定义

依据 Truelove 和 Witts 疾病严重程度分型标准，ASUC 需符合黏液脓血便≥6 次/d，且至少具有 1 项下述全身中毒征象：脉搏＞90 次/min；体温＞37.8 ℃；血红蛋白＜105 g/L；红细胞沉降率＞30 mm/h。诊断时符合的附加标准越多，结肠切除风险越大，可从 8.5%（符合 1 项附加标准）直至高达 48%（符合≥3 项附加标准）。

二、ASUC 的评估

ASUC 属临床危急重症，病情发展快、预后差，因此入院后及时评估显得尤为重要。一般包括血常规、肝肾功能、电解质、CRP、ESR、粪便常规和细菌/真菌培养、艰难梭菌培养/毒素、腹部影像学检查等，同时针对结核分枝杆菌、乙肝病毒、巨细胞病毒、EB 病毒、HIV 病毒、疱疹病毒等行血清学检查以除外合并感染。

内镜是比较准确的风险评估工具，建议 ASUC 患者在入院 24 小时内可不做常规肠道准备，行限制性直肠/乙状结肠镜检查和活检，操作应轻柔、减少注气；如有穿孔风险，应避免全结肠检查，以常规行腹部 X 线片了解结肠情况。

三、ASUC 的治疗

1. 一般治疗：ASUC 患者通常需补液、补充电解质，以防治水电解质、酸碱平衡紊乱，加强营养支持治疗，严重贫血者可输血。对于不耐受口服铁剂、血红蛋白＜100 g/L 的活动期患者，静脉输注铁剂应作为首选方案。ASUC 患者静脉血栓栓塞风险是一般人群的 2 倍，建议穿弹力袜、使用低分子肝素预防血栓形成。除考虑合并感染、穿孔和中毒性巨结肠患者外，不推荐无并发症的 ASUC 患者常规使用抗菌药。

2. 一线治疗：静脉使用糖皮质激素是 ASUC 的一线治疗方案，我国 IBD 诊治共识建议甲泼尼龙 40～60 mg/d 或氢化可的松 300～400 mg/d。判断激素是否有效依据为排便次数、便血情况、全身状况、炎症指标等。如静脉使用激素有效，可改为口服用药，一般 7～14 天后改为口服泼尼松 50～60 mg/d，病情缓解后逐渐减量停药，激素减量至 10 mg/d 一般不应少于 3 个月。但鉴于超过 30% 的患者对激素无效，足量激素治疗 3 天（也可视病情严重程度和恶化倾向适当延迟至 7 天）仍无效时，需转换治疗方案。

3. 二线治疗（挽救治疗）：挽救治疗的药物主要包括两大类：一是免疫抑制剂环孢素，二是生物制剂英夫利西单抗。

我国共识推荐环孢素剂量为 2～4 mg/(kg·d)，建议从 2 mg/(kg·d) 起，根据血药浓度调整剂量，推荐的血药浓度为 150～250 μg/L。环孢素的主要不良反应包括肾毒性、癫痫、电解质紊乱、高血压、多毛症和严重感染。监测血药浓度并预防感染，可在一定程度上避免不良反应发生。对于静脉使用环孢素 7 天临床有效的患者，

可改为口服给药，5~8 mg/（kg·d）至少 3 个月（血药浓度 100~200 μg/L）。环孢素治疗 3 个月后，建议加用硫唑嘌呤维持缓解，两药联用一段时间后逐渐过渡为单用硫唑嘌呤，环孢素治疗总疗程不超过 6 个月。

目前国内外共识意见或指南推荐用于 ASUC 挽救治疗的生物制剂首选英夫利西单抗，其是人鼠嵌合 lgG1 单克隆抗体，可特异性地结合可溶性和膜结合性 TNF-α，从而抑制免疫和炎症反应，诱导和维持临床缓解，降低结肠切除率。标准治疗方案为在第 0、第 2、第 6 周分别给予剂量为 5~10 mg/kg 的 IFX 静脉滴注作为诱导缓解治疗，之后每隔 8 周给予相同剂量的 IFX 以维持缓解。

4. 手术治疗：如挽救治疗 4~7 天仍无效，应及时转手术治疗，或在足量激素治疗 3 天无效后立即手术治疗。ASUC 需外科手术的比例较高，即使在生物制剂应用后，早期急诊手术率仍达 20%~30%，远期手术率则为 40%~50%。对 ASUC 患者而言，全结直肠切除术是一种根治手段，可去除炎症肠段，彻底消除复发和癌变风险。但急诊手术围手术期并发症和死亡风险较高，应权衡利弊，手术时机的选择至关重要。

对于 ASUC 患者推荐三期手术方案：结肠次全切除术（图 15-19）+ 回肠造口术；3~6 个月后行残余结直切除术 + 回肠储袋肛管吻合术（IPAA）+ 预防性肠造口；造口还纳术。通过一期手术解除患者的主要矛盾和危重状态，再通过后续两期手术达到根治性切除病变和保持消化道连续性、避免肠造口的治疗目标。

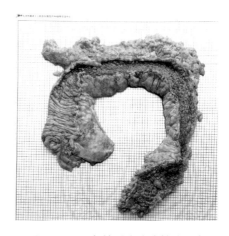

图 15-19　急性重症溃疡性结肠炎
行 IPAA 术的结肠次全切除标本

声明：本文所有内镜、影像学图片除特别标注外均由同济大学附属第十人民医院消化内科提供，手术图片由同济大学附属第十人民医院腹部疑难外科诊治中心提供。

（赵玉洁　季洁如　王晓蕾）

参考文献

1. BOUGUEN G, LEVESQUE B G, FEAGAN B G, et al. Treat to target: a proposed new paradigm for the management of Crohn's disease. Clin Gastroenterol Hepatol, 2015, 13(6): 1042-1050.

2. 中华医学会消化病学分会炎症性肠病学组. 炎症性肠病诊断与治疗的共识意见(2018 年, 北京). 中华消化杂志, 2018, 38(5): 292-311.

3. 中华医学会消化病学分会炎症性肠病学组, 中华医学会肠外与肠内营养学分会胃肠病与营养协作组. 炎症性肠病营养支持治疗专家共识(第二版). 中华炎性肠病杂志, 2018(3): 19.

4. STEINHART A H, PANACCIONE R, TARGOWNIK L, et al. Clinical practice guideline for the medical management of perianal fistulizing Crohn's disease: the Toronto consensus. J Can Assoc Gastroenterol,

2018, 1(4)：141 - 154.

5. 中国医师协会外科学分会肠瘘外科医师委员会. 中国克罗恩病并发肠瘘诊治的专家共识意见. 中华胃肠外科杂志, 2018, 21(12)：10.

6. 中华医学会消化病学分会炎症性肠病学组. 抗肿瘤坏死因子-α 单克隆抗体治疗炎症性肠病的专家共识(2017). 中华炎性肠病杂志, 2017, 1(3)：5.

7. 肖书渊, 姜支农, 刘秀丽. 炎症性肠病病理鉴别诊断. 杭州：浙江大学出版社, 2018.

8. TAKENAKA K, FUJII T, SUZUKI K, et al. Small bowel healing detected by endoscopy in patients with Crohn's disease after treatment with antibodies against tumor necrosis factor. Clin Gastroenterol Hepatol, 2020, 18(7)：1545 - 1552.

9. GREENUP A J, BRESSLER B, ROSENFELD G. Medical imaging in small bowel Crohn's disease-computer tomography enterography, magnetic resonance enterography, and ultrasound："which one is the best for what?". Inflamm Bowel Dis, 2016, 22(5)：1246 - 1261.

10. 李雪华, 冯仕庭, 黄丽, 等. 中国炎症性肠病影像检查及报告规范专家指导意见. 中华炎性肠病杂志, 2021, 5(2)：5.

11. 中华医学会消化病学分会炎症性肠病学组, 叶子茵, 肖书渊, 等. 中国炎症性肠病病理诊断专家指导意见. 中华炎性肠病杂志. 2021, 5(1)：1 - 16.

12. 中华医学会消化内镜学分会小肠镜和胶囊内镜学组. 中国小肠镜临床应用指南. 现代消化及介入诊疗, 2018, 23(5)：672 - 678.

13. 国家消化系统疾病临床医学研究中心(上海), 国家消化内镜质控中心, 中华医学会消化内镜学分会胶囊内镜协作组, 等. 中国小肠胶囊内镜临床应用指南(精简版, 2021 年, 上海). 中华消化杂志, 2021, 41(8)：5.

14. 祖圆, 钱林学. 超声诊断克罗恩病的研究进展. 中国医学装备, 2019, 16(5)：5.

15. 钱孝先, 乔宇琪, 冉志华. 经皮肛周超声在评估克罗恩病肛周病变中的价值. 胃肠病学和肝病学杂志, 2010, 19(3)：3.

16. 周阿成, 李春伟, 王敏英. 克罗恩病合并肛瘘诊断与治疗的研究进展. 医学综述, 2014, 20(1)：3.

17. FEUERSTEIN J D, HO E Y, SHMIDT E, et al. AGA clinical practice guidelines on the medical management of moderate to severe luminal and perianal fistulizing Crohn's disease. Gastroenterology, 2021, 160(7)：2496 - 2508.

18. HEDIN C R H, VAVRICKA S R, STAGG A J, et al. The pathogenesis of extraintestinal manifestations：implications for IBD research, diagnosis, and therapy. J Crohns Colitis, 2019, 13(5)：541 - 554.

19. WANG H, WU Y, YE C, et al. Perianal disease onset age is associated with distinct disease features and need for intestinal resection in perianal Crohn's disease：a ten-year hospital-based observational study in China. BMC Gastroenterol, 2021, 21(1)：376.

20. 汪海潮, 叶晨, 吴亚玲, 等. 肛周病变不同起病时间克罗恩病患者的临床特征和变化趋势. 中华消化杂志, 2020, 40(2)：6.

21. SCHOEPFER A, SANTOS J, FOURNIER N, et al. Systematic analysis of the impact of diagnostic delay on bowel damage in paediatric versus adult onset Crohn's disease. J Crohns Colitis, 2019, 13(10)：1334 - 1342.

22. NGUYEN G C, LOFTUS E V JR, HIRANO I, et al. American gastroenterological association institute guideline on the management of Crohn's disease After Surgical Resection. Gastroenterology, 2017, 152(1)：271 - 275.

23. LIANG P S, SHAUKAT A, CROCKETT S D. AGA clinical practice update on chemoprevention for

colorectal neoplasia: expert review. Clin Gastroenterol Hepatol, 2021, 19(7): 1327 – 1336.

24. American Gastroenterological Association. American gastroenterological institute guideline on the management of Crohn's disease after surgical resection: clinical decision support tool. Gastroenterology, 2017, 152(1): 276.

25. NGUYEN G C, LOFTUS E V JR, HIRANO I, et al. American Gastroenterological Association Institute Guideline on the management of Crohn's disease after surgical resection. Gastroenterology, 2017, 152(1): 271 – 275.

26. RUTGEERTS P, GEBOES K, VANTRAPPEN G, et al. Predictability of the postoperative course of Crohn's disease. Gastroenterology, 1990, 99(4): 956 – 963.

28. IRVINE E J. Usual therapy improves perianal Crohn's disease as measured by a new disease activity index. McMaster IBD Study Group. J Clin Gastroenterol, 1995, 20(1): 27 – 32.

29. NIELSEN O H, ROGLER G, HAHNLOSER D, et al. Diagnosis and management of fistulizing Crohn's disease. Nat Clin Pract Gastroenterol Hepatol, 2009, 6(2): 92 – 106.

30. 克罗恩病肛瘘共识专家组. 克罗恩病肛瘘诊断与治疗的专家共识意见. 中华炎性肠病杂志, 2019(2): 292 – 311.

31. SLOOTS C E, FELT-BERSMA R J, POEN A C, et al. Assessment and classification of fistula-in-ano in patients with Crohn's disease by hydrogen peroxide enhanced transanal ultrasound. Int J Colorectal Dis, 2001, 16(5): 292 – 297.

32. HENDERSON P, RUSSELL R K, SATSANGI J, et al. The changing epidemiology of paediatric inflammatory bowel disease. Aliment Pharmacol Ther, 2011, 33(12): 1380 – 1381.

33. MAK W Y, MAK O S, LEE C K, et al. Significant medical and surgical morbidity in perianal Crohn's disease: results from a territory-wide study. J Crohns Colitis, 2018, 12(12): 1392 – 1398.

34. NG W K, WONG S H, NG S C. Changing epidemiological trends of inflammatory bowel disease in Asia. Intest Res, 2016, 14(2): 111 – 119.

35. NG S C, TANG W, CHING J Y, et al. Incidence and phenotype of inflammatory bowel disease based on results from the Asia-pacific Crohn's and colitis epidemiology study. Gastroenterology, 2013, 145(1): 158 – 165. e2.

36. 何琼, 李建栋. 炎症性肠病流行病学研究进展. 实用医学杂志, 2019, 35(18): 2962 – 2966.

37. 陈旻湖, 杨云生, 唐承薇. 消化病学. 北京: 人民卫生出版社, 2019.

38. 葛均波, 徐永健, 王辰. 内科学. 9版. 北京: 人民卫生出版社, 2018.

39. 中华医学会消化病学分会炎症性肠病学组. 中国消化内镜技术诊断与治疗炎症性肠病的专家指导意见. 中华炎性肠病杂志(中英文), 2020, 4(4): 283 – 291.

40. SEAH D, DE CRUZ P. Review article: the practical management of acute severe ulcerative colitis. Aliment Pharmacol Ther, 2016, 43(4): 482 – 513.

41. HINDRYCKX P, JAIRATH V, D'HAENS G. Acute severe ulcerative colitis: from pathophysiology to clinical management. Nat Rev Gastroenterol Hepatol, 2016, 13(11): 654 – 664.

42. TURNER D, RICCIUTO A, LEWIS A, et al. STRIDE-II: An update on the selecting therapeutic targets in inflammatory bowel disease (STRIDE) initiative of the International Organization for the Study of IBD (IOIBD): determining therapeutic goals for treat-to-target strategies in IBD. Gastroenterology, 2021, 160(5): 1570 – 1583.

43. BONOVAS S, PANSIERI C, PIOVANI D, et al. Use of biologics and small molecule drugs for the management of moderate to severe ulcerative colitis: IG-IBD technical review based on the GRADE

methodology. Dig Liver Dis, 2022, 54(4): 428 - 439.

44. RUBIN D T, ANANTHAKRISHNAN A N, SIEGEL C A, et al. ACG clinical guideline: ulcerative colitis in adults. Am J Gastroenterol, 2019, 114(3): 384 - 413.

45. ORDÁS I, ECKMANN L, TALAMINI M, et al. Ulcerative colitis. Lancet, 2012, 380(9853): 1606 - 1619.

46. RAINE T, BONOVAS S, BURISCH J, et al. ECCO guidelines on therapeutics in ulcerative colitis: medical treatment. J Crohns Colitis, 2022, 16(1): 2 - 17.

47. MAGRO F, GIONCHETTI P, ELIAKIM R, et al. Third european evidence-based consensus on diagnosis and management of ulcerative colitis. Part 1: definitions, diagnosis, extra-intestinal manifestations, pregnancy, cancer surveillance, surgery, and ileo-anal pouch disorders. J Crohns Colitis, 2017, 11(6): 649 - 670.

48. GIONCHETTI P, MORSELLI C, RIZZELLO F, et al. Management of pouch dysfunction or pouchitis with an ileoanal pouch. Best Pract Res Clin Gastroenterol, 2004, 18(5): 993 - 1006.

第十六章 放射性结肠炎

放射性结肠炎是由于放射性损害导致的结肠炎症性疾病，一般是针对盆腔、腹腔或者腹膜后等部位恶性肿瘤进行放射治疗而导致的结肠继发性损害，是以腹痛、腹泻、便血、里急后重等为主要临床表现的一组疾病，常见于原发疾病为直肠、子宫、子宫附件、前列腺、膀胱等的恶性肿瘤。近年来，放疗是治疗盆腹腔恶性肿瘤的最有效方法之一，但随之而来放射线导致的肠道损伤发生率也逐年升高。根据盆腹腔肿瘤不同的放疗区域范围，在进行放射治疗时，损害胃肠道的部位亦不同，可分别损害胃部、十二指肠、空肠、回肠、结肠和直肠，故又可分别为放射性胃炎、放射性小肠炎、放射性结肠炎、放射性直肠炎，但其发病机理和病理改变均大致类似。既往国内外文献报道，放射性结肠炎发生率差异较大，为 5%~17%，其中 20% 的肿瘤患者接受过盆腔放射治疗。

需要注意的是，放射性治疗并不全部都是由外部医疗设备来进行的，有部分射线是来源于放置在人体机体内部的放射材料辐射所致，故又可将放射性结肠炎分为外放射性结肠炎和内放射性结肠炎。

目前，国内外尚缺乏统一规范的放射性结肠炎诊治指南或共识，2018 年我国发布的《中国放射性直肠炎诊治专家共识（2018 版）》及美国结肠和直肠外科医师学会（ASCRS）2018 年发布的《慢性放射性直肠炎临床实践指南》，可供参考学习。

【病因】

肠道放射线损伤的严重程度主要与以下因素有关：①照射的强度及持续时间：妇科肿瘤较多见于盆腔区放射治疗，时长多为 4~4.5 周，照射量一般为 4200~4500 rAd，超过此剂量，则放射性结肠炎发病率逐渐上升；通常认为，时长在 5 周内，照射量超过 5000 rAd 时，放射性结肠炎发病率约为 8%，与放射总剂量呈正相关。②结肠各段对放射治疗的耐受度不同，依次为：直肠＞乙状结肠＞降结肠＞横结肠＞升结肠。③与放射源的距离不同：例如，对宫颈及膀胱肿瘤进行放疗时，因直肠与宫颈和膀胱相邻，故放射性直肠炎的发生率较其他结肠段高。④结肠各段肠管活动度不同：横结肠活动度较升结肠、降结肠大，距离盆腔亦较远，故发生放射性肠道损伤的概率也较低；但当盆腹腔炎症或术后粘连使肠道半固定时，限制了肠段的活动，而该肠段单位面积的照射量就会增加，从而导致发病率增高。此外，腹部手术，特别是妇科手术，如子宫全切后，由于失去了一定保护和支撑，乙状结肠和直肠所受的照射就会增加，损伤程度就会加重。基础疾病的影响因素，例如，糖尿病和高血压及一系列的心脑血管病、消化道溃疡和肝硬化、肝胆胰系统疾病，特别是结肠自身原有的病损，如溃疡性结肠炎、肠结核、结肠多发憩室，在受照射后导致的肠道损害更重，女性、年老体弱者放射性结肠炎的发生率增加。

必须了解到，即使相同的照射剂量，肠道的不同部位对照射的敏感性也不同，出现的病理生理改变不同，临床表现和症状的轻重缓急也不同。总之，放射线在肠道的损害特点具有个体差异性，肠道的不同部位活动度也可以不同，具体到每个个体敏感、耐受性也不同。

【发病机制】

放射性结肠炎的发病机制复杂，目前尚未完全阐明。国内外研究分析，射线主要作用于细胞的复制过程，由电离辐射直接引起 DNA 链断裂或产生大量自由基对结肠黏膜细胞进行损伤。因此，迅速增殖的结肠黏膜细胞对照射极为敏感，常在治疗剂量时亦可发生黏膜损伤。结肠因遭受放疗而产生的损害，可波及黏膜层、黏膜下层、肌层和浆膜层，也有可能波及肠道全层。

一、肠上皮细胞增殖受抑制

在早期阶段，结肠黏膜的上皮细胞更新将受抑制，腺体分泌出现紊乱，此阶段病变具有可逆性。中期阶段，结肠黏膜上皮细胞和腺体肿胀，黏膜下层内的血管、神经和淋巴管均可有不同程度的改变。肠腺隐窝部的未分化细胞通过增殖来进行肠黏膜的更新，电离辐射产生的大量自由基损伤了肠黏膜细胞，抑制了细胞的增殖，使肠黏膜的更新受到阻碍，进而引起黏膜下层的水肿及炎性细胞浸润等特征性病变，导致肠道上皮细胞通透性增加、黏液分泌过剩及肠道营养吸收障碍。

二、肠黏膜下小血管的损伤

后期阶段，肠道的小动脉壁会出现肿胀，时间往后推移，久而久之就会出现小动脉闭塞，进而引起肠壁缺血坏死，黏膜糜烂。晚期阶段肠壁的改变主要是结肠各层的纤维化形成，肠腔出现狭窄或穿孔。如果存在穿孔，则腹腔内就会形成脓肿、瘘道，当然其形成的复杂和大小程度也是由穿孔的部位和大小来决定的。若浆膜层和肠系膜等结构病变则形成肠粘连等病变。

三、肠道屏障功能的损伤

肠道正常组织对射线的耐受较肿瘤组织差，放射线使肠黏膜组织及细胞内的水产生大量氧自由基，破坏 DNA 螺旋结构，使 DNA 链断裂从而阻碍 DNA 复制及转录过程，进而导致肠黏膜细胞死亡，从而使机体肠道机械屏障、化学屏障、免疫屏障及生物屏障受到损害，引起放射性结肠炎。

【病理】

放射性结肠炎病变主要累及肠黏膜及血管结缔组织，根据发病时间及其病理改变分期如下。

1. 急性期病变：在照射期即可发生，一般几周内达高峰，以肠黏膜上皮细胞变性脱落、毛细血管扩张、肠壁充血水肿等为主要病理改变，直肠亦可见隐窝脓肿形成。若照射剂量过大或持续时间长，则会出现深浅不一、大小不等的黏膜溃疡，其周围存在毛细血管扩张，极易出现下消化道出血。

2. 亚急性期病变：在照射后 2~12 个月发生，黏膜下小动脉内皮细胞肿胀、变性、脱落，形成进行性的闭塞性脉管炎；黏膜下层纤维组织增生，平滑肌细胞透明变性，血管损伤及缺血性纤维化病变逐渐不可逆。

3. 慢性期病变：一般在放疗停止后 1~5 年内出现，少数也可在 10 年后出现。此期出现黏膜脱落、糜烂、顽固钻孔样溃疡，肠壁全层纤维化，瘢痕形成，肠腔狭窄、挛缩，肠壁穿孔或瘘管形成，黏膜及黏膜下层、浆膜层缓慢发生缺血，浆膜弥漫性玻璃样变，可形成肠袢间粘连和受累部位缺血坏死，肠间窦道形成。

【临床表现】

放射性结肠炎的临床表现缺乏特异性，根据放疗后出现的结肠系列损害及临床表现缓急，一般将其分为急性和慢性放射性结肠炎两大类。然而，急性或慢性放射性结肠炎的发生发展又与患者接受放疗时的照射剂量、时长和范围大小密切相关。

一、急性放射性结肠炎

常在放疗开始后的 1~2 周内出现腹痛、腹泻、恶心、呕吐、黏液血便、里急后重等症状，此期多为肠黏膜层的变化，内镜下表现为黏膜糜烂、大小不等浅表溃疡形成，可在 3 个月内恢复，有自愈性及一过性的特点。

1. 腹痛、腹泻：放射线导致肠道动力异常，肠道吸收屏障功能障碍，临床表现为阵发性或持续性腹痛，解水样便或黏液便，严重者可出现便血；若累及直肠，可以里急后重或肛门疼痛就诊。

2. 恶心、呕吐：在早期阶段即可出现，由中枢神经系统对放射线的反应所致，若严重，可引起贲门撕裂，甚至导致上消化道大出血。

3. 急性肠梗阻、肠穿孔：罕见，肠道炎症、肠道感染、肠壁缺血可致麻痹性肠梗阻、绞窄性肠梗阻及肠穿孔。

4. 里急后重、肛门胀痛：若累及直肠，由肠道非感染性疾病引起，也可完善粪便细菌、真菌培养以此鉴别。

5. 水电解质紊乱及循环衰竭：频繁呕吐及腹泻致大量液体丢失，淋巴液及血液也从淋巴管和小血管外流，导致水电解质紊乱后，严重者致循环衰竭。水电解质紊乱后，血管通透性增加，肠腔内细菌及内毒素可直接进入血液引起全身中毒及感染，使病情加重，这是导致患者死亡的主要原因。

二、慢性放射性结肠炎

若患者症状迁徙、反复，持续 3 个月以上，则为慢性放射性结肠炎，此期常发生于放疗结束后的 6~18 个月，少数也可在放疗结束后的数十年出现，以进行性闭塞性动脉内膜炎和间质纤维化为主要病理特征。

1. 结肠炎：放疗后的 6~18 个月出现，肠壁充血水肿、糜烂，肠道上皮细胞通透性增加，肠腔内细菌及内毒素入侵，以腹痛、黏液便、里急后重等为主要临床表现，偶有解血便致贫血甚至休克等情况。

2. 肠腔狭窄：肠壁进行性缺血致黏膜溃疡，肠壁逐渐全层纤维化，瘢痕病变，肠腔狭窄，可导致完全或不完全性肠梗阻（图 16 – 1）。

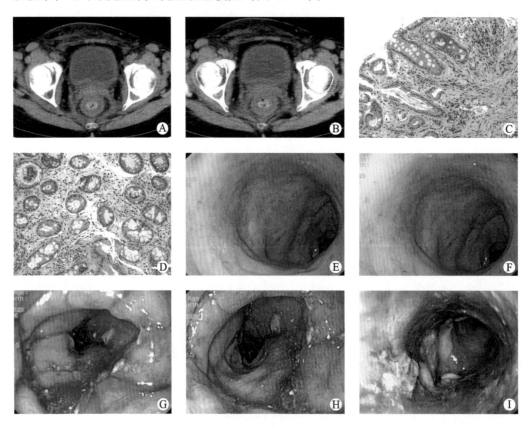

图 16 – 1　放射性肠炎并肠腔狭窄

女性，49 岁，宫颈癌 10 月余，放化疗术后 3 月余，下腹部胀痛 1 周。CT 提示直肠壁水肿、增厚，直肠间隙模糊（A，B）；病理提示肠黏膜腺体规整，固有层慢性炎细胞增多，未见明确肿瘤性病变（C，D）；结肠镜提示直肠、乙状结肠交界处肠黏膜明显水肿、质脆，接触性出血，局部覆污苔，肠腔变形狭窄（E~I），考虑放射性肠炎

3. 肠瘘：闭塞性动脉内膜炎和间质纤维化使肠管脆弱、组织愈合能力差、损伤，易导致肠瘘形成，肠液从瘘口漏出可逐渐侵蚀周围粘连的器官，导致复杂瘘，甚至形成腹腔或盆腔脓肿、腹膜炎、阴道瘘（图 16 – 2）。

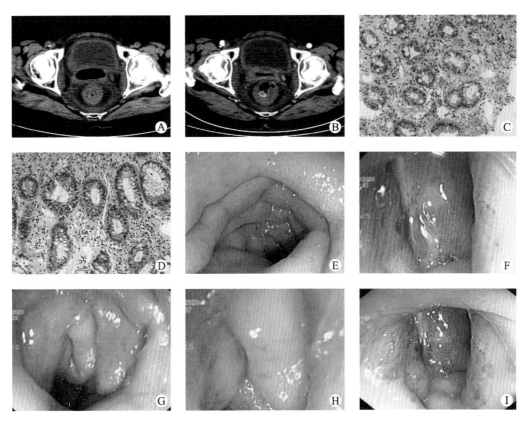

图 16-2 放射性肠炎并阴道瘘

女性，64 岁，宫颈癌化放疗后 5 月余，反复便血 1 周。CT 提示直肠管壁水肿、增厚，直肠间隙欠清晰，考虑放射性肠炎（A，B）；病理提示黏膜水肿、糜烂，可见较多纤维素样坏死，固有层内可见大量淋巴细胞、浆细胞及中性粒细胞浸润，黏膜肌增生（C，D）；结肠镜提示直肠、乙状结肠广泛水肿、糜烂，距离肛门约 15 cm 处可见一裂隙瘘口（E~I），考虑放射性肠炎并阴道瘘

4. 腹腔粘连：射线可使照射区域及邻近肠管产生严重的腹腔粘连，慢性炎症反应可导致瘢痕组织替代原肠壁结构，呈"饼状融合"。

【病史及体格检查】

了解患者是否有盆腹腔恶性肿瘤放疗病史，询问其放疗的具体时间点、持续时间及照射量、首发症状及严重程度等，评估有无体重减轻和营养不良，并且进行细致的全身体格检查，尤其腹部（查体的重点），可根据视、听、叩、触的顺序仔细检查，注意有无肠型、腹水、包块、压痛、肌紧张等体征，了解肠鸣音的特点，并可常规行直肠指检，了解有无指套染血、肠壁水肿增厚、直肠瘘等情况。

【实验室检查】

常规检查包括血常规、尿常规、粪便常规、电解质、凝血功能、肿瘤标志物、白蛋白、血沉及 C 反应蛋白，必要时可行粪便培养排除急性感染性肠炎、阿米巴肠病、真菌性肠炎等感染性疾病。根据病情的严重程度，可出现贫血、低蛋白血症、水电解质紊乱、血沉加快、大便潜血阳性等。

【影像学表现】

一、CT 检查

盆腹腔 CT 无特异性，急性放射性结肠炎 CT 可见肠段病变呈区域性分布、肠壁明显水肿增厚、肠腔积液扩张等改变。CT 增强扫描可见肠壁分层强化，黏膜下层水肿，强化较弱，对应肠段系膜密度增高。慢性放射性结肠炎的 CT 表现，可见肠壁明显增厚及分层强化，肠腔狭窄僵直，病变区域内的周围组织继发炎性改变。

二、MRI 检查

病变区域内的肠壁在 T2WI 和 DWI 上都可表现为"同心圆"分层状高信号，T1WI 呈等信号，受损的肠管肠壁呈不同程度的较均匀环形增厚。

三、肠道 X 线钡餐造影

肠道 X 线钡餐造影主要用于了解肠管病变狭窄部位和严重程度、是否存在瘘管等，较少使用。早期及轻症者肠管呈弥漫性水肿、痉挛，黏膜层粗糙、糜烂；严重者可见弥漫性纤维化、溃疡，甚至肠腔狭窄和瘘管形成。

四、肠系膜上、下段动脉造影

考虑有肠道出血且未能明确出血部位者，可行动脉造影以明确诊断及定位出血部位。

【内镜表现】

一、结肠镜检查

肠镜检查是诊断放射性结肠炎最重要的辅助手段，可依据内镜下的典型改变评估病变的严重程度，目前有代表性的分类为"Sherman 分类"（表 16 - 1）和"内镜下分田分类"（表 16 - 2），也有使用较为广泛的综合性评分体系"维也纳直肠镜评分"（表 16 - 3，表 16 - 4）。急性期可见受累肠段黏膜充血、水肿，质脆，血管纹理模糊，毛细血管扩张，黏膜接触性出血，广泛糜烂及溃疡形成；慢性期可见大小不一的溃疡，表面覆白苔，呈钻孔样或斑片状，溃疡周边的毛细血管呈特征性扩张，黏膜及黏膜下层纤维化，可见肠腔狭窄。此外，可见黏膜血管纹理稀疏，黏膜苍白、变硬（图 16 - 3）。值得注意的是，一般不推荐常规镜下活检，病变组织愈合能力差，活检损伤可持久不愈，易造成医源性溃疡甚至肠穿孔，但必要时可用于排除肠道恶性肿瘤。

表 16 -1　Sherman 分类

分类	描述
Ⅰa	局部发红，毛细血管扩张，黏膜脆弱，易出血，可伴糜烂，无溃疡及肠腔狭窄
Ⅰb	弥漫性发红伴直肠周围炎和疼痛
Ⅱ	形成溃疡，灰白色痂皮，坏死物质附着于直肠前壁
Ⅲ	可见狭窄，伴有直肠炎、溃疡
Ⅳ	直肠炎、溃疡、狭窄，伴有肠穿孔

表 16 -2　放射性结肠炎的内镜下分田分类

分类	描述
0a	内镜下未见异常
0b	毛细血管变得稀疏，部分呈丛状扩张，无出血及易出血性
Ⅰa	黏膜面散在发红，毛细血管脆，易出血
Ⅰb	无溃疡，弥漫性发红，更加易出血
Ⅱ	形成有灰色黏膜性痂皮样白苔的溃疡
Ⅲ	在Ⅱ度表现的基础上，可见肠腔狭窄
Ⅳ	在Ⅲ度表现的基础上形成瘘

表 16 -3　维也纳直肠镜评分（一）

评分（分）	黏膜充血	毛细血管扩张	溃疡	狭窄	扩张
0	1 级	无	无	无	无
1	2 级	1 级	无	无	无
2	3 级	2 级	无	无	无
3	任何	3 级	1 级	无	无
4	任何	任何	2 级	1 级	无
5	任何	任何	≥3 级	≥2 级	有

表 16 -4　维也纳直肠镜评分（二）

症状	内镜评分
毛细血管扩张	0 级：无；1 级：单个毛细血管扩张；2 级：多个不融合毛细血管扩张；3 级：多个融合的毛细血管扩张
黏膜充血	0 级：无；1 级：局限性黏膜变红且水肿；2 级：弥漫非融合的黏膜变红且水肿；3 级：弥漫且融合的黏膜变红且水肿
溃疡	0 级：无；1 级：有或无表面 <1 cm² 的微小溃疡；2 级：面积 >1 cm²；3 级：深溃疡；4 级：深溃疡形成瘘或穿孔
狭窄	0 级：无；1 级：>2/3 原肠腔直径；2 级：1/3 至 2/3 原肠腔直径；3 级：<1/3 原肠腔直径；4 级：完全闭塞
坏死	0 级：无；1 级：有

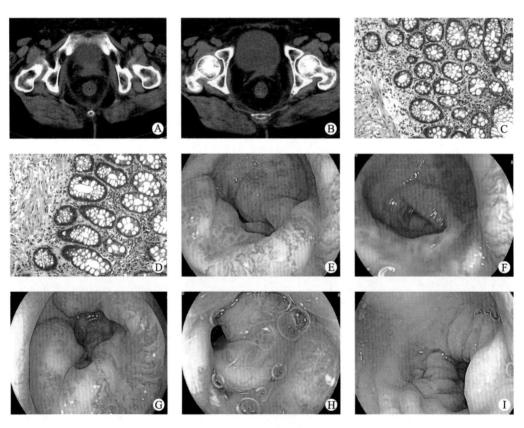

图 16 -3　放射性肠炎

女性，63 岁，宫颈癌联合治疗 2 年余，腹泻 1 周。CT 提示直肠壁水肿、增厚，周围间隙模糊不清（A，B）；病理提示直肠黏膜腺体扩张，黏膜固有层内淋巴细胞及浆细胞增多，可见嗜酸性粒细胞，黏膜肌增生（C，D）；结肠镜提示直肠、乙状结肠广泛水肿、增厚，肠壁僵硬，毛细血管扩张融合（E~I）；考虑放射性肠炎

二、EUS

结肠内 EUS 可提示肠黏膜病变的程度及黏膜外的变化，也可评估肿瘤是否复发及结肠邻近组织是否被肿瘤侵犯。EUS 可见肠壁增厚的程度、黏膜异常、肠系膜增厚、周围淋巴结肿大及肠外并发症（图 16 – 4）。

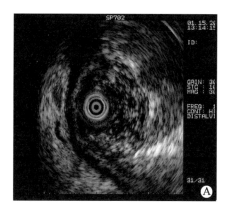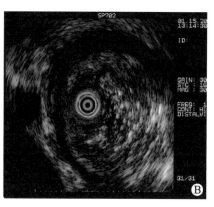

A. 肠壁全层增厚，黏膜层至黏膜肌层回声偏低，层次模糊；B. 肠壁全层环形增厚，固有肌层存在，黏膜层欠清晰。

图 16 – 4　放射性结肠炎的 EUS 表现

【诊断】

目前放射性结肠炎国内外缺乏诊断的金标准，患者既往有放疗病史，主要结合临床表现、组织病理学表现、内镜检查、影像学检查及实验室检查等，并除外原发性肠道疾病，可明确诊断。盆腹腔、腹膜后肿瘤病史及放疗持续时间、照射量等十分重要，需详细了解病史及病程，且需要排除肿瘤复发的影响。明确诊断后，可通过临床症状分级，评估症状的严重程度。目前在临床症状评估方面应用比较广泛且公认的是 Herrmann，以及 Knorr 等于 1987 年首次提出的放射治疗后反应评分标准（RTOG/EORTC）（表 16 – 5）。

表 16 – 5　放射治疗后反应评分标准（RTOG/EORTC）

分级	症状描述
0 级	无变化
1 级	轻微腹泻，轻微痉挛，每日排粪 5 次，轻微直肠渗液或出血
2 级	中度腹泻，中度痉挛，每日排粪 >5 次，过多直肠渗液或间歇出血
3 级	需外科处理的阻塞或出血
4 级	坏死，穿孔，窦道

【鉴别诊断】

一、溃疡性结肠炎

溃疡性结肠炎本质是慢性非特异性肠道炎症性疾病,我国高发年龄为 20～49 岁,病程长,有反复发作病史;病理表现是局限于黏膜及黏膜下层、呈连续弥漫性分布,自直肠逆行向近端发展,以腹泻、黏液脓血便为主要临床表现,可伴发热、里急后重等全身症状,粪便细菌培养阴性;镜下见结肠黏膜充血、接触性出血、糜烂、溃疡和脓性分泌物附着,行多段、多点活检可明确诊断。

二、克罗恩病

克罗恩病本质是累及全消化道的慢性肉芽肿性炎症性疾病,病变肠段呈节段性、跳跃性及透壁性炎症;好发于青年,常见腹痛、腹泻、消瘦、贫血、腹部肿块及瘘管等症状和体征;结肠镜下可见阿弗他溃疡、纵行溃疡、鹅卵石征,病变间可为正常黏膜,在病变和非病变部位多点取材,可行小肠镜和胶囊内镜协助诊断。

三、急性感染性肠炎

急性感染性肠炎是由各种细菌感染引起的急性肠道感染性疾病,常见于沙门菌、大肠埃希菌、志贺菌、空肠弯曲杆菌等;有流行病学特点,如误食不洁食物或有疫区旅居接触史,以腹痛、腹泻、发热、里急后重为主要临床表现。某些感染性疾病具有自限性,粪便检查出病原体可明确诊断,可予以抗菌和补液治疗。

四、阿米巴肠病

由溶组织阿米巴寄生在人体结肠内引起的阿米巴结肠炎,常好发于盲肠。此病有流行病学特征,多在热带及亚热带地区流行,粪便呈果酱样或脓血便,有特殊腥臭味;粪便检查可见包囊或活动的阿米巴滋养体,可明确诊断;镜下可见较深的黏膜溃疡,溃疡边缘潜行,各个溃疡之间的黏膜正常。

五、缺血性肠炎

缺血性肠炎多由肠系膜上动脉非闭塞性缺血或微小栓子形成的闭塞性缺血所致,以腹痛、腹泻、解血便为主要临床表现,好发于 50 岁以上,且多数有基础疾病,如糖尿病、高血压、冠心病、动脉硬化等,结肠镜下见病变肠段黏膜瘀点、瘀斑、出血性结节、纵行溃疡等,必要时行活检以明确诊断。

六、肿瘤复发与转移

盆腹腔、肠道肿瘤复发和转移与慢性放射性结肠炎的表现很相似,需要做内镜检查、活检、CT 检查、钡餐造影等,并结合既往病史,加以鉴别。

七、其他

妇科疾病、肠白塞病、抗菌药物相关性肠炎、胶原性结肠炎、真菌性结肠炎等应与放射性结肠炎鉴别。

【治疗】

放射性结肠炎是盆腹腔及腹膜后恶性肿瘤放射治疗后最常见的并发症之一，病情易反复，可能出现肠出血、肠瘘、肠穿孔等，需尽可能规范治疗，缓解临床症状，避免严重并发症的发生；但目前尚缺乏有效的治疗手段和标准流程，主要为对症和支持治疗，以提高患者的长期生活质量作为治疗目标。

急性放射性结肠炎常在放疗开始后的 1~2 周内出现，部分呈自限性，以保守治疗为主；慢性放射性结肠炎在放疗结束后的 6~18 个月甚至更长时间发生，治疗效果通常较差，少数患者在内科药物及内镜治疗不佳时，需转至外科行手术治疗。

一、饮食及营养支持治疗

对于放射性结肠炎患者，可予以低纤维素、高热量、高蛋白、低脂等饮食，为机体提供必要的能量及缓解肠道不适症状，减少因放疗引起的腹痛、腹泻的发生。

放射性结肠炎患者常存在肠道功能障碍，如肠道吸收功能障碍、肠道免疫功能障碍、肠道动力功能障碍等，因此营养支持在放射性结肠炎的治疗策略中显得十分重要。营养支持可分为肠内营养及肠外营养。营养治疗一般首选肠内营养途径，如多次放化疗及既往肿瘤会造成患者食欲缺乏、体重下降，给予适当的肠内营养制剂会改善肠道吸收功能，增强肠道免疫功能，为机体提供多种宏量及微量营养素；当放疗后出现消化道出血、肠穿孔、肠瘘、严重腹泻及营养不良时，此类患者需要禁食及充足的胃肠外营养支持，有利于肠道功能恢复，避免加重患者病情，改善其营养状况，但长期肠外营养会导致肠黏膜萎缩，影响肠道吸收功能，在症状及病情好转后，应及时由肠外营养过渡为肠内营养，促进肠黏膜及上皮细胞的修复，维持正常的肠道菌群。

二、内科药物治疗

1. 抗炎类药物：在急性放射性结肠炎的治疗中，常用的抗炎类药物均为氨基水杨酸类药物，如柳氮磺吡啶、巴柳氮等，可口服或灌肠给药，但其在治疗放射性结肠炎的具体机制尚不明确，有待于进一步探究。多项临床研究证实，在放疗期间口服柳氮磺吡啶能有效降低放射性结肠炎的发生率及严重程度。癌症支持疗法多国学会/国际口腔肿瘤学会（MASCC/ISOO）2020 年制定的《胃肠道黏膜炎临床指南》建议予柳氮磺吡啶 500 mg 口服，每日 2 次。巴柳氮能有效降低放射性直肠炎和乙状结肠炎的发生率。但此两种药在慢性放射性结肠炎中的治疗效果尚缺乏相关研究。

2. 益生菌：放射治疗使肠腔正常的微生态环境遭到破坏，导致菌群失调，影响肠道营养物质的吸收。美国哈佛大学和耶鲁大学联合发表的《2015 年益生菌应用建议：进展与共识》指出，嗜酸乳杆菌及由干酪乳杆菌、双歧杆菌、植物乳杆菌、嗜乳酸杆菌等组成的益生菌混合制剂可用于缓解放射性结肠炎的腹痛、腹泻症状。世界胃肠病学组织（WGO）在 2017 年颁布的《WGO 全球指南：益生菌和益生元》在临床应用指征中指出，改变肠道微生态环境在缓解放射所致腹泻的治疗中起重要作用，益生菌可提高肠道免疫力，加强肠道屏障功能，刺激肠上皮细胞及组织的修复机制。

3. 肠黏膜保护剂：目前国内外研究较多的是硫糖铝凝胶，MASCC/ISOO 制定的《胃肠道黏膜炎临床指南》推荐硫糖铝凝胶可用于有出血症状的慢性放射性结肠炎，对于急性放射性结肠炎的治疗暂不推荐；但 Meta 分析显示在放疗期间使用硫糖铝凝胶并不能减少放射性结肠炎的发生，因此放疗期间不推荐使用硫糖铝凝胶。蒙脱石散能修复肠道黏膜屏障，减少各种病毒、细菌及其毒素对肠道黏膜的损害，修复肠黏膜的生理功能，促进肠黏膜上皮细胞及组织的修复。

4. 生长抑素：生长抑素是控制放射性结肠炎严重腹泻的一线药物，安全可靠，一般可用至腹胀、腹泻明显缓解或相关症状完全消失。其主要通过减少放射性肠炎消化液的分泌和丢失，缓解消化液对肠道创面的腐蚀，保持内环境稳定；在难治性腹泻方面，比传统的治疗，如洛哌丁胺、阿托品、蒙脱石散等更有效。此外，生长抑素对因放射性结肠炎引起的腹泻、肠瘘、出血、肠梗阻等也有明显效果。

5. 中医药治疗：近年来，医学界关于中医药在放射性结肠炎治疗中的作用做了大量的研究，中医药治疗在前期的预防和长期的疗效评估中可能优于西医治疗。现代医家认为，放射性结肠炎的临床症状与古代中医的肠澼、痢疾、泄泻十分相似，病机为本虚标实、虚实夹杂，放射性为本病关键病因，为"火、瘀、毒"之邪。辨证分型使治疗个体化，如湿热内蕴型，有研究予以清热燥湿健脾涩肠中药汤剂（白头翁、白芍、黄芩、黄连、柴胡、乌梅、茯苓、红景天、白扁豆、甘草、薏苡仁），适当加味葛根芩连汤或西黄丸治疗效果显著；此型多发生于早期，以清热燥湿、凉血解毒为主。脾胃虚弱型，主要采用健脾益气、渗湿止泻，有研究采用参苓白术散、健脾清化汤或甘草泻心汤等治疗相关病症有一定疗效。脾肾阳虚型，主要采用健脾补肾、温阳止泻，其中真人养脏汤、四神丸、参苓白术散研究较多。在临床上，中药保留灌肠应用较广，养阴润燥败毒合剂、芍药汤、自拟汤炎 1 号汤（黄芩、葛根、五倍子、茯苓、白头翁）等均有使用。中医药在治疗放射性结肠炎中虽有优势，但需要更多的循证医学证据对其疗效进行评估。

6. 抗氧化剂：放射线可产生电离辐射及大量的氧自由基，对肠黏膜上皮细胞进行损伤，予以抗氧化剂，如维生素 A、维生素 C 或己酮可可碱等，可减轻辐射引起的氧化应激损伤，使肠黏膜受到保护。

7. 谷氨酰胺：在维持胃肠道黏膜正常结构、维护肠道屏障功能、提高肠道免疫力方面，肠黏膜细胞特异营养物质谷氨酰胺起重要作用；但有 Meta 分析表明，其在放射性结肠炎引起的里急后重、便血等方面治疗效果欠佳。

8. 康复新液：康复新液的有效成分为多元醇类、肽类和黏糖氨酸，可促进肠黏膜上皮细胞生长及肉芽组织增生，改善肠黏膜创面的微循环，抑菌抗炎及促进受损组织修复。

9. 放射保护剂：氨磷汀受关注较多，其可通过清除因放疗产生的氧自由基而达到保护肠黏膜细胞的作用。MASCC/ISOO 制定的《胃肠道黏膜炎临床指南》推荐氨磷汀的剂量 $\geq 340 \, mg/m^2$，但必须在放疗前 15～30 分钟给药。

10. 粪菌移植：近年来，粪菌移植技术被认为是一种可靠的新技术。有文献报道，粪菌移植能在一段时间内改善慢性放射性结肠炎患者的肠道症状和黏膜损伤修复。

三、甲醛局部治疗

甲醛是一种硬化剂，能使蛋白质凝固，使黏膜层新生血管产生血栓，从而达到止血作用。美国结肠和直肠外科医师学会 2018 年制定的《慢性放射性直肠炎临床实践指南》推荐甲醛局部灼烧治疗放射性直肠炎，此方法价格低廉、可反复治疗、效果满意。低位直肠炎可予以甲醛局部湿敷数分钟至创面发白或渗血停止；高位结肠炎可予以内镜下局部喷洒，但在治疗过程中需注意防治并发症。

四、高压氧治疗

高压氧治疗通过增加局部氧分压和氧含量来增强受损肠道的供氧，建立侧支循环，快速修复受损的肠黏膜和促进糜烂溃疡愈合，同时有止痛、止血的效果。高压氧治疗对急性放射性结肠炎引起的严重并发症（溃疡、狭窄和穿孔的肠瘘）有明确疗效，是一种安全且有效的方法，但需多次治疗。

五、保留灌肠

此法临床上广泛应用，有起效快、局部药物浓度高、操作简单等优点，主要通过局部保留灌肠以使病变直肠充分接触而起作用。常用的灌肠药有类固醇激素，如口服硫糖铝联合泼尼松龙灌肠，能有效缓解便血症状，使病变愈合；硫糖铝肠黏膜保护剂可口服或灌肠，能刺激局部前列腺素的合成和释放，改善溃疡局部血流，在治疗出血性放射性肠炎中有一定疗效；复方灌肠制剂、甲硝唑、短链脂肪酸等也可用于治疗放射性结肠炎，尤其是出血性放射性直肠炎。

六、内镜治疗

内镜治疗多用于以便血为主要临床症状的出血性放射性直肠炎，如内镜下氩等离子体凝固、内镜下使用甲醛及药物止血、射频消融。

1. 氩等离子体凝固：是目前首选的急性出血性放射性结肠炎的内镜治疗方法，氩气能将电流传递至组织，产生凝固效应从而达到组织止血的作用。为了减少并发症及达到理想的治疗效果，应将氩等离子体凝固的功率和应用时间调至合适的位置以降低并发症发生率和保证治疗效果。值得注意的是，勿使用山梨醇或甘露醇行肠道准备，避免引起肠腔内气体爆炸。

2. 内镜下使用甲醛及药物止血：甲醛灼伤是通过封闭新生扩张的毛细血管及化学腐蚀黏膜溃疡面，使组织变性及硬化，从而发挥止血作用。向出血部位喷洒的常用药物有 4% 甲醛、血凝酶、云南白药等。

3. 其他：内镜射频消融术能避免对深层组织的损伤，但需进一步研究探讨。掺钕钇铝石榴石激光、冷冻治疗等安全性尚不明确。

七、外科手术治疗

急性放射性结肠炎大多数能通过非手术治疗得到缓解，若出现严重并发症如肠穿孔、肠梗阻、肠瘘、内科不能控制的出血时，需考虑手术治疗。慢性放射性结肠炎约1/3最终需要手术治疗，手术原则是解决临床症状、提高生活质量。

手术方式包括保留病变肠管的手术（结肠造口术、肠粘连松解术、短路吻合术）和病变肠管切除吻合术，但手术治疗后并发症发生率较高，可达30%，常见的是吻合口瘘、切口感染、消化道出血等，病死率较高的是术后吻合口瘘。因此，要慎重选择手术时机及手术方式，使手术并发症及死亡率降至最低。

（贺学强　唐　亚　黄应文）

参考文献

1. SAVARESE D M, SAVY G, VAHDAT L, et al. Prevention of chemotherapy and radiation toxicity with glutamine. Cancer Treat Rev, 2003, 29(6): 501 – 513.

2. DELANEY G, JACOB S, FEATHERSTONE C, et al. The role of radiotherapy in cancer treatment: estimating optimal utilization from a review of evidence-based clinical guidelines. Cancer, 2005, 104(6): 1129 – 1137.

3. 中国医师协会外科医师分会, 中华医学会外科学分会结直肠外科学组. 中国放射性直肠炎诊治专家共识(2018 版). 中华胃肠外科杂志, 2018, 21(12): 1321 – 1336.

4. PAQUETTE I M, VOGEL J D, ABBAS M A, et al. The American Society of Colon and Rectal Surgeons clinical practice guidelines for the treatment of chronic radiation proctitis. Dis Colon Rectum, 2018, 61(10): 1135 – 1140.

5. YAN T, ZHANG T, MU W, et al. Ionizing radiation induces BH4 deficiency by downregulating GTP-cyclohydrolase 1, a novel target for preventing and treating radiation enteritis. Biochem Pharmacol, 2020, 180: 114102.

6. WACHTER S, GERSTNER N, GOLDNER G, et al. Endoscopic scoring of late rectal mucosal damage after conformal radiotherapy for prostatic carcinoma. Radiother Oncol, 2000, 54(1): 11 – 19.

7. HERRMANN T, KNORR A, DÖRNER K. Die RTOG/EORTC Klassifizierungskriterien für frühe und späte Strahlenreaktionen [The RTOG/EORTC classification criteria for early and late radiation reactions]. Radiobiol Radiother (Berl), 1987, 28(4): 519 – 528.

8. WEBB G J, BROOKE R, DE SILVA A N. Chronic radiation enteritis and malnutrition. J Dig Dis, 2013, 14(7): 350 – 357.

9. KILIC D, OZENIRLER S, EGEHAN I, et al. Sulfasalazine decreases acute gastrointestinal complications due to pelvic radiotherapy. Ann Pharmacother, 2001, 35(7/8): 806 – 810.

10. ELAD S, CHENG K K F, LALLA R V, et al. MASCC/ISOO clinical practice guidelines for the management of mucositis secondary to cancer therapy. Cancer, 2020, 126(19): 4423 – 4431.

11. JIAN Y, ZHANG D, LIU M, et al. The impact of gut microbiota on radiation-induced enteritis. Front

Cell Infect Microbiol, 2021, 11：586392.

12. 中华中医药学会肿瘤分会. 放射性直肠炎(肠澼)中医诊疗专家共识(2017 版). 中医杂志, 2018, 59(8)：717－720.

13. VIDAL-CASARIEGO A, CALLEJA-FERNÁNDEZ A, CANO-RODRÍGUEZ I, et al. Effects of oral glutamine during abdominal radiotherapy on chronic radiation enteritis：a randomized controlled trial. Nutrition, 2015, 31(1)：200－204.

14. DING X, LI Q, LI P, et al. Fecal microbiota transplantation：A promising treatment for radiation enteritis? Radiother Oncol, 2020, 143：12－18.

15. HAAS E M, BAILEY H R, FARAGHER I. Application of 10 percent formalin for the treatment of radiation-induced hemorrhagic proctitis. Dis Colon Rectum, 2007, 50(2)：213－217.

16. HAYNE D, SMITH A E. Hyperbaric oxygen treatment of chronic refractory radiation proctitis：a randomized and controlled double-blind crossover trial with long-term follow-up：in regard to Clarke et al. (Int J Radiat Oncol Biol Phys 2008 Mar 12). Int J Radiat Oncol Biol Phys, 2008, 72(5)：1621.

17. DOLGUNOV D, TAN K K, KOO C S. Red dichromatic imaging is useful in argon plasma coagulation of sigmoid radiation colitis. Dig Endosc, 2022, 34(5)：e117－e118.

18. ZHONG Q, YUAN Z, MA T, et al. Restorative resection of radiation rectovaginal fistula can better relieve anorectal symptoms than colostomy only. World J Surg Oncol, 2017, 15(1)：37.

第十七章 缺血性肠病

缺血性肠病是一组因小肠、结肠血液供应不足导致的不同程度的肠壁缺血、乏氧及局部组织坏死，最终发生梗死的疾病。

临床上，该病分为三类，包括急性肠系膜缺血（acute mesenteric ischemia，AMI）、慢性肠系膜缺血（chronic mesenteric ischemia，CMI）及缺血性结肠炎（ischemic colitis，IC）。

病变可发生于小肠和结肠的任一肠段，多发生于左半结肠，以结肠脾曲、降结肠、乙状结肠最常见，呈节段性分布。患有动脉硬化、糖尿病等基础疾病的老年人是该病的高危人群。

【病因】

一、血管阻塞性肠缺血

1. 动脉粥样硬化：是最常见的病因，病变动脉狭窄导致其横径减小至正常的 2/3 以下，多发生于大血管，如肠系膜上动脉距腹主动脉开口 2 cm 以内。尽管肠系膜下动脉易发生粥样硬化及闭塞，但肠系膜下动脉侧支循环丰富，因此不易出现便血等症状。

2. 肠系膜上动脉栓塞和血栓形成：肠系膜上动脉走行是从腹主动脉斜行出发，管腔较窄，因此极易出现血栓栓塞事件。

3. 肠系膜上静脉血栓形成：静脉内血流动力学特点为血流缓慢、高凝状态。如患者存在肝硬化门静脉高压及口服避孕药、雌激素等，极易出现肠系膜上静脉血栓形成。

二、非血管阻塞性肠缺血

为常见的病因之一，当患者发生心力衰竭、心肌梗死、休克、急性大失血、严重脱水等，导致体循环紊乱，肠壁血流急剧减少，从而引起肠缺血。

三、肠道细菌感染所致的肠缺血

当肠道中存在致病菌时，肠道缺血导致肠壁黏膜通透性增加，防御能力下降，从而导致细菌侵入肠壁，引起急性肠道炎症，甚至坏死、穿孔。

【临床表现】

一、急性肠系膜缺血

剧烈的上腹痛或脐周痛而无相应体征是 AMI 早期的典型表现。研究发现，70%～95% 的 AMI 患者会出现腹痛，35%～93% 患者存在恶心、呕吐症状，35%～48% 患者伴有腹泻，16% 患者自诉有便血，33% 左右的患者同时存在腹痛、发热和便血（或粪便隐血试验阳性）三联征。

二、慢性肠系膜缺血

CMI 患者主要表现为进食后腹痛、担心进食（畏食）、体重减轻和排便习惯改变等，其腹痛的特点为与进食相关的反复发作的腹痛，常发生于餐后 15～30 分钟，常持续 1～2 小时，呈持续性钝痛，疼痛部位难以明确，蹲坐位或卧位可使部分患者腹痛缓解。

三、缺血性结肠炎

IC 患者的典型临床三联征包括突发性腹痛、腹泻和便血。腹痛多发于左下腹，呈突发性绞痛，程度不一，进食后往往加重，多伴有便意。有的患者还存在厌食、恶心、呕吐、低热等不典型症状，部分患者可在 24 小时内排出与粪便相混合的鲜红色或暗红色血便。查体可发现患者腹部轻中度压痛。

【实验室检查】

血常规：超过 90% 患者外周血白细胞异常升高，WBC $> 10 \times 10^9/L$，粪便隐血试验阳性，部分患者可出现 D-二聚体升高。

有的患者血气分析可提示代谢性酸中毒。少数患者腹水淀粉酶、血清肌酸激酶、乳酸脱氢酶、碱性磷酸酶均可升高，但对诊断该病来说缺乏特异性。

【影像学表现】

一、腹部 X 线检查

钡灌肠可见病变肠段痉挛、激惹。病变发展后期，因肠道黏膜下水肿，可出现典型的"指压痕"征，皱襞增厚，可观察到病变肠管僵硬如栅栏，肠腔内造影剂充盈形成扇形边缘；溃疡形成后，黏膜粗糙，可观察到齿状缺损。但研究发现，约 25% 患者腹部 X 线检查呈阴性。此外，使用钡剂有加重肠缺血甚至造成肠穿孔的风险，需在操作前全面评估患者病情严重程度，是否能耐受。

二、超声检查

超声检查是一种无创伤且相对敏感的检查手段，其不仅可观察到肠系膜上、下动脉和肠系膜上静脉的狭窄或闭塞情况，还可以测定血管内血流速度，对血管狭窄有较强的诊断价值。另外，超声检查还可观察肠壁增厚、腹水、膈下积气、门静脉－肠系膜静脉内血栓等情况。研究指出，超声检查对缺血性肠病诊断的敏感性达82%，特异性达92%，对缺血性肠病的早期诊断及预后判断具有重要意义。

三、CT检查

CT增强扫描时，AMI直接征象为肠系膜上动脉不显影、腔内充盈缺损，间接征象可表现为肠系膜上动脉钙化、肠腔扩张、积气积液；如果CT扫描显示门静脉－肠系膜静脉内血栓、肠系膜水肿、肠壁增厚、肠壁积气、腹水等则提示肠管坏死（图17-1A，图17-1B）。CT增强扫描时，CMI直接征象为动脉狭窄、动脉不显影、腔内充盈缺损等，间接征象主要为血管壁钙化、侧支循环形成、肠腔扩张、肠系膜水肿、肠壁增厚（图17-1C，图17-1D）。CT增强扫描虽然可观察肠系膜动脉主干及其二级分支的解剖情况，但无法观察三级以下分支血管的情况。

四、MRI

MRI在诊断缺血性肠病方面的优势在于可显示肠系膜动、静脉主干及主要分支的解剖，对判断血栓的新旧、肠缺血是否可逆有很高的价值。然而，MRI在判断血管狭窄程度上特异性不足，存在一定假阳性情况。

五、内镜检查

内镜检查是缺血性肠病的主要诊断方法之一，临床上开展较广泛。内镜下可观察到病变肠段的肠黏膜充血、水肿，黏膜下可见散在出血点，黏膜呈暗红色，正常血管网消失，严重者病变部位可见部分黏膜坏死、脱落、溃疡形成（图17-1E，图17-1F）；病变肠段和正常肠段之间分界清晰，黏膜完整。一旦缺血改善，其症状消失快，病变恢复快，这是与其他肠炎相鉴别的关键点之一。当怀疑患者是缺血性肠病需行内镜检查时，需要注意以下几点：①操作应轻柔，避免盲目滑镜、钩拉、解袢等大幅度手法，以免导致出血加重，乃至肠穿孔；②如考虑患者病变肠段存在坏疽性肠炎，持续存在腹痛、便血、腹膜刺激征，禁止行结肠镜检查。

六、选择性血管造影

选择性血管造影是诊断AMI的金标准，在操作时还可对病变部位直接进行介入治疗；但选择性血管造影未发现异常的患者，并不能除外非血管阻塞性肠缺血。

【诊断】

一、急性肠系膜缺血

AMI主要表现为急性发作的剧烈腹痛及与严重症状不相符的体征，体征常不明显。AMI 患者腹部 X 线检查可见典型的"指压痕"征、黏膜下肌层或浆膜下气囊征；CT 检查可见肠系膜上动脉腔内充盈缺损或不显影；内镜下取病变肠黏膜行组织病理学检查可观察到伴有血管炎、血栓形成及血管栓塞病变等缺血性改变。如果 AMI 患者腹部压痛进行性加重，出现反跳痛及肌紧张等体征，说明肠缺血进行性加重，如不及时治疗，可发生肠坏死。

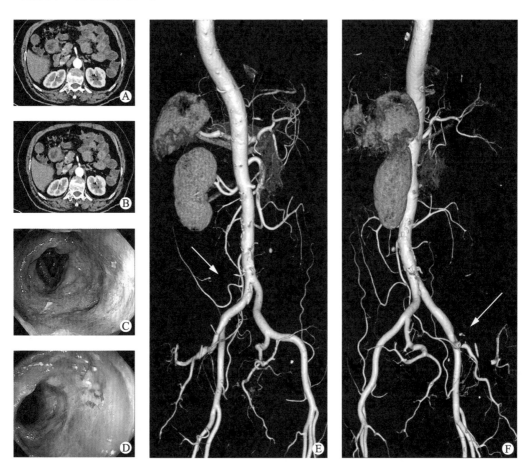

图 17 - 1　缺血性肠病

女性，72 岁，腹痛 3 天，便血 2 天。小肠 CT 血管造影示腹主动脉及左侧髂动脉管壁粥样硬化；结肠镜示结肠炎症性改变；临床诊断为缺血性肠病

二、慢性肠系膜缺血

CMI 主要表现为反复发作性腹痛，少数患者存在脂肪泻的表现。CMI 患者往往表现为慢性病面容，体型消瘦，腹部压痛，叩诊呈鼓音，上腹部听诊常可闻及血管杂音。本病的诊断除依靠上述临床症状外，还可完善肠系膜血管造影、CT 血管成像、磁共振血管成像、超声等影像学检查协助明确诊断。

三、缺血性结肠炎

中老年人出现不明原因的腹痛、血便、腹泻或腹部急腹症表现时应警惕结肠缺血的可能，应根据病情选择肠镜检查，可初步明确诊断，必要时行血管造影协助诊治。

【鉴别诊断】

一、胆囊炎和胆石症

患者既往存在胆绞痛病史，腹痛部位主要为右上腹，常向右侧肩背部放射，查体可发现墨菲征阳性。实验室检查提示血及尿淀粉酶轻度升高，B超、CT检查、MRI或X线胆道造影可观察到胆道结石等特异性表现，从而可明确诊断。

二、消化性溃疡急性穿孔

患者既往有典型的消化道溃疡病史，腹痛突然加剧，查体可见腹肌紧张、肝浊音界消失。X线检查、CT平扫可见膈下有游离气体等典型的穿孔表现。

三、溃疡性结肠炎

溃疡性结肠炎患者大便呈黏液脓血便；内镜检查可见纵行分布的多发浅溃疡灶，病变呈连续性分布，受累肠段充血、水肿明显。

四、急性胰腺炎

急性上腹痛、恶心、呕吐、发热、血清和尿淀粉酶显著升高，CT检查有助于鉴别。

五、慢性胰腺炎

患者反复发作或持续性腹痛、腹泻或脂肪泻、消瘦、黄疸、腹部包块和糖尿病等，行经内镜逆行胆胰管成像（endoscopic retrograde cholangiopancreatography，ERCP）和CT检查有助于鉴别。

六、胰腺癌

临床表现为上腹痛、进行性消瘦和黄疸，上腹扪及肿块；影像学检查可见胰腺占位性病变。

【治疗】

一、治疗原则

治疗原则包括禁食，胃肠减压，纠正水、电解质紊乱，加强静脉营养支持治疗；积极治疗原发病，纠正心力衰竭、心律失常，补充血容量，密切监测血压、心率、尿量，必要时测中心静脉压或肺毛细血管楔压；早期应用广谱抗生素，常用喹诺酮类和甲硝唑，严重感染者可使用三代头孢菌素；评估患者病情后，适当应用血管扩张剂或抗凝药物对症处理。

二、对症治疗

1. AMI 的治疗：①液体复苏：如减轻急性充血性心力衰竭，纠正低血压、低血容量和心律失常。②早期应用广谱抗生素：AMI 患者血培养阳性率高，应用抗生素可预防肠缺血症状加重及肠管坏死。抗菌谱应该覆盖需氧及厌氧菌，抗革兰氏阴性菌常用喹诺酮类和甲硝唑，严重感染者可用三代头孢菌素。慎用肾上腺糖皮质激素，避免坏死毒素扩散。③应用血管扩张剂：AMI 一经诊断应立即用罂粟碱 30 mg 肌内注射，继以 30 mg/h 的速率静脉输注，1~2 次/日，疗程为 3~7 天，部分病情较严重的患者可延长治疗时间至 2 周，同时尽可能避免使用血管收缩剂、洋地黄类药物以防肠穿孔。④抗血小板治疗：阿司匹林 200~300 mg/d 或氯吡格雷 150~300 mg/d，密切观察出血可能。⑤抗凝及溶栓治疗：主要适用于肠系膜静脉血栓形成确诊后，尽早使用尿激酶 50 万单位/日静脉滴注溶栓治疗，联合肝素 20 mg/每 6 小时抗凝治疗，疗程为 2 周。抗凝治疗虽然不能溶解已形成的血栓，但能抑制血栓蔓延，配合机体自身的纤溶系统溶解血栓。考虑患者存在急性肠系膜动脉血栓可能时，应尽早对有适应证者进行介入治疗。

2. CMI 的治疗：①轻症者需调整饮食习惯，少食多餐，避免进食过多或进食不易消化的食物。针对餐后腹痛症状明显的患者，可予短期禁食、肠外营养补充。②应用血管扩张剂：丹参 30~60 mL + 葡萄糖注射液 250~500 mL，静脉滴注，1~2 次/日；亦可采用低分子右旋糖酐 500 mL，静脉滴注 1 次/每 8 小时，促进侧支循环的形成，改善病变肠管血供。

3. IC 的治疗：①禁食，静脉营养，应用广谱抗生素，积极治疗心血管系统等原发疾病；②停用肾上腺素、多巴胺等血管收缩药；③排气减少的患者可应用肛管排气缓解结肠扩张的症状；④应用血管扩张药物：罂粟碱 30 mg，肌内注射或静脉滴注，1 次/每 8 小时；前列地尔 10 μg，静脉滴注，1 次/日；丹参 30~60 mL + 葡萄糖注射液 250~500 mL，静脉滴注，1~2 次/日，疗程为 3~7 天。治疗期间需动态监测血常规和血生化相关指标。如果患者腹部压痛加重，甚至出现腹肌紧张、反跳痛、体温升高及肠麻痹的表现，提示存在肠梗死，需急诊行手术治疗。

三、介入治疗

适应证：①肠系膜上动脉主干阻塞，但无明确肠管坏死证据，血管造影能够找到肠系膜上动脉开口者，可首选介入治疗，开通阻塞。如果经介入治疗后完全或大部分清除了栓塞，患者临床症状缓解，可继续保留导管溶栓，严密观察；如果经介入治疗后症状无缓解，无论是否解除了肠系膜上动脉的阻塞，都应考虑手术治疗。②患者基础情况差，考虑外科手术风险高，无法耐受，可选用介入治疗。③经外科治疗后的 AMI 再次出现血栓栓塞，无法行外科手术治疗，可采用介入治疗。④CMI 患者出现难以缓解的剧烈腹痛，可采用介入治疗缓解患者的腹痛症状，改善肠道血运，避免出现突发性肠梗死。

禁忌证：①就诊时已有肠坏死的临床表现；②介入治疗时无法找到肠系膜上动脉开口者；③存在严重动脉迂曲、合并腹主动脉瘤－肠系膜上动脉瘤等不利于血管解剖因素，考虑操作难度大、风险高、技术成功率低；④虽然肾功能不全不是介入治疗的绝对禁忌证，但介入治疗后患者预后较差，需充分评估患者基础情况是否能耐受。

四、手术治疗适应证

经内科保守治疗，病情无明显缓解，出现肠坏疽、肠穿孔等症状，需立即行急诊手术探查。手术方式包括肠系膜上动脉切开取栓术、肠系膜上动脉远端与右髂总动脉侧侧吻合术、动脉移位手术和血管移植动脉搭桥手术。手术禁忌证：①年老体弱合并严重的心脑肺血管疾病及重要脏器的功能障碍不能耐受手术者；②动脉造影显示主动脉、肠系膜上动脉和腹腔干动脉病变广泛，预计手术效果差者，不建议行手术治疗。

【预后】

缺血性肠病因症状不典型，误诊、漏诊率较高，严重者死亡率达 60% ~ 80%。对于老年患者，诊断延迟超过 24 小时伴休克、酸中毒时，预后差。AMI 患者 90 天、1 年和 3 年累积生存率分别为 59%、43% 和 32%。IC 轻症患者症状多为一过性，通常在 1 ~ 3 个月后可自行缓解；IC 重症患者经积极治疗后，约 50% 患者可在 1 ~ 2 天内缓解，1 ~ 2 周病变愈合；少数患者发生不可逆损害，如急性期快速发展为肠坏疽，甚至腹膜炎或广泛中毒性结肠炎，或因溃疡不愈进入慢性期，导致肠管严重狭窄，均需手术治疗。

（卢光荣　蔡振寨　金颖莉）

参考文献

1. AHMED M. Ischemic bowel disease in 2021. World J Gastroenterol, 2021, 27(29): 4746 – 4762.

2. MORASCH M D, EBAUGH J L, CHIOU A C, et al. Mesenteric venous thrombosis: a changing clinical entity. J Vasc Surg, 2001, 34(4): 680 – 684.

3. SANA A, VERGOUWE Y, VAN NOORD D, et al. Radiological imaging and gastrointestinal tonometry add value in diagnosis of chronic gastrointestinal ischemia. Clin Gastroenterol Hepatol, 2011, 9(3): 234 – 241.

4. WASHINGTON C, CARMICHAEL J C. Management of ischemic colitis. Clin Colon Rectal Surg, 2012, 25(4): 228 – 235.

5. KOUGIAS P, LAU D, EL SAYED H F, et al. Determinants of mortality and treatment outcome following surgical interventions for acute mesenteric ischemia. J Vasc Surg, 2007, 46(3): 467 – 474.

6. BLOCK T, NILSSON T K, BJÖRCK M, et al. Diagnostic accuracy of plasma biomarkers for intestinal ischaemia. Scand J Clin Lab Invest, 2008, 68(3): 242 – 248.

7. OLIVA I B, DAVARPANAH A H, RYBICKI F J, et al. ACR appropriateness Criteria® imaging of

mesenteric ischemia. Abdom Imaging, 2013, 38(4): 714 – 719.

8. SARTINI S, CALOSI G, GRANAI C, et al. Duplex ultrasound in the early diagnosis of acute mesenteric ischemia: a longitudinal cohort multicentric study. Eur J Emerg Med, 2017, 24(6): e21 – e26.

9. OLDENBURG W A, LAU L L, RODENBERG T J, et al. Acute mesenteric ischemia: a clinical review. Arch Intern Med, 2004, 164(10): 1054 – 1062.

10. IERARDI A M, TSETIS D, SBARAINI S, et al. The role of endovascular therapy in acute mesenteric ischemia. Ann Gastroenterol, 2017, 30(5): 526 – 533.

11. COSME A, MONTORO M, SANTOLARIA S, et al. Prognosis and follow-up of 135 patients with ischemic colitis over a five-year period. World J Gastroenterol, 2013, 19(44): 8042 – 8046.

12. KLEMPNAUER J, GROTHUES F, BEKTAS H, et al. Long-term results after surgery for acute mesenteric ischemia. Surgery, 1997, 121(3): 239 – 243.

13. AÑÓN R, BOSCÁ M M, SANCHIZ V, et al. Factors predicting poor prognosis in ischemic colitis. World J Gastroenterol, 2006, 12(30): 4875 – 4878.

第十八章 药物性肠病

第一节 特发性肠系膜静脉硬化性肠炎

特发性肠系膜静脉硬化性肠炎（idiopathic mesenteric phlebosclerosis，IMP），也称静脉硬化性结肠炎，是一种罕见的肠缺血疾病，起病缓慢，进展缓慢，由静脉硬化和钙化导致结肠慢性缺血，主要累及右半结肠，表现为肠壁增厚和肠系膜静脉钙化，可通过 CT 和结肠镜检查的成像特征来识别。大多数病例报告在东亚国家和地区，特别是我国和日本。1991 年，Koyama 等初步描述了该病。为与动脉疾病相关的缺血性结肠炎区分开来，2000 年 Yao 等将其命名为"静脉硬化性结肠炎"。2003 年，Iwashita 等主张采用"特发性肠系膜静脉硬化性肠炎"一词。

【病因及发病机制】

IMP 的发病机制和病因尚不清楚，其以东亚地区为主，特别是我国和日本，并且与特定地区的生活方式有关，部分可呈现家庭聚集发病的特点。大多数报告的 IMP 病例与使用草药或药酒有关，其中大部分患者使用的草药或药酒含有栀子果实。文献报道中提到栀子果实、川芎、白芷等，其中栀子果实是唯一一种各个文献均报道的通用草药，进一步证明了含有栀子果实的中草药与 IMP 的病理有关。尽管如此，栀子果实是否直接参与 IMP 发病机制，还是与其他草药一起参与 IMP 发病，仍需更多数据进一步确定。

栀子果实是栀子的干燥成熟果实，是一种流行的药材，用于治疗心脑血管疾病、肝胆疾病和糖尿病。栀子果实的主要活性成分是栀子苷。有学者推测，患者长期服用含栀子果实的中草药，栀子苷可在肠道经 β-葡聚糖苷酶水解为京尼平，京尼平与肠系膜静脉血浆中的蛋白质发生反应，促使胶原蛋白在黏膜下逐渐积聚，随后发展为静脉中增生性肌内膜，并伴有纤维化/硬化，导致"木乃伊化"变化。静脉腔阻塞后会导致肠壁增厚和水肿，从而导致神经胶质增生和硬化，这些变化最终导致静脉阻塞。由于栀子苷是一种糖苷，只有在进入盲肠和升结肠后才会水解，转化和吸收过程主要发生于右半结肠和横结肠，这解释了肠系膜静脉硬化的特征性病变位于右半结肠的原因。京尼平还可直接作用于肠壁并对其造成损害，形成溃疡并导致固有层纤维化，并可在吸收过程中将静脉和肠壁染色成蓝色。静脉和肠壁病变的长期相互作用最终导致IMP。在 IMP 的发展过程中会对肠黏膜产生直接损伤，导致形成小溃疡等镜下表现。也有文献报告了 IMP 合并结肠息肉或结肠癌的癌前病变病例，但由于病例较少，随访数据不充分，IMP 是否会导致结肠癌的发生，仍需要进一步研究。但 IMP 患者在保守治疗期间需要密切随访，警惕病情加重和癌变。

【临床表现】

IMP 发病率低，多为慢性隐匿起病。IMP 患者在疾病早期可能无症状，通常表现出非特异性症状，如腹痛、腹泻、腹胀、恶心和呕吐等。腹痛多位于右下腹，因此有部分患者会被误诊为阑尾炎。部分患者可出现消化道出血、肠梗阻甚至穿孔等急症表现。

【体格检查】

查体可无特殊体征，有些患者可有右下腹压痛，当出现肠梗阻或肠穿孔时可出现腹部压痛、反跳痛、肌紧张、肠型、蠕动波等相应体征。

【影像学表现】

腹部 CT 显示许多线性和弧形致密钙化分布在升结肠和肝曲的肠壁内，结肠壁增厚最常见于右半结肠和横结肠，钙化更明显地分布在右半结肠的肠系膜静脉中，少许病变延伸至降结肠。应用腹部 CT 血管造影可更好地区分静脉壁及动脉壁的钙化。

【内镜表现】

IMP 患者结肠镜检查最具特征的变化是黏膜呈蓝色或深蓝色伴水肿，部分患者结肠黏膜表面可见多处糜烂和溃疡，溃疡表现与溃疡性结肠炎相似。

【病理】

活检样本的组织病理学显示胶原纤维沉积在上皮下和血管周围，玻璃体沉积物刚果红染色后呈阴性，马松三色染色（Masson's trichrome staining）后呈蓝色，表明固有层玻璃化和纤维化。

【诊断】

患者因相关的症状就诊，可能有长期服用草药、药酒等史，结合 CT 上多处肠系膜静脉线性钙化及内镜下结肠黏膜呈蓝色或深蓝色，可诊断。

【鉴别诊断】

1. 缺血性肠炎：多见于中老年人，可有高血压、高血脂、糖尿病等基础疾病。起病较急，表现为左侧腹痛，随后出现便血，便血后多数患者腹痛缓解。大部分有自限性，侧支循环形成后可自愈。肠镜提示病灶以累及左半结肠为主，表现为黏膜水肿、充血、糜烂等。

2. 溃疡性结肠炎： 主要表现为由直肠开始的连续性非特异性炎症性疾病，病变局限于大肠黏膜及黏膜下层，多位于乙状结肠和直肠，也可延伸至降结肠甚至全结肠，临床主要表现为腹痛、黏液脓血便等。

3. 急性阑尾炎： 急性起病，表现为转移性右下腹痛，伴恶心、呕吐、发热等表现，查体有麦氏点压痛、反跳痛。B 超或 CT 等影像学检查提示阑尾充血、水肿、渗出或脓肿等表现。

【治疗】

IMP 目前无特定的治疗方式及指南。考虑 IMP 主要与长期服用草药或药酒相关，因此询问相关病史尤为重要，若患者有相关的草药或药酒服用史时，应建议停止服用。IMP 可能的治疗方式如下：

1. 保守治疗： 根据患者的症状给予对症治疗，注意清淡饮食保证胃肠道休息。若肠镜提示有肠道溃疡，可予以复方谷氨酰胺肠溶胶囊、益生菌等治疗。若患者表现为消化道出血，可根据出血严重程度给予相应的治疗。若为不完全肠梗阻患者，可考虑禁食、补液、抗感染等内科保守治疗。

2. 手术治疗： 对于反复发生的肠梗阻、完全性肠梗阻、肠穿孔引起的急性腹膜炎等急性并发症，建议采用急诊手术治疗。也有学者认为 IMP 的病理改变不可逆，部分患者停止服用草药、药酒后仍有消化道症状，因此有学者建议即使患者症状不明显，仍可考虑对肠系膜静脉钙化严重、肠段广泛受累、腹部 CT 提示明显结肠扩张的患者行手术治疗。

总而言之，IMP 的病因和发病机制尚未完全确认。大部分的患者表现为不典型的腹痛、腹胀、腹泻、恶心、呕吐等消化道症状，预后良好。部分患者可表现为反复肠梗阻或肠穿孔等急腹症，因此仍需引起临床医师的重视。

【典型病例】

女，62 岁，因反复腹胀、呕吐伴停止排气、排便半年余，在 2011 年 6 月 30 日入笔者医院消化科。患者于 2010 年 12 月开始出现腹胀、腹痛，同时伴恶心、呕吐及排气、排便停止，反复发作 5 ~ 6 次，每次发作前 1 周左右可有排便次数减少，但大便为成形呈黄便。在外院辗转治疗，均诊断为不完全肠梗阻，病因不明，予抗炎、补液、灌肠治疗后症状改善。发病期间无发热、呕血、腹泻、头晕乏力等表现，大便成形、色黄，服用酸奶及通便药物可减少肠梗阻的发作次数，病程中患者无明显消瘦。为进一步明确不完全肠梗阻病因，于 2011 年 6 月至笔者医院门诊就诊，体检无异常，行小肠 CT 检查发现回结肠血管及右半结肠血管末端直小血管钙化，同时发现升结肠、横结肠及回盲部肠壁增厚，累及阑尾，影像学考虑诊断为克罗恩病；查结肠镜示距肛门 70 cm 至距肛门 1 m 处（结构不清，可能为脾曲至肝区）见黏膜下发蓝、发黑，肠腔变硬，伸展性变差，黏膜尚光滑，诊断疑似静脉硬化性肠炎，其他待排（图 18 - 1A）；故当时患者入院诊断为不完全肠梗阻（克罗恩病？静脉硬化性肠炎？）。

入院后再次详细询问病史，患者否认高血压、糖尿病、心脏病病史，50 岁时因急性阑尾炎外院予保守治疗后好转。否认药物、食物过敏史。否认吸烟史，每日饮药酒半两，共 1 年余。其父亲、舅舅及儿子有慢性腹泻病史，但未明确病因。入院后查血常规无贫血，血脂正常，粪便无隐血，抗核抗体 1：100（＋），其余免疫指标（ENA、ANCA、IgG、补体 C3、补体 C4 等）未见明显异常，游离脂肪酸 0.82↑mmol/L，其余血脂指标正常。血常规、肿瘤标志物、尿常规、肝炎病毒及 HIV 均正常。行腹部 CT 平片可见右下腹沿肠系膜血管线性钙化（图 18 - 1C）。2011 年 6 月 30 日再次行肠镜检查示乙状结肠距肛门 30 cm 可见 0.2 cm 小息肉，降结肠未见明显异常，降结肠以上脾曲、横结肠、肝曲升结肠至回盲部可见肠腔表面呈紫蓝色改变，肠壁僵硬，伸展性变差，结肠袋存在，部分肠黏膜糜烂，末端回肠未见异常（图 18 - 1B）。入院后于 2011 年 7 月 4 日再次行腹部 CT 平扫，可见升结肠、横结肠及回盲部肠壁增厚，阑尾增粗，升结肠及回肠末端肠壁周围见线状钙化灶，肠系膜回结肠动脉及结肠右动脉末端直小血管聚集增多，并见钙化。为进一步明确患者钙化血管来源，行门脉 CTA 检查提示升结肠、横结肠及回盲部壁增厚，累及阑尾，回结肠及结肠右侧静脉血管壁钙化，考虑静脉硬化性肠炎（图 18 - 1D）。患者最终临床诊断为特发性肠系膜静脉硬化性肠炎，因患者梗阻症状不明显，一般情况良好，故予以保守治疗。

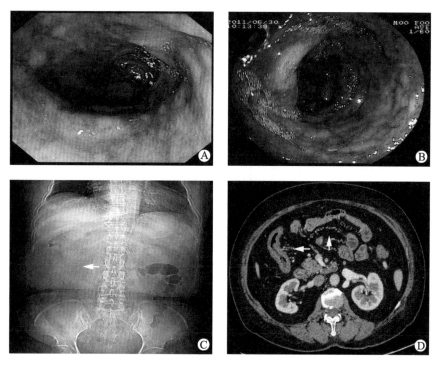

图 18 - 1 特发性肠系膜静脉硬化性肠炎一例

入院前肠镜检查可见整个肠腔紫蓝色改变（A）；肠腔紫蓝色改变，伴散在糜烂（B）；入院后行腹部平片，箭头所示处可见沿肠系膜血管分布的线性钙化（C）；CT 增强扫描可见静脉线样钙化（D）

第二节　非甾体抗炎药相关肠道损伤：小肠损伤和大肠损伤

非甾体抗炎药（nonsteroidal anti-inflammatory drug，NSAID）被广泛应用于治疗各种慢性病，如心脑血管疾病、痛风、类风湿性关节炎等，其通过抑制环氧合酶（COX）、减少前列腺素（PG）的合成而发挥作用，其主要副作用之一——胃十二指肠损伤，临床医师却关注较少。部分研究认为选择性 COX-2 抑制剂比非选择性 NSAID 对小肠的伤害更小，但是更多证据支持长期使用非选择性 NSAID 和选择性 NSAID 患者中肠道黏膜黏膜损伤的发生率没有差异。

虽然前列腺素缺乏是 NSAID 引起的上消化道和小肠损伤的共同关键因素，但两者之间仍存在差别。胃酸是 NSAID 引起的上消化道损伤的关键因素，而 NSAID 引起的肠道损伤则以肠道微生物为关键因素。因此 NSAID 引起的肠道损伤的治疗方式和胃十二指肠损伤有所不同。

【危险因素】

与上消化道损伤相比，NSAID 引起的小肠损伤的危险因素尚未确定。最近，实验室和临床研究都表明，使用 PPI 可能会加重 NSAID 引起的小肠损伤。动物研究强烈表明，肠杆菌尤其是革兰氏阴性菌，是 NSAID 引起肠道溃疡的最重要因素。因为胃酸可以杀死胃和十二指肠中的细菌，所以质子泵抑制剂（proton pump inhibitor，PPI）的抑酸作用会影响胃肠道的菌群，如空肠放线菌和双歧杆菌属减少，从而加重 NSAID 引起的肠病。在一项横断面研究中，发现同时使用抑酸药（PPI 和 H_2 受体拮抗剂）及高龄是 NSAID 使用者出现肠病的危险因素。此外，*CYP2C19* 的弱代谢基因型可导致 PPI 代谢不良，对于携带该基因型的受试者，PPI 对胃酸分泌的强烈抑制可能导致小肠菌群发生更大的改变，从而导致对损伤的高度敏感性。

小肠细菌过度生长（small intestinal bacterial overgrowth，SIBO）是与小肠近端细菌数量过多相关的各种临床状况。SIBO 和肠易激综合征等多种病症与疾病有关。一项横断面研究结果表明 SIBO 是 NSAID 长期使用者发生严重小肠损伤的独立危险因素。除对特定细菌的影响外，PPI 可能具有诱导 SIBO 的潜力。因此，PPI 可能通过涉及特定微生物组变化和 SIBO 的双重机制增加肠道损害风险。

【发病机制】

一、COX 抑制和局部作用

与上消化道相似，NSAID 引起小肠损伤的一个重要机制是抑制 COX，COX 抑制后的前列腺素缺乏会导致小肠黏膜防御系统受损。此外，NSAID 在肠腔内直接与黏膜相互作用，影响线粒体功能，在肠道损伤早期同样发挥重要作用。在动物实验中，

NSAID 可解除离体大鼠肝线粒体的氧化磷酸化，并抑制耦合线粒体的呼吸，同时诱导小肠上皮细胞线粒体形态学变化，如空泡形成、肿胀和嵴缺失。由于 COX 抑制和对线粒体的局部作用，肠道屏障功能受损，随后肠道通透性增加，肠细菌和胆汁等损伤因子侵入小肠。

二、肠杆菌和胆汁

肠道细菌在 NSAID 引起的小肠溃疡中起着至关重要的作用。有研究发现，用消炎痛治疗的无菌大鼠没有出现肠溃疡，然而，当将大肠杆菌被重新引入这些大鼠时会出现肠道损伤。此外，NSAID 在损伤发展过程中引起小肠革兰氏阴性菌数量增加。广谱抗生素或对革兰氏阴性菌有特异性的抗生素对 NSAID 引起的肠道损伤有保护作用。因此认为革兰氏阴性肠道细菌在小肠溃疡的发展中起主要作用。

胆汁似乎在小肠损伤的发病机制中起重要作用。虽然胆汁酸损伤肠道的确切机制仍不清楚，但一些胆汁酸包括脱氧胆酸和牛磺脱氧胆酸盐可诱导促炎细胞因子 IL-8 增加，并激活核因子-κB（NF-κB）。胆管结扎消除了 NSAID 对小肠的致溃疡作用，这一发现表明这种胆汁介导的损伤有两种可能的机制。首先，胆汁成分是 NSAID 引起肠病的危险因素。其次，NSAID 的肝肠循环，使得其局部作用的时间延长，这在肠道损伤中起着至关重要的作用。

三、多种途径激活固有免疫

据报道，消炎痛治疗可诱导小肠中肿瘤坏死因子-α（TNF-α）的过度表达，这与肠道肉眼可见溃疡的发生有关。TNF-α 和 IL-1β/TNF-α 抑制剂可预防吲哚美辛诱导的肠道损。NSAID 引起的损伤在 Toll 样受体 4（TLR4）突变小鼠中得到显著抑制，并伴有炎性细胞因子表达的降低，包括 TNF-α、单核细胞趋化蛋白 1 和角质形成细胞趋化剂。TLR4 在 NSAID 引起的肠病的发生发展中起关键作用。

最近的一项研究表明，由非甾体抗炎药触发的炎症信号还激活了 NLR 家族 NLRP3 炎性小体，并进一步促进 pro-IL-1β 加工成成熟的活性形式。研究证实，重组 IL-1β 治疗会加重 NSAID 诱导的肠道损伤，而使用中和抗体在体内阻断 IL-1β 会抑制 NSAID 诱导的肠道损伤。固有免疫系统激活和由此产生的中性粒细胞浸润是非甾体抗炎药后期引起肠溃疡的关键因素。

【临床表现】

NSAID 对小肠的损伤尽管发生率很高，但大多数患者没有症状。部分患者使用 NSAID 所引起肠道损伤的体征和症状包括消化不良、排便习惯改变、体重减轻或恶心、厌食、粪便潜血阳性、缺铁性贫血和腹痛等。此外，病情严重时还可出现如消化道出血，穿孔，伴有急性或亚急性梗阻症状的狭窄（即慢性腹绞痛、腹胀和反复呕吐），低白蛋白血症等。

【体格检查】

体格检查通常无明显阳性体征，当出现严重贫血、低蛋白血症、肠梗阻、穿孔等表现时，可能有相应的贫血貌、水肿、腹部压痛、反跳痛、肠型蠕动波等体征。

【肠道损伤判断】

有文献提示铬-51 标记的乙二胺四乙酸、铟-111 标记的中性粒细胞的尿液或粪便排泄分别被用于评估肠道通透性和炎症。然而，这些放射性标记的方法并没有被广泛使用。

钙卫蛋白是一种由活化或受损的粒细胞、单核细胞和巨噬细胞释放的蛋白质。由于钙卫蛋白在粪便中是稳定的，因此粪便钙卫蛋白可作为肠道疾病的生物标志物，尤其是胃肠道炎症性疾病，如炎症性肠病。几项研究表明粪便钙卫蛋白作为非甾体抗炎药引起的肠病的生物标志物是有用的，但钙卫蛋白水平与小肠黏膜损伤程度之间不存在显著相关性；因此其不能被用作非甾体抗炎药引起的小肠损伤严重程度的标志物或监测肠道损伤的病情变化。

【内镜表现】

NSAID 可引起各种类型的黏膜损伤，包括红斑，糜烂，小肠圆形、椭圆形、不规则、纵向溃疡及膈肌样狭窄。其中膈肌样狭窄是特征性的表现，主要是由反复溃疡形成及修复后黏膜下层纤维瘢痕形成，病灶常呈同心圆或环形狭窄，通过内镜主要在远端小肠和右半结肠中检测到，这是由于 NSAID 在远端小肠和近端结肠中较高的药物浓度直接发挥药物毒性的结果，特别是缓释药物在此处释放最多。

【诊断】

依据 NSAID 治疗史和内镜检查结果，可以诊断 NSAID 引起的小肠或大肠损伤，但是需要排除感染，炎症性肠病（克罗恩病或溃疡性结肠炎），缺血性、过敏性、胶原性和伪膜性肠炎等。临床医师需提高对 NSAID 引起的小肠、结肠病临床表现的认识，从而提高疾病的诊断率。

【鉴别诊断】

一、溃疡性结肠炎

主要表现为由直肠开始的连续性的非特异性炎症性疾病，病变局限于黏膜及黏膜下层，多位于乙状结肠和直肠，也可延伸至降结肠甚至全结肠，临床主要表现为腹痛、黏液脓血便等。

二、克罗恩病

克罗恩病主要表现为节段性、跳跃性的肠道纵行裂隙状溃疡，病灶主要以小肠为主，也可累及上消化道及大肠。临床主要表现为腹痛、腹泻、肠梗阻，伴发热、营养不良等，可合并口腔溃疡、瘘管形成等。使用 NSAID 可能加重克罗恩病病灶，且病灶也以末端回肠及右半结肠为主，因此在临床诊疗过程中需动态鉴别。

三、胶原性肠炎

胶原性肠炎是显微镜下肠炎的一种，临床主要表现为不明原因的难治性水样腹泻，可自行缓解或复发，病因尚不明确，部分学者被认为是自身免疫性疾病。部分研究发现感染、NSAID 的使用也是胶原性肠炎的病因之一，其特征表现是肠壁的胶原沉积（厚度为10 μm 以上）、淋巴细胞浸润、隐窝结构正常、固有层嗜酸性粒细胞浸润等。

【治疗】

确定肠道损伤与 NSAID 相关后，建议患者停用 NSAID，但是许多有此类肠病的患者无法停用 NSAID；因此，在此类患者中使用预防性药物及肠道损伤修复药物是必不可少。

米索前列醇：由于 PG 缺乏是 NSAID 诱发肠病的关键机制，因此补充 PG 被认为是最合理的治疗方法。米索前列醇是一种合成的 PGE1 类似物，其对 NSAID 引起的小肠损伤的愈合作用已得到证实。

抗生素和益生菌：考虑到革兰氏阴性菌的作用机制，有研究表明利福昔明（一种肠道不易吸收的抗生素）可减少肠道损伤的程度，遏制病变的进展。益生菌可通过调节菌群，减少引起肠道损伤的危险因素，从而减少 NSAID 对肠道的损伤。

抗细胞因子治疗：一项使用倾向匹配评分方法的临床研究表明，接受抗 TNF 治疗的类风湿关节炎患者发生 NSAID 引起的严重肠病风险显著降低。因此，抗 TNF 生物制剂是治疗肠病的候选药物，但使用这些药物的高成本限制了临床试验和进一步的研究。NLRP3 炎性小体/IL-1β 轴可能是治疗 NSAID 引起的肠病的靶点。在小鼠中，秋水仙碱通过抑制 NLRP3 炎性小体的激活和 IL-1β 的产生来预防 NSAID 诱导的小肠损伤。由于秋水仙碱生产成本低廉，且已被用于治疗许多痛风等疾病患者，亟需开展临床试验，证明秋水仙碱治疗肠病的疗效。

胃黏膜保护药物：瑞巴派特是一种黏膜保护药物，已被临床证明可有效治愈胃溃疡并预防 NSAID 引起的胃十二指肠损伤。该药对胃肠道具有多种作用，包括诱导 COX-2、抑制炎性细胞因子表达及调节肠道微生物组，可用于保护肠道黏膜。

糖皮质激素类药物：部分研究提示使用糖皮质激素可以作为治疗肠道狭窄的方法，但其有效性仍需进一步验证。

第三节　伪膜性肠炎

伪膜性肠炎，又称假膜性小肠结肠炎（pseudomembranous enterocolitis，PMC），是一种与艰难梭菌感染（clostridium difficile infection，CDI）相关的独特的感染性结肠炎，通常与近期的抗生素治疗有关。伪膜性肠炎高危人群包括年龄较大、长期居住在养老院或住院、接受免疫抑制治疗、慢性肾病、肝硬化、使用胃酸抑制药物、炎症性肠病等。

【发病机制】

艰难梭菌是一种能产生毒素的革兰氏阳性厌氧杆菌，当肠道菌群受到干扰时，其会在胃肠道中定殖。艰难梭菌可产生两种毒素：毒素 A 是一种外毒素，可与肠道刷状缘结合，破坏肠道内壁的完整性；而毒素 B 是一种细胞毒素，可破坏肠细胞的细胞骨架结构，细胞死亡和宿主炎症反应的产物产生了典型的假膜，即细胞碎片、中性粒细胞、纤维蛋白和黏蛋白。传播途径是粪—口传播。

艰难梭菌感染的主要和最可改变的危险因素仍然是近期使用抗生素。克林霉素、氨苄青霉素、阿莫西林、头孢菌素和氟喹诺酮类药物最常与 CDI 相关，但几乎所有抗生素都与此相关。不仅抗生素的选择，抗生素的数量和持续时间也会增加 CDI 的风险，因此，合理使用抗生素已被证明可以显著降低 CDI。

降低免疫的因素，如高龄、免疫抑制药物、抗肿瘤药物和慢性疾病，也会增加 CDI 的风险。PPI 与 CDI 风险增加有关，仍需更多证据证实。

【临床表现】

伪膜性肠炎可表现为一系列疾病表现，从无症状携带者到伴有中毒性巨结肠的暴发性结肠炎。

轻度至中度伪膜性肠炎的患者，通常表现为水样腹泻，部分伴有黏液或粪便潜血，但没有全身感染的迹象。重症伪膜性肠炎的患者会出现多次水样腹泻，可伴有黏液便或血便、弥漫性腹痛等表现。暴发性伪膜性肠炎患者有多次腹泻，伴有全身感染的证据，如低血压和休克，还可能出现肠梗阻或中毒性巨结肠。如果没有适当的干预，随着毒素的积累可能会发生感染性休克，也可能出现肠坏死、穿孔和腹腔室综合征等相关并发症。

复发性 CDI（recurrent CDI，rCDI）是指有相关临床症状及阳性实验室检查结果的患者在过去 2~8 周内经检测证实的 CDI。初次 CDI 患者复发的概率为 10%~25%，而第 1 次发生 rCDI 的患者再次发生 CDI 的概率为 20%~35%。

【体检】

轻度至中度伪膜性肠炎患者通常无明显腹部体征，或者在触诊时表现出一些轻度压痛。严重伪膜性肠炎的患者血流动力学不稳定，腹部查体会发现弥漫性压痛、腹胀和肠鸣音亢进等。暴发性伪膜性肠炎患者血流动力学不稳定，伴有严重的低血压和休克，腹部查体有弥漫性压痛、腹胀和肠鸣音减弱，部分患者还可能表现出肌卫、板状腹、压痛和反跳痛。当出现腹膜炎体征时应高度怀疑是否有穿孔可能。

【实验室检查】

轻度至中度伪膜性肠炎的实验室数据包括白细胞计数轻度升高，血清肌酐正常或低于 1.5 mg/dL。严重伪膜性肠炎和暴发性伪膜性肠炎则表现为白细胞计数明显升高（＞15 000 个细胞/mL）和血清肌酐水平上升（＞1.5 mg/dL）。这些患者还可能出现与低血容量、乳酸性酸中毒和低白蛋白血症相关的电解质紊乱。暴发性伪膜性肠炎还会有终末器官功能障碍的相关实验室表现，如肝酶升高等，患者粪便中艰难梭菌或毒素检测呈阳性。

诊断方法包括核酸扩增试验（nucleic acid amplification test，NAAT）、酶联免疫法测定艰难梭菌谷氨酸脱氢酶（glutamate dehydrogenase，GDH）、酶联免疫法测定毒素 A 和 B、细胞培养后行细胞毒性测定和选择性厌氧培养等。NAAT 使用聚合酶链式反应（PCR）来检测艰难梭菌毒性菌株特异的基因，非常敏感和特异，但可能会出现假阳性结果。GDH 与毒素 A、毒素 B 的酶联免疫法测试通常结合使用。其艰难梭菌 GDH 具有很高的灵敏度；其艰难梭菌毒素 A 和 B 则具有特异性，但由于阳性检测需要大量毒素，因此假阴性率很高，这两个方法联用可提高敏感度和特异性。选择性厌氧培养和细胞培养后行细胞后行毒性测定都非常敏感和特异，但缺点在于培养时间长。

【影像学表现】

对于病情轻至中度且表现典型、粪便检测阳性和（或）经验性抗生素治疗改善的患者，不需要额外的影像学评估。对于发现有严重疾病表现的患者，可能需要行腹部放射学评估：CT 扫描可以显示结肠肠壁炎症和水肿的一些经典体征，如"拇指印"等。钡餐造影（GI）检查时由于对比剂被困在水肿的大肠腔之间，明亮的对比区域与水肿的肠交替出现，类似于手风琴，称为"手风琴征"。患者出现游离气体时提示穿孔，结肠扩张则提示中毒性巨结肠（结肠扩张达 7 cm）。

【内镜检查】

伪膜性肠炎患者在内镜检查中表现出假膜，假膜是由细菌产生的毒素导致黏膜表面溃疡及细胞死亡和宿主炎症反应的产物。假膜呈黄色/白色斑块，分布连续或不规则。假膜缺失并不能排除 CDI，同样，假膜也并不一定代表 CDI。其他疾病也会导致假膜，如缺血性结肠炎、炎症性肠病、巨细胞病毒感染和阿米巴寄生虫感染等。

【病理】

艰难梭菌可引起各种黏膜改变，组织学上从轻度炎症到更深层次累及，形态学上类似于缺血性损伤，在活检或手术样本中可检测到隐窝炎和隐窝脓肿。典型的"蘑菇状"假膜位于管腔表面，含有纤维蛋白、上皮碎片和混有黏液的炎症细胞。

【诊断】

在评估疑似艰难梭菌感染的患者时，应详细询问抗生素或 PPI 等相关药物使用史，并注意患者是否为高危人群。此外，还需要诊断疾病的严重程度，以及表现是初始感染还是复发感染。患者可有水样泻、腹痛、发热、便血、肠梗阻等表现，实验室检查可明确伪膜性肠炎，腹部 CT 检查可排除中毒性巨结肠、穿孔等并发症，结肠镜检查及病理检查可明确是否有假膜形成。伪膜性肠炎按严重程度（轻度、中度、重度或暴发性）、初始发作与复发发作进行分类，在疾病早期进行分层有助于选择治疗方法。

【鉴别诊断】

一、溃疡性结肠炎

溃疡性结肠炎是由直肠开始的连续性非特异性炎症性疾病，病变局限于大肠黏膜及黏膜下层，多位于乙状结肠和直肠，也可延伸至降结肠甚至全结肠，临床主要表现为腹痛、黏液脓血便等。

二、阿米巴寄生虫感染肠炎

病变主要累及右侧结肠，结肠溃疡较深，边缘潜行，溃疡面之间的黏膜基本正常。患者可有发热、腹痛、腹泻、血性黏液便等表现，粪便臭味大。内镜下可见受累结肠散在溃疡，表面覆有黄色脓液。粪便或结肠镜活检可找到溶组织阿米巴滋养体或包囊。

三、巨细胞病毒肠炎

巨细胞病毒感染通常表现为腹痛、腹泻、体重下降、血便等；内镜可见结肠黏膜溃疡伴表面新鲜血液附着；活检病理可见"鹰眼"征，是巨细胞病毒肠道感染的特征性病理表现。

【治疗】

伪膜性肠炎需根据疾病的严重程度、初始感染与复发感染以及整体临床情况决定治疗方案。首先应将患者隔离并采取隔离措施，特别是马桶等卫生用品的隔离。含酒精的洗手液对艰难梭菌孢子无效，因此与患者接触的每个人都必须用肥皂和流动水洗手。病房应使用含氯产品或其他杀孢子剂进行清洁。

一、内科治疗

应停用任何非必需抗生素，根据需要为患者补充液体和电解质，避免使用止泻和抑制肠道蠕动药物。

1. 抗菌治疗：对于轻度至中度的初始病例，首选万古霉素（125 mg，每日 4 次，持续 10 天）或非达霉素（200 mg，每日 2 次，持续 10 天），如果没有以上药物，可以使用甲硝唑（500 mg 口服，每日 3 次，共 10 天），静脉注射万古霉素无效。对于严重的初始病例，应使用万古霉素或非达霉素（剂量同前），不推荐使用甲硝唑。暴发病例应采用多模式治疗，包括大剂量口服万古霉素（500 mg，每日 4 次）和静脉注射甲硝唑（500 mg，每日 3 次）。如果患者有肠梗阻或膨胀，应给予万古霉素保留灌肠剂（100 mL 盐水中加入 500 mg 万古霉素，q6h 灌肠）。

如果初次 CDI 用甲硝唑治疗，则可以用万古霉素治疗首次 rCDI；如果初次 CDI 用万古霉素治疗，则可以用万古霉素减量或非达霉素治疗首次 rCDI。随后的复发可用万古霉素减量、万古霉素加利福昔明序贯治疗（利福昔明 400 mg，每日 3 次，持续 20 天）及非达霉素治疗。其中非达霉素因对正常肠道微生物群的伤害较小，杀菌作用（万古霉素是抑菌剂）和作用持续时间较长，可以有效减少 CDI 复发。

2. 粪菌移植：感染后，结肠微生物群的恢复需要 12 周以上，这使患者发生 rCDI 风险增加。而益生菌对二级预防的疗效尚不明确，粪菌移植似乎更有希望加快正常菌群的重新定殖，其可经鼻胃管或鼻空肠管、结肠镜检查、灌肠等途径给药，以及最近的口服胶囊途径，也可以用于 rCDI 治疗。

3. 胃肠道灌洗：胃肠道灌洗是放置鼻空肠管和肛管监测输出量后，在 48 小时内用 8 L 聚乙二醇对肠道进行灌洗，其有效性仍需进一步前瞻性队列研究证实。

4. 免疫治疗：针对毒素 A 和毒素 B 的单克隆抗体可降低 rCDI 风险，可能是未来伪膜性肠炎治疗的方向之一。

二、手术治疗

对于出现严重或暴发性疾病或药物治疗后疾病进展的患者，早期外科会诊非常重要，但手术的最佳适应证和时机仍有争议。严重/暴发性 CDI 的标准术式为全结肠切除术和末端回肠造口术，但术后患者死亡率较高，因此需要严格把握手术指征或多学科讨论后决定是否为患者进行手术治疗。全结肠切除术被推荐用于治疗中毒性巨结肠，而在没有中毒性巨结肠、坏死或穿孔的情况下优先选择末端回肠造口术。同时建议术后使用万古霉素（500 mg + 500 mL 生理盐水灌肠，持续 10 天）进行灌肠和静脉注射甲硝唑治疗。

第四节　结肠黑变病

结肠黑变病（melanosis coli，MC）是指通过结肠镜检查肉眼可见大肠表面棕色或黑色色素沉着，这是一种非炎症性、良性和可逆的结肠黑色素沉着。结肠黑变病由 Andral 和 Cruveilhier 在 1830 年首次描述，其与长期使用蒽醌类泻药（包括鼠李、番泻叶、芦荟和大黄等）有关，是服用蒽醌类泻药后，脂褐质在大肠固有层的巨噬细胞中积累的结果。在成人中，接受结肠镜检查的患者中 MC 检出率为 1.47% 至 4.6%。

【发病机制】

蒽醌类泻药（即番泻叶和大黄等）在胃、十二指肠、小肠以非活性形式向下移动直到大肠，这些分子就会转变为它们的活性形式，导致结肠上皮细胞凋亡，随后被邻近的巨噬细胞吞噬，凋亡小体在巨噬细胞异溶酶体内转化为脂褐质色素，导致大肠黏膜中出现棕色色素。由于回盲部和升结肠的变色更为突出，而小肠很少受累，因此推测升结肠微生物群可能在蒽醌代谢中起作用。而结肠黑变病在近端肠道中更常见，在远端结肠中相对程度较轻，这可能是由于结肠中巨噬细胞分布的差异所致。

结肠黑变病与结直肠肿瘤之间的关联仍不清楚，对结直肠癌的影响仍有争议。虽然结肠黑变病与结直肠癌之间没有确定的关联，但其可能与结肠非腺瘤息肉和低级别腺瘤的较高发病率有关。可能原因是在 MC 的结肠黏膜中，已知增生性息肉和腺瘤的表面是非色素沉着的，与 MC 患者肠道背景黏膜相反，有色背景黏膜和无色素肿瘤之间的对比使内镜医师能够更容易地识别病变。因此，MC 腺瘤检出率，尤其是小病灶有所提高。虽然在动物模型中已证明蒽环类药物促进和诱导肿瘤，但并没有研究证实 MC 患者结直肠癌发生风险高。

【临床表现】

结肠黑变病通常没有任何症状，常由其他原因在结肠镜检查期间偶然被发现，其或许和结直肠腺瘤高检出率相关，需要定期复查结肠镜。此外，患者服用刺激性泻药可能会导致电解质紊乱，最常见的是钾失衡，也需要引起注意。

【内镜表现】

结肠黑变病的评估可通过结肠镜检查，主要表现为大肠黏膜呈棕色或黑色色素沉着，以右半结肠为主，向左半结肠逐渐减弱。

【病理】

富含色素的巨噬细胞通常在过碘酸希夫染色中可见。

【治疗】

治疗结肠黑变病首要方法是停止使用蒽醌类泻药，部分患者色素沉着可以消退，但可能需要长达 1 年以上时间。

另外，需要注意指导患者便秘的治疗，避免蒽醌类的药物使用。要叮嘱患者多吃水果、蔬菜、全谷物等补充必需纤维。充足的水分是健康排便的另一个关键步骤。适当的体育锻炼还可以刺激肠道，使肠道蠕动、有节奏地运动，并帮助排便。

第五节　免疫检查点抑制剂相关结肠炎

免疫检查点抑制剂（immune checkpoint inhibitor, ICI）包括抗细胞毒性 T 淋巴细胞相关抗原4（CTLA-4）抗体、抗程序性死亡蛋白-1（PD-1）抗体，以及抗程序性死亡蛋白配体 1（PD-L1）抗体三大类。抗 CTLA-4 抗体有伊匹木单抗（ipilimumab）；抗 PD-1 抗体包括纳武利尤单抗（nivolumab）、特瑞普利单抗（toripalimab）、信迪利单抗（sintilimab）和帕博利珠单抗（pembrolizumab）；抗 PD-L1 抗体包括阿替利珠单抗（atezolizumab）、德瓦鲁单抗（durvalumab）和阿维单抗（avelumab）。随着 ICI 治疗恶性肿瘤的推广，其免疫相关不良事件（immune related adverse events, irAE）受到越来越多的关注。胃肠道是 irAE 的主要部位，最近发现大肠是最常受影响的区域，称为免疫检查点抑制剂相关结肠炎（ICI-induced colitis），抗 PD-1/PD-L1 和抗 CTLA-4 的组合会增加其发病率和严重程度。ICI 引起的结肠炎与溃疡性结肠炎具有相同的临床病理学特征。

【流行病学】

irAE 的主要部位是皮肤、胃肠道、肾脏、外周和中枢神经系统、肝脏、肺、淋巴结、眼睛、胰腺和内分泌系统等。已广泛报道的 irAE 包括皮炎、甲状腺炎、肺炎、结肠炎、心肌炎和垂体炎等。尽管免疫检查点抑制剂的类型与 irAE 的诱导之间没有明确的关系，但在接受抗 CTLA-4 单克隆抗体的患者中发现一些毒性（如垂体炎和结肠炎）的发生率较高，特别是与抗 PD-1/PD-L1 抑制剂联合使用时更加明显。

接受抗 PD-1 药物治疗的患者腹泻发生率为 9.1%~13.7%，接受抗 CTLA-4 药物治疗的患者为 30.2%~35.4%，接受联合治疗的患者为 13.2%~40.4%。接受抗 PD-1 药物治疗的患者结肠炎发生率为 0.7%~1.6%，接受抗 CTLA-4 药物治疗的患者为 5.7%~9.1%，接受联合治疗的患者为 7.3%~13.6%。ICI 诱发结肠炎的发生率在接受较高抗 CTLA-1 抗体剂量的患者、接受抗 CTLA-1 抗体和抗 PD-1 抗体联合治疗的患者及接受抗 CTLA-1 抗体和抗 PD-1 抗体序贯治疗的患者中增加。同时使用非甾体抗炎药是 ICI 诱发结肠炎的危险因素。与非小细胞肺癌或肾细胞癌患者相比，接受抗 PD-1 抗体治疗的黑色素瘤患者中 irAE 的胃肠道受累似乎更常见。此外，患有 IBD 的肿瘤患者与严重的 ICI 诱发的结肠炎有关。

【发病机制】

T 细胞活化需要 2 个信号：①MHC 递呈免疫原性抗原和 TCR 结合；②共刺激信号，即 T 细胞表面受体 CD28 连接抗原递呈细胞或肿瘤细胞表面的 CD80 或 CD86 配体结合。T 细胞杀伤肿瘤细胞过程中 PD-1 和肿瘤细胞表面 PD-L1 结合，抑制 TCR 下游信号传递，阻断信号①。CTLA-4 也是活化 T 细胞上的细胞表面受体，与活化 T 细胞表面表达的 CD28 竞争结合抗原呈递细胞上表达的配体 CD80 或 CD86 从而阻断信号②。2 个信号通路的阻断，最终导致肿瘤的免疫逃逸。靶向 CTLA-4 和 PD-1/PD-L1 等免疫检查点的单克隆抗体能够恢复抗肿瘤免疫，从而逆转免疫逃逸，促进肿瘤细胞死亡。有人提出 ICI 相关性结肠炎可能部分是由免疫抑制功能的改变所致。然而，抗 PD-1 抗体、抗 PD-L1 诱抗体导致的结肠炎和抗 CTLA-4 抑制剂导致的结肠炎的潜在生物学特性可能有所不同。CTLA-4 抑制剂诱导的结肠炎富含 CD4 阳性 T 细胞，而 CD8 阳性 T 细胞在 PD-1 抑制剂诱导的结肠炎中增加。

如上所述，ICI 促进各种组织中 T 细胞的活化和扩增。由于 T 细胞群的多样性及这些细胞浸润大多数器官的能力，ICI 可引起范围广泛的 irAE，其几乎可以影响任何器官，频率和严重程度各不相同。抗 CTLA-4 抗体更常见全结肠炎、垂体炎和皮疹，而抗 PD-1 抗体和抗 PD-L1 更常见肺炎、甲状腺功能减退、关节痛和白癜风。irAE 的频率主要取决于所使用的药物，但也取决于个体患者的具体特征。在接受抗 CTLA-4 抗体的患者中，结肠炎是最常见的 irAE 死亡原因，而在接受抗 PD-1 或 PD-L1 抗体的患者中，死亡主要归因于肺炎、肝炎和神经毒性作用。在接受 CTLA-4 抗体治疗的 234 名患者中，39.7% 的患者报告了消化道 irAE，主要是结肠炎（34.2%），其中 5.1% 发生了危及生命的肠穿孔。在接受联合治疗的患者中，与 ICI 相关的死亡主要归因于结肠炎或心肌炎，且心肌炎死亡率最高。

应用 ICI 出现不明原因腹泻者，可以在结肠镜下对正常黏膜进行随机活检，通过病理检查可以发现显微镜相关结肠炎，尤其是在之前接受过类固醇治疗的患者，原因是类固醇治疗有助于改善肉眼可见的结肠炎表现，从而掩盖病情。在这种情况下，内镜检查和显微镜检查结果并不一致。这表明浸润的免疫细胞能够在功能上破坏肠道内层，导致腹泻而没有明显的溃疡甚至更轻微的炎症迹象。我们将这种解离解释为细胞变化的不同时间以及对组织结构中病理影响的转化，微观结构变化可能先于宏观变化。如果不及时治疗，病变的自然过程还有待观察。尽管先前暴露于 ICI 和未暴露于 ICI 的显微镜下结肠炎之间存在一些组织病理学相似性，但非 ICI 诱导的显微镜下结肠炎和 ICI 诱导的显微镜下结肠炎之间的临床表现、疾病进程和治疗方面已经证明存在差异。ICI 诱导的显微镜下结肠炎具有更严重的症状和更侵袭性的病程，需要更有效的免疫抑制治疗方案。

【临床表现】

一般来说，ICI 引起的结肠炎的症状是 ICI 后新发的不明原因腹泻，或伴有腹痛、失禁、出血、发烧、恶心、呕吐等症状。如文献中所述，与抗 CTLA-4 治疗相关的腹泻通常在第 1 次输注后 7～8 周出现，而抗 PD-1 相关的腹泻通常在治疗开始后的 12～24 周发作。一般而言，药物诱导的显微镜下结肠炎可分为两大类：胶原性结肠炎和淋巴细胞性结肠炎，两者均具有大体正常的内镜外观，并通过组织学进行区分。ICI 相关结肠炎可表现为胶原性结肠炎和淋巴细胞性结肠炎两种模式。

ICI 相关结肠炎建议使用不良事件通用术语标准第 5 版（Common Terminology Criteria for Adverse Events Version 5，CTCAE V5）进行分级，根据 CTCAE，腹泻可分为 1 至 5 级（表 18-1）。与其他抗癌药物一样，应及时评估和治疗与使用 ICI 相关的腹泻和结肠炎，因为 ICI 引起的结肠炎可迅速发展为并发症，如肠穿孔和死亡，还应排除艰难梭菌或巨细胞病毒以确立诊断，并开始治疗 ICI 引起的结肠炎（表 18-1）。

表 18-1　不良事件通用术语标准第 5 版中胃肠道毒性分级

	1 级	2 级	3 级	4 级	5 级
结肠炎	无症状或临床或诊断观察所见，无需治疗	腹痛、黏液或便血	严重或持续性腹痛、发热、肠梗阻和腹膜体征	危及生命或需要紧急治疗	死亡
腹泻	比基线增加 < 4 次/天或造瘘口排出物轻度增加	与基线相比，每日增加 4～6 次大便，造瘘口排出物中度增加，借助于工具的日常生活活动受限	与基线相比，每日增加 ≥7 次大便，需要住院治疗的造瘘口排出物重度增加，自理性日常生活活动受限	危及生命或需要紧急治疗	死亡

【体格检查】

1、2 级结肠炎无明显的阳性体征，3 级以上结肠炎可能出现腹痛、肌卫、反跳痛、肠型蠕动波等相关体征。

【内镜表现】

ICI 相关结肠炎可以表现为显微镜下结肠炎，特别是 1、2 级结肠炎，在结肠镜检查中可能无明显的肉眼可见的炎症、溃疡等表现，需要对正常组织黏膜进行随机活检完善病理检查。随着病情严重，ICI 引起的结肠炎的内镜检查结果可以包括红色黏液渗出物增加、水肿的黏膜、正常血管的丧失、伴有或不伴有黏膜破裂的颗粒状黏膜、带有糜烂或溃疡的黏膜等，这些内镜检查结果与溃疡性结肠炎相似。

【病理】

ICI 诱导的结肠炎的组织病理学表现为固有层扩张、淋巴细胞或（和）中性粒细胞上皮内浸润、隐窝结构扭曲、隐窝脓肿和明显的细胞凋亡。既往文献报道了伴有细胞凋亡增加的急性结肠炎、淋巴细胞性结肠炎、胶原性结肠炎、仅凋亡的结肠炎、溃疡性结肠炎样结肠炎和移植物抗宿主病样结肠炎等几种病理模式，基于这些组织学特征，可以得出结论，即 ICI 结肠炎分为先天免疫引起的急性结肠炎和获得性免疫改变引起的慢性结肠炎。由于在 ICI 诱导的结肠炎中经常观察到细胞凋亡，因此这种组织学特征似乎可能有助于 ICI 诱导的结肠炎的诊断，尤其是与溃疡性结肠炎的鉴别。临床病史，特别是用药史，对于病理学家区分 ICI 诱发的结肠炎、感染性结肠炎和 IBD 等至关重要。

【诊断】

患者有 ICI 治疗病史，表现为腹泻等临床症状，肠道活检病理提示显微镜下结肠炎或者肠镜见血管纹理消失、白斑、红斑、糜烂、黏膜水肿、黏液渗出物、出血和溃疡等改变，排除其他诊断后考虑 ICI 相关性结肠炎。

【鉴别诊断】

一、溃疡性结肠炎

主要表现为由直肠开始连续性的非特异性炎症性疾病，病变局限于大肠黏膜及黏膜下层，多位于乙状结肠和直肠，也可延伸至降结肠甚至全结肠；临床主要表现为腹痛、黏液脓血便等；病理可见隐窝脓肿，但是一般不会出现凋亡细胞。

二、巨细胞病毒肠炎

巨细胞病毒感染通常表现为腹痛、腹泻、体重下降、血便等；内镜可见结肠黏膜溃疡伴表面新鲜血液附着；活检病理可见"鹰眼"征，是巨细胞病毒肠道感染的特征性病理表现。

三、非甾体抗炎药相关肠道损伤

有 NSAID 用药史，部分患者的肠道损伤的体征和症状包括消化不良、排便习惯改变、体重减轻或恶心、厌食、潜血阳性、缺铁性贫血和腹痛等。内镜下典型表现为膈肌样狭窄。

【治疗】

ICI 相关结肠炎的治疗应根据 CTCAE 分级采取不同的治疗策略。建议对 1 级腹泻进行对症支持治疗，如补充益生菌，必要时应通过补充液体和电解质来控制症状。对于 2 级或 3 级腹泻，建议早期进行内镜检查；若出现全身症状，如发热、腹痛和腹膜体征，需要住院治疗。经治疗后持续不缓解的 2~4 级腹泻的患者，应停止 ICI 并接受免疫调节剂（如皮质类固醇或抗 TNF-α、英夫利昔单抗等）治疗，首先选择全身性皮质类固醇治疗，若使用皮质类固醇 3~5 天后症状仍没有改善，应改用英夫利昔单抗。也有学者提出维多珠单抗或可能适用于治疗皮质类固醇治疗失败的 ICI 相关结肠炎。患者在 ICI 相关结肠炎治愈后，若恢复 ICI 治疗，仍有复发性 ICI 相关结肠炎的风险。

（周郁芬）

参考文献

1. KOYAMA N, KOYAMA H, HANAJIMA T, et al. Chronic ischemic colitis causing stenosis, report of a case. Stomach Intest, 1991, 26: 455 - 460.

2. IWASHITA A, YAO T, SCHLEMPER R J, et al. Mesenteric phlebosclerosis: a new disease entity causing ischemic colitis. Dis Colon Rectum, 2003, 46(2): 209 - 220.

3. MINH N D, HUNG N D, HUYEN P T, et al. Phlebosclerotic colitis with long-term herbal medicine use. Radiol Case Rep, 2022, 17(5): 1696 - 1701.

4. WANG J, SHAO J, LU H, et al. Idiopathic mesenteric phlebosclerosis: one case report and systematic literature review of 240 cases. Am J Transl Res, 2021, 13(11): 13156 - 13166.

5. WEN Y, CHEN Y W, MENG A H, et al. Idiopathic mesenteric phlebosclerosis associated with long-term oral intake of geniposide. World J Gastroenterol, 2021, 27(22): 3097 - 3108.

6. KO S F, CHEN H H, HUANG C C, et al. Phlebosclerotic colitis: an analysis of clinical and CT findings in 29 patients with long-term follow-up. Insights Imaging, 2022, 13(1): 19.

7. 周郁芬, 姚玮艳, 陈佩璐, 等. 特发性肠系膜静脉硬化性肠炎一例. 中华消化杂志, 2012, 32(11): 779 - 780.

8. WATANABE T, FUJIWARA Y, CHAN F K L. Current knowledge on non-steroidal anti-inflammatory drug-induced small-bowel damage: a comprehensive review. J Gastroenterol, 2020, 55(5): 481 - 495.

9. LEE S P, LEE J, KAE S H, et al. Effect of nonsteroidal anti-inflammatory agents on small intestinal injuries as evaluated by capsule endoscopy. Dig Dis Sci, 2021, 66(8): 2724 - 2731.

10. MOKHTARE M, VALIZADEH S M, EMADIAN O. Lower gastrointestinal bleeding due to non-steroid anti-inflammatory drug-Induced colopathy case report and literature review. Middle East J Dig Dis, 2013, 5(2): 107 - 111.

11. 张虹, 李子银, 彭波. NSAID 相关性肠炎. 医学新知志, 2019, 29(1): 9 - 11, 20.

12. BOWMAN J A, UTTER G H. Evolving strategies to manage Clostridium difficile colitis. J Gastrointest Surg, 2020, 24(2): 484 - 491.

13. BAKER S J, CHU D I. Physical, laboratory, radiographic, and endoscopic workup for Clostridium difficile colitis. Clin Colon Rectal Surg, 2020, 33(2): 82 - 86.

14. VILLANACCI V, REGGIANI-BONETTI L, LEONCINI G, et al. Histopathology of Non-IBD colitis. a practical approach from the Italian Group for the study of the gastrointestinal tract (GIPAD). Pathologica, 2021, 113(1): 54 - 65.

15. 杜玄凌, 陈世耀. 伪膜性肠炎的治疗进展. 中华消化杂志, 2017, 37(6): 423 - 425.

16. KURIYAMA A. Melanosis Coli. JMA J, 2021, 4(3): 291 - 292.

17. CHEN J J, KITZIA COLLIARD R N, NURKO S, et al. Melanosis coli is not associated with colonic dysmotility nor severity of pediatric functional constipation. Dig Dis Sci, 2022, 67(8): 3922 – 3928.

18. KATSUMATA R, MANABE N, FUJITA M, et al. Colorectal neoplasms in melanosis coli: a survey in Japan and a worldwide meta-analysis. Int J Colorectal Dis, 2021, 36(10): 2177 – 2188.

19. DE ANDREA C E, PEREZ-GRACIA J L, CASTANON E, et al. Endoscopical and pathological dissociation in severe colitis induced by immune-checkpoint inhibitors. Oncoimmunology, 2020, 9(1): 1760676.

20. ABDEL-WAHAB N, SHAH M, SUAREZ-ALMAZOR M E. Adverse events associated with immune checkpoint blockade in patients with cancer: A systematic review of case reports. PLoS One, 2016, 11(7): e0160221.

21. MARTINS F, SOFIYA L, SYKIOTIS G P, et al. Adverse effects of immune-checkpoint inhibitors: epidemiology, management and surveillance. Nat Rev Clin Oncol, 2019, 16(9): 563 – 580.

22. WANG D Y, SALEM J E, COHEN J V, et al. Fatal toxic effects associated with immune checkpoint inhibitors: a systematic review and Meta-analysis. JAMA Oncol, 2018, 4(12): 1721 – 1728.

23. YANAI S, TOYA Y, SUGAI T, et al. Gastrointestinal adverse events induced by immune-checkpoint inhibitors. Digestion, 2021, 102(6): 965 – 973.

24. MEARNS E S, BELL J A, GALAZNIK A, et al. Gastrointestinal adverse events with combination of checkpoint inhibitors in advanced melanoma: a systematic review. Melanoma Manag, 2018, 5(1): MMT01.

第十九章 食管溃疡

食管溃疡是一种罕见的上消化道疾病，属非特异性溃疡，较胃溃疡及十二指肠溃疡少见，是指由不同病因引起的食管各段黏膜层、黏膜下层甚至肌层破坏为主要表现的食管炎性病变。食管溃疡随年龄的增加发病率不断上升，以中老年患者为主。男性患者较女性高发，既往文献报道男女比例约为（1.4～3.55）:1。其发病率在不同国家地区存在较大差异，我国食管溃疡活体内镜检出率约为1.46%，国外报道约为1.16%。

【病因】

食管溃疡病因多样且复杂，胃食管反流病和药物摄入（非甾体抗炎药、抗生素等）是溃疡形成的重要因素，其他还包括食管感染（念珠菌、单纯疱疹病毒、巨细胞病毒、带状疱疹病毒、EB病毒和人类免疫缺陷病毒、结核杆菌等），食管肿瘤，炎症性疾病（食管克罗恩病、嗜酸细胞性食管炎和食管白塞病），食管损伤（腐蚀性物质摄入、放疗、医源性等），食管运动功能障碍（贲门失弛缓症、弥漫性食管痉挛等），食管胃黏膜异位症等，部分患者病因目前尚不明确（图19-1～图19-8）。

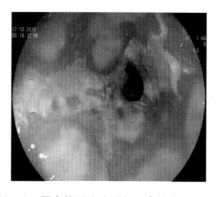

图19-1 胃食管反流病引起的食管溃疡一例

女性，58岁，胸骨后烧灼痛1年余，临床诊断为胃食管反流病；胃镜提示食管下段不规则溃疡，附白苔，诊断为反流性食管炎（LA分级D）

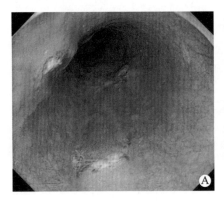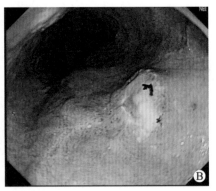

图 19-2　结核性食管溃疡一例

男性，45 岁，既往有肺结核病史，因胸骨后不适行胃镜检查，食管中下段见多处不规则凹陷，表面覆白苔，抗结核治疗后溃疡好转

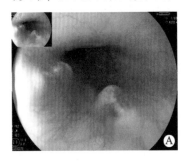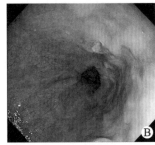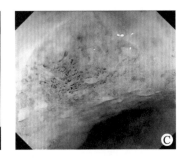

图 19-3　食管白塞病导致食管溃疡三例

女性，48 岁，白塞病治疗中，胃镜见食管多发小溃疡，圆形，周边黏膜正常（A）；女性，52 岁，因口腔溃疡就诊于免疫科，胃镜检查见食管溃疡，后诊断为白塞病（B）；男性，47 岁，有白塞病病史，胃肠镜筛查见食管片状黏膜发红，表面覆白苔，NBI 放大观察局部见血管增粗（C）

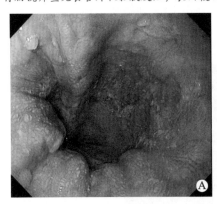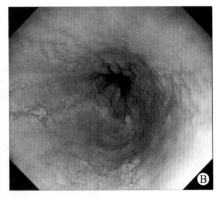

图 19-4　嗜酸细胞性食管炎两例

女性，28 岁，因反酸、烧心 2 周就诊，查血常规示嗜酸性粒细胞升高，胃镜见食管下段黏膜充血发红，病理示嗜酸粒细胞浸润，诊断为嗜酸细胞性食管炎，未接受激素治疗，质子泵抑制剂（proton pump inhibitor, PPI）治疗 2 周后症状缓解（A）；男性，39 岁，因腹部不适 2 个月行胃镜检查，胃镜下见食管黏膜水肿，血管纹理不清，可见线性裂隙样改变，局部黏膜呈白色颗粒样增生，结合血常规和病理检查，考虑嗜酸细胞性食管炎，激素治疗 2 周后好转（B）

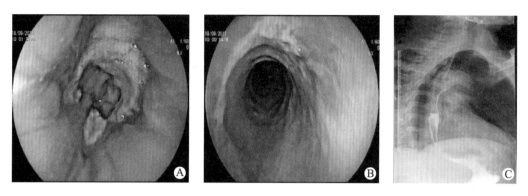

图 19 - 5　强碱损伤导致食管溃疡一例

男性，52 岁，误服强碱（30 mL）10 天。内镜下见边缘规则的溃疡，管腔轻度狭窄（A，B）；钡餐造影见食管下段轻度狭窄，边缘尚光滑（C）

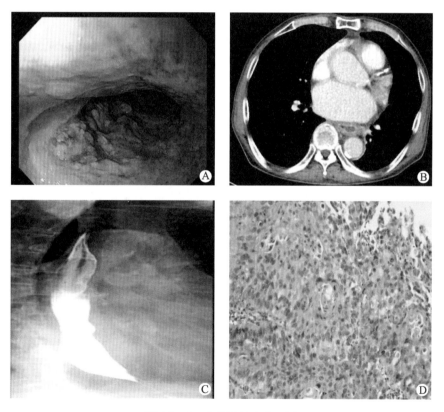

图 19 - 6　食管恶性溃疡一例

男性，76 岁，进行性吞咽困难 3 个月，病理明确食管鳞状细胞癌。内镜下见不规则溃疡，表面覆污秽苔（A）；CT 增强扫描示局部管壁增厚，有强化（B）；钡餐造影示管腔狭窄，边缘不规则（C）；病理证实食管鳞癌（D）

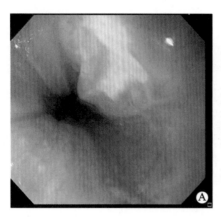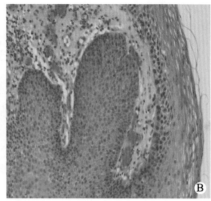

图19-7　药物副作用导致食管溃疡一例

女性，32岁，因根治Hp服用多西环素后出现胸骨后痛1周。胃镜见食管不规则溃疡，边界较清晰，基底干净，周边黏膜红肿（A）；病理提示炎症改变（B）

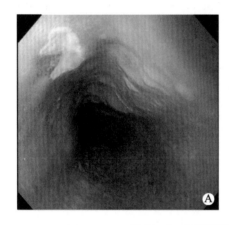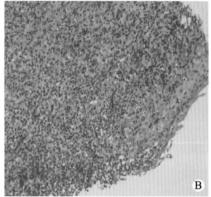

图19-8　物理损伤导致食管溃疡一例

女性，45岁，误吞牛蛙骨片4天。胃镜下见边界清楚的浅溃疡，苔洁净（A）；活检病理可见中性粒细胞浸润（B）

【发病机制】

食管溃疡的发病机制目前尚不明确，既往文献认为可能与以下几个方面相关。

一、食管的解剖结构特点

食管是连接咽和胃的扁圆形肌性管道，食管壁由内向外分为黏膜层、黏膜下层、肌层和外膜4层，缺乏浆膜层。黏膜层由未角化的复层鳞状上皮构成，分泌的黏液对食管壁具有保护作用。

二、食管黏膜损伤及修复机制

食管通过唾液中碳酸盐的酸清除机制、黏液和致密结缔组织及 $Na^+/H^+/Cl^-/HCO_3^-$ 形成的黏膜保护屏障、食管下括约肌和横膈膜悬韧带的抗反流屏障，这 3 个方面对胃食管反流具有一定的保护作用。食管黏膜损伤由诸多因素引起，如食管下括约肌松弛、食管运动功能障碍、食管黏膜层损伤等。在胃食管反流病中，食管上皮细胞反复暴露于反流的胃酸和胃蛋白酶，会对上皮细胞产生腐蚀性影响，导致食管糜烂，发展为溃疡，甚至出血。既往有文献表明，前列腺素 E_2 合成酶通过 EP_2-cAMP-蛋白激酶 A 途径在食管黏膜修复中发挥作用，食管黏膜表达与前列腺素 E 结合的 EP_2 受体，黏膜病变时 EP_2 受体表达增加，与 PGE 结合启动黏膜修复机制。药物性食管溃疡由食管黏膜化学损伤引起，非甾体抗炎药通过降低前列腺素对胃黏膜细胞的保护作用而发挥其致溃疡作用，在食道中类似的作用可能导致黏膜损伤和食管炎。

三、基因易感性与食管疾病

既往多项研究表明，位于染色体 20p13 的 *C200rf54* 基因为食管疾病的易感基因，其 *C200rf54* 基因 rs6140125 位点多态性与食管疾病易感性密切相关，原因可能为 *C200rf54* 基因突变后功能丧失，使细胞内核黄素缺乏，从而影响核黄素的转运，进一步影响细胞代谢和 DNA 合成，导致食管疾病发生。

【临床表现和体征】

食管溃疡病因多种多样，故无特异性症状和体征。药物性食管溃疡多发生于食管中段，胃食管反流病引起的食管溃疡多见于食管下段。根据溃疡发生于食管的不同部位，可表现为胸骨后疼痛、上腹部疼痛、吞咽痛，性质多为隐痛或钝痛，多发生于进食或体位改变后，可伴随恶心、呕吐、反酸、烧心、食管异物感、梗噎感、吞咽困难、呕血黑便、背部牵涉痛等。不同原因导致的食管溃疡还可伴随原发病相应的症状和体征，如反流性食管炎引起的咳嗽、胸闷、咽部异物感，感染性食管溃疡伴随的发热、肌肉酸痛等炎性表现，白塞病食管溃疡常伴有口腔溃疡、皮肤损害、眼部表现等。体格检查无明显特异性，可有剑突下压痛。

【并发症】

食管溃疡的并发症与病因相关，主要包括消化道出血、食管穿孔、食管狭窄和癌变。

一、消化道出血

在食管的黏膜和黏膜下层，尤其是胃食管交界处附近有丰富的动脉和静脉，因此消化道出血常是食管溃疡的首发症状，因食管接近口腔，血液尚未与胃内胃酸混合，所以多表现为呕吐鲜血。文献表明,食管溃疡出血约占急性上消化道出血的1.7%。

二、食管穿孔

食管溃疡穿孔多为慢性食管溃疡所致,常形成瘘道,包括食管纵隔瘘、食管气管瘘、食管胸膜瘘等,部分患者继发肺部感染和纵隔炎。食管深部溃疡可穿透邻近器官或穿入胸膜腔。

三、食管狭窄

食管溃疡刺激纤维组织生成,伴有胶原沉积,通过纤维化愈合,慢性食道炎症被纤维组织、胶原和瘢痕组织沉积所取代,形成致密的纤维狭窄。既往研究表明,4%~20%由胃食管反流病诱发的食管溃疡患者可合并食管狭窄,2.6%~7.0%的非甾体抗炎药所致的食管损伤患者可能发生食管狭窄。

四、食管癌

对于经久不愈、反复发作的溃疡应高度警惕癌变,合并贫血、体重下降等不适,也应完善内镜、病理等检查排除恶性可能。

【影像学表现】

食管X线钡餐造影:溃疡多位于食管中下段,小至数毫米,大至3 cm,可见龛影,正面观呈椭圆形、圆形,边缘光滑整齐;从侧面观察可发现龛影突出管腔外,周围有水肿带,黏膜可达龛影边缘,局部管壁可有不同程度的狭窄。食管憩室表现为突向腔外的囊袋状钡影,其内黏膜皱襞与食管黏膜皱襞相连;溃疡型食管癌则表现为腔内不规则龛影(图19-6C)。

【内镜表现】

食管溃疡深浅不一,急性溃疡一般较为表浅;慢性溃疡多深大,周边隆起。根据不同病因食管溃疡在内镜下的表现可不同。

一、胃食管反流病引起的食管溃疡

多发生于食管下段,形态多种多样,可为单发圆形或椭圆形,或条索状糜烂及浅溃疡。溃疡底部常覆白苔或黄苔,周边不清晰,质脆,触之易出血。溃疡可发生于鳞状上皮,也可发生于巴雷特食管的柱状上皮(即巴雷特溃疡)。巴雷特溃疡常呈椭圆形或线形,较深,边缘锐利,长轴与食管纵轴平行(图19-1)。

二、药物性食管溃疡

多在服药后数小时或数天后出现,有明确的服药史,可位于食管的任何部位,但多位于食管中段，常为靠近主动脉的大小不一、孤立性或散在的、形态相对规则的椭圆形浅溃疡，也可表现为线状、对吻溃疡，甚至出现累及食管环周的地图样溃疡。药物性食管溃疡边界较清晰，基底干净，周边黏膜可有水肿、渗出（图 19 - 7）。

三、食管感染引起的溃疡

细菌感染引起的食管溃疡表现为大小不一、形态不规则，覆黄苔。真菌感染引起的溃疡多见于真菌性食管炎，黏膜常覆白色或黄色厚假膜，表面糜烂，形态不规则，边界不清晰，质脆，触之易出血，溃疡形成常提示真菌性食管炎较为严重。疱疹性食管炎多见散在、多发、大小不一的火山口样溃疡，病变之间黏膜完好。巨细胞病毒引起的食管溃疡常较大而浅，边缘清晰，呈穿凿样改变，底部无明显白苔，可为孤立性或多发。食管结核引起的溃疡多为多发、大小不一的浅溃疡，底部常有颗粒样增生和薄苔，四周黏膜可见黄色小结节样赘生物或瘘口形成（图 19 - 2）。

四、食管肿瘤引起的食管溃疡

早期食管癌溃疡内镜下表现类似于良性溃疡；进展期食管癌引起的溃疡多较大、边缘不规则、表面凹凸不平、底部覆污秽苔，有的溃疡直接位于不规则隆起的菜花样肿物上方，较易识别（图 19 - 6A）。

五、炎症性疾病引起的食管溃疡

食管克罗恩病引起的溃疡多分布于食管中下段，常呈节段性、纵行分布，表现为黏膜充血、水肿、糜烂、形态不规则的单发或多发溃疡，典型患者可有鹅卵石样改变，可伴有局部食管壁僵硬、狭窄或梗阻形成。食管白塞病引起的溃疡可为单发或多发，或深或浅、大小不一、边缘清晰的圆形或椭圆形溃疡，周边黏膜正常，无明显增生性改变，可与克罗恩病引起的溃疡相鉴别（图 19 - 3）。嗜酸细胞性食管炎引起的溃疡内镜下呈线性裂隙样改变，可有黏膜水肿、渗出，白色颗粒样物质附着，血管纹理减少等表现，严重者可出现食管环状变或狭窄（图 19 - 4）。

六、食管损伤引起的溃疡

多有明确的口服强酸强碱、进食硬质食物、医源性操作等病史，多位于损伤局部，无明显特异性，常表现为充血肿胀、糜烂、渗出（图 19 - 5，图 19 - 8）。

七、食管运动功能障碍引起的溃疡

无明显特异性，多与胃食管反流病引起的食管溃疡内镜下表现相似。

八、其他

食管胃黏膜异位引起的食管溃疡内镜下的典型表现为形态不规则、大小不一的单发溃疡，表面覆白苔，质脆，活检易出血。

【病理特点】

食管溃疡的病因及内镜下表现各不相同，病理表现也各异。溃疡边缘和底部活检及刷检行组织学及病原学检查对食管溃疡的病因确诊极其重要。由于食管壁较薄，由黏膜层、疏松的黏膜下层及肌层组成，缺乏浆膜层，因此，取活检时注意不要在溃疡的中心位置取，避免造成溃疡穿孔。

常见的病理改变为慢性非特异性炎症和鳞状上皮增生。药物性食管溃疡或食管损伤引起的食管溃疡病理活检常提示急性炎症、渗出、溃疡、水肿（图 19 - 7B）。

病毒性食管炎诱发的溃疡可见典型的上皮细胞气球样变性，偶可见特征性的含有病毒包涵体的多核巨细胞。

食管真菌感染导致的溃疡涂片可见真菌菌丝和芽孢。

食管白塞病病理活检提示小血管炎改变。食管结核引起的溃疡病理活检可见结核肉芽肿伴干酪样坏死，活检阳性率较低，需多点、多块活检或深凿活检，抗酸染色阳性可确诊。

克罗恩病引起的食管溃疡病理常呈慢性非特异性炎症改变，可见非干酪样肉芽肿。

嗜酸细胞性食管炎引起的溃疡活检可见基底层增厚，伴有大量嗜酸粒细胞浸润，嗜酸粒细胞常常 ≥15 个/每高倍镜视野。

食管胃黏膜异位溃疡的病理可见以主细胞、壁细胞为主的柱状上皮炎性增生。

【诊断】

引起食管溃疡的病因多种多样，根据各自的病史、临床特点、影像学检查、内镜特点及病理检查可做出明确诊断。有时病变难以区分，需要反复随诊观察及多次活检，才能做出正确的诊断。

【鉴别诊断】

一、胃食管反流病

胃食管反流病是引起食管溃疡最常见的原因，是指胃内容物反流入食管，引起不适症状和（或）并发症的一种疾病，分为 3 种类型，即非糜烂性反流病、反流性食管炎和巴雷特食管。在胃食管反流病的 3 种类型中，非糜烂性反流病约占 70%。反流性食管炎可合并食管狭窄、溃疡和消化道出血；巴雷特食管有可能发展为食管腺癌。胃食管反流病可有典型的临床表现，如反酸、烧心、胸骨后疼痛等，也可伴随食管外表现，如胸痛、咳嗽、哮喘等，内镜下可见条索状充血、水肿、糜烂，进一步发展可见溃疡形成。此类疾病抗酸治疗有效。

二、食管 - 贲门黏膜撕裂综合征

食管 - 贲门黏膜撕裂综合征是指因频繁地剧烈呕吐或剧烈咳嗽、举重、用力排便等使腹腔压力增加，导致食管下部或胃黏膜撕裂，从而引起上消化道出血为主要表现的综合征。内镜可见长度为0.5~5.0 cm的线状、纵行撕裂黏膜，可达黏膜和黏膜下层，表面可见活动性出血或血痂附着，周围黏膜充血、水肿。

三、表皮剥脱性食管炎

表皮剥脱性食管炎是一种以食管表皮损伤为主的食管炎症，内镜下可见食管黏膜缺损，表现为条状充血、糜烂，部分患者可见未完全脱落的游离食管黏膜。内镜检查是确诊的主要手段。

四、药物性食管炎

有明确的服药史、睡前或半卧位服药、服药时饮水少、老年人、伴有食管狭窄等均可造成药物在靠近主动脉弓的狭窄处停留时间较长，从而导致药物性食管炎，根据病史、内镜下表现一般可明确诊断。

五、溃疡型食管癌

溃疡型食管癌患者可伴有贫血、进食哽噎感、体重下降等表现，食管造影可见腔内不规则龛影，内镜下可见边缘不规则、表面凹凸不平、底部覆污秽苔的溃疡形成，组织病理学检查见肿瘤细胞可确诊。

【治疗】

食管溃疡的治疗主要包括一般治疗、病因治疗、对症治疗和并发症治疗。

一、一般治疗

多休息，避免辛辣刺激、过烫、过快饮食，戒烟、戒酒，避免进食粗糙食物及饭后立即平卧。

二、病因治疗

食管溃疡病因多种多样且较为复杂，针对不同病因需采取不同的治疗方法。对于胃食管反流病诱导的食管溃疡，大约70%的患者均可在使用PPI或H_2受体拮抗剂（常规剂量）的几个月内完全愈合。对常规剂量无效的患者可通过大剂量PPI或H_2受体拮抗剂强烈抑制胃酸分泌从而促进溃疡愈合；对于少数大剂量抑酸剂治疗无效的患者可考虑行抗反流手术。药物性食管炎诱导的溃疡在停药后大多都能自行缓解。对于结核、病毒性感染、真菌感染诱发的食管溃疡，应根据病原学检查给予针对性的抗结核、抗病毒、抗真菌治疗。食管克罗恩病造成的溃疡可予美沙拉嗪或其他免疫抑制剂治疗。

三、对症治疗

目前各项研究已充分证实酸性环境在食管溃疡发病中的重要作用，"无酸不溃疡"的观点目前已得到普遍认可。因此，对于食管溃疡的患者，改善黏膜周围酸性环境尤为重要，主要包括应用 PPI、H_2 受体拮抗剂、胃黏膜保护剂、促胃肠动力药物、中和胃酸药物等。

四、并发症治疗

食管溃疡的主要并发症包括消化道出血、食管穿孔、食管狭窄和癌变。对于消化道出血，应及时行内镜干预，可注射肾上腺素或使用和谐夹、电凝止血，必要时输血治疗，止血后应进行强化抗酸、抗反流治疗。复发性出血或溃疡愈合失败是手术的指征。食管狭窄主要通过食管球囊扩张或探条扩张来治疗，研究表明，对于已经有效扩张的食管狭窄患者，同时使用 PPI 或 H_2 受体拮抗剂可有效预防食管狭窄的复发，目前已有研究表明 PPI 优于 H_2 受体拮抗剂。食管穿孔可行外科手术治疗，不能耐受手术的患者可采用内镜下置入食管覆膜支架、抗感染、胸腔引流、静脉营养或肠内营养等对症支持治疗。对于怀疑有恶性变的患者，及时行内镜下活组织病理学检查确诊，确诊后早期可行内镜下治疗，根据病情必要时可行手术治疗。

（贺奇彬　余艳秋　郭慧雯，部分图片由徐桂芳提供）

参考文献

1. HIGUCHI D, SUGAWA C, SHAH S H, et al. Etiology, treatment, and outcome of esophageal ulcers: a 10-year experience in an urban emergency hospital. J Gastrointest Surg, 2003, 7(7): 836 – 842.

2. COHEN D L, BERMONT A, RICHTER V, et al. Real world management of esophageal ulcers: analysis of their presentation, etiology, and outcomes. Acta Gastroenterol Belg, 2021, 84(3): 417 – 422.

3. 侯玉梅, 王佐佑, 穆振斌, 等. 27 例良性食管溃疡分析. 胃肠病学和肝病学杂志, 2013, 22(2): 128 – 129.

4. 任丽楠, 郭晓钟, 于莎莎, 等. 96 例食管溃疡的病因分析. 胃肠病学和肝病学杂志, 2015, 24(11): 1376 – 1379.

5. 余红妹, 谭韡, 沈磊, 等. 食管溃疡临床和内镜特点及其对良恶性鉴别的意义. 中华全科医师杂志, 2014(6): 501 – 504.

6. 胡柳丹, 杨林, 郭洁, 等. 150 例食管溃疡的病因分析及内镜特征. 临床消化病杂志, 2018, 30(3): 150 – 152.

7. 廖作平, 朱蔓然. 29 256 例上消化道疾病胃镜检查结果分析. 中国实用医药, 2009, 4(24): 101 – 102.

8. JASPERSEN D. Drug-induced oesophageal disorders：pathogenesis，incidence，prevention and management. Drug Saf, 2000, 22(3)：237 – 249.

9. IDE S, ISHIKANE M, OHMAGARI N. Antimicrobials-induced esophageal ulcer. IDCases, 2021, 24：e01128.

10. WILCOX C M, SCHWARTZ D A, CLARK W S. Esophageal ulceration in human immunodeficiency virus infection. Causes, response to therapy, and long-term outcome. Ann Intern Med, 1995, 123(2)：143 – 149.

11. ZOGRAFOS G N, GEORGIADOU D, THOMAS D, et al. Drug-induced esophagitis. Dis Esophagus, 2009, 22(8)：633 – 637.

12. TARNAWSKI A S, AHLUWALIA A. Molecular mechanisms of epithelial regeneration and neovascularization during healing of gastric and esophageal ulcers. Curr Med Chem, 2012, 19(1)：16 – 27.

13. AHLUWALIA A, BAATAR D, JONES M K, et al. Novel mechanisms and signaling pathways of esophageal ulcer healing：the role of prostaglandin EP2 receptors, cAMP, and pCREB. Am J Physiol Gastrointest Liver Physiol, 2014, 307(6)：G602 – 610.

14. BLOUNT B C, MACK M M, WEHR C M, et al. Folate deficiency causes uracil misincorporation into human DNA and chromosome breakage：implications for cancer and neuronal damage. Proc Natl Acad Sci U S A, 1997, 94(7)：3290 – 3295.

15. WANG X, WU X, LIANG Z, et al. A comparison of folic acid deficiency-induced genomic instability in lymphocytes of breast cancer patients and normal non-cancer controls from a Chinese population in Yunnan. Mutagenesis, 2006, 21(1)：41 – 47.

16. 宋爽. 基因多态性与食管疾病及消化性溃疡临床表型的关系研究. 郑州：郑州大学, 2011.

17. HU S W, CHEN A C, WU S F. Drug-induced esophageal ulcer in adolescent population：experience at a single medical center in central Taiwan. Medicina (Kaunas), 2021, 57(12)：1286.

18. DAĞ M S, ÖZTÜRK Z A, AKIN I, et al. Drug-induced esophageal ulcers：case series and the review of the literature. Turk J Gastroenterol, 2014, 25(2)：180 – 184.

19. KIM S H, JEONG J B, KIM J W, et al. Clinical and endoscopic characteristics of drug-induced esophagitis. World J Gastroenterol, 2014, 20(31)：10994 – 10999.

20. SILVERSTEIN F E, GILBERT D A, TEDESCO F J, et al. The national ASGE survey on upper gastrointestinal bleeding. I. Study design and baseline data. Gastrointest Endosc, 1981, 27(2)：73 – 79.

21. KIKENDALL J W. Pill-induced esophageal injury. Gastroenterol Clin North Am, 1991, 20(4)：835 – 846.

22. SUGAWA C, TAKEKUMA Y, LUCAS C E, et al. Bleeding esophageal ulcers caused by NSAIDs. Surg Endosc, 1997, 11(2)：143 – 146.

23. 孙洪勋, 冯利, 李敏, 等. 8 例嗜酸细胞性食管炎患者的 X 线及内镜检查结果分析. 山东医药, 2004, 44(29)：50 – 51.

24. DONATELLI G, VERGEAU B M, TUSZYNSKI T, et al. Giant, deep, well-circumscribed esophageal ulcers. Dis Esophagus, 2016, 29(6)：684 – 685.

25. 潘秀. 食管溃疡的研究进展. 承德医学院学报, 2016, 33(1)：65 – 68.

26. 费贵军, 吴东, 吴晰, 等. 食管溃疡 274 例病因分析. 中国实用内科杂志, 2018, 38(8)：742 – 745.

27. TOMINAGA K, TSUCHIYA A, SATO H, et al. Esophageal ulcers associated with ulcerative colitis: a case series and literature review. Intern Med, 2020, 59(16): 1983 – 1989.

28. TANIGUCHI Y, NOJIMA S, NISHIYAMA M, et al. Esophageal aphthae and ulcers due to behçet disease as cause of neck and precordial chest pain. J Clin Rheumatol, 2020, 26(2): e33.

29. MUKKADA V A, FURUTA G T. Idiopathic eosinophilic disorders of the gastrointestinal tract in children. Best Pract Res Clin Gastroenterol, 2008, 22(3): 497 – 509.

30. PISEGNA J, HOLTMANN G, HOWDEN C W, et al. Review article: oesophageal complications and consequences of persistent gastro-oesophageal reflux disease. Aliment Pharmacol Ther, 2004, 20(Suppl 9): 47 – 56.

31. MARKS R D, RICHTER J E, RIZZO J, et al. Omeprazole versus H_2-receptor antagonists in treating patients with peptic stricture and esophagitis. Gastroenterology, 1994, 106(4): 907 – 915.

第二十章　胃溃疡

胃溃疡是指在各种致病因子的作用下，胃黏膜发生炎症反应、坏死、脱落，形成溃疡，溃疡的黏膜坏死缺损穿透黏膜肌层，严重者可达固有肌层或更深。近年来胃溃疡的发病率虽然有下降趋势，但目前仍是常见的消化系统疾病之一。

胃溃疡是全球性的多发病，目前世界范围内一般人群的终身患病率为 5%~10%，每年发病率为 0.1%~0.3%。该病好发于男性，国内资料显示，男女发病率之比为 3.6~4.7：1，且多见于中老年人群。流行病学研究表明，在过去 20~30 年内，由于对 Hp 感染、非甾体抗炎药（nonsteroidal anti-inflammatory drug，NSAID）和阿司匹林等在胃溃疡发病机制中重要作用的认知，以及新治疗方法的使用，使得与该病有关的发病率、住院率和死亡率都急剧下降。

【病因和发病机制】

胃溃疡的发病机制主要与胃黏膜损伤因素和自身防御－修复因素之间失衡有关。研究表明，Hp 感染、NSAID 和阿司匹林是引起胃溃疡的常见病因。胃酸和胃蛋白酶引起黏膜自身消化、胃排空延缓、胆汁反流、遗传和精神心理因素等，都与胃溃疡发生相关。

一、Hp 感染

大量临床研究已证实，Hp 感染是胃溃疡最主要的病因和复发因素。胃溃疡患者 Hp 检出率显著高于正常人群，根除 Hp 能明显降低溃疡复发率，改变自然病程。频繁复发是胃溃疡自然病程的主要特点，胃溃疡治愈后停用质子泵抑制剂（proton pump inhibitor，PPI），1 年后溃疡复发率高达 50%~90%。而根除 Hp 可缩短溃疡愈合时间，显著降低溃疡复发率并减少溃疡相关并发症的发生。

Hp 是一种微需氧革兰氏阴性杆菌，呈螺旋形，人体胃黏膜是其天然定殖部位。Hp 通过自身尿素酶分解尿素产生氨，形成碱性保护膜，从而能够在胃黏膜屏障中存活。Hp 的毒性与其产生不同蛋白质的能力和宿主免疫反应有关。现已发现多种 Hp 的致病产物，如尿素酶、致空泡样变细胞毒素、蛋白酶、脂多糖内毒素、磷脂酶 A_2 等。这些炎性介质可引起胃黏膜细胞间连接丧失，细胞肿胀、萎缩，胃酸分泌异常，胃黏膜屏障减弱，从而形成溃疡。然而在 Hp 感染人群中仅 15% 发生消化性溃疡，提示个体对细菌毒力的遗传易感性是引起黏膜损伤的关键。研究发现，一些细胞因子的遗传多态性与 Hp 感染引发的消化性溃疡密切相关。

二、NSAID 和阿司匹林

NSAID 和阿司匹林是与胃溃疡及其并发症有关的另一主要危险因素。流行病学显示，服用 NSAID 和阿司匹林人群中 15%~30% 能发生消化性溃疡。与不使用 NSAID 和阿司匹林的患者相比，使用 NSAID 的患者发生消化性溃疡的风险增加 4 倍，使用阿司匹林的患者增加 2 倍。NSAID 或阿司匹林与选择性血清素再摄取抑制剂、皮质类固醇、醛固酮拮抗剂或抗凝剂同时使用会显著增加上消化道出血的风险。

NSAID 和阿司匹林引起胃溃疡的机制包括系统和局部两方面作用。全身系统作用是通过 COX-1 减少前列腺素的合成，引起黏液和碳酸氢盐分泌减少、细胞增殖抑制和黏膜血流量减少，进而导致胃黏膜屏障破坏、黏膜损伤及溃疡形成；局部作用是 NSAID 和阿司匹林透过胃黏膜上皮细胞膜进入胞体后产生大量氢离子，造成线粒体氧化解偶联及细胞膜损伤，增加细胞膜通透性，破环黏膜细胞间连接的完整性，从而激活多种细胞因子介导的炎症反应，导致黏膜损伤及溃疡形成（图 20 - 1）。

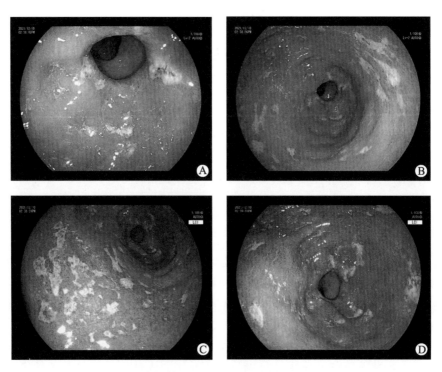

图 20 - 1 NSAID 相关溃疡

患者长期服用 NSAID，胃镜见胃窦四壁多发浅溃疡形成，部分溃疡融合

三、胃酸分泌过多

目前认为，胃酸对消化道黏膜的损伤作用只有在正常黏膜防御和修复功能被破坏时才能发生，如 Hp 感染及使用 NSAID。胃溃疡患者除幽门前区溃疡外，其胃酸分泌量大多正常或低于正常值。某些神经内分泌肿瘤，如胃泌素瘤能大量分泌促胃液素，导致高胃酸分泌状态，从而导致胃溃疡形成。非 Hp、非 NSAID 溃疡与胃酸分泌的关系尚待更多研究论证。

四、胃排空延缓和胆汁反流

胃排空延缓可能是胃溃疡发病的因素之一。研究表明，胃溃疡患者多有胃窦和幽门区域形态改变，即胃窦肌肉肥厚，自主神经节细胞损伤或减少，肌纤维变性或纤维化。这种退行性病变可使胃窦收缩减弱，影响胃内容物向前推进排空。十二指肠内容物中的胆汁酸和溶血卵磷脂等能损伤胃上皮，十二指肠内容物反流入胃腔可以引起胃黏膜慢性炎症，导致胃黏膜屏障功能减弱，溃疡形成。有研究指出胃溃疡患者空腹胃液中胆汁酸结合物较正常人群的浓度显著增高，从而推测胆汁反流可能是胃溃疡的病因之一。

五、精神心理因素

当机体持续处于高度紧张或应激状态时，能产生一系列的生理、神经内分泌、免疫功能和心理行为方面的改变，从而引起胃酸分泌增加或减少，胃黏膜屏障功能减弱，黏膜损伤的易感性增加，产生消化性溃疡及并发症。

六、其他因素

吸烟和饮食，如浓茶、烈酒、辛辣刺激食物及不良饮食习惯，其他药物如糖皮质激素、某些抗肿瘤药物、抗凝药物等，遗传因素及气候变化等均可能是胃溃疡发生的相关因素。

【临床表现】

绝大多数胃溃疡患者以中上腹疼痛起病，少数可无症状或以消化道出血及穿孔为首发症状。其他症状包括反酸、烧心、嗳气、恶心、呕吐等其他胃肠道症状，频繁地餐后腹痛发作可引起畏食，以致体重减轻。

一、胃溃疡腹痛的特点

1. 长期性：胃溃疡发生后可自行愈合，但愈合后又易复发，故有长期反复发作上腹痛的特点。病程平均为 6~7 年，有的可长达 10~20 年，甚至更长的时间。
2. 周期性：上腹痛呈反复周期性发作，是胃溃疡的特征之一。腹痛发作可持续几天、几周或更长，然后有较长时间地缓解。腹痛全年均可发作，但以春、秋季节发作多见。

3. **节律性**：胃溃疡腹痛与饮食间有明显的相关性和节律性，常在餐后 1 小时内发生，经 1~2 小时后逐渐缓解，直至下餐进食后再出现上述节律性症状。如疼痛的节律性消失可能是胃溃疡癌变的信号。

4. **疼痛部位**：胃溃疡疼痛部位多位于中上腹剑突下或偏左处。疼痛范围约数厘米直径大小。因空腔脏器疼痛在体表定位往往不十分确切，所以疼痛部位不一定能准确定位溃疡所在解剖位置。

5. **疼痛性质**：多呈钝痛、烧灼痛或饥饿痛，一般程度较轻，能够耐受。持续性剧痛提示溃疡穿孔可能。

6. **影响因素**：腹痛常因精神刺激、饮酒、过度劳累、饮食及药物、气候变化等因素诱发或加重。休息、服用抑酸药、按压疼痛部位等方法能减轻或缓解。

二、特殊类型的胃溃疡

1. **无症状型**：指无明显症状，经胃镜或 X 线钡餐检查偶然被发现，或以出血及穿孔为首发症状，甚至尸检时发现的胃溃疡。该型溃疡可发生于任何年龄，但以老年人多见。

2. **老年患者**：溃疡往往较大，常可超过 2 cm，多见于胃体高位的后壁或小弯侧。患者很少发生节律性痛、餐后痛及反酸，而无规律的上腹痛、呕血和（或）黑便、消瘦多见，易并发大出血。

3. **幽门管溃疡**：较少见，多伴有胃酸分泌增加。主要表现为餐后立即出现中上腹疼痛，程度较剧烈，患者畏食，抑酸药可缓解腹痛；呕吐好发，呕吐后疼痛随即减轻或缓解。

4. **复合性溃疡**：指胃和十二指肠同时存在溃疡，多数是十二指肠发生在先，胃溃疡在后。本病在消化性溃疡中占比不到 10%，多见于男性，幽门狭窄的发生率较高。病情较顽固，并发症发生率高。

5. **难治性溃疡**：指经正规内科治疗无效或反应越来越差的消化性溃疡。可能的原因包括穿透性溃疡、幽门梗阻等并发症存在；幽门管等特殊部位溃疡内科治疗效果较差；病因未去除，饮食、治疗不当；高胃酸分泌状态，如胃泌素瘤、甲状腺旁腺功能亢进症等。

6. **应激性溃疡**：指在严重外伤，外科大手术，严重疾病（如脓毒血症、成人呼吸窘迫综合征）等应激状态下所产生的急性溃疡。严重烧伤引起的应激性溃疡又称为柯林（Curling ulcer）；颅脑外伤或颅内外科手术引起的应激性溃疡称为库欣溃疡（Cushing ulcer）。应激性溃疡主要表现为大出血，多发生于疾病的第 2 ~ 第 15 天，往往难以控制。急诊胃镜所见溃疡多发生于高位胃体，呈多发性、浅表性、不规则的溃疡面。

【辅助检查】

一、内镜检查

胃镜检查是诊断胃溃疡的最主要方法。在检查过程中应注意溃疡的部位、形态、大小、深度、病期，以及溃疡周边黏膜的情况。内镜下根据溃疡修复过程的时间分类，临床广泛应用的仍然是日本学者崎田－三轮分类，根据病灶水肿、白苔、再生发红3个要素，分为3个阶段，即活动期、愈合期和瘢痕期，各期又进一步细分为2个亚期。

1. 活动期：A1，溃疡底部被厚厚的白苔覆盖，附着血凝块、坏死物，溃疡边缘水肿明显；A2，溃疡边缘水肿减轻，隆起不显著，部分再生上皮开始出现（图20－2）。

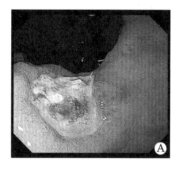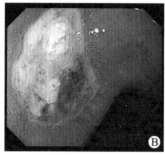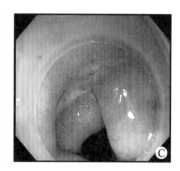

图20－2　胃溃疡活动期

胃角溃疡A1期，溃疡底部覆盖白苔，附着血凝块、坏死物，溃疡边缘水肿明显（A，B）；胃窦溃疡A2期，溃疡边缘水肿减轻，隆起不显著，部分再生上皮开始出现（C）

2. 愈合期：H1，白苔变薄，溃疡边缘水肿消退，环周可见再生上皮的发红带，出现向溃疡中心集中的皱襞（图20－3）；H2，溃疡进一步缩小，边缘再生上皮发红带范围更广，皱襞集中更明显，白苔进一步变薄（图20－4）。

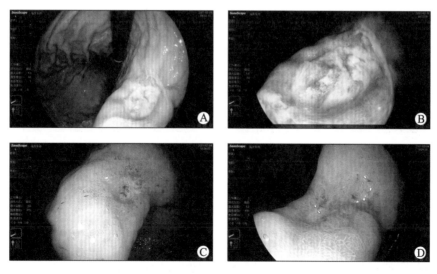

图20－3　胃角溃疡

溃疡底部覆盖厚白苔，溃疡边缘水肿明显（A1期）（A，B）；经规律治疗16天后复查，见溃疡明显缩小，环周可见再生上皮的发红带，出现向溃疡中心集中的皱襞（H1期）（C，D）

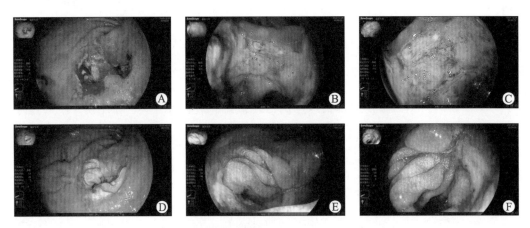

图 20 - 4　胃大部切除术后吻合口巨大溃疡

胃吻合口见一长径约 2.5 cm 溃疡，基底覆盖厚黄白苔及坏死物，溃疡周边充血、水肿明显（A1 期）（A～C）；3 个月抗溃疡治疗后复查，见溃疡明显缩小，边缘再生上皮发红带，皱襞集中，基底覆盖少许薄白苔（H2 期）（D～F）

3. 瘢痕期：S1，白苔消失，黏膜缺损被发红的残留再生上皮覆盖（红色瘢痕）（图 20 - 5）；S2，溃疡面平坦，红色消失，被和周围黏膜相同的少许白色再生上皮遮盖（白色瘢痕）（图 20 - 6）。

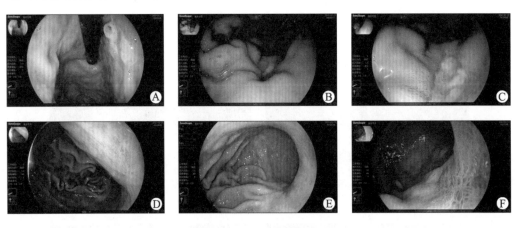

图 20 - 5　胃体多发溃疡

胃体上部前壁溃疡（A）和胃体下部后壁溃疡，两处溃疡基底规整，覆厚白苔，边缘规整，充血、水肿明显，两处良性溃疡均为 A1 期（B，C）。经规律抗溃疡治疗 2 个月后复查，胃体上部前壁溃疡（D）和胃体下部后壁溃疡，白苔消失，黏膜缺损被发红的残留再生上皮覆盖（S1 期）（E，F）

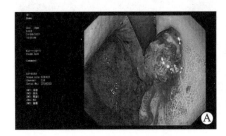
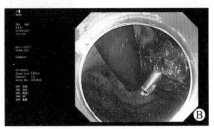

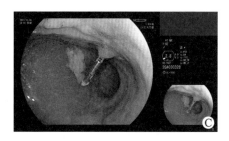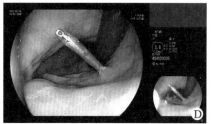

图 20 - 6　胃体上部小弯侧溃疡

急诊胃镜见溃疡表面覆新鲜血痂，有活动性渗血，内镜下清除溃疡表面血痂，暴露渗血血管部位，予以钛夹夹闭止血（A，B）。9 个月后复查胃镜见溃疡面消失，被和周围黏膜相同的少许白色再生上皮遮盖（S2 期），仍有 1 枚钛夹残留（C，D）

二、X 线钡餐检查

消化性溃疡的主要 X 线征象是龛影，指钡悬液填充溃疡的凹陷部分，X 线下呈圆形或椭圆形，边缘整齐。龛影是溃疡存在的直接征象。溃疡愈合和瘢痕收缩，可使胃壁局部发生变形，四周黏膜呈放射状向龛壁集中或呈花瓣样和三叶草样，这些均为溃疡的间接征象。当溃疡浅小，溃疡灶有黏液或血凝块，以及位于幽门管和高位胃体的溃疡，X 线钡餐透视往往难以显示。

三、幽门螺杆菌检测

对于消化性溃疡应常规做尿素酶试验、组织学检测、核素标记[13]C-或[14]C-呼气试验等，以明确是否存在 Hp 感染。血清抗体检测只适用于人群普查，因其不能分辨是否为现症感染，故亦不能用于判断 Hp 根除治疗的效果。应用抗菌药物、铋剂和某些有抗菌作用的中药者，应在停药至少 4 周后进行检测；应用抑酸药者应在停药至少 2 周后进行检测，以免试验结果呈假阴性。活动性消化性溃疡患者排除 NSAID 相关溃疡后，Hp 感染的可能性大于 95%。如上述情况下 Hp 检测阴性，要高度怀疑假阴性。

【诊断和鉴别诊断】

病史是诊断胃溃疡的主要依据，根据慢性病程、周期性和节律性中上腹疼痛等特点及是否服用 NASID 等可做出初步诊断，但确诊需要依靠内镜结合活检病理。

胃溃疡最为重要的诊断是良恶性溃疡的鉴别。良性溃疡多见于青年，呈周期间歇发作，病程长，多以年计，全身症状轻，根除 Hp 治疗及抑酸药治疗效果好，粪便隐血在活动期可呈阳性，治疗后转阴；恶性溃疡多见于中年以上人群，腹痛呈进行性持续性发展，无节律性或节律性消失，消瘦明显，粪便隐血多持续阳性。

内镜下良性溃疡形状规则，溃疡底部平滑、洁净，边缘整齐，周围黏膜柔软，愈合期有规则排列的再生上皮。进展期的恶性溃疡往往深大，形状不规则，溃疡底部凹凸不平，污秽苔，岛屿状残存黏膜，边缘不整齐，肿瘤状突起，较硬而脆，周围黏膜呈癌性浸润，常见结节状隆起，皱襞中断（图 20 - 7）。通过以上内镜下表现两者间鉴别并不困难，而难点主要是与溃疡型早期胃癌的镜下鉴别。

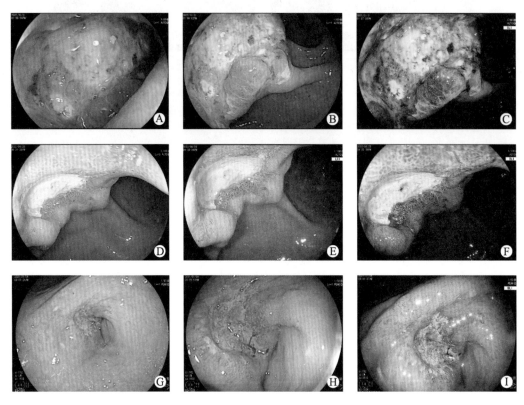

图 20 - 7　溃疡型进展期胃癌

胃窦前壁一处深大溃疡，基底凹凸不平，覆坏死物，溃疡边缘不规整，有结节状隆起，皱襞中断、僵硬，病理示中分化腺癌（A~C）；胃体下部前壁深溃疡，溃疡基底虽然较为平整，白苔清洁，但仔细观察可见溃疡部分边缘不规整，呈混合结节样隆起，皱襞有僵硬感，病理示中 - 高分化腺癌（D~F）；胃窦小弯一处不规则溃疡，边缘呈蚕食样，浸润性生长，皱襞中断，有明显僵硬感，病理示中 - 低分化腺癌（G~I）

　　溃疡型早期胃癌分为 0-Ⅲ型或 0-Ⅲ + Ⅱc 型早期胃癌。0-Ⅲ型癌有明显的凹陷，通常在覆有白苔的溃疡底部没有癌，只在溃疡边缘存在癌。0-Ⅲ + Ⅱc 型癌是在溃疡的边缘伴有不规则浅凹陷、不规则黏膜的Ⅱc 部分，见于 0-Ⅲ型癌的愈合过程，癌细胞多存在于溃疡边缘的Ⅱc 部分（图 20 - 8）。可结合染色内镜及放大内镜，特别慎重地观察溃疡边缘，有无不规则浅凹陷区域，周围皱襞有无中断、变细、蚕食样表现，活检时尽可能取材溃疡的Ⅱc 部分。良性的再发性溃疡因反复溃疡与瘢痕愈合往往也可表现为边缘不规整。而癌性溃疡和良性溃疡一样会反复再生、愈合、瘢痕化，被称为恶性周期，特别是在口服抑酸药后恶性溃疡有缩小倾向，在溃疡活动期如果Ⅱc 部分完全脱落，活检不一定能取到癌组织（图 20 - 9）。必须指出，胃镜下溃疡的各种形态改变对于良恶性鉴别仅有参考价值，必须常规活检做出定性诊断。而对于镜下和活检诊断的良性溃疡均应进行治疗后定期随访复查直至溃疡愈合，对于不典型或难治性溃疡必要时需重复活检。

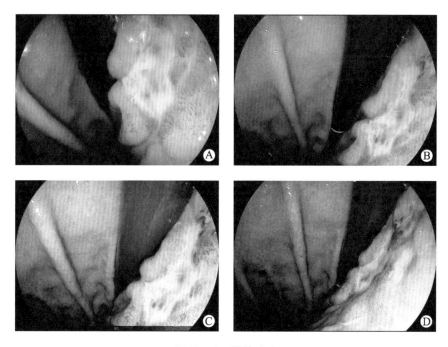

图 20-8　胃体溃疡

胃体上部前壁一处大小约 3 cm 病灶，镜下呈 0-Ⅲ+Ⅱa 型，在浅溃疡的边缘伴有不规则浅凹陷、不规则黏膜，周围皱襞有中断、蚕食样表现，病理示印戒细胞癌

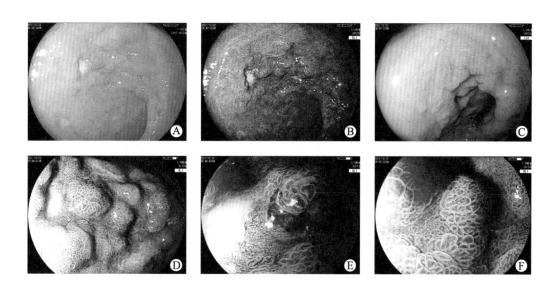

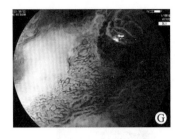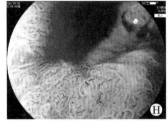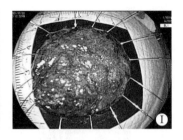

图 20 - 9　胃窦早癌

术前病理活检示高级别上皮内瘤变。胃窦前壁 0-Ⅱa + Ⅱc 型病灶，蓝激光成像技术（blue laser imaging，BLI）下病灶呈茶褐色，靛胭脂喷洒后联动成像技术（linked color imaging，LCI）见病灶表面发红，可见明显边界（A～C）；BLI + 弱放大观察见病灶凹陷，白苔周边腺管排列不规整，部分缺失（D～F）；BLI + 强放大观察见微血管增粗扭曲，呈"mesh pattern"（G，H）。ESD 术后病理示中低分化腺癌（局灶低黏附性癌），局灶浸润至黏膜肌层，基底切缘和水平切缘未见累及（I）

内镜下另一个鉴别重点是胃恶性淋巴瘤。浅表型的黏膜相关淋巴组织淋巴瘤形态多样，较常见的有凹凸颗粒或铺路石样黏膜、糜烂等，浅凹陷，单发或多发性溃疡，褪色或发红的色调变化，易出血，对于根除 Hp 治疗反应性好（图 20 - 10）。弥漫性大 B 细胞性淋巴瘤多形成正常黏膜覆盖的黏膜下样肿瘤，表面常形成溃疡，溃疡边缘与癌相比相对规整，病变较大但比较柔软，伸展性好。内镜下活检时由于组织取样较破碎，非肿瘤性淋巴滤泡和炎性细胞混杂，病理诊断较为困难，建议内镜下黏膜切除大块活检。

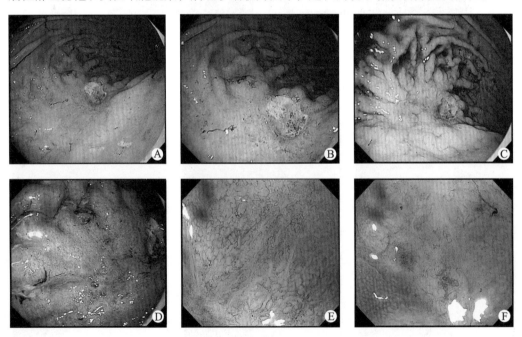

图 20 - 10　黏膜相关淋巴组织淋巴瘤

远景（A）、近景（B）和靛胭脂喷洒（C）见胃体中部大弯侧一溃疡浸润病灶，有边界，病灶表面发红伴局部溃疡形成，僵硬感，皱襞中断，周围纠集；NBI 及放大内镜见病灶表面茶褐色，边界清晰，表面微血管增粗、扭曲，排列不规整，部分腺管结构缺失（D～F）

【治疗】

一、一般治疗

在针对胃溃疡病因治疗的同时，还要忌烟忌酒，注意饮食，生活规律，避免劳累，保持乐观情绪，对于少数伴有严重焦虑、紧张、失眠患者可短期使用镇静安眠药物。

二、抑酸治疗

抑酸治疗是缓解消化性溃疡症状、促进溃疡愈合的最主要措施，PPI 是目前的首选药物。通常采用标准剂量 PPI，每日 1 次，早餐前半小时服用，胃溃疡疗程为 6～8 周，内镜下溃疡愈合率 >90%。对于存在高危因素和巨大溃疡者，PPI 的疗程要适当延长。研究表明，PPI 的应用还可显著降低胃溃疡并发出血等发生率。对于 Hp 阳性的消化性溃疡，在根除 Hp 治疗结束后，仍应继续使用 PPI 至疗程结束。抑酸治疗 6～8 周后复查时，如果胃溃疡仍未愈合，要排除恶性溃疡、Hp 假阴性结果、NSAID、克罗恩病、全身性血管炎、上腹部放疗、胃泌素瘤等特殊原因，应用双倍标准剂量的 PPI，每日用药 2 次，再次行 6～8 周疗程治疗或长期维持。以伏诺拉生为代表的钾离子竞争性酸阻滞剂（P-CAB）是目前最新一代抑酸药，与 PPI 相比其能提供更加持久而稳定的抑酸效果，2020 年日本胃肠病学会循证临床实践指南推荐伏诺拉生作为消化性溃疡、Hp 根除和反流性食管炎的一线用药。H_2 受体拮抗剂的抑酸效果较 PPI 差，常规采用标准剂量，每日 2 次，疗程要长于 PPI。研究表明，抑酸药物联合胃黏膜保护剂可提高消化性溃疡的愈合质量，减少溃疡的复发，特别是对于老年消化性溃疡、难治性溃疡、巨大溃疡和复发性溃疡患者，在抑酸和根除 Hp 同时应该联合使用胃黏膜保护剂。

三、抗 Hp 治疗

大量研究表明，Hp 感染是消化性溃疡发病的最主要原因，根除 Hp 是 Hp 相关的消化性溃疡愈合、预防并发症发生及溃疡复发的首要治疗。随着抗生素耐药率的不断增加，既往以 1 种 PPI 联合 2 种抗生素连用 7～14 天的"三联疗法"，在世界范围内 Hp 根除率已经从 90% 以上降至目前的不到 70%。目前国内外均推荐含铋剂的"四联疗法"、14 天疗程，作为根除 Hp 的一线首选方案，Hp 根除率 >90%。国内 Hp 对克拉霉素和氟喹诺酮类药物的耐药率较高，已达到经验性用药阈值水平，原则上不能重复应用；甲硝唑的耐药率也很高，治疗时应保证足够剂量和疗程；阿莫西林、四环素、呋喃唑酮在我国的耐药率低，治疗失败后不易产生耐药性，可作为根除 Hp 方案的优选药物，必要时可重复使用。

经过 2 次正规方案治疗失败时，应评估根除 Hp 的风险 - 收益比，对于有明显获益的患者，建议在全面评估已用药物、分析可能的失败原因基础上，谨慎选择治疗方案，至少间隔 3～6 个月。有条件单位可应用药敏试验指导抗生素的选择。国内指南推荐在根除 Hp 治疗结束至少 4 周后，均应进行复查，首选非侵入的呼气试验。对于残胃患者，呼气试验结果并不十分可靠，应至少采用 2 种检测方法验证。

四、药物性溃疡的防治

在应用 NSAID 和阿司匹林的患者中，15%～30% 会发生消化性溃疡，其中 2%～4% 可能发生溃疡出血或穿孔。目前认为，在应用 NSAID 和阿司匹林人群中应常规使用 PPI 预防消化性溃疡发生，即使对没有溃疡病史的人群也同样有效。对于有出血性溃疡病史患者，2020 年日本胃肠病学会循证临床实践指南推荐同时给予 COX-2 抑制剂和一种 PPI，以预防出血性 NSAID 引起的溃疡复发。对于联合服用 NSAID 和糖皮质激素或抗血栓药物的患者，指南推荐换用一种 COX-2 抑制剂预防溃疡。服用 COX-2 抑制剂但无消化性溃疡病史的患者，目前认为无需抑酸药预防溃疡，但如果存在消化性溃疡或出血病史，则需要使用抗溃疡药物进行预防。

五、出血性胃溃疡的防治

急性上消化道出血中 40%～60% 为消化性溃疡出血，病死率高达 10%，服用抗血小板药物是出血性消化性溃疡的最常见病因。在服用双联抗血小板治疗中，目前国际推荐联合应用 PPI 预防上消化道出血。对于服用华法林且联合服用阿司匹林或者 NSAID 的患者，建议预防用 PPI，以防止发生上消化道出血。

对于急性上消化道出血患者，首先应及时进行病情评估，从晶体溶液开始液体复苏，采用限制性输血策略，以保持血红蛋白浓度超过 70 g/L 为目标，同时校正抗凝目标使国际标准化比值（INR）为 1.5。研究表明，早期预静脉注射高剂量 PPI 可降低内镜下所见的高危出血患者比例，减少内镜下止血治疗，但不能替代或延迟高危患者的早期内镜检查，而氨甲环酸和抗纤溶药对高危出血患者的止血似乎并无明显效果。

对于服用抗血小板或抗凝药物的急性消化性溃疡出血患者，目前国际指南建议停用抗血小板药物或抗凝药物，待出血停止 3 天后酌情继续使用，但血栓栓塞事件高风险患者应继续服用阿司匹林，或将抗血小板药物改为阿司匹林。对于同时服用抗血小板药物和华法林的患者，建议将抗血小板药物改为阿司匹林或西洛他唑，在适合的 INR 下继续使用华法林或将华法林改为肝素；对于接受双联抗血小板药物治疗的患者，推荐继续单独服用阿司匹林。

在出血 24 小时内行急诊内镜能提供溃疡出血严重分级和镜下止血效果的预后信息。在一项随机对照试验的荟萃分析中，急诊内镜被证明可以减少再出血、手术和死亡率，并可识别出适合早期出院的低风险患者。2019 年《非静脉曲张性上消化道出血处理共识意见》推荐对于有活动性出血和可见血管裸露的消化性溃疡（Forrest 分级为 Ⅱa 及以上）应行内镜下止血治疗，应选择肾上腺素黏膜下注射并联合机械止血或热凝止血中的一种方式，同时纤维蛋白原凝胶或多聚糖止血粉也被证明有辅助镜下止血的作用（图 20 - 11，图 20 - 12）。在急诊胃镜前 30～120 分钟静脉注射促胃动力药物（如红霉素），能促进胃内沉积血块排空，改善内镜下视野，提高内镜下止血成功率。

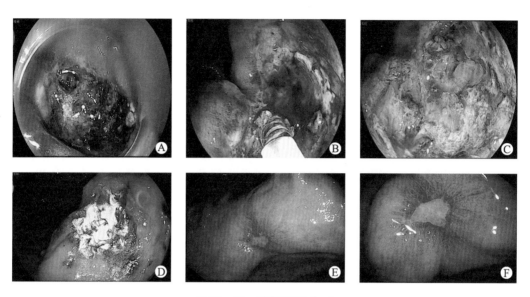

图 20-11 胃角溃疡（一）

呕血 1 天就诊，急诊胃镜见胃角一处深溃疡，表覆新鲜血凝块，有活动性渗血（A）；双极电凝导管（黄金探头）局部热凝止血（B，C）；多聚糖止血粉局部喷洒（D）；抗溃疡治疗 1 个月后复查见溃疡明显缩小，基底覆薄白苔，周边可见红色再生黏膜聚集（E，F）

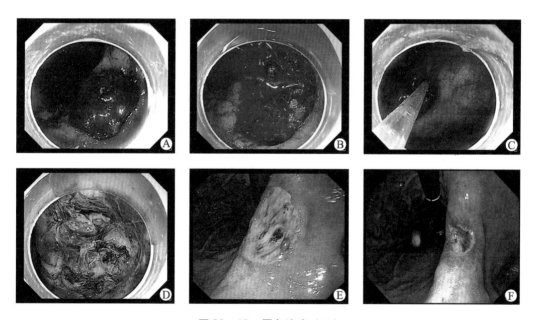

图 20-12 胃角溃疡（二）

急诊胃镜见胃腔内大量新鲜血，胃角一处深溃疡，表面覆血凝块伴活动性渗血（A）；去除血凝块后见一处血管残端出血（B）；先采用 1:10 000 肾上腺素溶液在溃疡表面和周边局部注射减少出血流速，以更好地暴露出血部位（C）；电凝钳局部热凝止血后见溃疡基底发白，未再见出血（D）；抗溃疡治疗 1 周后复查胃镜，见溃疡面明显缩小，溃疡周边黏膜规整（E）；抗溃疡治疗 1 个月后复查胃镜，见溃疡进一步缩小，边缘见再生红色黏膜（F）

内镜下止血后继续给予PPI能提高治疗效果，减少再出血风险，不推荐常规使用 H_2 受体拮抗剂、生长抑素和奥曲肽治疗急性溃疡性出血。对于高风险溃疡出血患者，经内镜下止血后，应继续静脉使用高剂量PPI维持治疗72小时，再换用口服2倍常规剂量PPI（2次/日）14天，然后口服常规剂量PPI至足够疗程。对于内镜下难治性出血性消化性溃疡患者，应采用安全、有效的血管介入治疗或行急诊外科手术治疗。

六、并发症的治疗

1. 消化道穿孔：消化性溃疡穿孔是一种医疗紧急情况，相关死亡率高达30%。当患者出现急性、弥漫性、严重腹痛时，应怀疑有消化性溃疡穿孔。急性腹痛、心动过速和腹壁僵硬是消化性溃疡穿孔的典型症状。体格检查可见腹胀，触诊有局部或全腹压痛、反弹痛，血白细胞增多，可发热。文献指出，约15%的腹部平片可能漏诊膈下游离气体，而腹部CT在检测少量腹腔游离气体时更敏感（灵敏度为98%），成为疑似消化性溃疡穿孔的首选成像方式。初始管理包括禁食、持续胃肠减压、液体复苏、PPI、广谱抗生素和立即外科会诊。无腹膜炎的小穿孔可保守治疗、严密观察，但对于弥漫性腹膜炎，及时的血流动力学复苏和紧急手术干预是改善患者预后的当务之急，延迟手术一直被证明与死亡率增加有关。

2. 幽门梗阻：随着消化性溃疡发病率的不断降低，胃恶性肿瘤成为幽门梗阻的常见原因。临床表现包括腹胀、恶心、呕吐、早饱、厌食、上腹痛和体重减轻。腹部CT、内镜检查和活检能够明确诊断，特别是排除恶性肿瘤。对于胃溃疡导致的幽门梗阻，急性期应采用禁食、持续胃肠减压、静脉输液维持水电解质平衡、PPI等治疗；对药物治疗无反应的患者应考虑内镜治疗（如球囊扩张或覆膜金属支架、内镜下肌切开术等）。然而，对于纤维化和瘢痕患者，内镜治疗可能是不充分的，因此，选择性手术（如幽门成形术或胃空肠造口引流术）可能是首选。

（侯晓佳）

参考文献

1. 中华消化杂志编委会. 消化性溃疡诊断与治疗规范（2016年，西安）. 中华消化杂志，2016，36（8）：508 − 513.

2. 中华消化杂志编委会. 消化性溃疡病诊断与治疗规范（2013年，深圳）. 中华消化杂志，2014，34（2）：73 − 76.

3. 陈灏珠. 实用内科学. 11版. 北京：人民卫生出版社，2001.

4. BARKUN A N, ALMADI M, KUIPERS E J, et al. Management of nonvariceal upper gastrointestinal bleeding: guideline recommendations from the International Consensus Group. Ann Intern Med, 2019, 171(11): 805 − 822.

5. LAINE L, BARKUN A N, SALTZMAN J R, et al. ACG clinical guideline: upper gastrointestinal and ulcer bleeding. Am J Gastroenterol, 2021, 116(5): 899 − 917.

6. TARASCONI A, COCCOLINI F, BIFFL W L, et al. Perforated and bleeding peptic ulcer: WSES

guidelines. World J Emerg Surg, 2020, 15: 3.

7. KAMADA T, SATOH K, ITOH T, et al. Evidence-based clinical practice guidelines for peptic ulcer disease 2020. J Gastroenterol, 2021, 56(4): 303 – 322.

8. LANAS A, CHAN F K L. Peptic ulcer disease. Lancet, 2017, 390(10094): 613 – 624.

9. KAVITT R T, LIPOWSKA A M, ANYANE-YEBOA A, et al. Diagnosis and treatment of peptic ulcer disease. Am J Med, 2019, 132(4): 447 – 456.

10. MELCARNE L, GARCÍA-IGLESIAS P, CALVET X. Management of NSAID-associated peptic ulcer disease. Expert Rev Gastroenterol Hepatol, 2016, 10(6): 723 – 733.

11. JOO M K, PARK C H, KIM J S, et al. Clinical guidelines for drug-related peptic ulcer, 2020 revised edition. Gut Liver, 2020, 14(6): 707 – 726.

12. KATO M, OTA H, OKUDA M, et al. Guidelines for the management of Helicobacter pylori infection in Japan: 2016 revised edition. Helicobacter, 2019, 24(4): e12597.

13. MALFERTHEINER P, MEGRAUD F, O'MORAIN C A, et al. Management of Helicobacter pylori infection-the Maastricht V/Florence consensus report. Gut, 2017, 66(1): 6 – 30.

14. SAKURAI K, SUDA H, IDO Y, et al. Comparative study: Vonoprazan and proton pump inhibitors in Helicobacter pylori eradication therapy. World J Gastroenterol, 2017, 23(4): 668 – 675.

15. SVERDÉN E, AGRÉUS L, DUNN J M, et al. Peptic ulcer disease. BMJ, 2019, 367: l5495.

16. LAU J Y, SUNG J, HILL C, et al. Systematic review of the epidemiology of complicated peptic ulcer disease: incidence, recurrence, risk factors and mortality. Digestion, 2011, 84(2): 102 – 113.

17. ASGE Standards of Practice Committee, BANERJEE S, CASH B D, et al. The role of endoscopy in the management of patients with peptic ulcer disease. Gastrointest Endosc, 2010, 71(4): 663 – 668.

18. KEMPENICH J W, SIRINEK K R. Acid Peptic Disease. Surg Clin North Am, 2018, 98(5): 933 – 944.

第二十一章　十二指肠溃疡

十二指肠上端始于胃幽门，下端接续空肠，全长为 20 ~ 25 cm，呈"C"形包绕胰头。十二指肠位于腹后壁第 1 ~ 第 3 腰椎右前方，始、末两端为腹膜内位，被腹膜包裹，活动度较大；其余大部分为腹膜外位，被腹膜覆盖，固定于腹后壁。十二指肠溃疡（duodenal ulcer，DU）是指多种原因导致的十二指肠黏膜缺损，常累及黏膜下层和肌层，属全球性多发性疾病，发病率为 5% ~ 10%，好发于青壮年男性。我国流行病学调查研究显示，十二指肠溃疡男女比为 1.78∶1，平均年龄为 49.18 ± 14.47 岁，秋冬季高于春夏季；多发于球部，占 98.26%，球后溃疡仅占 1.74%。

【病因与发病机制】

十二指肠溃疡主要由损害黏膜的侵袭因素及黏膜自身防御/修复失衡所致。

一、幽门螺杆菌感染

十二指肠溃疡患者的幽门螺杆菌感染（Hp）感染率为 90% ~ 100%。Hp 相关十二指肠溃疡发病机制为：①损害黏膜的防御/修复：Hp 编码的空泡细胞毒素 A（Vac A）和细胞毒素相关 A（*Cag A*）等致病相关基因与黏膜炎症细胞浸润及上皮损伤相关；②增加侵袭因素：Hp 感染可引起高胃泌素血症、高胃酸分泌，使患者基础胃酸分泌增加 3 倍，胃泌素释放肽刺激的酸分泌增加 6 倍；③宿主遗传易感性：宿主编码细胞因子的单核苷酸多态性，如 IL-8 和 Toll 样受体 9 可增加 Hp 感染相关的十二指肠溃疡发病风险。

二、非甾体抗炎药

非甾体抗炎药（nonsteroidal anti-inflammatory drug，NSAID）包括阿司匹林、对乙酰氨基酚、吲哚美辛、双氯芬酸、布洛芬、塞来昔布等，具有抗炎、抗风湿、止痛和退热等作用。NSAID 相关十二指肠溃疡发病率为 2% ~ 5%，发病机制为：①局部直接作用：NSAID 进入细胞内使细胞酸化，增加细胞通透性，H^+ 反弥散，破坏黏膜保护屏障，干扰细胞修复重建功能；②系统作用：NSAID 抑制 COX-1 活性，减少具有细胞保护作用的内源性前列腺素合成，损害黏膜防御机制。

三、胃酸分泌过多和黏膜防御机制减弱

胃酸的"自身消化"在十二指肠溃疡中起重要作用。十二指肠溃疡患者胃酸分泌量明显增高,可能与壁细胞总数增多、壁细胞敏感性增强、胃酸分泌反馈机制缺陷和迷走神经张力增高等因素相关。部分患者可因胃排空加速、抑制胃酸的因素减弱,导致十二指肠黏膜酸负荷增加,使黏膜屏障受损。

四、胰腺疾病

胰腺疾病如急慢性胰腺炎、胰腺肿瘤等可引起十二指肠溃疡。重症急性胰腺炎可因应激状态下胃酸分泌增加、胃肠道黏膜血管痉挛、微循环障碍、组织缺血缺氧,引起黏膜糜烂和应激性溃疡;若并发胰腺脓肿,可侵蚀消化道,导致缺血、坏死和溃疡形成。慢性胰腺炎可因胰腺功能不全,使碳酸氢盐分泌减少,对胃酸中和作用减弱,致十二指肠炎和溃疡形成。胰腺肿瘤如胰头癌压迫或浸润十二指肠肠壁,可致组织糜烂、坏死,血管壁破坏或肿瘤自身组织坏死脱落引起消化道溃疡的形成。胃泌素瘤多来源于胰岛细胞,可产生大量胃泌素,使胃酸、胃蛋白酶过多分泌,导致难治性消化性溃疡。

五、其他

放疗(剂量大于 40 Gy)可引起黏膜急性渗出性炎症或形成动脉内膜炎,导致黏膜缺血及溃疡形成,且射线可使消化道黏膜的机械、免疫、化学及生物屏障功能受损,使十二指肠溃疡具有难治性的特点。

肝硬化患者的十二指肠溃疡发生率为 9.23% ~ 11.8%。吸烟和饮酒可促使胃酸分泌增多,降低黏膜屏障防御机制等从而诱发溃疡的形成。部分患者具有十二指肠溃疡的家族史,存在一定的遗传易感性。精神过度紧张等情绪应激状态下,可通过神经内分泌等方式,刺激胃酸分泌增多,诱发溃疡形成。

【临床表现】

一、症状

临床以十二指肠球部溃疡多见,常位于前壁及小弯侧。上腹部疼痛是主要症状,多位于中上腹部,多表现为反复周期性、发作性、节律性疼痛,以秋末至春初较冷季节常见。疼痛性质可呈隐痛、钝痛、胀痛、灼痛、剧痛。典型的十二指肠溃疡疼痛常发生在两餐之间或餐前,多呈"饥饿痛",进食或服用抗酸制剂后可缓解。约半数患者有夜间痛,常可痛醒。疼痛可因精神刺激、过劳、饮食、药物或气候变化等诱发或加重。后壁穿透性溃疡疼痛可放射至背部,持续性剧痛提示溃疡可能穿透或穿孔。除上腹部疼痛外,患者还可表现为反酸、嗳气、恶心、呕吐、纳差、腹胀等不适症状。

二、体征

发作时常有上腹部轻压痛，多数情况无明显反跳痛、腹肌紧张，缓解后无明显体征，穿孔时可能有腹膜炎刺激征。

三、特殊类型

1．球后溃疡：指从十二指肠第 1 环形皱襞开始至十二指肠空肠曲部所发生的溃疡，即十二指肠降段、水平段的溃疡，多发生于十二指肠降段的起始部及乳头附近，多在后内侧壁，约占消化性溃疡的 5%。临床表现为上腹痛，疼痛较球部溃疡更为剧烈，可向右上腹、右肩部、背部等放射，夜间痛更多见，对药物治疗反应稍差，较易并发出血。炎症反应严重可致胆总管引流障碍，出现梗阻性黄疸。研究显示，球后溃疡出现完全梗阻或不全梗阻等并发症发生率为 44.95%，且 Hp 感染率高，阳性率达 75.43%。

2．巨大溃疡：直径 >2 cm 的溃疡，多见于服用 NSAID 及老年患者。巨大十二指肠球部溃疡常发生在后壁，易穿透，疼痛可剧烈顽固，并伴有腰背部放射。

3．难治性十二指肠溃疡：十二指肠溃疡经正规治疗 8 周后，仍有腹痛、呕吐、体重减轻等症状，内镜检查示溃疡未愈、愈合缓慢或频繁复发。难治性十二指肠溃疡应注意是否存在穿透性溃疡、病因或诱因未去除、胃泌素瘤、恶性肿瘤等因素。

4．无症状性溃疡：以消化道出血、穿孔等并发症为首发症状，在长期服用 NSAID 患者及老年人中多见。

【并发症】

一、上消化道出血

十二指肠球部后壁和球后溃疡易并发出血。研究显示，十二指肠溃疡大小和 Forrest 分期影响十二指肠溃疡的再出血，直径 ≤1.0 cm 及 >1.0 cm 时溃疡再出血率分别为 11.7% 和 24.5%；直径 ≤1.0 cm、内镜下可见裸露血管或溃疡表面覆黑痂，或溃疡介于 1.0～2.0 cm 且内镜下见新鲜出血或活动性出血者的再出血率增加。临床表现取决于出血部位、速度和出血量，可表现为黑便、呕血、便血、失血性周围循环衰竭等。

二、穿孔

溃疡穿透肠壁浆膜层则并发穿孔，可分为急性、亚急性、慢性等 3 种类型穿孔。急性穿孔常发生于十二指肠前壁，肠内容物进入腹腔，引起急性腹膜炎，临床表现为突发剧烈腹痛，持续剧烈。慢性穿孔多发生于十二指肠后壁，与邻近组织粘连穿孔，若穿透周围实质性脏器如肝、胰、脾等，临床表现为慢性腹痛，疼痛规律改变，呈顽固或持续；穿破入空腔脏器则形成瘘管。

三、幽门梗阻

80% 以上幽门梗阻由十二指肠溃疡引起，可分为功能性梗阻和器质性梗阻。功能性梗阻因溃疡活动前周围组织充血、水肿所致，属暂时性，可因药物治疗溃疡好转而消失；器质性梗阻因溃疡瘢痕组织收缩或与周围组织粘连所致，为持续性梗阻，需内镜下扩张或外科手术治疗。

四、癌变

既往认为十二指肠球部溃疡不会发生癌变，但近年来偶有文献报道十二指肠溃疡癌变病例。对于年龄 ≥50 岁、溃疡面积较大、有消化系肿瘤家族史、不明原因消瘦、贫血，检查示腹部包块及腹部淋巴结肿大者，应高度警惕，尽早完善病理检查。

【辅助检查】

一、实验室检查

1. **Hp 检测**：非侵入性检查主要为 ^{13}C-或 ^{14}C-尿素呼气试验，诊断 Hp 敏感性和特异性高，患者依从性好，目前被广泛应用于各医院，为 Hp 检测的金标准之一，也是根除 Hp 治疗后复查的首选方法。侵入性检测主要有快速尿素酶试验（侵入性检查的首选方法）、组织学检查（Hp 检查的金标准之一）、Hp 培养等方法。

2. **其他检查**：血常规、粪便常规和粪便隐血试验等，了解溃疡有无合并出血、穿孔等并发症。

二、影像学表现

1. **X 线钡餐造影**：主要用于了解胃肠运动情况，有内镜禁忌、不愿行内镜检查或没有内镜检查条件等情况时，目前多采用气钡双重造影。十二指肠溃疡直接征象为龛影、黏膜聚集，间接征象为十二指肠球部激惹、球部畸形等。

2. **CT 检查**：十二指肠球部溃疡的典型 CT 表现为肠壁增厚、分层样强化、黏膜面不规则伴周围脂肪间隙模糊。对于穿透性溃疡或穿孔，CT 可发现穿孔周围组织炎症、包块、积液、游离气体等影像学表现。

三、内镜表现

1. **胃镜检查与典型表现**

上消化道内镜检查是诊断十二指肠溃疡的首选方法和金标准，内镜下可对黏膜直视观察，行病变处活检、再出血风险评估、止血治疗等措施。内镜下溃疡主要分为活动期（A 期）、愈合期（H 期）和瘢痕期（S 期）。活动期以厚苔为主要特征，伴周边黏膜肿胀；愈合期以薄苔为主要特征，伴周边较明显的红晕及黏膜皱襞聚集；瘢痕期白苔消失，可见白色或红色纤维素产生的瘢痕（图 21 - 1 至图 21 - 4）。

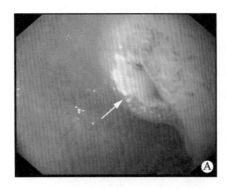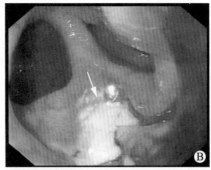

图21-1 十二指肠球部溃疡（小弯侧，A1期）

球腔无变形，小弯侧见一大小约1.0 cm×0.8 cm溃疡，覆厚苔，周围黏膜充血、水肿明显（A）；球腔变形，前壁见一大小约1.5 cm×1.0 cm溃疡，厚苔，周围黏膜充血、水肿明显，有假憩室形成（B）

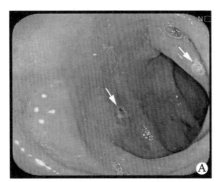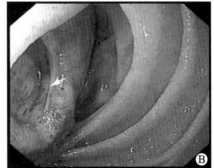

图21-2 十二指肠球部溃疡（A2期）

球腔无变形，球降交界处见2处溃疡，大小约0.6 cm×0.5 cm，覆薄苔，周围黏膜充血、水肿（A）；十二指肠降段乳头下方2 cm处可见一溃疡，大小约2.5 cm×2.0 cm，覆薄苔，周边黏膜充血、水肿明显（B）

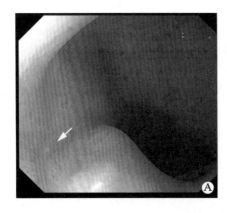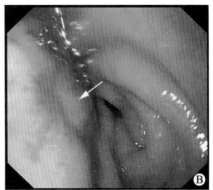

图21-3 十二指肠球部溃疡（前壁，H期）

球腔无变形，前壁可见一大小约0.3 cm×0.5 cm溃疡，周围黏膜充血、水肿（H1期，A）；球腔无变形，前壁可见一大小约0.3 cm×0.4 cm溃疡，周围黏膜轻度充血，可见明显再生上皮及轻度黏膜集中（H2期，B）

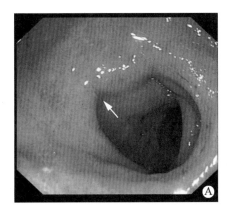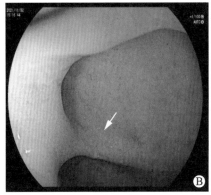

图 21-4　十二指肠球部溃疡（前壁，S 期）

球腔无变形，前壁可见一大小约 0.2 cm×0.7 cm 线状瘢痕，周围黏膜轻度充血（S1 期，A）；球部前壁小弯侧见黏膜聚集，形成假憩室（S2 期，B）

　　十二指肠溃疡急性期多数表现为黏膜充血、水肿，可覆厚苔，伴有裸露的血管或血痂形成，随着病变好转，溃疡周边炎症性水肿减轻，周围黏膜皱襞集中，出现新生上皮；瘢痕期黏膜基本修复愈合，可见纤维瘢痕组织。球后溃疡有其特有的内镜表现：多发生在降段起始部及乳头附近；单发溃疡特点为溃疡大且深，直径多大于 0.8 cm，覆厚苔，溃疡周围因明显充血、水肿可致梗阻或不完全梗阻，镜下可见食物残留或肠腔变性，镜身难以通过；多发溃疡特点为溃疡小且浅，密集散发，直径为 0.2~0.3 cm，薄白苔，容易出血，出血量大和反复多次出血，可表现为活动性出血、覆血痂、黏膜贫血征等；约 60% 球后溃疡合并球部溃疡。

　　2. 溃疡出血分级评估

　　内镜下发现溃疡出血，临床需按 Forrest 分级标准进行评估，可分为 3 级：Ⅰ 级代表活动性出血，分为 Ⅰa（活动性喷血，提示动脉性出血）和 Ⅰb（活动性渗血，提示静脉或微小动脉出血）；Ⅱ 级代表近期出血，分为 Ⅱa（未出血的血管裸露）、Ⅱb（黏附血凝块）和 Ⅱc（黑色基底）；Ⅲ 级代表近期无出血表现，基底洁净（图 21-5）。

　　3. 胶囊内镜检查

　　胶囊内镜由于安全、无创、患者适应性好的特点，在人群中接受度高，目前主要用于小肠疾病的诊断。由于胶囊内镜对十二指肠乳头的低检出率，限制了其对十二指肠疾病的诊断价值。随着磁导航技术、系线胶囊技术等的发展，胶囊内镜在上消化道疾病中也显示出较好的诊断价值。由上海长海医院医工合作研发的磁控胶囊内镜，可在体外磁场控制下通过幽门，缩短了胶囊在胃部的滞留时间，并且可对十二指肠球部进行检查，提高了对十二指肠病变诊断的敏感性（图 21-6，图 21-7）。

【诊断】

一、疑诊

慢性病程、反复周期性发作性节律性上腹痛、进食或服用抗酸制剂后缓解等病史。

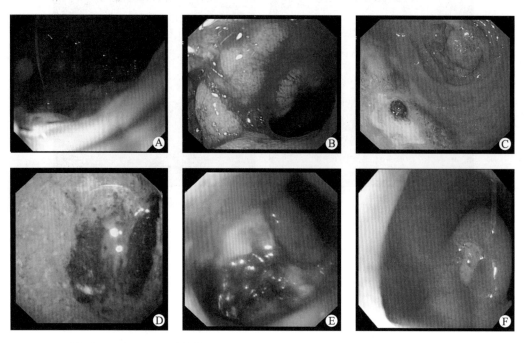

A. Ⅰa,活动性喷血；B. Ⅰb,活动性渗血；C. Ⅱa,未出血的血管裸露；D. Ⅱb,黏附血凝块；E. Ⅱc,黑色基底；F. Ⅲ级,近期无出血表现,基底洁净。

图21-5　内镜下溃疡出血的 Forrest 分级

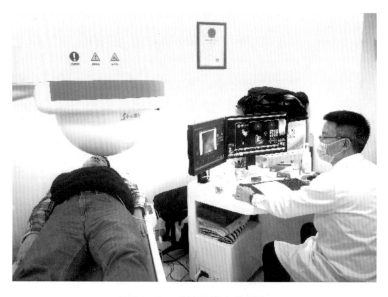

图21-6　磁控胶囊内镜操作

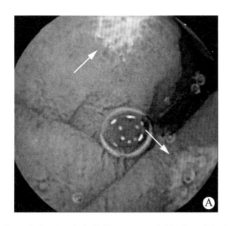
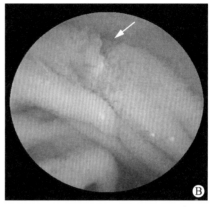

A. A2 期，患者吞服胶囊内镜，于 20 分钟时见球部有两处溃疡，覆白苔，周边黏膜充血、水肿；B. H1 期，患者吞服胶囊内镜，于 17 分钟时可见一直径约 0.3 cm 溃疡，覆少量白苔，周围黏膜充血、水肿。

图 21 -7 磁控胶囊内镜示十二指肠球部溃疡

二、确诊

上消化道内镜检查可以确诊十二指肠溃疡。X 线钡餐造影示龛影，也有一定诊断价值。病因诊断时常用^{13}C-或^{14}C-尿素呼气试验来排除 Hp 感染。

若十二指肠溃疡患者并发出血，尤其高风险患者，应尽快行内镜检查，内镜确诊的同时可行内镜下治疗和评估再出血风险；并发穿孔的患者，首选 CT 检查，次选直立位或左侧卧位的胸腹 X 线平片，可发现腹腔内气体、液体、肠壁增厚等表现。对于出现并发症的患者，可选血常规、凝血功能、粪便隐血、血气分析等实验室检查，辅助诊断及评估病情严重程度。

【鉴别诊断】

一、胃泌素瘤

胃泌素瘤，又称佐林格 – 埃利森综合征（Zollinger-Ellison syndrome），是胃、小肠黏膜 G 细胞来源的一种神经内分泌肿瘤，具有促进大量胃酸分泌，刺激细胞增殖、胃肠运动等作用。以顽固性多发溃疡，溃疡位置不典型（可出现在十二指肠球部、降段、水平段等部位），易出现穿孔、出血等并发症为特点，多伴有腹泻和消瘦。胃泌素瘤所致溃疡的定性指标：①消化性溃疡；②明显增高的基础酸分泌量，> 15 mmol/h（无胃切除史）或 > 5 mmol/h（胃切除术后）；③基础血清胃泌素 > 1000 ng/L；④基础血清胃泌素 > 200 ng/L，钙激发试验后测定值增高 295 ng/L 或促胰液素激发试验后增高 200 ng/L。①与② ~ ④项中任何一项的组合，即可定性诊断。

二、十二指肠球炎

临床表现分为胃炎型（上腹饱胀、隐痛、无规律，X 线钡餐阴性，伴胃炎），溃疡病型（规律性上腹痛、饥饿感、进食后疼痛减轻，X 线钡餐示球部有激惹但无龛影）和出血型（呕血、黑便，内镜仅示十二指肠球部炎症）。内镜是诊断十二指肠球炎的主要方法，可见黏膜弥漫性充血、水肿，或斑片状瘀血、糜烂、出血，或黏膜皱襞粗大，或黏膜苍白、微血管显露等表现（图 21 - 8）。

三、十二指肠憩室

主要因肠壁肌层发育不全或肠壁肌层退行性变，在肠腔内压力作用下致肠黏膜及部分肌层组织向肠壁外突形成憩室。十二指肠憩室多发生在乳头旁 2 cm 内的降段。患者可出现腹痛、腹胀、恶心、呕吐、嗳气等症状，上消化道钡餐、内镜等检查可发现憩室（图 21 - 9）。

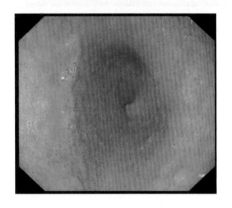

图 21 - 8　十二指肠球炎：十二指肠球部黏膜有颗粒样增生

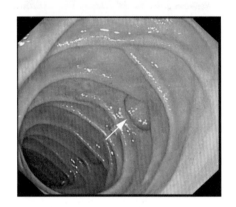

图 21 - 9　十二指肠降段憩室

四、十二指肠良性肿瘤

十二指肠良性肿瘤约占十二指肠肿瘤的 25%，以腺瘤、间质瘤、脂肪瘤等多见，多位于降段和球部。患者可出现腹痛、出血、腹部包块、黄疸等症状，CT 检查可发现占位性病灶，十二指肠镜和十二指肠低张气钡双重造影的联合检查诊断阳性率高，EUS 可进一步确诊肿瘤性质（图 21 - 10，图 21 - 11）。

五、十二指肠恶性肿瘤

原发性十二指肠癌临床较为少见，占整个胃肠道恶性肿瘤的 0.04% ~ 0.5%，多位于乳头区，以腺癌为主。患者可表现为上腹痛、腹胀、消瘦、黄疸、呕血、黑便等症状，内镜检查为主要诊断手段，可伴 CA50 和 CA19-9 升高（图 21 - 12）。

【治疗】

十二指肠溃疡治疗的目的在于去除病因（Hp 感染、NSAID 等），缓解临床症状，促进溃疡愈合，防治并发症，预防溃疡复发。

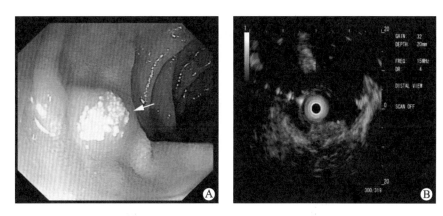

图 21 –10　十二指肠降段黏膜隆起（淋巴管瘤可能）

胃镜示十二指肠降段可见一黏膜隆起，呈半球形，表面发白、粗糙，呈颗粒样改变。EUS 见十二指肠降段病灶处可见一等回声病变，呈类圆形，边界清晰，界面大小约 0.5 cm×0.6 cm，内部回声均匀，向腔内突出，内似可见管道样结构，起源于黏膜层

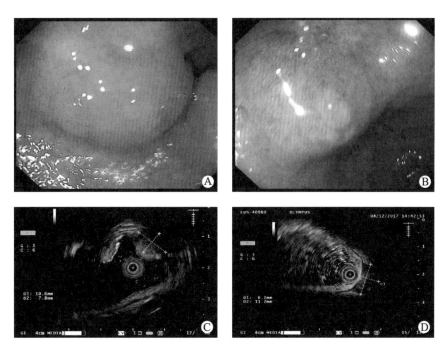

图 21 –11　十二指肠黏膜隆起（间质瘤可能性大）

胃镜见十二指肠球部前壁半球状隆起，表面光滑，无溃疡形成（A，B）。EUS 示病灶处可见低回声团块，截面大小为 1.1 cm×0.6 cm，呈椭圆形，内部回声均匀，向腔外突出，起源于黏膜肌层（C，D）

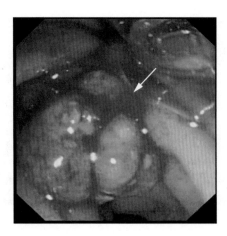

图 21 –12　十二指肠壶腹癌：十二指肠降段见乳头
明显肿大，呈菜花状，表面充血，质脆，易出血

一、一般治疗

注意休息，避免过度劳累和剧烈运动；调整饮食，避免食用刺激性食物、浓茶、咖啡等，忌烟酒，推荐流质或半流饮食，考虑出血或穿孔时，应禁食、禁水；保持心情舒畅，避免精神刺激，必要时予以心理疏导，酌情使用镇静剂。

二、降低胃酸水平

胃酸对十二指肠黏膜有损伤作用，降低其水平有助于临床症状的缓解和溃疡的愈合，通常可使用下列药物。

1. 质子泵抑制剂（proton pump inhibitor，PPI）：可抑制胃黏膜壁细胞中的 H^+-K^+-ATP 酶，该酶在胃酸分泌中发挥关键作用，故 PPI 具有强大的抑制胃酸分泌作用，进而降低消化道内胃酸水平，是治疗十二指肠溃疡的首选药物。常用的 PPI 有奥美拉唑、兰索拉唑、泮托拉唑、雷贝拉唑等，按照一般标准剂量 1 次/日，严重者需要 2 次/日，早餐前或晚睡前半小时服用，推荐疗程为 4 ~ 6 周，4 周后溃疡愈合率达 90% 以上。需注意，长期使用 PPI 可出现腹胀、便秘、恶心等消化不良表现，影响钙、铁、镁和维生素 B_{12} 等的吸收，还可导致肠道菌群紊乱。

2. 新型抑酸药钾离子竞争性酸阻滞剂（P-CAB）：P-CAB 为一种新型抑酸药，竞争性抑制 H^+-K^+-ATP 酶的 K^+ 结合位点，以一种可逆方式抑制胃酸分泌。与 PPI 相比，P-CAB 具有无需活化、起效快、在酸性条件下稳定性好、首次服用即可达到最大疗效等优点，且多项研究表明其抑酸作用不劣于或优于 PPI，未来可能成为治疗十二指肠溃疡的主要药物。目前全球获批上市的 P-CAB 有瑞伐拉赞、伏诺拉生和特戈拉赞，伏诺拉生已获批在我国上市。

3. H_2 受体阻断剂（H_2RA）：H_2RA 可选择性阻断 H_2 受体，减少壁细胞分泌胃酸，缓解症状并促进溃疡愈合，疗效稍劣于 PPI，一般不作为首选药物，4 周疗程后愈合率为 75% ~ 95% 。常用的药物有西咪替丁、法莫替丁、雷尼替丁、尼扎替丁等，按照一般标准剂量 2 次/日，推荐疗程为 8 周。

4. 碱性抗酸剂：此类药物能够中和胃酸，有助于缓解溃疡症状，但在促进溃疡愈合方面的效果不如抑酸剂，现常作为缓解疼痛的辅助药物，不单独用于治疗十二指肠溃疡。常用药物有铝碳酸镁、氢氧化铝、碳酸氢钠等。

三、黏膜保护剂

1. 铋剂：此类药物可在酸性环境下与溃疡面的蛋白结合形成复合物，保护黏膜免受胃酸、胃蛋白酶的损害，促进前列腺素的释放。此外，铋剂还具有抗 Hp 作用，常用于 Hp 根除治疗。副作用为舌苔黑染、黑便等，同时铋主要由肾脏排泄，因此慢性肾功能不全患者慎用此药。常用药物有枸橼酸铋钾、胶体果胶铋等。

2. 硫糖铝：同铋剂的作用机制类似，但不具有抗 Hp 作用。不良反应少，部分患者可能出现便秘。

3. 米索前列醇：为前列腺素 E_1 类似物，具有抑制胃酸分泌、促进黏膜分泌黏液/碳酸氢盐分泌、提高黏膜血流量的作用。副作用主要为腹泻，由于可引起子宫收缩，孕妇忌用。

四、Hp 根除治疗

对于 Hp 阳性的十二指肠溃疡患者，根除 Hp 应作为首选治疗措施，以促进溃疡愈合、预防溃疡复发并降低并发症发生率。根据《第五次全国幽门螺杆感染处理共识报告》，目前国内推荐铋剂 + PPI + 2 种抗生素组成的四联疗法为首选治疗方案，推荐疗程为 10 ~ 14 天。

由于近年来 Hp 对抗生素（主要为克拉霉素、左氧氟沙星及甲硝唑）耐药率的升高及患者依从性不足等，部分患者可能面临 Hp 根除治疗失败，临床医师在治疗前应询问患者既往抗生素使用情况，尽可能选用耐药性低的抗生素，并告知患者用药说明、潜在不良反应和服药依从性的重要性。

初始治疗方案失败后，可在其他方案中选择另一种用于补救治疗。抑酸不足可能会影响根除治疗效果，可尝试提高 PPI 剂量、延长疗程、增加用药频率或使用疗效更强的 PPI，同时有研究表明新型钾离子竞争性酸阻滞剂（如伏诺拉生）在根除 Hp 方面表现出优势，已成为 PPI 的候选替代药物。有条件者还可进行 Hp 药物敏感试验，但作用有限。建议治疗结束 4 周后复查 Hp 根除是否成功，常采用非侵入性方法（^{13}C-或 ^{14}C-尿素呼气试验），部分患者治疗后可再次转为阳性，应对其进行第 2 次 Hp 根除治疗，以避免溃疡复发。

另可参见《食管胃肠疾病之早癌早治》第四章。

五、NSAID 相关溃疡治疗

对于 NSAID 相关溃疡的治疗，首先应停用 NSAID 或减少其用量。若因患者病情无法停药，可选用选择性 COX-2 抑制剂，但需注意该类药物具有心血管疾病风险，使用前需对患者疾病情况进行评估。NSAID 相关溃疡的治疗药物首选 PPI, 黏膜保护剂也有一定治疗作用。对于需服用 NSAID 且无溃疡病史的患者, 推荐应用低剂量 PPI 预防 NSAID 相关溃疡及其并发症的发生; 若存在溃疡病史或溃疡出血史, 在开始应用 NSAID 时, 可选用选择性 COX-2 抑制剂, 同时服用 PPI, 以防止其复发。研究表明 Hp 感染可增加 NSAID 相关溃疡并发症风险, 建议服用 NSAID 的患者检测并根除 Hp。

六、并发症治疗

1. 出血: 对于疑似溃疡出血患者, 应根据症状、体征、实验室检查评估其病情并进行早期液体复苏。推荐 24 小时内进行内镜检查, 镜下表现可根据 Forrest 分级进行分类, 对于喷射性出血 (Forrest 分级为 Ⅰa)、活动性渗血 (Forrest 分级为 Ⅰb) 和可见裸露血管的溃疡 (Forrest 分级为 Ⅱa), 建议行内镜下止血治疗, 治疗方法包括肾上腺素注射、金属夹止血和热凝固术等, 提倡 2 种方法联合治疗。对于存在黏附血凝块的患者 (Forrest 分级为 Ⅱb), 推荐非侵袭性血栓冲洗, 而非机械清除, 若条件允许, 可考虑多普勒探头引导下内镜止血, 治疗后需持续应用高剂量 PPI 72 小时, 后改为标准剂量进行 6~8 周的维持治疗。若内镜治疗失败或不可行, 可选择经导管血管栓塞术或外科手术治疗作为备选方案。建议对溃疡出血患者进行 Hp 检测并行根除治疗, 从而降低再出血风险。对因其他疾病而服用抗血小板药物和 (或) 抗凝药的溃疡出血患者, 需根据具体情况权衡出血与栓塞风险, 因止血治疗而停药者, 在治疗完成后需尽早恢复用药, 并服用 PPI 预防溃疡出血复发 (图 21-13, 图 21-14)。

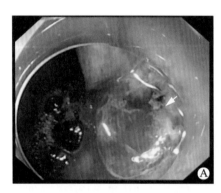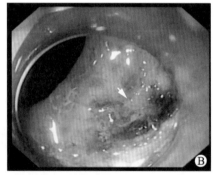

图 21-13 十二指肠球部溃疡 (后壁, A1 期, Forrest Ⅰb)

十二指肠球后壁可见一裸露血管, 伴活动性出血 (A)。以止血夹夹持器端部对准出血部位, 释放止血夹后冲净创面, 仍有出血, 遂更换奥林巴斯电凝止血钳, 以高频电凝探头接触出血处, 通以指数为 40 W 凝固电流, 出血停止, 反复冲洗止血处未见活动性出血 (B)

2. 穿孔: 立即禁食、补液、胃肠减压, 应用生长抑素、PPI 和抗生素, 并尽可能在早期开展手术治疗。对于十二指肠溃疡穿孔的抗菌治疗, 采样并送检受污染的腹膜液后即可开始经验性广谱抗菌治疗, 后期根据培养结果调整抗菌方案; 重症患者及免疫低下者需予以抗真菌治疗。近年来出现多种急性穿孔内镜治疗方法, 如内镜下穿孔夹闭术、内镜-腹腔镜联合穿孔闭合术、自膨胀金属支架置入术等，但其治疗效果及安全性等仍需进一步验证。

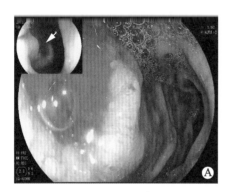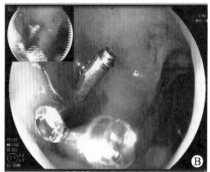

图21-14 十二指肠球部溃疡（前壁，A1期，Forrest Ⅰb）

十二指肠球部前壁处可见一大小约0.4 cm×0.5 cm溃疡，伴活动性渗血，周边黏膜水肿、充血。以止血夹夹持端对准出血部位，释放止血夹后冲净创面，共用止血夹3枚。于出血病灶处，以Boston注射针，分3点注射1：10 000肾上腺素，每点2 mL，总用量6 mL，并用冰肾盐水反复冲洗，出血停止

3. 幽门梗阻：梗阻初期行静脉补液以纠正电解质紊乱，留置胃管解除胃潴留，并使用PPI或H_2RA；对不全梗阻可使用促胃动力药物，增强胃排空。若上述治疗无效，可考虑内镜治疗，如内镜下球囊扩张或放置生物降解支架。当发展至纤维瘢痕导致梗阻不可逆时，需要行手术治疗。

七、手术治疗

外科手术的适应证包括：①大量或反复出血且药物、内镜及血管介入治疗无效时；②急性穿孔、慢性穿透性溃疡、药物及内镜治疗无效时；③瘢痕性胃出口梗阻，内镜治疗无效时；④难治性溃疡，如球后溃疡等。

八、中医治疗

中医药疗法对十二指肠溃疡也有一定效果，如荜铃胃痛颗粒、溃疡宁胶囊、康复新液、针灸疗法及中药穴位贴敷等。有研究表明某些中药具有抗Hp作用，但其确切疗效尚需更多研究验证。

（姜春晖　毛圣涵　邹文斌）

参考文献

1. 中华消化杂志编委会. 消化性溃疡诊断与治疗规范(2016 年,西安). 中华消化杂志, 2016, 36(8): 508-513.

2. 葛均波, 徐永健, 王辰. 内科学. 9 版. 北京: 人民卫生出版社, 2018: 358-363.

3. 《中华内科杂志》编辑委员会,《中华医学杂志》编辑委员会,《中华消化杂志》编辑委员会, 等. 急性非静脉曲张性上消化道出血诊治指南(2018 年, 杭州). 中华内科杂志, 2019, 58(3): 173-180.

4. 林果为, 王吉耀, 葛均波. 实用内科学. 15 版. 北京: 人民卫生出版社, 2017: 1511-1516.

5. 国家消化系疾病临床医学研究中心(上海), 国家消化道早癌防治中心联盟, 中华医学会消化病学分会幽门螺杆菌和消化性溃疡学组, 等. 中国居民家庭幽门螺杆菌感染的防控和管理专家共识(2021 年). 中华消化杂志, 2021, 41(4): 221-233.

6. 中华医学会消化病学分会幽门螺杆菌和消化性溃疡学组, 全国幽门螺杆菌研究协作组, 刘文忠, 等. 第五次全国幽门螺杆菌感染处理共识报告. 中国实用内科杂志, 2017, 37(6): 509-524.

7. 廖专, 王贵齐, 陈刚, 等. 中国磁控胶囊胃镜临床应用专家共识(2017, 上海). 中华消化内镜杂志, 2017, 34(10): 685-694.

8. TARASCONI A, COCCOLINI F, BIFFL W L, et al. Perforated and bleeding peptic ulcer: WSES guidelines. World J Emerg Surg, 2020, 15: 3.

9. SHAH S C, IYER P G, MOSS S F. AGA Clinical practice update on the management of refractory Helicobacter pylori infection: expert review. Gastroenterology, 2021, 160(5): 1831-1841.

10. JOO M K, PARK C H, KIM J S, et al. Clinical guidelines for drug-related peptic ulcer, 2020 revised edition. Gut Liver, 2020, 14(6): 707-726.

11. KAMADA T, SATOH K, ITOH T, et al. Evidence-based clinical practice guidelines for peptic ulcer disease 2020. J Gastroenterol, 2021, 56(4): 303-322.

12. 中国中西医结合学会消化系统疾病专业委员会. 消化性溃疡中西医结合诊疗共识意见(2017 年). 中国中西医结合消化杂志, 2018, 26(2): 112-120.